漢方
処方ハンドブック

編集 花輪壽彦

北里大学東洋医学総合研究所　名誉所長

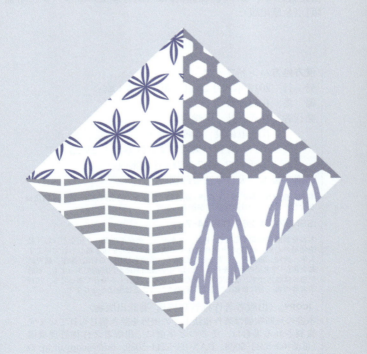

医学書院

【編者略歴】

花輪壽彦（はなわとしひこ）

北里大学名誉教授，北里大学東洋医学総合研究所名誉所長
1953 年山梨県生まれ．1980 年浜松医科大学卒業，同第一内科研修医を経て，1982 年より北里研究所東洋医学総合研究所に勤務し，1989 年医学博士．第二代所長・矢数道明，第三代所長・大塚恭男の両氏に師事，1996 年第四代所長となる．2001年北里大学大学院医療系研究科・東洋医学指導教授を兼務．2014 年北里大学医学部・同大学院教授（東洋医学）．日本東洋医学会理事，和漢医薬学会理事，東亜医学協会理事長などを歴任．2018 年より現職．2019 年第 70 回日本東洋医学会学術総会会頭．漢方医学を研修医にも西洋医にも患者にもわかりやすく伝え続けている．代表的著作は『漢方診療のレッスン　増補版』（金原出版）．

漢方処方ハンドブック

発　行　2019 年 6 月 28 日　第 1 版第 1 刷©
編　集　花輪壽彦
発行者　株式会社　医学書院
　　　　代表取締役　金原　俊
　　　　〒113-8719　東京都文京区本郷 1-28-23
　　　　電話　03-3817-5600（社内案内）
印刷・製本　大日本法令印刷

本書の複製権・翻訳権・上映権・譲渡権・貸与権・公衆送信権（送信可能化権を含む）は株式会社医学書院が保有します．

ISBN978-4-260-03914-7

本書を無断で複製する行為（複写，スキャン，デジタルデータ化など）は，「私的使用のための複製」など著作権法上の限られた例外を除き禁じられています．大学，病院，診療所，企業などにおいて，業務上使用する目的（診療，研究活動を含む）で上記の行為を行うことは，その使用範囲が内部的であっても，私的使用には該当せず，違法です．また私的使用に該当する場合であっても，代行業者等の第三者に依頼して上記の行為を行うことは違法となります．

JCOPY〈出版者著作権管理機構　委託出版物〉
本書の無断複製は著作権法上での例外を除き禁じられています．複製される場合は，そのつど事前に，出版者著作権管理機構（電話 03-5244-5088，FAX 03-5244-5089，info@jcopy.or.jp）の許諾を得てください．

執筆者一覧

編集
花輪　壽彦　　北里大学東洋医学総合研究所　名誉所長

執筆（50音順）
有島　武志　　ありしま内科　院長
石毛　達也　　北里大学東洋医学総合研究所
伊藤　　剛　　北里大学東洋医学総合研究所
伊東　秀憲　　北里大学東洋医学総合研究所
猪　　健志　　相模原協同病院　耳鼻咽喉科
遠藤　大輔　　北里大学東洋医学総合研究所
及川　哲郎　　東京医科大学病院　漢方医学センター
小田口　浩　　北里大学東洋医学総合研究所
風戸　陽子　　北里大学東洋医学総合研究所
蒲生　裕司　　北里大学医学部　精神科学
川鍋　伊晃　　北里大学東洋医学総合研究所
洪里　和良　　こうり痛みと漢方の医院　院長
五野由佳理　　北里大学医学部　総合診療医学
小林　義典　　北里大学東洋医学総合研究所
佐橋　佳郎　　北里大学東洋医学総合研究所
鈴木　邦彦　　北里大学東洋医学総合研究所
関根麻理子　　北里大学東洋医学総合研究所
津田篤太郎　　聖路加国際病院　リウマチ膠原病センター
西　　勝久　　群馬リハビリテーション病院　内科
花輪　壽彦　　北里大学東洋医学総合研究所
早崎　知幸　　慶友会吉田病院
星野　卓之　　北里大学東洋医学総合研究所
堀田　広満　　北里大学東洋医学総合研究所
堀川　朋恵　　東京都教職員互助会三楽病院　循環器内科
丸山　泰貴　　北里大学東洋医学総合研究所
望月　良子　　桜十字福岡病院
森　　瑛子　　北里大学東洋医学総合研究所

iv　執筆者一覧

森　裕紀子	北里大学東洋医学総合研究所
八代　　忍	大田原中央クリニック　院長
山田　和美	横川レディースクリニック
米田　吉位	ワイズクリニック　理事長
頼　　建守	漢方医療　頼クリニック　院長
若杉安希乃	北里大学東洋医学総合研究所
渡辺　浩二	渡辺産婦人科　院長

『漢方処方ハンドブック』の発刊にあたって

　新元号「令和」の最初の第70回日本東洋医学会学術総会（令和元年6月28日～30日）という記念大会が北里大学東洋医学総合研究所（北里東医研）を主管に東京で開催されることが決まり，不肖，花輪が会頭を仰せつかった．

　この時，プログラム委員会の話し合いで，「漢方入門セミナー」「鍼灸入門セミナー」など連続講義（30分のshort lecture）の講師を北里東医研のスタッフやOBの多くが担当することになった．

　そこで医局長と相談して，短時間では説明しきれない入門セミナーの「補助テキスト」を作ろう，という話が起こった．

　別件で医学書院の編集部に会う約束があったので，そのことを話したら，「ぜひ作りましょう」ということになった．

　この時，私の編集方針は

①北里東医研同門会（医局員，OB）に広く声かけして執筆をお願いする．

②扱う処方は保険診療で使える147処方（148品目）すべてを網羅し，かつ北里東医研が，煎じ薬治療を行っていることから，エキス剤にはない処方も参考として入れる．

③一般臨床医，薬局・病院薬剤師，鍼灸師，看護師，と広い対象に漢方の魅力と診療，調剤，服薬指導，患者指導の実際がわかるものにする．

④常時，日常診療・日常業務で携帯して，処方検索や服薬指導の際にすぐに確認・参照できるような，利便性・実用性のあるハンドブックサイズにする．

⑤安易な「病名処方」ではなく，「随証治療」のガイドブックにするが，説明の簡略化や図表を用いて，5分程度で調べたい内容が検索できる簡潔な本にする．

⑥時間のあるとき「column」や「Advanced Course」「Note」「memo」などを読んでいただき，楽しめるもの．北里東医研らしい「蘊蓄」を散りばめること．

およそこのような企画を話したように記憶している．

　随分，贅沢な構想であった．「易きに阿（おもね）ることがないよ

うに」と執筆依頼文に書いた記憶がある.

　幸い, 多くの北里東医研同門会の諸兄・諸姉の快諾をいただいたが, 医学書院編集者の叱咤激励や医局長の奮闘があったものの, 肝心の編著者である私の怠慢から, 結局, 著者初稿がそろったのは平成最後の正月明けになってしまった. しかし, 漢方診療部, 薬剤部, 医史学研究部, 鍼灸診療部, EBM センターの全面協力が得られたことで, 生薬や医療用漢方製剤, 鍼灸の実際について, 医師・鍼灸師のハンドブックとしてだけでなく, 薬剤師や看護師の服薬指導の実践参考書ともなりうる本になった. 日本漢方の歴史の厚みの一端などを「ギュッ」と盛り込むことができたとの感慨がある.

　単著ではないので, 方剤の虚実の位置づけや処方解説において, 執筆者による表現の濃淡が見受けられるが, 編者としては執筆者の原文の息吹をなるべく尊重し, 明らかな誤りの指摘に止めた.

　本書が漢方診療の手引きとして, 常に白衣のポケットの中にあり, 折に触れて取り出していただければ, 編著者として望外の喜びであり, 本書が医療用漢方製剤の正しい使い方の一助になれば幸いである.

　医学書院には企画当初から我慢強く, 時に微笑みながらも相当なプレッシャーを与えていただき, 本書が学術総会にお披露目できたことをここに深く感謝申し上げます.

　校正の時間が短かったために説明不足などあれば, 読者の御叱正を仰ぎたいと思います.

　令和元年(2019 年)6 月吉日

第 70 回日本東洋医学会学術総会会頭
北里大学名誉教授・北里大学東洋医学総合研究所名誉所長
花輪　壽彦

目次

vii

漢方の基本知識   1

Ⅰ 漢方の基本概念 ⋯⋯⋯⋯⋯⋯⋯⋯⋯ 2
  ① 漢方とは何か ⋯⋯⋯⋯⋯⋯⋯⋯ 2
  ②「証」の論理 ⋯⋯⋯⋯⋯⋯⋯⋯ 2
  ③ 陰陽・虚実 ⋯⋯⋯⋯⋯⋯⋯⋯ 4
  ④ 六病位 ⋯⋯⋯⋯⋯⋯⋯⋯⋯ 6
  ⑤ 治療大綱 ⋯⋯⋯⋯⋯⋯⋯⋯ 6
  ⑥ 五臓 ⋯⋯⋯⋯⋯⋯⋯⋯⋯ 8
  ⑦ 病因としての三因 ⋯⋯⋯⋯⋯ 10
  ⑧ 気・血・水 ⋯⋯⋯⋯⋯⋯⋯ 10

Ⅱ 漢方薬 ⋯⋯⋯⋯⋯⋯⋯⋯⋯⋯ 14
  ① 生薬概論 ⋯⋯⋯⋯⋯⋯⋯⋯ 14
  ② 漢方薬の分類 ⋯⋯⋯⋯⋯⋯⋯ 16
  ③ 誤治・瞑眩 ⋯⋯⋯⋯⋯⋯⋯ 18

Ⅲ 漢方の診察法 ⋯⋯⋯⋯⋯⋯⋯ 19
  ① 四診 ⋯⋯⋯⋯⋯⋯⋯⋯⋯ 19
  ② 漢方診察のまとめ ⋯⋯⋯⋯⋯ 30

Ⅳ 全身症状のとらえかた ⋯⋯⋯⋯ 33
発熱・熱感 33
悪寒・悪風 33
食欲 34
睡眠 34
排尿 35
排便 36
疲れやすい・身体が重い 36
季肋部の不快 36
物忘れ 37
イライラ 37
発汗・寝汗 37
頭痛・頭重・頭揺・頭冒 38
耳鳴・難聴・耳漏 39
めまい・のぼせ・立ちくらみ 39

視力低下・目が疲れる・目がかすむ・目がショボショボする・目のクマができやすい 39
のどのつかえ 39
口渇・口乾・唇が乾く 39
咳 40
口が苦い 40
生唾 40
ゲップ・胸やけ・みぞおちがつかえる・嘔気・嘔吐 40
腹痛・腹が張る・腹が鳴る・ガスがよく出る 40
性欲の減退・性欲の抑制 41

viii　目次

　　爪がもろい・髪が抜けやすい・　　　首や肩のこり　42
　　皮膚がカサカサする　41　　　　　　痛み　42
　　　皮膚の痒み　41　　　　　　　　　冷え　43
　　　しもやけ　42　　　　　　　　　　ほてり　43

V　漢方薬の使用上の諸注意 ―――――――――――――――― 45
　　① 注意すべき生薬 ――――――――――――――――――――― 45
　　② 妊婦に対する注意 ―――――――――――――――――――― 51

処方の実際　　53

1　呼吸器
1 かぜ，喘息，COPD ――――――――――――――――――― 54
2 非結核性抗酸菌症，肺 MAC 症 ―――――――――――――― 70

2　循環器
3 高血圧 ――――――――――――――――――――――――― 73
4 不整脈，動悸 ――――――――――――――――――――― 76
5 胸痛，狭心症 ――――――――――――――――――――― 84

3　消化器
6 便秘・下痢 ――――――――――――――――――――――― 87
7 上腹部の愁訴（主に機能性ディスペプシア） ―――――――― 98
8 下腹部の愁訴（腹痛など） ――――――――――――――― 102

4　代謝
9 肥満，糖尿病，脂質代謝異常症 ―――――――――――――― 106

5　自己免疫
10 自己免疫疾患 ――――――――――――――――――――― 118

6　冷えとほてり
11 冷えとほてり ――――――――――――――――――――― 132

7　むくみ
12 むくみ ―――――――――――――――――――――――― 137

8　貧血
13 貧血 ――――――――――――――――――――――――― 144

9　神経
14 頭痛 ――――――――――――――――――――――――― 148
15 認知症 ―――――――――――――――――――――――― 159

目次　ix

10　精神

16 不眠症 ······ 165

17 うつ病 ······ 173

18 神経症性障害（神経症・パニック障害） ······ 182

11　関節痛

19 関節痛（肩，膝） ······ 188

12　腰痛

20 腰痛および下肢症状を伴う腰椎疾患 ······ 197

13　皮膚

21 アトピー性皮膚炎 ······ 210

14　耳鼻

22 めまい ······ 215

23 アレルギー性鼻炎 ······ 222

24 副鼻腔炎 ······ 227

15　眼

25 ドライアイ，眼精疲労，緑内障 ······ 231

16　小児

26 小児の漢方診療（成人との違い） ······ 234

27 虚弱体質 ······ 243

28 疳の虫，チック，夜尿症，てんかん，心因性発熱 ······ 249

29 小児の食欲不振，アトピー性皮膚炎，気管支喘息，かぜ ······ 254

30 成長障害，周期性嘔吐，思春期の起立性障害，不登校 ······ 260

17　女性

31 月経困難症 ······ 264

32 月経不順 ······ 273

33 月経前症候群（PMS），月経前不快気分障害（PMDD） ······ 278

34 不妊症 ······ 283

35 更年期障害 ······ 293

36 閉経後のトラブル ······ 304

37 妊娠中・産後 ······ 307

18　高齢者

38 高齢者の疲労 ······ 313

19　がん

39 がん ······ 321

x 目次

20 在宅

40 在宅医療 ································ 330

生薬，鍼灸，EBM，医史学 335

■ 臨床に生きる生薬学 ································ 336
■ 鍼灸 ································ 344
■ EBM ································ 353
■ 医史学 その1 東洋医学の形成と発展 ································ 357
■ 医史学 その2 現代へ漢方をつないだ名医 浅田宗伯 ···· 358
■ 医史学 その3 養生の思想と治病の技術 ································ 360

■ あとがきにかえて 半夏厚朴湯の口訣〜処方の学び方 ···· 364

付録 371

1 医療用漢方148処方解説 ································ 372
2 薬局用 患者説明に用いる処方解説 ································ 408
3 漢方エキス製剤情報 ································ 421
4 煎剤の構成生薬と出典 ································ 439
5 医療用漢方製剤に用いる124生薬解説 ································ 447

■ Note
- 人生100年時代の女性の人生設計 ································ 311
- 補中益気湯の方意と口訣 ································ 317
- 漢方治療の現在 ································ 362

■ memo
① 漢方医学にもエビデンスあり ································ 187
② CONSORTを活用してRCTのレベルアップ ································ 209
③ 漢方臨床研究の高いハードル ································ 242
④ 「症例報告」は，倫理審査が必要なの？ ································ 272
⑤ 幸運を運ぶSTORK ································ 312
⑥ 「カルテ調査」は，どの指針に従えばよいの？ ································ 320
⑦ 漢方処方は，どうやって英語表記するの？ ································ 334

⑧ 困った時の CRC ———————————————————— 334

■ 生薬の名前
- 菊花と野菊花 ————————————————————— 181
- 地黄（乾地黄，生地黄）と熟地黄 ——————————— 420
- 生姜・乾姜 ——————————————————————— 446

■ 事項索引 ———————————————————————— 464
■ 処方索引 ———————————————————————— 473

謹告

　本書に記載されている情報に関しては，出版時点における最新の情報に基づき正確を期するよう，著者，編集者ならびに出版社は，それぞれ最善の努力を払っております．しかし，医学研究ならびに医療の進歩により，また医療用医薬品添付文書は常に最新の知見に基づいて更新されていることから，記載された内容があらゆる点において正確かつ完全であることを保証するものではありません．

　したがって，実際の医薬品の使用，特に使い慣れていない，あるいは汎用されていない医薬品の使用にあたっては，まず医薬品添付文書で確認のうえ，常に最新のデータにあたり，本書に記載された内容が正確であるか読者御自身で細心の注意を払われることを要望いたします．

　本書に記載されている治療法・医薬品の情報が，その後の医学研究ならびに医療の進歩により，本書発行後に変更された場合，その治療法・医薬品による不測の事故に対して，著者，編集者ならびに出版社はその責を負いかねます．

株式会社医学書院

漢方
処方ハンドブック

漢方の基本知識

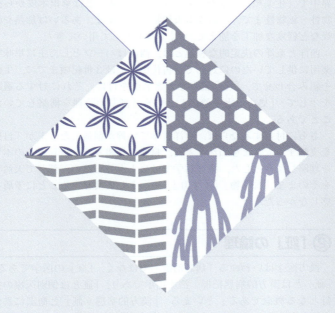

I 漢方の基本概念

① 漢方とは何か

「漢方とは何か」と問われれば,「古代中国から伝来した医学理論や治療技術を日本の風土・国民性に倣(なら)って,日本固有の医学体系に発展させたもの」である.

「漢」は"漢字"などに残っているように,紀元前後の漢王朝すなわち中国という意味であり,「方」は「治療の方法」という意味である.従って,漢方は中国流の治療法という意味であり,本来は煎じ薬など湯液治療と鍼灸治療の両方を指すが,一般には「漢方」(湯液治療)と「鍼灸」(物理療法)に分けている.

歴史的にみれば,19世紀の西洋に化学薬品が登場するまで,世界中で「生薬療法」が行われていた.「生薬」とは草根木皮から動物性・鉱物性まで,いわゆる天然物をそのまま,あるいは加熱や乾燥など軽度な加工を加えて,「くすり」として用いてきた.

西洋と東洋の決定的な相違とは,西洋はハーブとして主に単味で薬用に供していたのに対して,古代中国では3世紀頃までに,生薬を組み合わせて,「○○湯」などと名前を付け,それに対する適応を示して,「処方」と「適応」という「証」の論理を構築していたことである.

さらに付言するならば,西洋哲学では神が創造したヒトが「自然を支配する」ことを当然と考え,自然の仕組みを分析してその本質を理解しようとした.東洋哲学ではヒトも「自然の一部」で天然物をそのまま「食べ物」「くすり」「毒」として共存することに矛盾を感じなかった.

② 「証」の論理

漢方医学はいわゆる「病名治療」ではなく,「証」の医学である.「証」とは漢方的病態把握,治療指示であり,「証とは個別医療の指針となる概念である」といえる.「漢方的病態＝証」と簡潔に書かれることもある.病名に対して一律に処方することはなく,個別の事情を十分勘案するという意味である.

I 漢方の基本概念 ❷「証」の論理 **3**

---

column

「証」の定義

　漢方では「随証治療」（証にしたがって治療する）が治療の要諦として非常に重視されている.『傷寒論』にみえる「随証治之」の一句に基づく.

　では,「証」とは何か.

　奥田謙蔵（1884〜1961）は「証とは疾病の証拠なり. 即ち身体内に於ける病変を外に立証し, 以て其の本体を推定し, 之を薬方に質すの謂なり」と定義している.

　「証」とは病者にあっては生体に現れた症状・徴候であり, 治療者にあっては治療の手がかり, 証拠である. 適応症を漢方的な文脈で表現したもので, 診断であり同時に治療の指示となっている.「薬方に質す」ことは重要で, 要するに薬を投与した結果, 病態が改善すれば「証」の診断が合っていたと解釈する論理になる.

　「証」とは第一義的には症状であり, 徴候である. だから「証にしたがう」とは対症療法の意味がないわけではない. しかし単に対症療法というのではなく, 常に「個々の全身状態」を勘案して「証」が決まるものである.

　漢方医学の論理を無視して, 病名処方として漢方薬を服用することは本来の漢方治療ではない.「証」に基づいて治療するということは, 患者のさまざまな個別の病態, 経時的変化を十分考慮して治療し, 治療の反応を十分観察して, 処方も変えていくという考えである.

　漢方治療には以下のような治療指示がある.

1)**以法治之**：病態の状況をみて治療原則すなわち発汗・吐下・中和・清熱・熱補など治療の大綱にしたがって治療方針を決める.

2)**随証治之**：陰陽の分類, 虚実の分類, 五臓の分類, 気血水の分類, 診察所見（望診・聞診・問診・切診）などを通じて「証」を決め,「証」にしたがって治療する. 関連して, 次の用語もある.

● **異病同治**：随証治療によれば, 異なる病状であっても証が同じであれば同じ治療をする. かぜでも慢性肝炎でも産褥熱でも少陽病の小柴胡湯証と判断すれば小柴胡湯を処方する.

● **同病異治**：逆に, 同じかぜでも汗の出方, のぼせ, 寒気などによって葛根湯, 桂枝湯, 麻黄附子細辛湯など証にしたがって異な

る処方で治療する.

3)**方証相対**：吉益東洞(1702～1773)の考えで，「方剤」(「方」)に対する十分な知識・運用の機微が修得できると，どのような「証」の場合に，どのような方剤がよいか，自然と呼応する処方が決まる，という．陰陽・虚実・五臓・気血水などの伝統理論はすべて「憶測」に過ぎない，「方」と「証」を一対に考えるべき，として当時の医学界に大きな波紋を与えた．特に「腹診」を重視した．

③ 陰陽・虚実

■ 陰陽・虚実(表1)

1)陰陽は「機能」を基盤にした概念で，病性(病気の性質)を示す.
　①陽は熱性，陰は寒性．陽は発揚性，陰は伏隠性.
　②病気の抵抗期は陽，疲弊期は陰.
2)虚実は平素の体格や骨格を基盤にしている概念で，抗病反応の弱・強に使われる．「実証」とは病に抵抗する力が充実している状態，「虚証」とは病に抵抗する力が衰えて虚ろな状態，「中間証」はその中間である.

■ 現代の虚実の解釈

『傷寒論』の抗病力の相違はどこからくるかという点について，平素の体力を基盤にすることが多いというのが現在の漢方の多くの意見である(表2)．本書はおおむねこの考え方に基づいて執筆されている．本書で主として腹証で「実証・中間証・虚証」の三分類を採用したのは，和久田叔虎の『腹証奇覧翼』(初編下)に依った(→25頁)．ここに「虚と実と虚実間とし，之を三候とす」とある．

「虚証・中間証・実証」を「平素の健康度(体力)」をもとに分類し，病気になったときの「抗病反応」もこれに準ずると考えている.

■ 厚生労働省による「証」の解釈

2002年(平成14年)，厚生労働省は「一般用漢方製剤承認審査内規」(210処方)の効能効果・用法の見直しと処方の追加を検討した．その結果，約80処方が追加され「一般用漢方製剤承認基準(新210処方)」となった(2008年)．このときに漢方の「証」を効能・効果の「しばり」(「体質」と「症状」)として，一般の人に理解できる表現が使われた.

I 漢方の基本概念　❸陰陽・虚実　**5**

表1　陰陽と虚実

		抗病反応		
		病性	病期	抗病反応の相違を生む平素の体質
陰陽	陰証	寒性	疲弊期	新陳代謝低下（加齢・伏隠性）
	陽証	熱性	抵抗期	新陳代謝亢進（若さ・発揚性）
虚実	虚証	弱		予備体力小（胃腸が虚弱）
	実証	強		予備体力大（胃腸が丈夫）

- 熱とは熱感・神経系の興奮・新陳代謝異常亢進を指す.
- 寒とは悪寒・神経系の機能沈滞・新陳代謝異常低下を指す.
- 陰陽を表裏（体表―内臓）など「病位」（表・半表半裏・裏）の意味で使うことがある.

表2　虚実の現代的解釈

	虚証（体力なし）	実証（体力あり）
体格	華奢な骨格，やせ型か水肥り	がっちりした骨格，筋肉質で堅太り
顔色・皮膚	顔色が悪く，皮膚につやがない．皮膚のしまりが悪く汗をかきやすい．普段は汗をかかないが，ちょっと運動したり，熱いお湯に入ったりするといつまでも汗が引かない	顔色がよく，皮膚につやがある．皮膚がしまっていて汗をかきにくい
食欲・睡眠・便通	不調	良好
適応力	暑さ寒さに敏感で適応力が弱い．疲労がなかなかとれない．かぜをひきやすく治りが悪い．ストレスに弱い．環境の変化に適応力が低く，逆にむりやりがまんしようとする過剰適応もある	暑さ寒さに適応力が高い．疲労の回復が早い．かぜをひきにくい．ストレスに強い．環境の変化に適応力が高く柔軟な対応ができる
精神状態	神経過敏（不安感・焦燥感），無気力・悲観的	情緒安定，意欲的・楽観的
平素の健康度	小（胃腸が虚弱）	大（胃腸が丈夫）

注）実証と虚証の中間を中間証という.

6　漢方の基本知識

体質は, ①体力虚弱で, ②やや虚弱で, ③体力中等度で, ④比較的体力がある, ⑤体力充実して, ⑥体力に関係なく, の6分類とした.

症状は, 例えば「胸脇苦満」は「時に胸腹からみぞおちあたりにかけて苦しい」のように一般の人に理解できる表現がなされた.

④ 六病位(表・裏)

『傷寒論』では病気の進行を典型的な6つの病位に分類して, その変化に応じた治療指示をしている. これを六病位という.

三陽病を太陽病・陽明病・少陽病の3つに分類する. この時期は「抵抗期」である.

この時期は病気の勢いとこれを回復させようとする抗病反応の相違により種々の経過をとる. 太陽病の時期に「抵抗力」が強く発揮されると陽実証を現し, 経過により陽明・少陽病へと移行する(太陽病→少陽病→陽明病という経過をとることもある). 反対に太陽病の時期に「抵抗力」が弱いと, 経過により直ちに「抵抗力」の落ちた三陰病に進みやすい.

三陰病を太陰病・少陰病・厥陰病の3つに分類する. この時期は「疲弊期」である.

『傷寒論』はそれぞれの病期の大綱を簡潔に表現している(表3).

病位について「表」は体表・皮膚・汗腺・皮下組織・関節などを想定している. 「半表半裏」は咽喉・食道・気管支・肺・肝臓・脾臓など実質臓器を想定している. 「裏」は消化管(小腸・大腸), 腎臓, 生殖器などを想定している. しかし「裏」である消化管は中空臓器で口から肛門までつながっており, 体表の変化がすぐに裏に及ぶことも少なくない. その意味では体の本当の「深部」は半表半裏の部分である, という考えもある.

⑤ 治療大綱

(1)瀉剤と補剤

漢方治療は大きく2つの治療方法として, 「瀉」(取り除くの意味)の治療(瀉剤)と「補」(抗病力を鼓舞するの意味)の治療(補剤)がある. その中間的「攻補兼務」の治療は「和剤」といわれる.

I 漢方の基本概念　❺ 治療大綱　**7**

表3　六病位

六病位	病位と寒・熱	条文	代表的な方剤
太陽病	表・熱	太陽の病たる，脈浮，頭項強痛，而して悪寒す	桂枝湯 ㊺，麻黄湯 ㉗
少陽病	半表半裏(半外半裏)・熱	少陽の病たる，口苦く，咽乾き，目眩くなり	小柴胡湯 ⑨，柴胡剤
陽明病	裏・熱	陽明の病たる，胃家実之なり	大承気湯 ⑬，小承気湯※
太陰病	裏・寒	太陰の病たる，腹満して吐し，食下らず，自利益々甚だしく，時に腹自ずから痛む，若し之下せば，必ず胸下結鞕す	桂枝加芍薬湯 ⑥，小建中湯 ㉟，人参湯 ㉜
少陰病	裏・寒	少陰の病たる，脈微細，但寝んと欲するなり	真武湯 ㉚，四逆湯※
厥陰病	裏・寒熱錯雑	厥陰の病たる，消渇，気上って心を憧き，心中疼熱，飢えて食を欲せず，(食すれば則ち蚘を吐し)，之を下せば利止まず	通脈四逆湯※，茯苓四逆湯※，烏梅丸※

※：エキス剤なし.

(2)本治と標治

病気に「本」と「標」がある．「本」は病気の源，「標」は病気の変(変化・変容)である．根本的な体質異常と表面的な多彩な症状があるとき，まず枝葉の治療(標治)をしてから根本的な治療(本治)をする場合と，はじめから本治をする場合がある．

(3)先急後緩・補而後 瀉(ほしてのちしゃ(ず))

急性疾患では緊急を要する治療が優先され「先急後緩」という．慢性疾患では体力の補充を先にして，後に病理的産物を排除する．これを「補而後瀉」という．臨機応変に対応する．

(4)併病

病気が同時に2つの病位にまたがって相互に関連をもって存在するものをいう．併病では太陽病(表)の治療を先にして，しかるのちに陽明病(裏)の治療をするのが原則になっている．このことを「先(せん)表 後裏(びょうこうり)」の治療原則という．

8   漢方の基本知識

慢性疾患ではもう少し意味が広くとられ，陽証と陰証の併存する場合が多いとされる．この場合の治療は2つの薬を同時併用するか，朝・晩または1日おきに交互に服用する．この場合，陰病の薬を先にして陽病の薬を後にする（「補而後 瀉」）ことが多い．

(5)合病

生体に侵襲を加える外部因子の働きが強いと病位分類を超えて，2つもしくは3つの陽病期で同時に抗病反応を現す．抗病反応が最も強く現れている病位の方剤1つで対応する．

⑥ 五臓

最近の薬理学書は生体の機能は「アクセル」と「ブレーキ」で調節されていると説いているが，漢方では五臓（肝，心，脾，肺，腎）によって生命活動が営まれ，内部環境に乱れが出た場合，おのおのの系にアクセルやブレーキをかけて調えると考えた．

この考え方は急性疾患を扱ううえではほとんど問題にしなくてよい概念であった．しかし今日のように内部環境の恒常性の歪みが問題になる場合，五臓論は機能論として便利な面もある（表4）．

五臓論の意味（表5）

● 脾胃は単なる消化器系の機能ではなく，食物を自己化する，つまり「非自己」と「自己」をつなぐ大切な機能を担う．アレルギーや免疫系の疾患に応用される．漢方ではすべての病気について，消化器症状の改善を図るように処方する．

● ストレス社会の今日，肝の失調による病態は日常的である．すべて心身症的疾患には肝の機能調節が考慮されるべきである．柴胡剤や気剤で肝を調整する．

● 高齢社会を迎えエイジングや老化の問題がクローズアップされている．これらの疾病の治療には腎の機能を高めることが重要な手段である．またステロイド剤をはじめとする iatrogenic な疾患の多くが生理的な腎の機能を消耗していると思われる．八味丸など補腎剤を使用する機会が増えている．

I 漢方の基本概念　❻ 五臓　9

表4　五臓の分類と症状

五行（五臓）	古典	症状
木（肝）	「将軍の官，肝は血を蔵す」といわれており，思考活動の中で謀慮を司る働きがある．また血液をとどめて解毒する作用がある．肝は筋肉・爪・目と関係があり，肝の機能の異常は吐血・筋肉の引きつれ・目の充血などの症状が現れ，怒りやすくなる．	①神経過敏，頭痛，目の充血，易怒性などのストレス性症状．②蕁麻疹，湿疹，肌荒れなどの皮膚症状．③自律神経失調症，④悪寒，微熱，食欲不振，倦怠感などの肝疾患による症状．⑤肩こり，筋肉痛，筋肉の痙攣，季肋部の圧痛などの症状．
火（心）	「君主の官，心は神を蔵す」といわれている．心は血液を全身に循環させる作用以外に精神的な機能を調節しており，神（精神）の機能が異常になると，動悸・不眠・恐怖・健忘などの症状が現れる．	①動悸，息切れ，不整脈など心疾患・循環器症状．②不眠，めまい，不安などの意思や思考といった中枢神経系の機能異常症状．③興奮，顔面紅潮，ほてりなど熱性疾患症状．
土（脾）	「倉廩（穀物を蓄える倉）の官」といわれている．食物の精気（栄養物質）を抽出して全身に運搬する．したがって脾の機能が衰えると食物の精気が全身に行き渡らなくなり，腹部膨満，腹鳴，下痢，消化不良，食欲不振の他に，意欲減退，倦怠感などを引き起こす．膵臓の作用も含むとされている．	①食欲不振，悪心・嘔吐，胃もたれなどの消化器症状．②倦怠感，栄養不良，免疫力低下などの虚弱性症状．③落ち込む，考え込む，無気力などの抑うつ症状．
金（肺）	「相傅の官」といわれている．呼吸機能を司り，心の機能を助け，諸臓の気を巡らす働きがある．肺の異常は呼吸困難・咳嗽などの原因になる．	①咳，痰，鼻水，息切れ，悪寒，発熱などの感冒や呼吸器系症状．②発汗異常，かゆみなどの皮膚症状．
水（腎）	「作強（動作が軽く力強い）の官」といわれている．人体の生命活動を維持している精，また生命の誕生などの遺伝に関係している精も貯蔵しており，生殖活動を司っている．腎の異常は浮腫・尿不利・遺精・性欲減退・腰痛などの原因になる．	①腰痛，膝痛，骨粗鬆症，皮膚の乾燥，視力の衰えなど老化に伴う症状．②浮腫，頻尿，夜間尿などの腎や泌尿器症状．③健忘，耳鳴り，高血圧，性欲低下など腎虚（腎機能低下）による症状．

10 漢方の基本知識

表5 五臓を調節する主な処方

肝	柴胡剤，温胆湯※，四物湯 71，当帰四逆加呉茱萸生姜湯 38，抑肝散 54，釣藤散 47，加味逍遙散 24，芍薬甘草湯 68，竜胆瀉肝湯 76 など
心	黄連解毒湯 15，三黄瀉心湯 113，炙甘草湯 64，黄連阿膠湯※※，桂枝加竜骨牡蛎湯 26 など
脾	補中益気湯 41，六君子湯 43，人参湯 32，小建中湯 99，帰脾湯 65 など
肺	麻黄湯 27，小青竜湯 19，半夏厚朴湯 16，麦門冬湯 29，麻黄附子細辛湯 127，桂枝加黄耆湯 026，清肺湯 90 など
腎	八味丸 7 およびその加減方，真武湯 30 など

⑦ 病因としての三因

　病気の「原因」については漢方医学では宋代（960〜1279）の陳言によって著された『三因極一病原論』（いわゆる『三因方』）が最も有名である．

1) 内因：喜・怒・悲・恐・憂・思・驚の七情をあげ，過度な精神状態が病気の引き金になると考えた．

2) 外因：風・寒・暑・湿・燥・熱（人の健康に影響を与える外部の環境因子として六淫の邪）を考え，経絡に影響し臓腑に宿るとした．

3) 不内外因：飲食（飢餓や飽食）・害虫・金瘡など不可抗力の因子を考えた．

⑧ 気・血・水
　　き　けつ　すい

　漢方の病態を捉える方法論として，気血水の異常で分類する（表6，表7，表8）．

※：エキス剤なし．　※※：一般用エキス剤あり．

気の異常（表6）

表6 気の異常に用いる処方

気の異常	症状	主な生薬	主な処方
気虚	元気が出ない，だるい，疲れやすい，食欲・意欲がない，貧血	人参，黄耆，甘草，大棗	四君子湯 75，補中益気湯 41，小建中湯 99（黄耆建中湯 98）
気滞・気うつ*1	頭が重い，意欲がわかない，やる気が出ない，鬱々悶々としている，咽喉がつまる，胸脇が痛む，腹が張る，四肢の痛み	枳実，木香，半夏，厚朴，檳榔子，香附子	半夏厚朴湯 16，香蘇散 70，女神散 67，分心気飲*，木香流気飲*，三和散*
気逆	発作性ののぼせ，動悸，頭痛，ゲップ，発汗，不安や焦燥感，奔豚気病	桂枝，呉茱萸，黄連，竜骨，牡蛎	桂枝甘草湯*，苓桂甘棗湯**，桂枝加竜骨牡蛎湯 26，奔豚湯*

*1：気の滞りが身体に起こる場合を気滞といい，精神面に起こる場合を気うつと表現することが多い．

血の異常（表7）

表7 血の異常に用いる処方
血の異常は血の不足（血虚）と停滞（瘀血）に分けられる．

血の異常	症状	主な生薬	主な処方
血虚	皮膚のかさつき，爪が脆い，髪が抜ける，不眠，集中力低下，こむらがえり，過少月経，血行不良（免疫異常や血管の脆弱性），大脳辺縁系など情動活動のコントロール	当帰，地黄，芍薬，川芎，阿膠，何首烏，艾葉	四物湯 71，芎帰膠艾湯 77，十全大補湯 48
瘀血*1	口乾，色素沈着，唇や舌の暗赤色化，痔，月経異常（月経痛），疼痛	桃仁，牡丹皮，芍薬，当帰，川芎，大黄，紅花，サフラン	桃核承気湯 61，桂枝茯苓丸 25，当帰芍薬散 23

*1：末梢循環・静脈系の循環障害．

12　漢方の基本知識

水の異常（表8）

(1)水滞（水毒）

「水」の性質は寒と湿である．体内に「水」が過剰であることを「水滞」（水毒）とよび，寒と湿を示す症状が表れる．

①「湿」の漢方所見

- 舌：湿・微白苔・歯痕
- 皮膚：「水っぽい」
- 雨が降る前や天気の悪い日に痛む，喘息が起こる，下痢する，だるいなど症状の増悪をみる．
- 尿量・発汗・便通（下痢）・痰などの異常
- 寒冷・低気圧の接近によって症状が増悪する．

②「寒」の漢方所見

- クーラーの効いたところで具合が悪くなる．
- 夏でもストッキング・靴下を重ねてはく．
- 懐炉（カイロ）が手放せない．

水毒は第一義的には現象としての浮腫，水様性分泌物，尿量の異常，水様性下痢などから帰納された「体液の偏在」を指す．

日本は湿気が多く，水滞によって病態が悪化する場合が多いため「水毒」が重要視されてきた．

(2)津液不足

『傷寒論』は全篇を通じて，発汗・瀉下・嘔吐・利尿などによって津液不足にならないように種々の注意が指示されている．

高齢社会の到来とともに，いわゆる体液不足，枯れた状態の異常

表8　水の異常に用いる漢方薬

水の異常	症状	主な生薬	主な処方
水滞（水毒）	浮腫，めまい，立ちくらみ，頭重感，悪心，下痢	茯苓，朮，沢瀉，附子，麻黄，防已	五苓散 [17]，猪苓湯 [40]，真武湯 [30]，防已黄耆湯 [20]
津液不足	脱水，乾燥肌，気道の乾燥，唾液分泌不足，手足のほてり・熱感	五味子，麦門冬，天門冬，地黄	麦門冬湯 [29]，八味丸 [7]，炙甘草湯 [64]，滋陰降火湯 [93]，味麦地黄丸 ※※，生脈散 ※※，滋陰至宝湯 [92]，杞菊地黄丸 ※※

※：エキス剤なし．※※：一般用エキス剤あり．

が増えたため，「津液不足」や「傷津」〔津液（体液）が損なわれる〕のほうが注目されるようになっている．

　臨床の実際から想定されるのは，むくみや乾燥に始まり，種々の疼痛，気管支喘息，うつ状態，代謝異常，シェーグレン症候群，老人性皮膚瘙痒症などさまざまな疾病が「水」の異常と考えられる．高齢者の津液不足には，麦門冬湯，炙甘草湯，黄耆建中湯，滋陰降火湯，滋陰至宝湯，八味丸，生脈散**，清熱補気湯*，清熱補血湯*などを適宜用いるとよい．

● 局所の水滞を表すのに「皮水」「石水」「支飲」「懸飲」などの言葉がある．これらは『金匱要略』水気病篇および痰飲・咳嗽病篇に詳述されている（「むくみ」参照→137頁）．

● 礒濱らは五苓散の作用について水チャネルである AQP3〜5 の阻害活性を有する薬剤として説明している．AQP3〜5 はさまざまな脳損傷や脳疾患に伴う脳浮腫の病態に関与していることが明らかとなってきた．また，五苓散の構成生薬について同様の実験を行ったところ，蒼朮に最も強い細胞膜水透過性の抑制作用があることがわかった，という．

文献

1）奥田謙蔵：傷寒論講義．1，医道の日本社，1965
2）長谷川弥人：校注浅田宗伯選集 第1集．谷口書店，1987
3）寺澤捷年：症例から学ぶ和漢診療学．医学書院，47，1990
4）矢数道明：瘀血をめぐって．日東医誌 25：165-185，1974
5）花輪壽彦：病名治療と随証治療．「証について思うこと」．日本東洋医学雑誌 45：1-36，1994
6）稲葉克文礼，和久田寅叔虎：腹證奇覧 全（復刻）．279，医道の日本社，1981
7）礒濱洋一郎：漢方薬の利水作用とアクアポリン．ファルマシア 47(12)：1117-1120，2011

（花輪壽彦）

14　漢方の基本知識

II　漢方薬

① 生薬概論

■ 生薬とは

● 薬効をもつ天然物(植物，鉱石，動物など)で，現在の日本では医薬品または食品として扱われている．古来使われてきた生薬が漢方薬の原材料である．

■ 三品分類(表1)

　中国最古の薬物書(本草書)は『神農本草経』である(紀元1世紀頃)．『神農本草経』はその当時知られていた365種の生薬が人体にどう作用するかによって分類した．いわゆる「三品分類」である(表1).

■ 君・臣・佐使(表1)

　生薬を処方として組み合わせるときの配剤原則の1つに君・臣・佐使の考え方がある．君・臣・佐使を組み合わせて方剤(処方)をつくる．

　『傷寒論』や後世の方剤では生薬の組み合わせ原理として君薬＝「主薬」，臣薬＝「補佐薬」としての意義づけとして用いられて『神農本草経』の三品分類とは異なる．

■ 五性・五味

　生薬には五性(寒・熱・温・涼・平)と五味〔酸・苦・甘・辛・鹹

表1　『神農本草経』の三品分類

	毒性	作用	代表的生薬	君・臣・佐使
上品(上薬)	無毒	養命(命を養う，延命長寿・養生の薬)	人参，甘草，黄耆	君薬：治療の主薬になる薬物
中品(中薬)	少毒	養性(性を養うとは，今日の体質改善に相当する薬)	柴胡，当帰，麻黄	臣薬：君薬を助け効果を増強する薬物
下品(下薬)	有毒	治病(病気を治す．病気の時だけ使う薬)	大黄，附子，巴豆	佐使薬：臣薬の補佐・使役の任を受け，処方全体の調和を助ける薬物

〔(しおからい)〕がある.

五性とは生薬のもっている性質で，寒＝冷やす（黄連・石膏など），熱＝あたためる（附子・乾姜など），温＝あたためる（当帰・細辛など），涼＝清熱する（薄荷，枳実など），平＝寒熱の性質がない（甘草，大棗など）に分類される.

五味は五臓を養なうとされ，酸味＝肝，苦味＝心，甘味＝脾，辛味＝肺，鹹＝腎の精を養うとされる.

漢方薬には独特の味や匂い，いわゆる「風味」がある．漢方薬に風味があることは生薬治療の特徴で治療効果に直結する．服薬指導においても重要である．健常者には極めて飲みにくい薬でもその患者さんに適した薬の場合は意外に「飲みやすい」と答えることが多い．「この薬はとてもおいしい」と答える場合は大抵効果が期待できる．漢方薬に香りや味，風味があることは「くすり」の原点である.

■ 薬情

『神農本草経』には，2種類以上の生薬を配合した場合の相互関係を論じた「七情」の説がある．すなわち単行・相須・相使・相悪・相畏・相反・相殺で，単行は生薬一味の効能．相使と相須にあたる関係の生薬は「七情合和」の視点から相性がよいので併用すべきである．相悪と相反はもし毒性があれば毒性を制御するので一緒に用いてよい．相畏と相殺は一緒に用いるべきでない，という[1].

このような記載をみると，生薬を組み合わせると相手次第で処方全体の方向が変わることに古代中国では早くから気づいていたことになる.

■ 漢方薬の「命名」

生薬の組み合わせの重要性に気づいた古代中国では，秀でた組み合わせには例えば葛根湯というふうに「命名」という操作を行って後世の勝手な改竄を戒めた．命名という操作により他と区別し，独立した「単位」として「認定」されたわけで，漢方薬には名前があるということは大変重要である.

16　漢方の基本知識

---

② 漢方薬の分類

　漢方薬は，発汗剤・瀉下剤・利水剤・清熱剤・補剤などに分類される．

　もっと大まかな分類として，瀉剤(発汗剤・瀉下剤・利水剤・清熱剤・駆瘀血剤)と和剤(中和解毒剤)と補剤に分類できる．

(1)発汗剤(麻黄・桂枝含有処方)

　桂枝湯，葛根湯，小青竜湯など．発汗は急性熱性疾患の初期に非常に重要な治療法であると考えられている．発汗が「からぶり」に終わると治癒機転を鼓舞できないので，どのような場合に発汗剤を用いるべきか，こと細かい指示がなされている．また皮膚疾患などの慢性疾患においても，発汗によって病理的産物を体表の外に排出させる．

(2)瀉下剤(大黄含有処方)

　大承気湯，大黄甘草湯，大黄牡丹皮湯，桃核承気湯など．病理的産物を排泄することによって治癒機転を鼓舞する．

(3)利水剤・滋潤剤(滋陰剤)

　五苓散，猪苓湯，防已黄耆湯など．利水剤は利尿剤と違い「水分の偏在」を是正し，津液不足を滋潤するバランサー的薬物である．

　近年は高齢者の津液不足や傷津の病態をみることが増多している．地黄・麦門冬・天門冬・沙参・五味子・枸杞子・葛根・括楼根など高齢者には「滋潤」「滋陰」を必要とする生薬の使用例が増えている．

(4)清熱剤(黄連・石膏含有処方)

　黄連解毒湯，白虎加人参湯など．消炎解熱し体液を保持する．黄連は清熱して乾かす．石膏は清熱して潤す．

(5)駆瘀血剤

　桂枝茯苓丸，桃核承気湯，当帰芍薬散，抵当湯※，大黄䗪虫丸※など．微小循環障害や静脈系の血流を改善する．

　柴胡剤と駆瘀血剤は慢性疾患では併用されることが多い．

(6)中和解毒剤(和剤)(柴胡含有処方)

　柴胡剤はリンパ球を中心とした免疫学的な生体反応修飾剤．その他，抗炎症・免疫調節，中枢および自律神経調節，消化器症状改善など多面的な作用がある．小柴胡湯，大柴胡湯，柴胡加竜骨牡蛎

※：エキス剤なし．

湯，柴胡桂枝湯，柴胡桂枝乾姜湯，柴苓湯，柴朴湯など．

(7) 補剤（人参・当帰・芍薬・附子含有処方）

消化機能や免疫能の賦活剤としては，補剤（機能賦活剤）と称される．人参湯，補中益気湯，十全大補湯，六君子湯，真武湯，八味丸など．これらの処方には現代医薬にない持ち味があり，虚弱体質の改善，老化に伴う機能低下などに特に注目されている．

■ 漢方薬の剤形の違いと用量・用法

(1) 伝統的剤形

煎じ薬とよばれる生薬湯液療法，生薬を薬研で粉末にした散剤（例えば当帰芍薬散，五苓散），散剤をハチミツなどで丸剤にしたもの（例えば八味丸）などである．伝統的剤形は生薬の持ち味が十分発揮されるようになっている．

また散剤という剤形は，煎じると飛んでしまう揮発性・芳香性成分保持のための剤形であり，丸剤は徐放性剤形である．

原則的には，3つの剤形には，それぞれ特徴があって，用途も別になっている．

- 湯：「蕩」に通じ，大病を掃蕩するのに用いる．
- 散：「散ずる」に通じ，急病を解散させるのに用いる．
- 丸：散薬を賦形剤で固めたもの．「緩」に通じ，緩徐に病気を治すのに用いる．八味丸エキスは胃にもたれる人でも，八味丸 M 丸剤（ウチダ・クラシエ）は胃にもたれないことがある．

(2) エキス剤

煎じ薬をスプレードライ加工などして乳糖などの賦形剤（このためにエキス剤は服用量が多くなる）で粗顆粒にしたものである．ちょうどインスタントコーヒーのような剤形である．

1967 年から漢方エキス剤が保険医療の適用を受けられるようになり，一般医院や病院でも漢方薬を処方するところが増えた．2019 年現在，147 種類のエキス剤と紫雲膏の計 148 品目が保険医療の適用を受けている．

エキス剤の場合，一般に 1 日 1 剤（5〜7.5 g など幅がある）を 2〜3 回に分けて服用する．

メーカーによって用量に相違があり，構成生薬や効能・効果にも差がある．保険診療の際は注意が必要．

- 服用は空腹時か食間の服用が吸収がよいとされる．しかし消化器障害のある患者や高齢者は，食後服用や，過量にならぬよう用量

18   漢方の基本知識

を調節して注意する.

● 病の軽重, 子どもや老人, 肥瘦などにより方剤分量はおのずから調節されるべきである. 桂枝湯や大承気湯の処方後に「しっとり汗が出たり」「便通が調ったら」,「後服を停(とど)む」との重要な指示がある. 漢方薬を漫然と処方してはいけない.

● 小児量は体重に応じて用量を調節するが, 注意すべき生薬を含む処方を除けば, あまり厳密にしなくともよい(→「頭痛」152頁).

● エキス剤は煎じる手間がかからず携帯に便利であるが, 揮発性・芳香性成分が減じる可能性がある. またいわゆる匙加減ができないことや, 2剤を併用するとき成分が重複して過量になる恐れがある. 漢方薬は本来全身の抗病反応に対して1剤が処方されるシステムになっている. したがって併用は, 十分な根拠がある場合に限られるべきである. 最初は1剤で処方するのが望ましい.

③ 誤治・瞑眩

● 誤治:『傷寒論』に「医反って…」とあるように, 漢方では医師の判断ミスで病態を悪化させてしまった場合を誤治という.

● 瞑眩:一方, 治癒機転の活性化の過程で一時的に症状が増悪したり, 予期せぬ症状が出現する場合もある. これを瞑眩とよんでいる. 下痢, 嘔気, 嘔吐, 発疹, 発熱, 鼻出血, 子宮出血, ひどいだるさなどがそれで, 有害作用との鑑別が困難な場合がある. 瞑眩は発汗剤, 瀉下剤など強い作用の方剤に多い. 柴胡剤も,「胸苦しい感じがする」「服用してかえって体がだるくなった」という場合がある. 服用を始めて通常1週間以内に出現することが多く, その後急速に快方に向かう.

● 瞑眩は治癒の一過程といえるが, 患者に過度の苦痛を与える場合は減量や中止, 転方を検討する. また, 医療安全が厳しく問われる時代になって「誤治」「瞑眩」は軽々に言うべき言葉ではなくなってきた.

文献
1) 多紀元堅:薬治通義(近世漢方医学書集成111). 395, 1982
2) 山田陽城, 花輪壽彦 他:薬学生のための漢方医薬学 改訂第3版. 49, 南江堂, 2018

(花輪壽彦)

III 漢方の診察法

① 四診

漢方の診察は望・聞・問・切の四診による．切診は脈診と腹診に分けられる．香川修庵（1683〜1755）のように背中の診察も重視する立場の医家は望診・聞診・問診・脈診・腹診・背診の六診とよぶこともある．

■ 望診

現代医学でいう視診のことを望診と称している．

漢方の立場からみる望診は肉付き・骨格・顔色・皮膚の艶（つや）などである．特に艶とか「勢い」といった計量医学になじまないところを見ることが最も大切である．

診察室に入ってきたときの動作，歩き方，異常運動なども観察する．患者の栄養状態，体型，体格，姿勢，筋肉・骨格の状態，浮腫，皮膚の色艶，皮膚の乾燥・湿潤，発汗状態など全体的な観察に続き，顔色，眼光，顔貌，眼や結膜の状態，毛髪・爪の状態，口腔内・舌の状態（舌診），口腔粘膜・歯肉の色調など局所の観察をする．毛細血管の拡張，暗紫色の皮膚や唇，眼の下のクマ，シミなどは瘀血（お けつ）の徴候として重要である（舌診も望診に含まれる）．

■ 舌診について

【舌の性状（舌質）】

(1) 舌の色調（舌色）

舌色は舌苔などを除く舌そのものの色調を判定する．

(a) 淡白：舌色が正常の淡紅色よりも淡いものを淡白舌という．虚血，貧血などの循環障害や浮腫があると出現．四君子湯などを使う．

(b) 淡紅：正常の舌の色である．

(c) 紅：正常の淡紅よりも濃い紅．発熱，脱水，瘀血（お けつ）などでみられる．熱証を示すことが多い．黄連，地黄，当帰，石膏などを含む処方が適応になる．

(2) 舌の形状（舌形）

(a) 胖大（はんだい）：厚ぼったく，舌縁が口角からはみ出すほど口幅いっぱいにふくらんだ状態の舌．西洋医学的には末端肥大症，甲状腺機能低下症，ダウン症候群などでみられる巨舌として知られている．歯痕

を伴うことが多く，気虚と水毒の病態を反映するとされる．気剤や利水剤を使用する．

(b)痩薄：舌が薄っぺらな状態で，気虚，血や津液の不足の病態を反映する．人参や麦門冬などを含む処方．

(c)歯痕：舌の歯型圧痕を歯痕という．脾虚，気虚，水毒などでみられる．人参・黄耆などを含む処方や利水剤を考慮する．

(d)皺裂：舌にできる襞．血や津液の不足と関連があり，慢性消耗性疾患，老化に関連した疾患，糖尿病やシェーグレン症候群などでみられる．淡白色なら血虚や気血両虚などの所見とされる．

(e)紅点：赤い点が舌背部に散在する所見で，舌尖部に多くみられる．通常は熱証（心熱）と関連した徴候とされ，黄連・山梔子などを含む処方を考慮．

(f)瘀点・瘀斑：舌面にみられるこげ茶色から黒紫色の斑点で，舌面から隆起しない点状のものをいう．舌面から隆起しない斑状のものを特に瘀斑という．瘀血と捉え駆瘀血剤を使用する．

(g)芒刺：舌乳頭の先が毛羽立ったように赤く見える所見．胃腸障害や気分の熱盛でみられる．山田業精『井見集 附録』によれば，芒刺は蛔虫症によくみられ，診断の一助にしたという．今ではすっかりみられなくなったが，世界のヒトや物流のシステムが変われば「寄生虫疾患」は再び身近な疾患になるかもしれない．烏梅丸※，九味清脾湯※，清中安蛔湯※などが処方された．

(h)舌下の静脈怒張：舌下の静脈の太い怒張や蛇行は瘀血の症候である．

(i)乾・湿：舌が乾燥するのは一般に陽証・熱証の症候で，柴胡剤や白虎加人参湯の証などに認められる．津液不足や瘀血でも乾燥する．湿っている舌表面は正常か，唾液の出すぎる陰証・寒証の徴候で，人参湯証などに認められる．

【舌苔】

(1)舌苔の性状（舌苔質）

(a)無苔：小児や慢性消耗状態，老化などで認められる．

(b)薄苔：正常あるいは病変が軽度の場合にみられる．

(c)厚苔：舌苔が厚いことを示し，通常は舌苔が厚くなるほど病期が長いことを示す．外邪が裏に入った場合や痰・飲・湿の停滞や食

※：エキス剤なし．

滞を示す．義歯の使用，摂食困難，咀嚼力低下などでもみられる．粘稠で油が付いたようにべっとりとした厚い苔を膩苔とよぶ．食物残渣の付着や細菌感染などを伴うことがある．白膩苔や微黄膩苔は痰飲・食積（しょくしゃく）・湿熱の強い場合にみられる．黄連湯，大承気湯など大黄を含む処方を用いる．

(d)地図状舌：苔が部分的に剥がれた状態である．気虚の状態や，心身症や免疫・アレルギー性疾患にみられることが多い．ステロイド剤の吸入でもおこる．柴胡剤，参耆剤が用いられる．

(2)舌苔の色調（舌苔色）

(a)白苔：少陽病，消化機能の停滞・低下などの病態でみられる．小柴胡湯などの柴胡剤や半夏，朮，茯苓などを含む処方を考慮する．白苔のある時期には原則として瀉下剤は使用しない．

(b)黄苔：黄苔が厚く熱状がある時期には瀉下剤を使用する．熱のない一般の慢性疾患では，黄苔は便秘や消化器症状があれば大黄剤や清熱剤を考慮するが，消化器の冷えた陰証であっても白苔や黄苔になることがあり，黄連湯や大建中湯などが考慮される．

　白苔が黄苔に軽度混在する白黄苔は，熱性疾患では柴胡剤や大黄剤を考慮する．

　以上はすべて一般論である．例外が多いので固執すべきでない．食事の影響やコーヒーなど飲料水の影響で舌苔の色は変わるので診察時間や飲食との関連は考慮する．また近年，口臭予防のために歯ブラシで苔を落とす人が増えていたり，高齢者の介護施設では口腔ケアの一環として，舌苔をガーゼで拭ってインフルエンザなどの感染・感染拡大を防いだりしているので，診察時の判断は注意を要する．

■ 聞診

　聞診には鼻で臭いを嗅いで診断する「嗅診」と，耳で音を聞いて診断する「聴診」がある．

(1)臭い

　体臭，口臭（悪臭，アルコール臭，アセトン臭，尿臭），など．また帯下臭，便臭，小便臭などを患者に聞いて確認することもある．

(2)言語と音声

　言語に力があり，ハキハキ聞こえるのは気血水の調和がよい状態である．声がはっきりしてはりがある人は実証，声が高くよくしゃべる人は熱証や実証，声が低く言葉少ない人は寒証や虚証，声が低

22　漢方の基本知識

く微かな人は虚証であることが多い．また気虚になると声がかすれたり，力のないしゃべり方になったりする．補中益気湯の使用目標の１つに「語言軽微」とある．

(3)咳嗽と呼吸音

咳嗽や喘鳴は聞診で容易に聞き取れる．乾性の咳嗽には麦門冬湯のような滋潤の処方を，湿性の咳嗽には小青竜湯のような利水の処方を選択する．

(4)グル音

空腹でもないのに腸の蠕動音が聞こえる場合は胃腸障害や脾胃の冷えと関連する．半夏瀉心湯や甘草瀉心湯※※などを，腸管がモクモクと動くようなら大建中湯などを考慮する．

■ 問診(表１)

「問診から三診を規定する」(張景岳)という言葉がある．問診をしっかりすることによって四診を構築することは漢方上達の有力な手段である．問診力は漢方の力量を問われる．

全身状態について系統的に問診していくが，詳細は「Ⅳ　全身状態のとらえ方」の項に記す(→33頁)．

漢方治療は第一に，自覚症状の改善によって日常生活をより快適に送ることを目指している．患者の生の言葉を上手に引き出すようにし，診療録に生の言葉をそのまま記録する．

「既往歴」は過去のできごとが現在の苦痛とどのようにかかわりがあるか，という観点から聞いていく．

仕事場や通勤時の冷房が強すぎて体調を崩す人も少なくない．嗜好品や食事についても聞く．甘みを好む人は脾虚の状態に多くみられる．女性で瘀血のある人はしばしば月経前にチョコレートやスナック菓子などを「むちゃ食いしたい」などという．貧血症に氷食症(氷をガリガリ食べたい)という症状があるように，陽証-熱証，と陰証-寒証の鑑別は意外に難しい．「冷たいものを欲しがる」と話す陰証・虚証の患者はいくらでもいる．精診が必要である．

■ 切診(脈診・腹診)

切診とは患者の体に直に触れる診察である．古人が「外感病(急性熱性疾患)は脈を主とし，内傷病(慢性体質性疾患)は腹を主とす」と述べているように，脈診は急性疾患，腹診は慢性疾患の診断に重

※※：一般用エキス剤あり．

III 漢方の診察法　❶ 四診　**23**

表1　問診のポイント

- 水分や食物の「入りかた」と発汗・尿・大便の「出かた」のバランスを必ずチェックする.
- 暑がりか寒がりか
- 活動的か非活動的か(運動習慣も含めて)
- 快食・快眠・快便に問題がないか(生活習慣も含めて)
- 冷え・ほてりなど寒熱のバランスがとれているか
- 既往歴・家族関係・ペット, 社会的状況などに問題がないか(精神面の問題も含めて)
- 増悪因子と寛解因子を尋ねる.
- 問診で「陰陽・虚実」「寒熱」「病位」を判断し, 舌, 脈, 腹診で相違が出たら, 問診を重ねて,「証」を推測する.
- 主訴, 愁訴が多彩なときは「どこに病態の核心があるか」を求めて問診を重ねて,「主客」「本治・標治」など, 治療の順序・ポイントを推量する.
- 現代医薬品による症状の修飾が多いので注意する.
- 漢方薬服用後の「変化」について二診以降必ず尋ねる. 例えば, 利水剤で尿量が増えたか？　必ずしも期待通りいかないことも多い.「長年の疲労感」が八味丸を服用したら,「元気が出てきた. 2, 3日で疲れ方が違うのがわかった」など効果の発現は早く出ることもまれではない.
- 漢方薬の副作用(特に, 黄芩, 山梔子, 甘草, 麻黄, 附子, 大黄など)が出ていないか注意する.

要とされている.

　その他, 手足や背中の触診もある. 例えば, 冷えは他覚的にもあるかなどを診察する. 同様にほてりも漢方では重要な所見であるので手足の触診は必ず行うべきである.

(1)脈診

　脈学は習得が難しいとされる. 脈診についての最も系統立った書は浅田宗伯(1815～1894)の『脈法私言』であろう. 本書によれば「脈は気血の盛衰を知る」手段であるという. 同書の「余説」に「仏家の説によると仏家の経典は仏教そのものでなく, 譬えば月を指す指であるという. 脈学の書も同じであると言いたい」とある.『脈法私言』は「脈学より傷寒論を考究する教本」である.

　浅田宗伯は『橘窓書影』の冒頭の「栗園医訓五十七則」の中で,「脈学は先ず, 浮・沈, 二脈を経とし, 緩・緊・遅・数・滑・濇, 六脈を緯として病の進退, 血気の旺衰を考究するときは, 其の余の

脈義，追々手に入るものなり」と述べている．

　日本漢方では鍼灸治療のように「脈差診」（左右の寸・関・尺の差を五臓に配当する）をとらない．この態度はすでに和久田叔虎の『腹証奇覧翼』（1809 年）にみえる．

【脈診所見】

(a)平脈：健康な人の脈を平人の脈（平脈）という．

(b)浮・沈：軽く触れ徐々に圧をかけていく．一般的には，脈が浮の場合は抗病反応が「表」にあり，脈が沈の場合は「裏」にあると判断する．急性熱性疾患の初期にみられる浮脈は体表の血流増加を反映している．血管内の血流速度が増し血管壁を内側から押し上げるためと考えられる．慢性の非熱性疾患などでみられる浮脈は虚証を示唆する．

(c)緊・緩：脈の緊張の強い場合を緊，そうでない場合を緩という．緊脈は細くて力のある脈で，実・痛・寒などの証を示す．緩脈はゆったりした脈．

(d)実(強)・虚(弱)：脈全体の強さを実（強），虚（弱）と表現する．

(e)弦：弓を張ったようなピンとした脈である．一般に「緊」の程度の軽い状態を「弦」とする．

(f)洪(大)・細(小)：脈の幅を示す．幅の広い場合を洪（大），狭い場合を細（小）という．洪は陽（熱）性，細は陰（寒）性を示している．

(g)数・遅：脈拍数の程度を示す．急性疾患の場合，「数」（医師の1呼吸につき患者の脈 6 動（回）以上，一般には 90 回/分以上）は，熱性を示す．逆に，「遅」（医師の1呼吸につき患者の脈 4 動以下，一般には 60 回/分以下）は，寒性を示す．

(h)渋(濇)・滑：3 本の指に感じる脈の伝播が遅延し，ドロドロとスムーズでない脈．血行のうっ滞，痰飲・瘀血などに伴ってみられる．循環血液量の減少や心拍出量の低下，血液の粘稠度の亢進などによると考えられる．滑脈は滑らかな脈で，熱・実・陽の証を示す．妊婦でもみられる．

(i)芤：中空の脈．軽く按圧すると明らかに触れるが，少し強く抑えると無力で，ネギの管を押さえるような感じがする．出血などによる虚脱の徴候を示す．高齢者の動脈硬化の脈も芤となる．

(j)結・代：「結代」は不整脈の意味．「結」と「代」に分けると，「結」は遅く一時止まる脈，または脈拍が遅く（60 回/分以下），不規則に欠落する脈を指す．「代」は「常なき脈」などの記載がある

ように，脈拍の欠落が規則的で，欠落の時間がかなり長く感じられることがある．

注意) 脈診をするとき「脈の修飾」をする要素があるので斟酌すべきである．

①現代医薬品，特に降圧剤や安定剤を服用している場合は脈が沈・遅の傾向になる．
②精神的に緊張している場合は脈が緊張し速くなる．
③動脈硬化による変化は緊張はあるが，底力がない脈になる．

(2)腹診

【腹診の実際】

腹診の方法について比較的詳細に書かれているのは和久田叔虎の『腹証奇覧翼』である(図1)．ここには指や手掌の使い方，按圧の具体的方法が述べられている．①覆手圧按法(手掌全体でやわらかく圧し按ずる)，②拊循法(手掌で軽くなでて皮膚の潤燥をみる)，③三指探按法(人指し指，中指，薬指の三指で探るように按ずる)，④三指正按法(三指を立ててまっすぐ圧し腹底を按ずる)．

また漢方に独自な表現とされる，虚・虚実間・実という表現や，鍼灸治療のように寸口の脈に五臓を配当しない理由，また「三候六診」として「万病を候うに虚と実と虚実間とこれを三候とす．脈と腹と皮膚と舌色と眼中と腎間の動とこれを六診という」という記載があり，腹診の方法や脈や眼勢，腹部動悸が重要視されていた経緯がわかる．

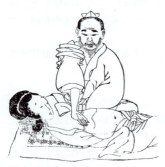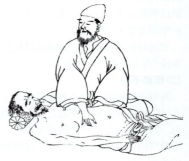

図1 腹診の実際
〔稲葉克文礼，和久田寅叔虎 著，大塚敬節，他 解題：腹證奇覧 全(復刻)．医道の日本社，1981より〕

腹診を行う際，患者の姿勢は膝を曲げて行う西洋医学的な腹部診察法とは異なり，仰臥位で足を伸ばしたままの自然な状態にして行うのが原則である．これは西洋医学の腹診では主に腹腔内臓器の性状を調べるために腹壁を緩める必要があるのに対し，漢方では腹腔内臓器や身体の異常がどのように腹部に現れているかを，腹壁の緊張度や性状ならびに圧痛などから判断するためである．

片手，または両手で柔らかく触診するのがコツである．強くグイグイ押すと患者が痛がり，緊張して所見がとれない．腹診は抵抗圧痛だけでなく，掌に感じる温感・冷感・湿潤・乾燥なども大切である．腹診で典型的所見が得られれば，それに付随した症候をもう一度質問して確認する．

【腹診所見】(図 2)

(1) 腹力

腹の弾力と緊張度をみる．腹力は実，やや実，中等度，やや虚，虚の5段階に分ける場合が多い．腹力の虚・実を診て抗病反応の充実度を判断する．一般に心窩部の肋角弓の広い人は実証に，狭い人は虚証になりやすい．腹力が弱く緊張の弱い人は抗病反応が弱く，瀉剤(麻黄，大黄，石膏などを含む処方)が使いにくいため，補剤(人参，黄耆，附子などを含む処方)を使用することが多い．

(2) 腹満

腹部全体が膨満している状態．腸内のガスによる鼓音を伴うことがある．腸管内の便やガスの貯留，腹水などによる．硬く張った実満と力なくふくれた虚満がある．実満は腹水や極度の便秘など，虚満は腸管の弛緩や麻痺性イレウスなどによる腸管内ガスの貯留などが原因となる．

実満には承気湯類，虚満には桂枝加芍薬湯や厚朴生姜半夏甘草人参湯※などの処方を考慮する．

(3) 蠕動不穏

腸管の蠕動が腹壁より望見できる．腹痛を伴うこともある．昔の人はこの腸管の動きをあたかも蛇や鰻が動いているかのように捉えた．寒冷により消化管機能が低下し(重症の場合はイレウス)，ガスや腸管内の液体が停滞あるいは移動するときに，蠕動により腸管が拡張するため引き起こされる．

大建中湯，あるいは痛みが強い場合は解急蜀椒湯※(大建中湯と附子粳米湯※の合方)を用いる．

Ⅲ 漢方の診察法 ❶ 四診　　**27**

(4) 心下痞鞕(しんか ひこう)

心窩部の抵抗(軽度の圧痛)をいう．心窩部の不快感(自覚症状)のみの場合を「心下痞」，他覚的抵抗がある場合を「心下痞鞕」という．実際には心下痞でも軽度の圧痛を認めることがある．圧痛が強い場合は「結胸」という．

半夏瀉心湯など，黄連，人参などを含む処方を考慮する．

(5) 胸脇苦満

季肋部の抵抗や圧痛をいう．古典に記載されている「胸脇苦満」は，両側季肋部辺縁にあるものと，両側季肋部と脇腹，側胸部を含む広範囲に出現するものとがある．また左右どちらかに偏って出現することもある．少陽病で現れる代表的所見とされ，柴胡剤の使用目標として漢方では非常に重要視されている．

胸脇苦満は胸膜炎，脾腫，慢性肝炎，肝腫大などの横隔膜上下の内臓疾患やストレスなどの関連性が指摘されてきた．近年，生活習慣の変化のためか，ソファーやベッドで横になって休むためか，胸脇苦満が腹壁には著明に現れず，背診で硬結や緊張が高まっている場合が多いので，少なくとも初診時は背診をすべきである．

小柴胡湯，大柴胡湯，四逆散，柴胡加竜骨牡蛎湯などの柴胡剤を用いる指標となる．

(6) 腹直筋攣急

腹直筋攣急は腹直筋の過度の緊張状態を指す．通常は両側対称性であるが，左右どちらかに強かったり，上腹部のみに現れたりする場合がある．

実証の場合は四逆散など，虚証の場合は小建中湯などを考慮する．

(7) 心下悸・臍上悸・臍動悸・臍下悸(しんかき・せいじょうき・せいどうき・せいかき)

臍の周辺の大動脈を触知することをいう．心下悸は心窩部，臍上悸は臍上部，臍下悸は臍下部で拍動を触れる．腹力・腹壁の緊張と交感神経過緊張との兼ね合いで，腹部大動脈の拍動が腹壁に伝播する．腹壁が薄く弛緩した虚証の人では腹壁に軽く手を当てても腹部大動脈を触れたり，腹壁から拍動を見たりすることがある(臍上悸・臍下悸)．高齢者では脊椎変形，動脈硬化などにより腹部大動脈分岐部が下方にあり，臍より下で強い拍動を触れることがある

※：エキス剤なし．

（臍下悸）．交感神経の緊張が高まった人では，大動脈の拍動が強くなり腹壁に波及しやすい（心下悸・臍上悸）．

心下悸には茯苓甘草湯※，苓桂朮甘湯など，臍上悸は，実証には柴胡加竜骨牡蛎湯，虚証には柴胡桂枝乾姜湯，桂枝加竜骨牡蛎湯や炙甘草湯などを考慮する．まさに臍の部分（臍に当たって）で強く動悸があるもの（臍動悸）は補中益気湯．臍下悸は苓桂甘棗湯※※，やせた人には五苓散証でも認められる．臍から心下まで腹部動悸が強い場合は抑肝散加陳皮半夏などを考慮する．

(8)臍傍の圧痛

瘀血の圧痛点である．臍周囲の圧痛・左右の寛骨近傍の圧痛などをいう．特に女性の場合，臍の下に馬蹄型に盛り上がった圧痛点を認めることがある．この部位は下部小腸から横行結腸までの関連痛が出現する部位である．小腸や腸間膜の微小循環障害と関連すると考えられる．

桂枝茯苓丸，当帰芍薬散，温経湯，通導散などの駆瘀血剤の適応を考慮する．

(9)回盲部の圧痛

回盲部における圧痛をいう．元来，回盲部の圧痛は虫垂炎の徴候だが，瘀血の所見でもある．回盲部の腸管，子宮付属器や卵管周囲の静脈叢などのうっ血や虚血が影響する場合もあると考えられる．

大黄牡丹皮湯，腸癰湯，薏苡附子敗醤散※などの適応を考慮する．

(10)S状結腸部の圧痛

S状結腸部における圧痛をいう．擦過痛として認めることがあり，「少腹急結」という．内臓の関連痛による痛覚過敏や腹壁の緊張が原因と考えられる．同部位は卵巣や卵管の知覚過敏帯に相当するため，卵巣や卵管の炎症などの原因も考えられる．

桃核承気湯などの駆瘀血剤の使用を考慮する．

(11)小腹不仁・臍下不仁・小腹拘急

小腹不仁や臍下不仁は臍下の知覚異常（鈍麻や時に過敏）を指すが，腹証では臍下部の「無力」（ふにゃふにゃで力のない状態）をいうことが多い．老化や体力低下により白線（linea alba）の緊張が低下することにより，臍下部に「不仁」が現れると考えられる．

※：エキス剤なし．※※：一般用エキス剤あり．

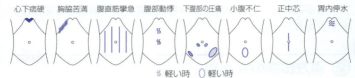

図2 主な腹診の図

　小腹拘急は臍下で腹直筋が攣急した状態を指す．
　これらの腹診所見は，いずれも地黄や附子などを含む処方の適応を考える．胃腸が丈夫なら八味丸など，胃腸が弱ければ真武湯などの適応を考慮する．

(12) 正中芯

　白線の部分に鉛筆の芯のような索状物を触れることがある．やせた人，虚弱体質の人に現れやすい．「正中芯」という名称は大塚敬節(1900～1980)の命名であるが，江戸時代の後藤流の腹診書に「任脈通り筋張りたる」などの記載がすでにみられる．

　臍の上に現れれば人参湯など，臍の下に現れれば附子剤の使用を考慮する．

(13) 胃内振水音

　みずおちのあたりを軽くスナップをきかせて叩くとポチャポチャと音が聞こえることをいう．胃壁が弛緩し胃内にある程度の胃液と空気があると振盪音が発生する．胃下垂のように胃の平滑筋が弛緩し蠕動も低下した状態では，胃内腔から胃液や空気が排泄されず貯留しているため，この音が発生すると考えられる．

　利水作用のある茯苓，白朮，半夏などを含む六君子湯などの処方を考慮する．

(14) 臍痛

　臍輪の直上を圧すと疼痛を訴える状態．大塚敬節の考案した葛根湯の使用目標の1つであるところから「大塚の臍痛点」ともいう．臍痛は臍輪直上の左右斜め，中央のどこにも出現しうる．腹直筋の緊張や背部傍脊柱筋群のこりを反映している．

(3) 背診

　腹診で異常がない場合でも，背診で異常を認めることがある．一般的に首筋から背中へかけて強ばる項背強，側頭部から後頭部が強ばる頸項強，後頭部が強ばる頭項強，肩から背中にかけての筋肉の

過緊張がみられる肩背拘急などの背証が葛根湯や柴胡剤の証として有名である.

② 漢方診察のまとめ

(1)四診の注意点

　所見が現在の病気とどう関連するか，意義のある所見か否かを注意して診察する．治療によって「変化」していく所見が意味のある所見である．変化しやすい所見，変化しにくい所見，自然経過による変化を考慮する必要がある．例えば，舌の皺裂紋や瘀斑は先天的なことが多く，通常，治療によっても変化しない．食事時間などによる影響もあるので，服薬歴を尋ね，時間を決めて診察するのが望ましい.

　腹診と脈診とから得られる所見が食い違う場合があり，腹診では柴胡剤の証と思われたものが，脈の虚状によって小建中湯などの補剤から始めるべきであることがわかる場合もある．四診は総合して判断する.

(2)漢方所見の意義

　「診断学」としては「現代の漢方医学」は現代医学的診断技術による補完が必要なことは言うまでもない．例えば「早期癌」は漢方所見では捉えられない．五感に頼る漢方の診察は科学技術の発達した現代医学の検査に比較すれば，おのずから限界がある.

　一方で漢方医学では舌証も脈証も腹証も「局所」を診ているのではない．生体全体のゆがみを診ている．正常へ修復しようとする生体の「抗病反応」を診ている．腹診は「内臓―体壁反射」の経験知とも解釈できる．生体の種々の抗病反応が腹壁に「スクリーン」のように「投影」されるイメージとも理解できる.

文献

1）日本東洋医学会学術教育委員会 編：専門医のための漢方医学テキスト．南江堂，2009
2）浅田宗伯 原著，長谷川弥人 訓読校注：脈法私言．たにぐち書店，1994

(花輪壽彦)

Advanced Course

苦手・辛手・甘手

　苦手といえば一般には「不得手，不得意」「嫌な相手，勝ち目のない相手」などの意味で使われる．しかし，漢方臨床医にとってはもう1つの意味がある．

　漢方臨床医は診察にあたって必ず「腹診」をする．腹診するときの「手」は温かく柔らかい soft touch がよいといわれている．

　強くグイグイ圧(お)すと患者が痛がり，腹壁が緊張して，正確な腹診所見がとれなくなる．しかし時にはある程度強く圧さないととれない所見もある．

　圧し方も1指で圧したり，3指で圧したり，手のひら全体で圧をかけるなどテクニックがある．新しい腹診所見は「軽按」(やさしく体表を圧す)し，時間の経った古い痼疾(難治性疾患)は「重按」(強めに深く圧しこむ)する，など患者の状態や腹部の様子をみて手技を加減する．『腹証奇覧』には「軽按」「尋按」「重按」の3つの手技をあげている．「尋按」は指頭などで異常所見を「探る」ように指を動かす手技である．

　一般には，温かい手でやさしく腹診するのがよいとされ，「甘手」と呼ばれる．逆に，グイグイ強く圧すのは「辛手」とよばれる．「甘手は上達し，辛手は上達しない」などといわれるように，やさしく診察することが勧められている．

　按摩・マッサージの世界では「甘手」を指圧の手という．「甘手」は指の関節が柔らかく，しなやかに反る．特に母指のしなやかさが重要で，母指球筋が発達している手をいう．爪も光沢があり，艶がある．必ず指圧が上達する指である．

　「辛手」は指が硬くしなやかに反らない．爪もガサガサしていて指圧に向かない．

　医師の腹診でも手の柔軟性は重要である．腹診が上達してくると「甘手」と「辛手」を上手に使い分け，診察しながら治療も兼ねるようになる．

　腹部を温かい手で上手に撫でると，副交感神経優位になり，リラックスして，血流も改善する．私は診察の最後は大相撲の呼び出しの前に帚で土俵を整えるように，患者の腹壁を均す動きをする．腹部動悸の強いところなど「虚」の部分は温かい手のひらで軽く按圧して「気」を送る．瘀血のような下腹部の硬い「実」の部分は指で圧して，柔らかくして，腹部全体を整えるように自然と手が動く．

ところで，有持桂里（1758〜1835）の『校正　方輿輗』には腹診の大家，和田東郭（1742〜1803）は「苦手」と述べている．苦手とは「爪が苦く，毒のある手」という意味で，常人とは異なり，不思議な霊力を持つ手で，その手で押さえると患者の腹痛などの痛みや「しこり」はたちどころに治る，という．

『校正　方輿輗』巻五の附記に「和田東郭，人の積聚（腹部腫瘤）を按す毎に誇って云う，我が手は「毒」と」….

この逸話は『黄帝内経　霊枢』官能篇（管吏の能力に合った職務とはどういうものか，という雷公の問いに黄帝が答える篇で，適材適所の重要性が指摘されている）に依る．

黄帝曰く「治療者の関節が柔らかく，筋肉も柔軟で，心も穏やかな人には導引行気（マッサージや気をめぐらす技術）をさせるとよい．…爪苦手毒（爪は固く粗悪で，手ひどい，手が荒れている）の人は亀を按じさせて試してみるとよい．亀を器の下において，器の上から手で押さえさせる．手毒の人であれば，押さえてから 50 日後に亀は死んでしまう．手甘者はふたたび生かすこと故のごときなり」とある．

「爪苦手毒」という四文字から「苦手」という言葉が出たようであるが，和田東郭は甘手と辛手と苦手を上手に使い分け，腹部腫瘤などは，腹部の「毒」を「毒を以て毒を制する」の意味で「散腫軟堅」してしまう特殊な腹診技術をもっていたと伝えられている．

ちなみに「毒」は poison という意味だけでない．『黄帝内経』研究の第一人者である柴崎保三氏は「毒という字の古形は『生』（くさのめばえ）と『母』（子を産む）との組み合わせに成る会意文字（図）で，もと薬草のエキスをとって生殖強精剤に用いたもの．刺激性が強いので常用するとひどい害を及ぼす所から所謂『どく物』の意に用いられるようになった．またぐにゃぐにゃになって芯のないような状態を形容する言葉としても用いる」と解説している．

これらの「手」は「導引按蹻」（『黄帝内経』より，今でいう按摩や気功をさす）では非常に重要視されている．

18 世紀後半の漢方界では吉益東洞（1702〜1773）の「万病一毒説」が有名であるが，東洞の考えによれば「薬」なればこそ，「毒を以て毒を制する」ほどのパワーある薬力が必要と考えていたと思われる．古文辞学派を基礎とする東洞の「毒」は「梅毒」とか「眼に見えない概念」と限定せず，強い薬力で「排除」されるべき「実体そのもの」と理解すべきと考える．

（花輪壽彦）

Ⅳ 全身症状のとらえかた

発熱・熱感

　体温計のない昔，発熱は局所や全身の熱感，ほてりなどで診断した．通常は陽証でみられるが，陰証でも起こる．熱には実熱と虚熱がある．全身の熱で汗を伴わないものを「身熱」といい陽明病の外証とする．熱に耐えがたく苦しむ場合を「悪熱」といい陽明病の裏実証とする．発熱と悪寒が交互にくる「往来寒熱」は少陽病の熱とする．それ以外に，潮の干満のように熱に周期性がある場合を「潮熱」という．身熱には梔子豉湯※，悪熱には白虎湯※，往来寒熱には小柴胡湯などの柴胡剤，潮熱には大承気湯を用いる．

　熱がうっ滞して去らず臓器に「結んで」機能障害を引き起こす場合を「結熱」という．胸部に結熱すると「結胸」で大陥胸湯※，血管豊富な「肝臓」や「子宮」など「血室」に「結ぶ」と「往来寒熱」となる．下腹部に結ぶと「少腹急結」となり「狂の如く」精神症状を発する．『傷寒論』では熱がどこに「結ぶか」は重要なキーワードである．微小循環障害と連動して，身体と精神にさまざまな不調を引き起こす．少腹に「結熱」する場合は桃核承気湯を用いる．

　虚熱による熱感もある．例えば血虚に「煩熱」する場合は三物黄芩湯がよい．

悪寒・悪風

　「悪寒」とは衣服をまとっていてもゾクゾクとする寒気のことである．病気の初期（太陽病）の「悪寒」は，続いて「発熱」するための生体防御機転としてあり，『傷寒論』でも「太陽病，頭項強痛，而して悪寒す」と「発熱」は省略されている．陰証・裏症の悪寒もあり，これは身体が冷えて悪寒する．「悪風」とは風に当たると寒気を感じるため，風を嫌うことである．悪寒には麻黄湯，大青竜湯※などを用い，悪風には桂枝湯を用いるのが一般的である．

※：エキス剤なし．

34 漢方の基本知識

■ 食欲

一般的には「よい」「ふつう」「ない」で答えてもらう.

病気になっても食欲が低下するとは限らない.「よい」といっても例えば瘀血の徴候が顕著の場合,「無性に食べたい」などということがある.「生理の前後に無性に食欲が亢進します」という場合や,便秘に伴って「食欲亢進」を訴える場合もある.他の症状・徴候にもよるが,「消穀善飢」といって瘀血の徴候である場合がある.肥満や高血圧を伴う習慣性の「過食」には当然,生活習慣の見直しを指導する.

「食欲がふつう」は消化器に障害が起きていないと理解する.「飲食如故」(飲食もとの如し)という.

「食欲がない」という場合,消化器障害,心身症,熱性疾患など種々の要因が考えられる.

「食欲がない」という場合,八味丸や麻黄剤の適応にみえても,地黄や麻黄の使用には慎重であるべき.六君子湯に代表される「胃粘膜防御作用」と「胃排出能促進作用」をもつ処方をまず考慮する.漢方でいう「脾胃の虚」と「腎虚」がある場合,脾胃の虚を立て直すことから治療を始めるのは治療のコツの1つである.

抑うつ傾向のために食べられないのであれば,香砂六君子湯**(六君子湯に理気薬である香附子・縮砂・藿香を加えたもの.医療用エキス剤なら六君子湯と香蘇散を併用)に代表される「理気剤」を加えるとよい場合がある.

前立腺肥大や老化のために「食欲がない」と訴える場合,八味丸で利尿とともに食欲が出てくることもある.浅田宗伯(1815~1894)は,「脾胃虚寒,…,瀉利…云々」と「胃腸が温煦(温め)されず冷えて下痢するものに」八味丸がよいとある(『勿誤薬室方函口訣』).高齢者の小腹不仁を認めるものに試みるとよい.

なお「食欲がない」という場合,早期胃癌・膵癌など現代医学的検査が見落とされていないか,チェックすべきことは言うまでもない.心因性の食欲不振ももちろん考慮する.

■ 睡眠　　　　　　　　詳細は「不眠症」参照→165頁

「よい」「眠れない(寝つきが悪い,途中で目が覚める)」「夢をよく見る」に分類される.

漢方外来に来る不眠症患者は,神経質性不眠か抑うつ性不眠が多い.神経質性不眠の場合は「虚労による不眠」(虚煩)のことが多

く，「疲れているのに眠れず，悶々として，寝汗（盗汗）がひどい」などと訴える．酸棗仁湯などが適応となる．

抑うつ性の場合は温胆湯※にしばしば黄連や酸棗仁が加えられる．また，不眠の処方にはよく遠志と酸棗仁が加味される．温胆湯※の腹証は腹部動悸がないのが特徴である．

胃腸の調子が悪く，お腹がゴロゴロいって困る，みぞおちが詰まった感じがする，肩こり，夢が多いなど心身症的な愁訴に対しては半夏瀉心湯や甘草瀉心湯※※がよい．

「口苦」「めまい感」「口乾」を訴える不眠は頑健型で胸脇苦満がある場合は柴胡加竜骨牡蛎湯などが考慮される．

華奢型の軽度の胸脇苦満と腹部動悸を認めるものは柴胡桂枝乾姜湯がよい．

顔が赤くなって，イライラが強く，何事にも憤怒し，気分が落ち着かず眠れないものは三黄瀉心湯類や黄連解毒湯が考慮される．

■ 排尿

漢方では水の排泄には五臓論の「脾」「肺」「腎」が関与すると考え，その障害は水毒ととらえられる．尿量が普通に出ていれば「小便自利」といい，尿量減少を「小便不利」（「尿不利」）という．小便が出渋る場合を「小便難」，小便を失禁する場合を「遺尿」という．小便の色が清白な場合は陰証・寒証で，黄色や赤みがかったものは陽証・熱証である．

他の症候との関連では口渇-尿不利-自汗傾向なら五苓散．口渇-尿不利-無汗傾向なら猪苓湯．尿不利があって五苓散に似ているが，口渇のないものは茯苓甘草湯※．口渇-小便自利-発汗過多なら白虎湯※，口渇-多尿-枯燥傾向-小腹不仁なら八味丸というように他の症状・徴候との関連で処方が考慮される．多尿，前立腺肥大による排尿困難や頻尿には八味丸がよく用いられる．無菌性膀胱炎による頻尿には清心蓮子飲．尿失禁には補中益気湯，「小腹不仁」を伴う尿失禁には八味丸が用いられる．

排尿痛には猪苓湯，五淋散などが，血尿を伴うものには四物湯合猪苓湯．

水バランスが崩れると舌に歯痕（水滞）や皺裂（津液不足）が現れることが多い．

※：エキス剤なし．　※※：一般用エキス剤あり．

36　漢方の基本知識

■ 排便　　　　　　　　　　詳細は「便秘・下痢」参照→87頁

下痢は感染性の下痢（痢疾）と慢性体質性下痢（泄瀉）に分ける．発熱による痢疾の一種である「熱痢」や，強い便意があるが便は出ずに残便感が残る「下重」は陽証・実証である．

感染性の下痢には大黄を用いる．便意を催すが大便が出ず腹痛をきたす場合を「裏急後重」という．

抗菌薬を服用すると腸内細菌叢の変化によって，大黄の瀉下活性が低下する．

慢性体質性下痢は脾胃の虚や腎虚が関係する．胃症状中心のものは人参湯，冷えると下痢するものは真武湯．消化不良性下痢には小建中湯，黄耆建中湯，啓脾湯，参苓白朮散※※，下痢と便秘交代型には「肝脾」を調節する加味逍遙散，桂枝加芍薬湯などが考慮される．

便秘には大黄がよく使用されるが，脾胃の弱い人には適さないことが多い．山梔子，麻子仁，山椒（蜀椒）などを上手に使う．小建中湯や中建中湯で快便になることがある．

小児の便秘に大黄剤を使うことはまずない．桂枝加芍薬湯，小建中湯などを用いる．

■ 疲れやすい・身体が重い

愁訴の中で最も多い．必ずしも「気虚」ではなく，ストレス性，抑うつ性，腎虚など種々の病態が考えられる．

「身体疼煩，自ら転側する能わず」は太陽病期と少陰病期にまたがる桂枝附子湯※，「胸満煩驚転側すべからず」は少陽病期の柴胡加竜骨牡蛎湯，「腹満，身重く，以て転側し難い」は三陽合病期の白虎湯※，少陰病期には「ただ寝んと欲する（とにかく横になっていたい）」は真武湯や四逆湯※など各病期ごとに処方がある．他の症状・徴候も勘案しなければならない．

高齢者の「疲れやすい」には少陰病が多い（詳細は「高齢者の疲労」参照→313頁）．

■ 季肋部の不快

少陽病期の症状としてよくみられる．

『傷寒論』によれば横隔膜周辺に「邪」と「熱」が「結ぶ」と「胸脇苦満」「胸満脇痛」「胸脇満して嘔す」「胸脇満去らず」「脇下鞕満」などと記されるような，季肋部の不快が起こる（小柴胡湯）．柴胡桂枝乾姜湯は「胸脇満微結」，柴胡加竜骨牡蛎湯は「胸満煩驚」

と記されている.

物忘れ

「喜忘」（しばしば忘れる）という用語があり，瘀血の症候の1つと捉えられる．脳血管障害に関連したものには釣藤散や黄連解毒湯，アルツハイマー型認知症には当帰芍薬散，帰脾湯，加味温胆湯※※，抑肝散，抑肝散加陳皮半夏などが考慮される．思考力低下には八味丸もしばしば用いられる.

イライラ

一般には「肝」や「心」の異常の症状とされる．顔がひどくのぼせるものは黄連解毒湯，「怒」の感情があるものは柴胡加竜骨牡蛎湯，四逆散，柴胡桂枝乾姜湯，柴胡を含む処方が考慮される.

眉間に皺を寄せて話す，多怒，性急，不眠などの場合には抑肝散が考慮される．眉をつり上げて，不平・不満を綿々というものは加味逍遙散などが考慮される.

イライラを古典の「煩」「心煩」と考えると柴胡剤以外にも梔子豉湯※のような山梔子を含む処方，五苓散，承気湯類，白虎湯類，黄連解毒湯など陽証の処方だけでなく，黄連阿膠湯※※など陰証の処方も考慮される.

発汗・寝汗

古典には「無汗」「汗不出」「不汗出」「自汗」「盗汗」「頭汗」「白汗」などの表現がある.

発汗は体温調節の重要な働きであるが，表（腠理）を閉じて「病邪」を駆逐して発汗させるという治癒機転の要の1つでもある.

自然に出る汗は「自汗（じかん）」といい，寝汗は「盗汗（とうかん）」，頭部のみに発汗するものは「頭汗（ずかん）」，冷や汗は「虚汗」，手足に汗をかくものを「手足汗」という.

「無汗」は自汗の反対で，汗が出なくて表に熱気が怫うつしている状態，「汗不出」（汗，出でず）は発汗剤を使わずに汗が出ていない状態，「不汗出」（汗に出でず）は麻黄湯など発汗剤を使っても汗が出ない状態で，「不汗出而煩躁」（汗に出づる不くして煩躁すると読む[1]）は通常の発汗剤を用いても汗が出ず悶え苦しむ状態で大青竜湯※の主治.

「自汗」傾向の人は表虚，水毒などが考えられ，桂枝湯，桂枝加

※：エキス剤なし．※※：一般用エキス剤あり.

38　漢方の基本知識

黄耆湯，玉屏風散※※などが考慮される．表の熱が奪われて冷え
を訴える場合がある．「盗汗」は寝汗で，柴胡桂枝湯や柴胡桂枝乾
姜湯の適応となることが多い．虚証の寝汗は赤丸※など附子剤の適
応のこともある．

　「頭汗」は少陽病期の汗であるが，津液不足の傾向に熱状や精神
的興奮が重なって起こることが多いとされ，水毒傾向の人，虚弱
者，慢性消耗状態でもみられる．当帰六黄湯※，柴胡桂枝乾姜湯，
梔子豉湯※，大陥胸湯※などが考慮される．頭汗で小便不利の場合
は茵蔯蒿湯．水気による頭汗は防已黄耆湯．

　「白汗」は促迫して自汗する場合で甘草附子湯※，烏頭湯※が『千
金方』にみえる．

　手掌や腋窩の汗で悩む人がいる．熱性疾患では表熱が裏に入ると
起こるが，体質的な精神性発汗には四逆散などの柴胡剤や茯苓補心
湯※などを試みている．

■ 頭痛・頭重・頭揺・頭冒　　　　詳細は「頭痛」参照→148頁

　頭痛は熱性疾患では太陽病の主症状の１つである．

　頭痛にも陰陽虚実それぞれの場合があり，熱痛，寒痛，虚痛など
に分かれる．

　熱痛は頭項に連なり，口苦舌乾があれば柴胡剤，悪熱口渇があれ
ば石膏剤や大黄剤．

　寒痛は「熱物包裏（包み込む，お腹に抱く）」を好み，呉茱萸湯や
附子剤を用いる．

　虚痛は前額や片頭痛に多く，頭を「按ずる」ことを好む．参耆剤
や附子剤を用いる．

　眉稜骨痛は痰厥頭痛で『楊氏家蔵方』には小半夏湯※の指示があ
るが，一般には選奇湯※が用いられる．選奇湯※は頭痛を伴う不定
愁訴にも効果がある．

　頭重は頭痛の軽度なもので，水毒や痰飲が降りない病態によると
され，半夏白朮天麻湯や当帰芍薬散などを用いる．

　頭揺は『金匱要略』「痙病篇」や『素問』にも記載がみえる．高
齢者に多く「陰血不足し腎水減じて虚火を制せず」で天麻鈎藤
飲※，滋陰降火湯，半夏白朮天麻湯などが用いられる．

　慢性頭痛では胃腸症状，肩こり，瘀血などとの関連で処方が決ま
る．足冷があり胃腸症状に伴うものは桂枝人参湯，嘔気を伴うもの
は呉茱萸湯，気圧の変動に伴うものは五苓散や半夏白朮天麻湯，月

経関連症状に伴うものは加味逍遙散などや駆瘀血剤．手足にイヤな
ほてりがある場合は三物黄芩湯，動脈硬化に伴うものは八味丸や釣
藤散．便秘に伴うものは大黄甘草湯など全身の他の症状との関連で
処方を決める．「頭に何か重いものがかぶさっているような」帽子
を被ったように感じるものは頭冒といわれ，苓桂味甘湯※や沢瀉
湯※※がよい．

■ 耳鳴・難聴・耳漏

柴胡剤，気剤（蘇子降気湯※※など），補腎剤（滋腎通耳湯※※・八
味丸など），利水剤（苓桂朮甘湯，苓桂味甘湯※）などを考慮する．
蔓荊子散料※を用いることもある．

耳瘻には黄耆を含む黄耆建中湯，補中益気湯，千金内托散料※※，
当帰芍薬散なども考慮される．

■ めまい・のぼせ・立ちくらみ　　詳細は「めまい」参照→215頁

水毒，気逆，気虚，血虚などさまざまな病態で現れる．苓桂朮甘
湯，半夏厚朴湯，真武湯など，病態に応じてさまざまな処方が用い
られる．小柴胡湯など柴胡剤の有効な場合もある．

■ 視力低下・目が疲れる・目がかすむ・目がショボショボする・目のクマができやすい

気虚や「肝」の異常の症候と捉えることが多い．「目の周りのク
マ」は瘀血である．補中益気湯，当帰芍薬散，四物湯，十全大補湯
などが病態に応じて使われる．

■ のどのつかえ

半夏厚朴湯の使用目標である「咽中炙臠」が有名である．「梅核
気」ともいう．粘膜過敏と捉えると応用が広がる．逆に「咽中炙臠
＝半夏厚朴湯」ではない．のどのつかえは「気滞」であるが，半夏
厚朴湯では改善しない場合は，苓桂朮甘湯，苓桂甘棗湯※※，奔豚
湯※（肘後方）などが有効なこともある．

のどの乾燥感やイガイガ，夜間のせき込み，むせるなどは「咽喉
不利」と捉えて麦門冬湯や麦門冬飲子※などが考慮される．

■ 口渇・口乾・唇が乾く

漢方では水分をたくさん欲する「口渇」と，口の中が乾燥するが
水分をとるのを嫌がる「口乾」とを区別する．

唇が乾くのは脾虚，津液不足，瘀血の症候で，小建中湯，人参養
栄湯，温経湯などが考慮される．

※：エキス剤なし．　※※：一般用エキス剤あり．

40 漢方の基本知識

■ 咳　　　　　　　詳細は「かぜ，喘息，COPD」参照→54頁

空咳には麦門冬湯，痰を伴う咳には清肺湯を用いる．麦門冬湯の咳は発作性に激しくせき込む．高齢者のせき込み発作に用いる機会が増えている．滋陰至宝湯や清肺湯は気管支拡張症，COPD，肺MAC症などに伴う咳・痰に使用される．体力が低下している者には補中益気湯や人参養栄湯を考慮する．肺MAC症は近年増加しており，早期にCTと喀痰，血液検査で診断がつくようになった．かぜが増悪因子なので，早期から香蘇散または参蘇飲の予防的服用をすすめている．

■ 口が苦い

口苦は柴胡剤の使用目標としてあげられる．『傷寒論』では「少陽の病たる，口苦く，咽乾き，目眩なり」とある．高齢者の場合，口腔ケアや口腔の津液不足，齲歯や歯肉炎，入れ歯，薬剤性の口腔不快による場合が多い．

胃腸の不調でも口苦は起こる．特に胃食道逆流症（GERD），非びらん性胃食道逆流症（NERD）の逆流症状の1つとして「口苦」を訴えることがある．山梔子の入った清熱解鬱湯※をよく使う．

胃熱のために味がわからないものを「口不仁」，味には変化がないものを「口中和」といい，少陰病であることを示す．

■ 生唾

口に唾液があふれる「喜唾」は人参湯の目標で，「胃の冷え」を示すとされる．過度の緊張による喜唾もある．いわゆる「肺中冷」でも唾液が涎沫の如く出る．甘草乾姜湯※の主治である．

唾液は津液の一部で，おおもとは「腎」に属するので腎気が旺盛のときは唾液量が多く，腎虚（加齢・老化）とともに減少する．

高齢者，虚弱者が口角に沫のような唾液をためてしゃべるのは「口中に白沫を生ず」で補中益気湯などが考慮される．

■ ゲップ・胸やけ・みぞおちがつかえる・嘔気・嘔吐

「胃中不和」の症候である．半夏厚朴湯，半夏瀉心湯，茯苓沢瀉湯※※，呉茱萸湯，旋覆花代赭石湯※などを考慮する．

嘔吐は水毒の症候でもあり五苓散，茯苓沢瀉湯※※，茯苓飲などが考慮される．

■ 腹痛・腹が張る・腹が鳴る・ガスがよく出る

腹痛は非常によくみられる症状である．芍薬と甘草の組み合わせを基礎にした処方を考慮することが多い．腹満には虚・実がある．

虚の腹満は腹膈満ということが多く，厚朴生姜半夏甘草人参湯※などを，実の腹満には承気湯類を考慮する．

腹鳴は半夏瀉心湯，甘草瀉心湯※※のよい目標である．たいしてお腹がすいていないのに，静かな仕事場などで「キュー，コロコロ」などと周りに聞こえるほどの腹鳴がすることがある．この腹鳴に対して西洋医学の医薬品にはよい持ち駒がない．

ガスがよく出る場合は半夏厚朴湯，厚朴生姜半夏甘草人参湯※，承気湯類などの目標になる．

■ 性欲の減退・性欲の抑制

性欲の減退は腎虚の症候とされるが，若年から中年までは脾胃の障害，「肝」の異常，気虚でも起こる．いわゆる老化，ストレスと関連することが少なくない．

『金匱要略』に「陰頭 寒る」とあり桂枝加竜骨牡蛎湯の主治とされる．「ペニスが濡れて，冷たい」というような表現をする場合もある．

「夢精」「夢交」は桂枝加竜骨牡蛎湯の主治とされる．八味丸の証でもある．陰茎硬直は「強中症」といわれ，一見，性欲亢進のようにみえるがやはり腎虚で八味丸などの証である．

性欲抑制に大塚敬節はナズナ（薺）がよいと記している．「強精剤の研究より，むしろ性欲を抑制する薬の開発のほうがずっと世の中のためになる」とは至言である．青年期に葛根湯を服用するとリビドーの抑制になる．「受験生のかぜ」に勧めたい．ある高齢者に八味丸を出したら，介護者から「変なことをしなくなった」と大変感謝されたことがある．八味丸は強精剤ではない．『金匱要略』「婦人病篇」にあるように「老化に伴う諸症状を緩和する」補腎剤である．

■ 爪がもろい・髪が抜けやすい・皮膚がカサカサする

血虚の症候と捉えるのが一般的である．四物湯を基本にする．ただし地黄が胃にもたれる場合は脾虚の方剤から始める．四君子湯など気虚の処方で改善することもある．十全大補湯も考慮される．

■ 皮膚の痒み

皮膚に触って熱があるか，乾燥性か湿潤性かを見極める．乾燥性皮膚に伴う痒みは血虚と捉え四物湯を基本にした処方，湿潤性の痒みには防已黄耆湯・五苓散など利水剤，熱感がある場合は黄連解毒

※：エキス剤なし．※※：一般用エキス剤あり．

湯や梔子豉湯※など清熱剤，汗が出ないために熱がこもる場合は桂枝麻黄各半湯などで少しく発汗する．発汗傾向のある痒みには桂枝加黄耆湯，防已黄耆湯，柴胡桂枝湯などを考慮する．老人性皮膚瘙痒症には当帰飲子などが考慮される．

しもやけ

末梢循環障害で起こる．慢性的な寒冷刺激で起こる場合は当帰四逆加呉茱萸生姜湯などが考慮される．

首や肩のこり

葛根湯のこりは項からまっすぐに背中や腰までこることが多い（『傷寒論』に「項背強ばること，几几たり」とある）．柴胡剤が効くこりは肩から僧帽筋に沿って広くこる（小柴胡湯には「頸項強ばる」とある）．

その他「頭項強痛」して「心下満微痛」「小便不利」するものは桂枝去桂加茯苓白朮湯※である．歯痕など水毒を認める．

「痙病」といわれる首がこり背中が反張するものがあり，柔痙・剛痙などに分けられる．括楼桂枝湯※，葛根湯，大陥胸湯※，大承気湯などが『傷寒論』『金匱要略』には指示されている．古典には風引湯※が奏効したなどの記載もある．

首や肩こりを訴える患者はとても多い．姿勢も影響するであろうが，若年者には葛根加朮附湯，桂枝加苓朮附湯加括楼根・葛根などを用いる．高齢者には八味丸や桂枝加苓朮附湯加括楼根・葛根などを用いる．

首が「ネック」になってしびれたり，手足や腰下肢のしびれや疼痛，顎関節症，歯痛を訴える場合が少なくないので，どのようなこり方をするのかを丁寧に問診する．

痛み

瘀血の痛みは移動せず，夜間に増強する傾向がある．夜間に増強するのは末梢循環障害が強まるためと推察される．瘀血の痛みの特徴は例えば『勿誤薬室方函口訣』の桃核承気湯の解説にみえる．疎経活血湯も夜間に痛みが増強する傾向がある．

気滞による痛みは移動しやすく，風湿による痛みは天候の変化に呼応することが多い．関節リウマチや片頭痛は気圧の低下や湿気とともに症状が悪化することがあり，漢方では「風湿相搏つ」状態と考える．気虚の痛みは昼に増悪し，夜は鎮静する傾向がある．急激な気虚による痛みとして『傷寒論』には「昼日煩躁，夜間安静…乾

IV 全身症状のとらえかた　**43**

姜附子湯主之」と乾姜附子湯※の指示がある.

■ 冷え　　　　　　　詳細は「冷えとほてり」参照→132頁

　冷えは非常に重要な徴候である.『傷寒論』では,自覚的冷えは「寒」,他覚的冷えは「冷」である.また手足が冷えることは「厥」とよばれる.軽症のときは手足が冷える程度であるが,冷えには陰証・陽証の区別が必要である.陰証で四肢に冷感があり身体の中が虚寒するため水様性の下痢などを起こす場合を「寒厥」といい,治療としては温める必要がある.また裏(内臓)に炎症があるような場合,熱が身体にこもって手足に冷えを感じる場合を「熱厥」といい,治療は冷やすことが必要である.白虎湯※などは熱厥し,「背微悪寒」する.診察上,客観的に手足の先から冷えが逆行性に広がって厥のはなはだしい状態を「手足厥冷(しゅそくけつれい)」という.外からの寒冷刺激に過敏に反応して,自覚的に手足の先から冷え(寒)を感じる場合は「手足厥寒(しゅそくけつかん)」という.

　手足寒(自ら寒気を覚える)は附子湯,手足厥寒は当帰四逆湯,手足厥冷は四逆湯※または呉茱萸湯と,冷えの自他覚症状の違いによって処方を区別している.ちなみに「手足温」は熱や寒に対応する表現で「熱くも寒くもない」状態であり,小柴胡湯,梔子豉湯※,芍薬甘草湯が指示されている.表虚の自汗のために「冷え」が起こることもまれではなく,桂枝湯,桂枝加黄耆湯,玉屏風散※※などが考慮される.附子湯は「背微悪寒」が目標となり,体の中心部の冷えは背中に感じることがある.水毒でも背中の冷えを訴えることがあり,清湿化痰湯※※は水が変化して痰となっている状態に用いられ,『寿世保元』には「背中一点,氷冷の如し.」と記されている.

　血行不良による末梢の手足の冷えか,身体全体の冷えか,真寒仮熱・真熱仮寒などの区別は重要である.

■ ほてり　　　　　　詳細は「冷えとほてり」参照→132頁

　いわゆる気逆,血虚,血熱の症候である.

　「足がほてって眠れない」という場合には地黄を含む滋陰清熱剤である三物黄芩湯などが有効なことがある.「夜中に足を蒲団から出し,冷たい金属に触れたい」などと具体的に述べることがある.

　裏熱で山梔子や大黄などの証のこともあり,黄連など清熱剤を必

※:エキス剤なし.　※※:一般用エキス剤あり.

要とするほてり，気逆など桂枝の必要なほてりがある．

　顔が常に赤いのは黄連解毒湯，三黄瀉心湯などを必要とする実熱のほてりである．顔がポーッと赤くなったり，すーっと白くなったり，診察中や体位の変化で赤みが変化するのは桂枝などを必要とする虚熱のほてりである．『金匱要略』には苓桂味甘湯※について「手足厥冷して，気少腹より胸咽に上衝し，手足痺，其(その)面(顔面)翕然(ポッとして熱気をおびる)として酔状の如く…云々」とあり，虚熱で酒に酔ったような気逆の赤みによいことが記されている．

　逆に附子剤の必要なほてりもある．脈や他の症状・徴候と関連して処方を考慮する．附子剤の必要な陰証・虚証のほてりが少なくない．夏はほてり，冬は冷える場合は八味丸などを考慮する．

　熱性疾患(産褥熱など)の「ほてり」「頭痛」には小柴胡湯の指示が『金匱要略』にある．

Advanced Course

握手の感触(当帰芍薬散・加味逍遙散・桂枝茯苓丸など)

　当帰芍薬散証の人は手指の筋肉が「ふにゃふにゃ」して関節も柔らかく，むくみっぽい感触．加味逍遙散証の人は「筋張った」筋肉とゴツゴツとした関節で，かさついた感触．桂枝茯苓丸証の人は肉付きがよく，骨太の「しっかりとした」感触．診察時にさりげなく手の感触をみる．手掌発汗の有無や冷え・ほてりもチェック．手掌発汗の強い人は四逆散，柴胡清肝湯などの柴胡剤か，分心気飲※などの気剤を考える．手指の冷えには当帰芍薬散か当帰四逆加呉茱萸生姜湯．ダメなら附子剤を考える．手掌のほてりは湿疹や肌荒れがあれば加味逍遙散合四物湯，温経湯を考える．血圧が高くなく，動悸や顔面潮紅がある手掌のほてりには炙甘草湯などを考える．
※：エキス剤なし．

文献

1）浅田宗伯 原著，長谷川弥人 訓読校注：傷寒論識．116，たにぐち書店，1996
2）長谷川弥人：私の読んだ傷寒論識～奇問珍問愚問に答えて～．59，たにぐち書店，2003
3）浅田宗伯 原著，長谷川弥人 訓読校注：傷寒雑病辨証．たにぐち書店，1992
4）大塚敬節：症候による漢方治療の実際．南山堂，1963

(花輪壽彦)

V 漢方薬の使用上の諸注意

① 注意すべき生薬

　漢方薬を使用する場合，注意すべきものはかなり限られている．一般には表1に示す生薬を含む漢方薬に注意が必要である．注意すべき生薬は逆に言えば切れ味の優れた生薬ともいえる．これらの生薬を使わずには漢方治療は成り立たない．

　したがって漢方薬を処方する場合，必ずその構成生薬を確認して上手な運用を心がけていただきたい．特に麻黄，地黄，大黄は注意すべき生薬である（表2）．

■ 麻黄（まおう）

　日本薬局方の規定によれば麻黄の中にはエフェドリンアルカロイドが0.7％以上含有されているものとされている．麻黄にはエフェドリンに代表されるような交感神経刺激，中枢興奮作用があるので，狭心症，心筋梗塞の既往のあるものは原則として禁忌．高血圧，高齢者は注意して使用．胃腸の弱いものはプロスタグランジンE_2（PGE_2）を介する胃粘膜への作用により食欲不振や急性胃粘膜病

---

column

漢方専門医からみた黄芩・山梔子

　現代は「医療安全」（patient safety）が最も重視されなければならない．特に，漢方治療の最大の目的が「QOLの改善」（生活の質の改善）である．もっと元気になりたい，苦痛を緩和したい，という患者にとって，肝機能障害，間質性肺炎，腸間膜静脈硬化症など，時に命にかかわる副作用があると説明されたら，「そんなリスクがあるなら，無理に服用したくない」という心情は自然な感情といえるであろう．

　そこで，漢方専門医としては，苦渋の進言として，漢方初学者は，熱状のないときは黄芩の入った医療用漢方製剤（医師処方）・一般用漢方製剤（薬局購入）は使わないか，煎じ薬なら黄芩は処方から除いて処方する．または黄芩を黄連に変えることも一計である．また山梔子含有方剤は，熱症がなければ漫然と長期投与してはいけない，と言わざるを得ない．

　黄芩や山梔子の副作用機序の解明が何としても必要である．

46　漢方処方のための基本知識

表1　特に注意すべき生薬

胃腸の弱い人	麻黄，地黄，大黄，まれに当帰や川芎
血圧の高い人	麻黄，甘草，人参，不整脈（特に徐脈性不整脈）のある人は附子
浮腫のある人	甘草，石膏
新陳代謝の低下している人（冷え症の人）	大黄，石膏
炎症反応などで局所の新陳代謝が亢進している人	附子
生薬アレルギーによる副作用	すべての生薬に一応注意する．特に黄芩（間質性肺炎，肝機能障害），桂枝（または桂皮）などに注意
生薬の蓄積性副作用	山梔子含有方剤の長期服用（3〜5年以上？）にて腸間膜静脈硬化症発症の可能性

- 血圧の高い人，心筋梗塞や狭心症の既往や危険のある人，胃腸の弱い人には麻黄の入った薬は原則としては使わない．
- 胃腸の弱い人には大黄，地黄が使えないことがある．
- 山梔子の「蓄積性」副作用として，腸間膜静脈硬化症が指摘されているので漫然と使用してはならない．

注意：適応をふまえた使用上の注意と，個別のアレルギーによる副作用は分けるべきである．漢方薬は一般的な有害作用は軽いものが多く，中止によって速やかに回復する．一方アレルギー反応による副作用は漢方薬でも当然起こりうるので，アレルギー体質のものには注意して経過をみる．

変による腹痛を引き起こす可能性がある．その他，不眠，動悸，興奮，排尿障害，発疹などに注意．

　麻黄を含む最もポピュラーな処方は葛根湯であるが，上記理由から葛根湯は高齢者には使い方の難しい処方の1つである．ただし続命湯※※や小続命湯※など麻黄剤は「疼痛」「しびれ」「麻痺」になくてはならないものである．

　麻黄附子細辛湯は寒がりで虚証の高齢者の感冒や神経痛に使用する機会が多いが，循環系にトラブルのあるものには使用しない．しかし新陳代謝が低下した低血圧傾向の中高齢者にはよく効く．

　北里東医研の日向らによれば，エフェドリン以外の画分に抗癌作

※：エキス剤なし．　※※：一般用エキス剤あり．

V 漢方薬の使用上の諸注意　**47**

表2　麻黄，地黄，大黄，黄芩，山梔子を含む主な処方（五十音順）

麻黄を含む主な処方
越婢加朮湯 28，葛根湯 1，葛根湯加川芎辛夷 2，五虎湯 95，五積散 63，小青龍湯 19，神秘湯 85，防風通聖散 62，麻黄湯 27，麻黄附子細辛湯 127，麻杏甘石湯 55，麻杏薏甘湯 78，薏苡仁湯 52

地黄を含む主な処方
温清飲 57，芎帰膠艾湯 77，荊芥連翹湯 50，牛車腎気丸 107，五淋散 56，柴胡清肝湯 80，三物黄芩湯 121，滋陰降火湯 93，七物降下湯 46，四物湯 71，炙甘草湯 64，十全大補湯 48，潤腸湯 51，消風散 22，疎経活血湯 53，大防風湯 97，猪苓湯合四物湯 112，当帰飲子 86，人参養栄湯 108，八味丸 7，竜胆瀉肝湯 76，六味丸 87

大黄を含む主な処方
茵蔯蒿湯 135，乙字湯 3，桂枝加芍薬大黄湯 134，三黄瀉心湯 113，潤腸湯 51，大黄甘草湯 84，大黄牡丹皮湯 33，大柴胡湯 8（ただし大黄を含まない製剤もある），大承気湯 133，治打撲一方 89，治頭瘡一方 59，調胃承気湯 74，通導散 105，桃核承気湯 61，防風通聖散 62，麻子仁丸 126

黄芩を含む主な処方
温清飲 57，黄芩湯 S-35，黄連解毒湯 15，乙字湯 3，荊芥連翹湯 50，五淋散 56，柴陥湯 73，柴胡加竜骨牡蛎湯 12，柴胡桂枝湯 10，柴胡桂枝乾姜湯 11，柴胡清肝湯 80，柴朴湯 96，柴苓湯 114，三黄瀉心湯 113，三物黄芩湯 121，潤腸湯 51，小柴胡湯 9，辛夷清肺湯 104，清上防風湯 58，清心蓮子飲 111，清肺湯 90，大柴胡湯 8，二朮湯 88，女神散 67，半夏瀉心湯 14，防風通聖散 62，竜胆瀉肝湯 76

山梔子を含む主な処方
茵蔯蒿湯 135，温清飲 57，黄連解毒湯 15，加味帰脾湯 137，加味逍遙散 24，荊芥連翹湯 50，五淋散 56，柴胡清肝湯 80，梔子柏皮湯 N314，辛夷清肺湯 104，清上防風湯 58，清肺湯 90，防風通聖散 62，竜胆瀉肝湯 76
山梔子含有方剤のうち，特に，加味逍遙散 24，黄連解毒湯 15，辛夷清肺湯 104，茵蔯蒿湯 135 は「漫然と長期処方」しないこと（2018 年 2 月 13 日，厚生労働省薬生安発 0213 第 1 号，「使用上の注意」の改訂について）

【医薬品名】サンシシ
【措置内容】以下のように使用上の注意を改めること．

［重要な基本的注意］の項を新たに設け

「本剤の使用にあたっては，漢方処方における患者の証（体質・症状）を考慮して投与すること．なお，経過を十分に観察し，症状・所見の改善が認められない場合には，継続投与を避けること．」

「サンシシ含有製剤の長期投与（多くは 5 年以上）により，大腸の色調異常，浮腫，びらん，潰瘍，狭窄等が伴う腸間膜静脈硬化症があらわれるおそれがある．長期投与する場合にあっては，定期的に CT，大腸内視鏡等の検査を行うことが望ましい．」

「漢方製剤等を併用する場合は，含有生薬の重複に注意すること．」

を追記し，［副作用］の「重大な副作用」の項を新たに設け

「腸間膜静脈硬化症：
長期投与により，腸間膜静脈硬化症があらわれることがある．腹痛，下痢，便秘，腹部膨満等が繰り返しあらわれた場合，又は便潜血陽性になった場合には投与を中止し，CT，大腸内視鏡等の検査を実施するとともに，適切な処置を行うこと．なお，腸管切除術に至った症例も報告されている．」

を追記する．

なお，北里東医研では，山梔子を 3 年以上継続内服している患者に大腸内視鏡検査または CT 検査をすすめている．便潜血は偽陰性が多いため早期発見には適さない．

用・抗転移作用，疼痛緩和作用のある成分を見いだしている．

生薬の「活性の本体」を分析することは科学的には必要である．必要条件ではあるが十分条件ではない．

■ 地黄（じおう）

地黄を含む最もポピュラーな処方は八味丸（八味地黄丸）であるが，本処方は副作用に消化器症状が常に第1位にあげられているので注意．伝統的な丸剤の八味丸は煎じ薬の八味丸料より胃腸症状が出にくい．また八味丸は酒で服用することになっている．胃に対する負担とアルコール抽出，胃酸の変化を意図しているものと思われる．

臨床的には舌に白苔が厚い場合は地黄の適応は少ない．逆に舌が紅色・無苔で皮膚に枯燥傾向があり，胃腸障害のない慢性消耗性疾患は地黄を含む処方のよい適応である．

■ 大黄（だいおう）

瀉下作用以外に大黄には抗菌，抗炎症（リンドレイン），窒素代謝改善，向精神作用など実に多彩な作用をもつ．

近年は便秘薬として用いられるが，抗菌薬のない時代には感染性の下痢に用いられた．急性感染症の裏熱（痢疾）の下痢には大承気湯のように急いで瀉下して病邪の排出と清熱をはかるように使われた．

いわゆる虚弱体質の便秘に使用すると腹痛，下痢を引き起こすため，虚弱者の便秘には必ずしも大黄を使用しない．妊婦に使用するときは慎重投与．

北里東医研では煎じ薬に別包の形で出し，分量は1日あたり0.5〜3.0gである．

抗菌薬を服用していると大黄の瀉下活性は減弱する．

■ 附子（ぶし）

生の附子は毒矢にも使われたように，漢方薬の中でも最も注意して用いられるべき生薬．しかし現在使用されているエキス剤中の附子は減毒処理されているので安全性は高い（アコニチン毒性は1/200〜1/300）．修治附子，加工ブシ，白河附子など修治を施して使用する．しかし，近年「安全性が高い」とみなして附子の使用量が増えているともいわれる．われわれの研究所では煎じ薬に加える場合，1g程度から始め，3g（1日量）くらいまでを目途としてそれ以上は増量しない．「5〜15g使わないと冷えや痛みがとれない」

V 漢方薬の使用上の諸注意　**49**

> ### **column**
>
> #### 「萬蛬不殺」
>
> 　大塚恭男は東西の本草学（生薬学）に対する深い洞察から「ブシ毒」と「サソリ毒」とは一緒になると毒を相殺して無毒になる，という記載が古代ギリシャのデオスコリデスの『ギリシャ本草』と古代中国の『呂氏春秋』に独立して記載されていた事実を読み解いた．
>
> 　すなわち，『呂氏春秋』の中に，「萬蛬不殺」の記載があるが，誰もその意味を解読できなかった．大塚恭男は「萬蛬不殺」の「萬」はサソリの象形文字，「蛬」はトリカブトの古字であることを解明した．毒をもって毒を制し，猛毒でも「組み合わせる」と相殺される，という事実は生薬を組み合わせると全体のベクトルが変わるという漢方処方学の根幹を示す好例といえよう（『東西生薬考』p. 17，創元社）.

というのはよほどの寒冷地での頓服的な使用と思われる.

　附子の過剰摂取は舌のしびれから始まり，四肢のしびれ，心悸亢進，動悸，胸痛，徐脈性不整脈，などさまざまな副作用が起こる.

　なお，本来，附子の量は「季節によって」変えるべきである．冬の寒いときは「温まってよい」と述べても，春から夏になると「ほてる，ムカムカする，胸苦しい，汗がダラダラ出る」などと述べる患者がいる．一般に夏季には附子の分量は減らすことが望ましい．ただし近年，夏のクーラーで「夏のほうがかえって冷えてつらい」と訴える場合もある．全身状態を適宜勘案し，附子の分量は増減する.

■ 甘草（かんぞう）

　健胃・解毒作用などがあるが，まれに偽アルドステロン症を起こし血圧上昇，低カリウム血症，浮腫，のぼせ，めまい感を起こす可能性がある．メカニズムはある程度わかっている．グリチルリチンが腸内細菌によってグリチルレチン酸に代謝され，これが腎臓の尿細管で $11\beta\text{-HSD}_2$ によってコルチゾールからコルチゾンに変換される．個人差が大きいのが特徴であるが，その理由は腸内フローラの違いと遺伝的要因が関与している.

　甘草を含む処方は極めて多いので，エキス製剤を併用する場合，重複による過量投与の注意が必要である．腎機能障害者や利尿剤併用者には注意して使用する．またリウマチ患者に甘草の副作用が出

50　　漢方処方のための基本知識

やすい傾向がある.

なお虚弱者が甘草を含む処方を服用して一時的にむくみを生じても，かえって病状が好転することがあり，経過観察が必要である.

■ 桂枝(けいし)

健胃・血行促進・免疫賦活作用などあるが，まれにアレルギー性皮膚炎を引き起こすことがある. 免疫系に対する作用が強いことから，リウマチやアトピー性皮膚炎などに用いるときは必ず経過観察する. 有害作用として現れるものは発疹が圧倒的に多い. 既往歴に注意する.

臨床的には「シナモンの香りや味が嫌い」という人は桂枝を含む処方が飲めないことがある. 時に，桂皮で肝障害や皮疹が出ることがある. 逆に味や香りを好むものには有効な場合が多い.

■ 石膏(せっこう)

天然の軟石膏. 含水硫酸カルシウム($CaSO_4 \cdot 2H_2O$). 熱をとり潤す生薬で，古典的薬能(薬効)では「滋陰・清熱・発表」(体液の保持・解熱・病理的産物の排泄)作用をもつとされる.

冷え症や冷えを伴う浮腫には用いない. 現在のように慢性疾患に使用する場合は，それほど恐れる薬ではない. 特に炎症性の皮膚科疾患にはしばしば頻用される.

■ 当帰(とうき)・川芎(せんきゅう)

血行促進，免疫調節作用などが知られているが，まれに胃腸障害やアレルギー性皮膚炎を起こす可能性がある.

当帰・川芎を含む代表的処方は当帰芍薬散であるが，色白で華奢なタイプに使われるこの処方は，極端に胃腸の弱いものには注意が必要である. 不妊症などの治療に際して，当帰芍薬散の適応にみえて六君子湯，人参湯，安中散などのほうがよいことがある.

■ 人参(にんじん)

滋養強壮剤の雄とされるが，いわゆる頑健型タイプのものに用いると頭痛，のぼせ，鼻出血，血圧上昇，中枢興奮作用などの有害作用が出る可能性がある. しかし虚弱体質者のストレス性高血圧には鎮静的に作用し，抗ストレス作用をもつとされる. 抗疲労薬として必要以上に頻用・多用される傾向にあるので，長期過量投与に注意. 人参の薬効には江戸時代の医家より異論がある.

「参耆剤」といわれるように人参と黄耆の組み合わせは「補剤」として現在頻用されている. しかし『傷寒論』『金匱要略』には補

剤として人参と黄耆を組み合わせた処方はなく，体力をつけるための温補は食事である．冷えには乾姜・附子を指示している．

■ 柴胡（さいこ）

多彩な薬理作用が報告されているが，抗炎症作用とリンパ球の機能調節作用がより本質的な作用であると考えている．使用頻度が高いので，ごくごくまれに起こるアレルギー反応に注意が必要．

■ 黄芩（おうごん）

柴胡と相性がよく，優れた抗炎症作用と免疫調節作用を有するが，まれに起こるアレルギー反応としての肝障害や間質性肺炎が要注意として指摘されている．

黄芩には抗アレルギー作用と抗炎症作用がある．抗炎症作用として使う場合は柴胡・黄芩のペアが必要である．

メンタルストレスに用いる柴胡剤は必ずしも柴胡・黄芩の組み合わせでなくてもよいように思う．

■ 山梔子（さんしし）

消炎，解熱，利尿，止血剤で充血，黄疸など「熱症」に用いる．

加味逍遙散，加味帰脾湯，温清飲などは長期投与しやすい処方と考えられていたが，長期投与による腸間膜静脈硬化症に注意する．

② 妊婦に対する処方

妊娠初期（器官形成期：妊娠 6〜11 週）には漢方薬といえども服用を控えるに越したことはない．ただし，一般に催奇形性については報告がない．

妊娠中は便秘しやすい傾向がある．器官形成期以降の便秘にはまず当帰，芍薬，麻子仁，山梔子など腸を潤す生薬を用いる．潤腸湯，麻子仁丸，大黄甘草湯など大黄を含む処方も適正使用であれば問題ない．しかし言うまでもなく漢方では便秘に対し必ずしも大黄を含む処方を用いるわけではない．全身状態が勘案されて種々の漢方薬が用いられる．

筆者のこれまでの経験では，妊娠中の漢方薬の服用について適切な使用ならば安全性は問題ないと考えており，事実，通常の漢方エキス剤でトラブルを起こした例はない．

妊娠中のかぜには漢方薬が適している．桂枝湯，香蘇散，麦門冬湯がよく用いられる．妊婦のかぜで寝汗の出るものには桂枝湯がよ

52　漢方処方のための基本知識

---

column

エキス剤の上手な併用方法

　基本的には漢方薬は1つの単位であり，安易な併用はしない．しかし，しばしば有用な併用例もある．たとえば柴苓湯は小柴胡湯＋五苓散の合方であり，柴朴湯は小柴胡湯＋半夏厚朴湯の合方というように，柴胡剤は利水剤や気剤と一緒に用いることが多く，エキス剤にもすでになっている．また柴胡剤と駆瘀血剤（桂枝茯苓丸，当帰芍薬散など）と併用することも多い．

　合方は2種類の煎じ薬を重複する生薬の分量の多い方をとって合わせたもので，併用とは2種類の漢方エキス剤を同時に服用することで，この場合生薬の重複が避けられない．エキス剤を併用する場合には重複する生薬が過量になる可能性があるので注意が必要である．特に甘草，柴胡，麻黄を含む処方について注意が必要である．甘草は漢方エキス剤の約7割に含まれているため過量になりやすい．柴胡剤同士の併用も柴胡が重複する（加味逍遙散や補中益気湯にも柴胡は含まれている）．葛根湯にも麻黄が含まれているので，通常は葛根湯と麻黄湯を併用することはない．

　併用することによって，医療用エキス剤にはない処方も使用できる．それには方意を考えて，近い処方を作る．たとえば清湿化痰湯[※※]は半夏白朮天麻湯＋半夏厚朴湯，柴胡疎肝湯[※※]は四逆散＋香蘇散のような併用をすればよい．

※※：一般用エキス剤あり．

い．

　『金匱要略』に「婦人妊娠，宜常服当帰散主之」「妊娠養胎，白朮散主之」とある当帰散[※]（当帰・芍薬・川芎・黄芩・白朮）や白朮散[※]（白朮・川芎・蜀椒・牡蛎），当帰芍薬散は安胎薬として，妊娠中，安心して服用できる．現代医薬にはないユニークな薬といえよう．白朮に安胎作用があるとされている．

（花輪壽彦）

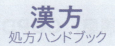

漢方
処方ハンドブック

処方の実際

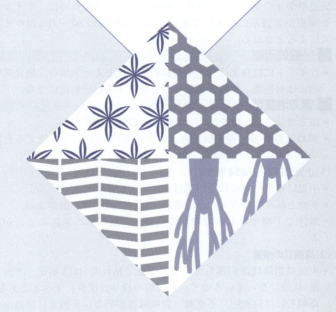

54　処方の実際 1　呼吸器

1　かぜ，喘息，COPD など

診療のコツ

- 呼吸器疾患は日常診療において極めてポピュラーなものである．抗菌薬の恩恵は計り知れないが，耐性菌の問題などもあるので，漢方薬を上手に使用すると患者の QOL の改善がはかれる．また保険適用の漢方薬・生薬は抗菌薬などに比して薬価が安価なので医療経済学的にも推奨される．

① 感冒（かぜ症候群）

■ 病態

　かぜ症候群は日常最もよく遭遇する疾患の 1 つである．原因は上気道や全身の免疫の低下状態や過労などによる疲弊時に，ウイルスや細菌が気道系に侵入して発症する．起因菌の 80～90％がウイルスによるとされる．

■ 一般的治療

- ウイルスに抗菌薬は効果がないので，ほとんどの場合，現代医学的には解熱薬，鎮咳去痰薬などを使用する対症療法になる．

■ 漢方治療（表 1～3）

- 漢方では生体反応を薬力で助けて，自然治癒を促す．
- 初めは葛根湯・香蘇散・麻黄附子細辛湯の 3 処方が使えるとよい．

（1）小児の感冒（→254 頁参照）

- 小児には消化器症状型の感冒が圧倒的に多い．
- 下痢と嘔吐を伴うものは五苓散，腹痛には小建中湯がよい．
- 無汗で下痢するものは初期に葛根湯，黄芩湯の適応の場合がある．

（2）高齢者の感冒

- 大抵は新陳代謝が落ちていて，虚証で枯れた（体液不足，津液不足）状態になっているので，麻黄剤の投与は慎重にすべきである．高齢者には高血圧，不整脈，胃腸障害が出ないか慎重に経過観察する．
- 血圧が高くなく，冷えが強くて，咽痛を訴えるものには初めから

1 かぜ，喘息，COPD など ❶感冒（かぜ症候群） **55**

表1 かぜ症候群の初期（1〜2日）に用いられる漢方薬

証	処方	使用目標と注意
実証	麻黄湯 27	悪寒（さむけ）と発熱，四肢や腰の関節痛，喘鳴，無汗，鼻閉．脈は浮・緊・数．胃腸症状なし
	葛根湯 1	悪寒（さむけ）と発熱，頭痛，首筋から時に肩・背中までのこり，無汗．鼻閉．脈は浮・緊・数．胃腸症状なし
中間証	小青竜湯 19	水様性鼻汁，くしゃみ，咳嗽，水様性分泌物が多いもの
	升麻葛根湯 101	頭痛，発熱，悪寒に発疹を伴うもの
虚証	麻黄附子細辛湯 127	悪寒が強い，顔色が悪い，咽がチクチク痛む，冷え症（全体に冷えるが，特に首筋や背中が冷える），高齢者や体力低下（虚証），虚弱者に多い
	桂枝湯 45	悪寒・発熱，のぼせ，自汗または自汗傾向（初めは無汗でもすぐに汗が出てしまう）
	香蘇散 70（香蘇散は初期から回復期まで服用可）	軽度の悪寒・発熱，抑うつ気分，胃腸虚弱，西洋薬で胃腸障害・じん麻疹など副作用が出やすい
証を問わず	川芎茶調散 124	感冒初期の頭痛

呼吸器

column

漢方薬服用の際の注意

漢方薬は「湯」や「粉末」「丸薬」などの剤形があり，葛根湯は「湯」であり，本来スープのように温かくして服用することになっている．医療用漢方製剤も「お湯」に溶かして服用する．生姜湯に溶かすとよい．服用後，温かくして，薬力を助け，食生活に気をつける．

表 2　かぜ症候群の中期(亜急性期：3 日以降)に用いられる漢方薬

証	処方	使用目標と注意
中間証	小柴胡湯 [9] または小柴胡湯加桔梗石膏 [109]	弛張熱(往来寒熱)，口が苦い(口腔内不快感)，食欲不振，舌に白苔，季肋部の不快(胸脇苦満)，リンパ節の腫脹．咽頭痛があれば小柴胡湯加桔梗石膏にする
	柴胡桂枝湯 [10]	頭痛，関節痛，食欲不振，悪心・嘔吐，腹痛
	柴葛解肌湯※※	頭痛，鼻腔乾燥，口渇，不眠，四肢煩疼
虚証	柴胡桂枝乾姜湯 [11]	口腔内乾燥，倦怠感，冷えのぼせ，寝汗，頭汗，動悸，神経過敏

※※：一般用エキス剤あり．柴葛解肌湯(浅田家方)：柴胡・葛根・麻黄・桂皮・黄芩・芍薬・半夏・生姜・甘草・石膏の十味からなる．浅田宗伯『勿誤薬室方函口訣』には「治太陽少陽合病，頭痛，鼻乾，口渇，不眠，四肢煩疼，脈洪数者」として「此方は余家の新定にして，麻黄葛根二湯の症，未だ解せず，既に少陽に進み，嘔渇甚だしく，四肢煩疼する者に宜し」とある．かぜの初期から本処方にすることもある．

表 3　かぜ症候群の遷延期・回復期に用いられる漢方薬

証	処方	使用目標と注意
中間証	麦門冬湯 [29]	空咳が残る，咳き込みが続く，ムカムカする
	竹筎温胆湯 [91]	熱が長引く，咳や痰が続く，不眠，心胸部がなんとなくモヤモヤしていて気分不快．熱がなくなり咳・痰がなくとも回復期の不定愁訴に使うこともある
	五積散 [63]	慢性に経過し，胃腸障害，頭痛，腰痛，関節痛などを伴うもの．回復時に利尿が起こることが多い
虚証	補中益気湯 [41]	倦怠感，気力低下，食欲不振，微熱
	参蘇飲 [66]	胃腸の弱い人で感冒が長引いた場合

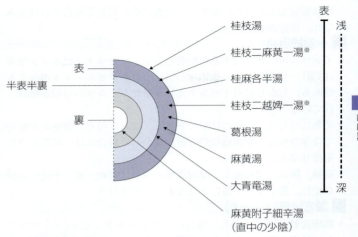

図1 感冒に対する主な処方と病位について
※：エキス剤なし．桂枝二麻黄一湯は桂枝湯 45 と麻黄湯 27 を2：1の割合で処方．桂麻各半湯（桂枝麻黄各半湯）は桂枝湯と麻黄湯を等量に2分の1ずつの割合で処方．桂枝二越婢一湯は桂枝湯 45 と越婢加朮湯 28 を2：1の割合で処方するとよい．

麻黄附子細辛湯を用いる（「直中の少陰病」という．図1）．
- 回復期に津液不足や咳，不眠があれば人参養栄湯を用いる．

(3)虚弱者・虚弱老人の感冒
- いわゆるフレイルの患者には香蘇散が最も使いやすい．
- 補中益気湯，参蘇飲，竹筎温胆湯なども使われる．

② インフルエンザ

病態

- インフルエンザは，冬季を中心に毎年流行する疾患である．最近では新型によるパンデミックとともに，より強毒ウイルスの出現と，人から人への感染の流行が心配されている．
- かぜ症候群とは異なり，感染後1～2日で，高熱とともに全身倦怠感，関節痛，筋痛，食欲不振などの全身症状が出現する．小児では乳幼児の脳症や肺炎，年長児の異常行動やけいれん，高齢者

58　処方の実際 1　呼吸器

では肺炎などの合併症があり，急速に重症化して死亡する例もみられ，注意が必要である．

■ 一般的治療

- インフルエンザに対する治療薬として，オセルタミビルリン酸塩（内服），ザナミビル水和物（吸入），バロキサビル・マルボキシルがある．しかし最近オセルタミビル耐性ウイルスの増加が指摘されている．
- 発熱に対して，一般にはアセトアミノフェンなどの解熱薬が頓用で投与される．細菌感染の合併が疑われる場合には，抗菌薬を併用投与する．
- 安静，睡眠，栄養補給，室内環境の調整に努め，特に小児や高齢者では，脱水症の予防に十分な水分補給を行う．

■ 漢方治療（表 4〜6）

- 臨床比較試験によると，麻黄湯にはオセルタミビル（タミフル®）と同程度の効果があるとする報告がある．麻黄湯の構成生薬の麻黄・桂枝・杏仁・甘草についてその作用機序の一部が明らかにされている（図 2）．しかしエビデンスが不十分である，との指摘もある．
- 成人には漢方薬と抗インフルエンザ薬の併用，また小児のインフルエンザには漢方薬と経口補水薬や点滴補液で経過を観察することが望ましい．
- 漢方薬の使い方は感冒に準ずる（→表 1〜3 を参照）．

表 4　インフルエンザの初期に用いられる漢方薬

証	処方	使用目標と注意
実証	大青竜湯※	麻黄湯で発汗せず，症状が治まらず，煩躁するもの
	麻黄湯 27	悪寒（さむけ）と発熱，四肢や腰の関節痛，喘鳴，無汗．鼻閉．脈は浮・緊・数（さく）．胃腸症状なし
中間証	小青竜湯加石膏*1	熱や関節症状に加えて，口渇，水様性鼻汁，くしゃみ，咳嗽，水様性分泌物が多いもの

※：エキス剤なし．エキス剤では麻黄湯と麻杏甘石湯 55 を併用する．
*1 小青竜湯加石膏：小青竜湯 19 に石膏末を加える．

表5 インフルエンザの中期(亜急性期：3日以降)に用いられる漢方薬

証	処方	使用目標と注意
中間証	小柴胡湯 9	弛張熱(往来寒熱)，口が苦い(口腔内不快感)，食欲不振，舌に白苔，季肋部の不快(胸脇苦満)
	柴胡桂枝湯 10	頭痛，関節痛，食欲不振，悪心・嘔吐，腹痛
	柴葛解肌湯※※	頭痛，鼻腔乾燥，口渇，不眠，四肢煩疼
虚証	柴胡桂枝乾姜湯 11	口腔内乾燥，倦怠感，冷えのぼせ，寝汗，頭汗，動悸，神経過敏

※※：一般用エキス剤あり．浅田家方．(前出)56 頁参照．

表6 インフルエンザの遷延期・回復期に用いられる漢方薬

証	処方	使用目標と注意
中間証	麦門冬湯 29	空咳が残る，せき込みが続く，ムカムカする
	竹茹温胆湯 91	熱が長引く，咳や痰が続く，不眠，心胸部がなんとなくモヤモヤしていて気分不快．熱がなくなり咳・痰がなくともかぜの回復期の不定愁訴に使うこともある
虚証	補中益気湯 41	倦怠感，気力低下，食欲不振，微熱
	参蘇飲 66	胃腸の弱い人で感冒が長引いた場合
	炙甘草湯 64	動悸・不整脈などあり，軽い咳が残っているもの
	十全大補湯 48	気力・体力低下して，食欲不振のもの
	人参養栄湯 108	体力が低下して食欲不振，熟睡できないもの
	竹葉石膏湯※※	体力低下して，口渇，軽い咳，ふわっとした感じ，胸部の煩悶(不快・苦痛を感じる状態)

注意：インフルエンザは「解熱」してもウイルスが「排除」されたわけではない．回復には最低1週間はかかるので，この間の十分な安静，栄養補給が必要であることはいうまでもない．

※※：一般用エキス剤あり．

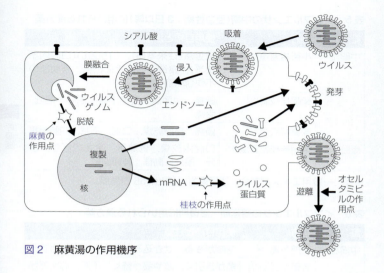

図2 麻黄湯の作用機序

- 漢方医学の立場からはインフルエンザに対して一律に麻黄湯を使うことはない．麻黄湯で発汗しない場合は大青竜湯※を用いる．発汗後は竹筎温胆湯，竹葉石膏湯※※，滋陰至宝湯，補中益気湯などを用いることが多い．
- 細菌性気管支炎を合併している可能性があれば抗菌薬を併用．

③ 咳喘息，気管支喘息

病態

- 気管支喘息は気道過敏性の亢進とともに，慢性の気道炎症を起こす呼吸器疾患である．これまで「可逆的な気道狭窄」が主たる病態と考えられてきたが，気道炎症の持続は，気道障害による再構築(リモデリング)を誘導し，気道狭窄の不可逆化・難治化の要因となっていることが重視されている．アトピー素因による気道などの感作より発症する場合が多く，アトピー性皮膚炎やアレルギー性鼻炎の合併がしばしばみられる．

※：エキス剤なし．※※：一般用エキス剤あり．

1 かぜ，喘息，COPD など ❸ 咳喘息，気管支喘息　**61**

- 急性発作時の症状は，喘鳴を伴う呼吸困難，咳嗽，喀痰などが出現し，治療による寛解するが，アレルゲンの吸入や気道感染で症状を繰り返す．

一般的治療

- 気管支喘息の一般的治療は，年齢を考慮したガイドラインが参考になる．治療は，発作時の治療と，長期管理における治療に分けられる．
- 発作時には，症状や会話，歩行状態，ピークフロー値などから重要度を把握する．まずは β_2 刺激薬の吸入を行い，軽快しなければアミノフィリン静注・点滴静注，ステロイド静注を行い，輸液を続ける．症状が続けば，エピネフリン皮下注の反復とともに，血液ガス，PaO_2 所見から酸素投与を行う．
- 長期管理における治療は，気管支喘息の重症度(軽症間欠型，軽症持続型，中等症持続型，重症持続型)に合わせて，ステップごとに治療を変えていく．主薬は吸入ステロイドである．これにロイコトリエン受容体拮抗薬，テオフィリン徐放薬，長時間作用型 β_2 吸入薬などを組み合わせて治療する．
- 長期的には薬物療法のみでなく，ピークフロー値測定などによる自己管理を行いながら，アレルゲン回避のための環境整備を進める．新しい特異的免疫療法も注目されている．

漢方治療(表 7，8)

- 麻黄剤に気管支拡張作用があることから，かつては麻杏甘石湯，神秘湯，小青竜湯，越婢加朮湯などが頻用された．
- しかし，吸入による気管支拡張剤やステロイドの使用が普及した．したがって，漢方治療の役割は喘息発作を抑えることから，体質の改善，また感冒やストレス，過労など悪化要因の改善に主眼が置かれるようになった．平素の全身状態の改善がポイントになる．
  - ＊咳喘息に典型的であるが，気道過敏性の改善には麦門冬湯がよい．
  - ＊胃腸虚弱型には人参湯や真武湯，六君子湯が使われる．
  - ＊ストレスタイプには半夏厚朴湯，柴胡湯が使われる．
  - ＊過労の回復には補中益気湯や十全大補湯が用いられる．
  - ＊水毒タイプ(むくみやすい・尿量減少・冷え症など)には苓甘姜味辛夏仁湯などが用いられる．

呼吸器

62　処方の実際 1　呼吸器

表7　比較的軽度な気管支喘息の急性発作時の漢方薬

証	処方	適応病態	使用目標と注意
実証	麻杏甘石湯 55	激しい咳嗽，粘稠な喀痰，口渇，発汗	比較的飲みやすい
中間証	小青竜湯 19	咳嗽，水様性喀痰，水様性鼻汁，くしゃみ	体質的に水毒傾向があるタイプの人がかぜなどの外邪に反応して発作を起こす．発作の前にしきりにくしゃみや鼻水が出るタイプ．五味子の酸味が飲みにくい，という場合あり
	麦門冬湯 29	乾性咳嗽，口腔内乾燥，気道過敏性の亢進	せき込み発作，高齢者の気道の保湿にもよい．飲みやすい
	神秘湯 85	喀痰の量は少ないが，息苦しさが強い	ストレスなど心因性の場合が多い
虚証	麻黄附子細辛湯 127	顔面蒼白，悪寒，手足や首周りの冷え，熱はあってもひどく寒がる	高齢者，虚弱者に多い．白湯に溶かして服用するとすぐに体が温まる

column

「上盛下虚」

　高齢者の喘息あるいは呼吸器疾患は古典にいう「上盛下虚」になっている場合が多い．上焦は横隔膜より上，中焦は横隔膜から臍まで，下焦は臍下を指す．上焦・中焦・下焦の三焦を調和することは種々の疾患で考慮される．

　蘇子降気湯※※（上→下），八味地黄丸（下→上）などで，上焦，中焦，下焦の調和をはかる手段がある．具体的には，蘇子降気湯は喘と足冷を目標にして，上盛を除く．八味丸は下焦を補って，仮の上盛を取り除く．八味丸料加五味子・麦門冬などとすることが多い．中焦を調節するために小柴胡湯または柴朴湯，小建中湯を使って喘息体質を改善する場合もある．ちなみに古典の「短気」は息切れしやすいの意味である．

※※：一般用エキス剤あり．

1 かぜ，喘息，COPD など　❹ 慢性閉塞性肺疾患（COPD）　**63**

表8　気管支喘息の寛解期に用いられる漢方薬

証	処方	適応	使用目標，その他
中間証	柴朴湯 96	咳嗽，精神不安，抑うつ症状，季肋部の不快や腹部膨満感（ガスの貯留）	ストレス亢進，のどのつまり感
	清肺湯 90	咳嗽，粘稠な喀痰，気管支の炎症による血痰	気管支炎や気管支拡張症が基礎疾患にある
虚証	補中益気湯 41	全身倦怠感，食欲不振	高齢者，虚弱者に多い
	竹筎温胆湯 91	痰が多い，不眠，動悸	
	苓甘姜味辛夏仁湯 119	冷え症，水様性鼻汁，水毒傾向（むくみ・尿量減少）	小青竜湯の症状で麻黄剤が使えないもの
	六君子湯 43	胃腸が弱い，食欲不振，胃もたれ	高齢者，虚弱者に多い
	八味丸 7	胃腸は丈夫で，疲れやすい，口乾，腰痛，夜間尿，など老化に伴う諸症状があるもの	高齢者，「上盛下虚」

呼吸器

❹ 慢性閉塞性肺疾患（COPD）

病態

　慢性閉塞性肺疾患（chronic obstructive pulmonary disease；COPD）は，慢性気管支炎による気道炎症と，気管支拡張症・肺気腫による気管支・肺胞病変がさまざまに現れる病態である．閉塞性換気障害は一般にゆっくり進行し不可逆性である．慢性の咳嗽，喀痰時に喘鳴，労作時の呼吸困難をきたす．進行すると安静時にも呼吸困難が持続し，さらに右心不全を合併する．

一般的治療

- 喫煙が主要なリスクファクターであり，まず禁煙することが最優先される．
- COPD の薬物療法は，気流閉塞の改善，呼吸筋力の向上，気道のクリーニングを行う薬剤が選択される．薬物とともに重症度に応じて，呼吸リハビリテーション，酸素療法，外科療法の順で段

64　処方の実際 1　呼吸器

表 9　COPD に用いられる漢方薬

証	処方	適応
虚証	補中益気湯 [41]	全身倦怠感，食欲不振
	人参養栄湯 [108]	全身倦怠感，皮膚枯燥，慢性的な咳嗽
	八味丸 [7]	全身倦怠感，食欲は普通，腎虚の証
	滋陰降火湯 [93]	全身倦怠感，乾性咳嗽，色黒で枯燥した張りのない皮膚

階的に治療する．
● 咳嗽，喀痰に対する薬物療法は，気管支拡張薬が第一選択となる．COPD では，気管支喘息と異なり吸入ステロイドに対する反応性は悪い．

漢方治療（表 9）

● 病期が長く，体力を消耗するのでほとんどが「虚証」の状態になる．
● 漢方では補中益気湯，人参養栄湯，八味丸などが用いられる．

⑤ 気管支炎・気管支拡張症

病態

　慢性気管支炎は，喫煙や大気汚染などにより気道が慢性的に炎症を起こし，湿性咳嗽，喀痰が少なくとも 2 年以上持続する疾患であり，他の心肺疾患や耳鼻科的疾患を除外したものとされている．ほとんどが喫煙者であり，禁煙で症状はかなり軽快する．COPD とは異なり，気流閉塞を伴わないため労作時の呼吸困難は少ない．しかし咳嗽，喀痰により QOL は障害され，細菌感染などの合併時には急性増悪により症状がひどくなり，さらに反復する．喫煙者では，気道系全体が障害されて，COPD と区別がつきにくい場合が多い．

一般的治療

● 慢性気管支炎の治療には，禁煙が重要である．
● 禁煙後にも咳嗽，喀痰が続く場合には，長時間作用型抗コリン薬（チオトロピウム臭化物水和物など），長時間作用型 β_2 刺激薬（サルメテロールキシナホ酸塩など）の吸入，徐放性テオフィリン薬，

1 かぜ，喘息，COPD など　❺ 気管支炎・気管支拡張症　**65**

表 10　気管支炎に効く漢方薬

証	処方	適応	使用目標と注意
実証	麻杏甘石湯 55	激しい咳嗽，喘鳴，口渇	
	五虎湯 95	激しい咳嗽，喘鳴，口渇	麻杏甘石湯に桑白皮を加えて喘鳴をとる作用を強めたもの
中間証	清肺湯 90	productive cough（黄色い喀痰が多くせき込む）	第一選択薬．気道の抗炎症薬．血痰には煎じ薬では芍薬・地黄・紫菀・竹筎・阿膠を加え，五味子・杏仁・貝母・桔梗は去る（紅痰加減）
	麦門冬湯 29	dry cough（粘り着いた痰が出なくてせき込む）	気道の乾燥を潤し，過敏性を改善する
	柴朴湯 96	咳嗽，精神不安，のどの違和感	
	神秘湯 85	咳嗽	心因性要因が強いもの
虚証	滋陰至宝湯 92	全身倦怠感，寝汗，微熱，食欲不振	
	竹筎温胆湯 91	長びく微熱，不眠，動悸	
	滋陰降火湯 93	皮膚の色が浅黒く，咳嗽，粘稠できれにくい痰	服用して食欲低下や下痢するものは中止

呼吸器

　去痰薬を投与する．
- 細菌による気道感染の合併では，抗菌薬を併用する．

■ **漢方治療**

- いわゆる「dry cough（痰のきれにくいせき込みタイプ）」には麦門冬湯．
- 逆にいわゆる「productive cough（痰がよく出るタイプ）」には清肺湯が第一選択となる．
- 枯燥タイプには滋陰降火湯などが用いられる．

66　処方の実際 1　呼吸器

⑥ 肺炎，結核，その他

- 小柴胡湯，柴胡桂枝湯，竹筎温胆湯に肺炎の適応が認められているが，症状に応じて，初めから抗菌薬を併用したほうがよい．
- 結核は過去の病気ではない．特に近年，C型肝炎治療薬や免疫抑制剤，生物学的製剤の単剤またはメトトレキサートとの併用など免疫力を抑制する強力な薬物の出現により，過去の陳旧性肺結核の再燃，高齢者の再燃，感染拡大などが指摘されている．
- 喀痰中に排菌を認めたら，入院して抗結核薬をきちんと服用する．健診などで病巣感染が認められ，排菌がなく，外来診療で抗菌薬治療をしている場合は，症状に応じて，滋陰至宝湯，滋陰降火湯，補中益気湯などを併用するとよい．
- 肺MAC症，サルコイドーシス，肺がんなど現代医学的治療が優先される疾患に対しては漢方薬は補助的に使用される．

Advanced Course

『金匱要略 (きんきようりゃく)』にみる「喘息」「気管支炎」「結核」

「肺痿 (はいい)」は肺結核または類似した病態．

「肺癰 (はいよう)」は気管支炎，気管支化膿症，喘鳴などに相当した病態．

喘息，起坐呼吸に相当する表現は「肺脹」「咳逆上気，時々濁唾，但坐不得眠（皂莢丸主之）」などあり，「濁唾腥臭を出し，久久にして膿の米粥の如きを吐するは肺癰たり，桔梗湯，主之」と桔梗湯（桔梗，甘草）の指示がある．

「欬而上気，此為肺脹，其人喘，目如脱状，脈浮大者，越婢加半夏湯※主之」など喘鳴のために眼瞼浮腫が起こり，目玉が抜け落ちる様にみえる，などの表現もある．

肺脹に小青竜湯加石膏，肺癰に葶藶大棗瀉肺湯※，肺痿に炙甘草湯や，肺痿で涎沫（ぜんまつ），泡のような痰を吐すものに甘草乾姜湯※の指示がある．虚証のものには甘草乾姜湯を基本にした人参湯や四逆湯※，茯苓四逆湯※を用いる．

「痰飲病」の虚証に用いられる，茯苓杏仁甘草湯※（茯苓 6.0 杏仁 4.0 甘草 1.0 g）は淡味で甘く飲みやすい．簡単な処方であるが気道の痰飲を治すのに奇効あり．「痰飲病」の実証は木防已湯で「心下堅」と心窩部が硬く，顔色不良で右心不全の傾向あり．

※：エキス剤なし．

1 かぜ，喘息，COPD など **⑥** 肺炎，結核，その他　**67**

◖◗ **column** ─────────────────●

『傷寒論』にみる「感染」

　『傷寒論』は「寒」という「邪」，細菌やウイルスなどに生体が侵されたときを想定して，生体反応(抗病力)の視点でまとめられた書物．3世紀初めごろ，張仲景によって編纂されたといわれている．インフルエンザや腸チフスなどがモデルになっている．三陰三陽の六病位(太陽病，少陽病，陽明病，太陰病，少陰病，厥陰病)に分類されている．三陽病は表から裏にかけての，病の深さ(太陽病＝浅い，少陽病＝やや深い，陽明病＝深い)であり，三陰病はすべて「裏」の位置にあるが，病の「緩・急」の差がある．太陰病＝緩，少陰病＝やや急，厥陰病＝急である．「抗病反応」の流れを現代医学との相違で理解するためには，セリエのストレス学説などと対比して学ぶとよい．

　「感染」という概念はあり，例えば『傷寒論』の雑病(慢性疾患)に相当する『金匱要略』の血痺虚労病篇に「鬼注，一門，相染(あいそ)む」などの表現あり．

●─────────────────────────●

Advanced Course

桂枝湯の服薬指示(将息と禁忌)

　桂枝湯は経方の権輿(始まり)といわれ，桂枝湯を起点とした処方はすこぶる多い．桂枝湯は極めてマイルドな方剤なので，薬力を助けるために「うすい粥」をすすり，しっとりと発汗させる．流れるように汗が出ると生体は疲弊してしまう．汗が出なければ，しっとり汗ばむまで，一昼夜問わず，病人の近くにいて，病状を観察し，続行するか，停止するか経過観察する．「生もの」「冷たいもの」「ねっとりしたもの」「肉」「辛いもの」「酒やチーズ」「悪臭のある食べ物，傷んだ食べ物」を禁じている．実に用意周到な指示である．

　病気になったとき，食養生がいかに大切であるか，また胃腸の機能を損なわないこと，体液(漢方でいう津液)が無駄に漏れないようにすることが治療の要諦であることが明らかである．

　振り返って，冷暖房完備，運動不足で汗腺機能が衰え，冷蔵庫からいつでも冷たいジュースやビールなど飲み放題の現代社会において，乱れた生活習慣・食習慣を猛省させられる．

　服用後の養生を将息という．

呼吸器

68　処方の実際 1　呼吸器

column

悪寒・発熱，無汗と自汗，実証と虚証

　「発熱」は現代医療においては治療すべき症状と考えるから，解熱剤が処方される．しかし，発熱は本来，ウイルスを速やかに不活化させるための重要な生体防御反応である．発熱を当初からむやみに解熱させてはならない．漢方医学ではむしろサポートすべき発熱と，生体に過剰な負荷を強いるため解熱（漢方では「清熱」）すべき発熱を分けており，生理学的には理に適っている．発熱させる生体反応は筋肉のけいれん，つまり「悪寒」（ふるえ・振寒）によって行われる．

　感染症を生体防御反応の立場でまとめた『傷寒論』にはこの病期を「太陽病」と名づけ，「太陽の病（やまい）たる，脈浮，頭項強痛，而して悪寒す」とその大綱を要約している．「脈が浮く」とは体表の血流が増加するという意味，「頭項強痛」とは「頭痛」と「項の強ばり」が同時に起こり，「而して」とは発熱や体表への血流増加の目的を遂行するために「悪寒する」の意味である．「悪寒」（ゾクゾクとしてふるえること）によって生じた熱は汗腺が閉じることによって熱の放散を防ぐ．

　そして，ウイルスなどの外邪が駆除されたときには，今度は汗腺が開くことによって体内の熱が汗として体外に放出されることによって「解熱」する．この汗腺を含めた，体表の働きを「腠理」とよぶ．

　一般的に「筋肉量が豊富で頑健」なタイプは，「体力」があり，この悪寒と汗腺の閉じる働きが強く出るので「実証」とよぶ．一方，「筋肉量が少なく華奢」なタイプは，「体力」がなく，悪寒する働きが弱く，発熱する力が弱く，しかも抗病維持に必要な期間，汗腺を閉じておく働きが弱く，すぐに汗が出てしまう．この発汗は「自汗」とよび，このタイプは「虚証」とよぶ．この生体反応の違いは治癒過程に大きく影響するので，タイプに応じて漢方薬も異なる，というわけである．なお解熱のタイミングでしっとり発汗させるのがポイントである．しっとり発汗することを「微似汗」とよぶ．

　流々と汗が出るのは「脱汗」と呼ばれ，体力をひどく消耗させ，体液（漢方でいう津液）を失うので，『傷寒論』では桂枝湯の服用方法として，この点に対する特段の配慮が指示されている．葛根湯や麻黄湯など麻黄を含む処方を「虚証」に使うと「脱汗」になりやすいので「表虚」（体表の虚証）には禁忌とされる．麻黄剤は発汗時，汗が出ずに，利尿が起きたり，鼻出血を起こすこともある．

column

一般内科医の漢方への認識と理解

　今や私の座右の書の 1 つになった書物に金城光代他編集『ジェネラリストのための内科外来マニュアル第 2 版』（医学書院，2017）がある．とてもアトラクティブで「こんな感じの漢方バージョンが書けたらなあ」と何度も感心している．本書には「漢方処方で，不定愁訴にも強くなれる！」という Physician's Memo がある．本書を読むと現在の日本において「一般内科医の漢方の認識と理解」がよくわかる．

　そして最後に「著者から一言」として「この程度の処方でも漢方薬のすばらしさは実感できる．興味が高まったら積極的に勉強することでよいと思われる．勉強し始めると先生ごとの意見の相違に悩むので，まずは誰か 1 人の著書・勉強会に集中したほうがよい」（岸田直樹）と結ばれている．書物全体が 736 ページの中で「漢方薬」のことは約 2 ページ割かれているのみである．この分量こそが「一般内科医の漢方の認識と理解」の現状である．世の中に医療用漢方製剤の使用は「普及」したが，日本の伝統医学として，学問的にも教育としても（一応コアカリキュラムとして医学教育には入っているが…），一般臨床の現場でも，いまだ「定着」していない．

参考文献

1 ）中野　哲，他：実践　漢方ガイド 日常診療に活かすエキス製剤の使い方．97-103，医学書院，2010

2 ）巽　浩一郎：呼吸器疾患　漢方治療のてびき―日本呼吸器学会「漢方薬治療における医薬品の適正な使用ガイドライン」対応．協和企画，2005

3 ）Nabeshima S, et al: A randomized, controlled trial comparing traditional herbal medicine and neuraminidase inhibitors in the treatment of seasonal influenza. J Infect Chemother 18: 534-543, 2012

4 ）寺澤捷年：和漢診療学　あたらしい漢方．51，2015

5 ）Yoshino T, et al: The use of maoto (Ma-Huang-Tang), a traditional Japanese Kampo medicine, to alleviate flu symptoms: a systematic review and meta-analysis. BMC CAM 19: 68, 2019

（花輪壽彦）

2 非結核性抗酸菌症・肺MAC症

診療のコツ

- 近年の疫学調査により，非結核性抗酸菌症の罹患率は著しく増加していることが示されている．起因菌は *Mycobacterium avium* complex（MAC）菌が 90%，*M. kansasii*，*M. abscessus* が 3〜4%である．クラリスロマイシン，リファンピシン，エタンブトールの 3 剤併用療法が現在の標準治療となっているが，治療無効例や再発・再燃を繰り返す例が多い[1]．また，リファンピシンの血液毒性やエタンブトールの視力障害など重篤な副作用により治療の中断を余儀なくされることもある．治療効果や副作用に不安を抱いて漢方外来を受診する患者が多い．

- 本疾患では薬物療法の開始時期も現在のところ定まっていない．診断された後，直ちに治療開始とはならず，治療開始は臨床医の総合的な判断による．病状が安定していれば経過観察されるケースが多いが，治療が必要となる（つまり病状が治療を必要とするほど悪化する）要因として，BMI 低値や全身症状を伴うことなどが報告されている[2~7]．本疾患が難治性である要因の 1 つに宿主側の要因があるものと考えられる．

漢方治療

- 非結核性抗酸菌症は中高年女性のやせ型に多いとされる．自覚症状は繰り返す咳嗽，喀痰，易疲労感，倦怠感，呼吸困難，発熱，血痰，胸痛，体重減少，盗汗などである．

- 本疾患に罹患する患者は，もともと易感染性宿主（compromised host）でもあり，さらに慢性炎症により気力・体力の消耗が著しい．それは罹病期間が長ければ長いほど顕著である．

- このような特徴をもつ本疾患に対して「補剤」を中心に処方選択するとよい．

- まず表1にて大まかに処方分類を行い，表2にて処方の特徴を考慮して選択する．

2 非結核性抗酸菌症・肺 MAC 症　　**71**

表1　消化器症状なし・ありの鑑別

消化器症状なし	消化器症状あり
人参養栄湯⑱ 八味丸⑦＋麦門冬湯㉙ 滋陰降火湯㉝ 炙甘草湯㉞	清肺湯⑳　香蘇散⑦　参蘇飲㊅ 味麦益気湯※（エキス剤では補中益気湯㊶＋麦門冬湯㉙） 六君子湯㊸＋麦門冬湯㉙ 柴胡桂枝乾姜湯⑪ 滋陰至宝湯㊷

- 消化器症状なし（食欲不振，胃もたれなど）の場合の処方（人参養栄湯，滋陰降火湯，八味丸＋麦門冬湯，炙甘草湯）に共通に含まれる生薬として地黄がある．地黄には清熱・滋陰作用があり呼吸器疾患にしばしば用いられる．ただし，「胃にもたれる」ことがあり消化機能の低下している症例には用いないほうがよい．
- 消化器症状ありの場合，地黄を含まず胃腸に負担のかからない方剤で，脾胃の機能を立て直しつつ治療を行う．清肺湯（せき込んで眠れないなどの症状があれば麦門冬湯と2包ずつで服用するのもよい），味麦益気湯※（エキス剤では補中益気湯＋麦門冬湯2包），六君子湯＋麦門冬湯（2包ずつ），柴胡桂枝乾姜湯，滋陰至宝湯などが候補となる．
- かぜが全身状態悪化の誘因となることから，香蘇散⑦や参蘇飲㊅を予防的に長期服用して経過良好のものがある．北里東医研では煎じ薬で香蘇散料加桔梗2g，麦門冬10gなどとしている．
- ※：エキス剤なし．

表2　非結核性抗酸菌症の候補処方

処方	使用目標と注意
人参養栄湯⑱	毛髪が抜けやすい，爪の変形，皮膚の乾燥，物忘れ，不眠などが目標となる．全身に乾燥傾向が強く，痰の量は多くない
八味丸⑦	口渇，多尿，腰痛，足の冷えなどの症状を伴うもの．高血圧，糖尿病，前立腺肥大，坐骨神経痛などの合併する場合にもよい．胃腸障害がないことが条件
滋陰降火湯㉝	皮膚が浅黒く乾燥している，便秘，咳に力があるなどを目標とする．痰の量は多くない
炙甘草湯㉞	心悸亢進，脈結代，皮膚乾燥，盗汗などを目標とする
清肺湯⑳	痰が粘稠で量が多いものが目標となる
補中益気湯㊶	食欲不振，全身倦怠感，微熱，盗汗などが目標となる．話し声や咳に力がない
六君子湯㊸	胃の「もたれ感」が目標となる．食欲不振，全身倦怠感，便通は軟便傾向のことが多い．二陳湯㊽の方意を含み，舌に湿った白苔があることが多い

呼吸器

文献

1) 長谷川直樹：肺非結核性抗酸菌症．診断と治療の ABC 129（別冊）：214-221，2017
2) 朝倉崇徳：非結核性抗酸菌症 Up-to-date．THE LUNG perspectives 26：46-51，2018
3) Boyle DP, et al: Comparison of clinical features, virulence, and relapse among mycobacterium avium complex species, Am J Respir Crit Care Med 191: 1310-1317, 2015
4) Koh WJ, et al: Clinical significance of the differentiation between Mycobacterjum avium and Mycobacterium intracellulare in M avium complex lung disease. Chest 142: 1482-1488, 2012
5) Hwang JA, et al: Natural history of Mycobacterium avium complex lung disease in untreated patients with stable course. Eur Respir J 49, 2017
6) Kim SJ, Park J, et al: Risk factors for deterioration of nodular bronchiectatic Mycobacterium avium complex lung disease. Int J Tuberc Lung Dis 18: 730-736, 2014
7) Kitada S, et al: Long-term radiographic outcome of nodular bronchiectatic Mycobacterium avium complex pulmonary disease. Int J Tuberc Lung Dis 16: 660-664, 2012

（石毛達也）

3 高血圧

診療のコツ

- 本邦における高血圧有病者数は 4,300 万人と推定されており[1]，高齢社会の進展に伴い今後有病者の増加が見込まれている．心血管病や死亡のリスクを減少させるには血圧管理が重要であり，減塩や運動習慣など日常生活全般の改善に加え，一般的には降圧薬による管理が行われている．しかしさまざまな理由で降圧薬を忌避したり，きちんと服薬していなかったりするケースが散在し，血圧管理が不十分な高血圧症患者は多いと推定される．
- これらの患者の一部には漢方治療が有用であると考えられ，また，降圧薬を服用するほどではない低リスク群（高血圧治療ガイドライン 2014），血圧の変動が大きく降圧薬による管理が困難な症例，随伴症状が多い高血圧症患者などに対しても漢方治療の出番があると考えられる．

漢方治療

- 高血圧症患者の漢方治療では，「血圧が高い」という現象に対してではなく，血圧を高くしている原因，また，血圧が高いために生じている結果も含め，心身全体の状態を漢方医学的見地から把握し，それに応じて処方する漢方方剤を選択するのが重要である．漢方初級者であっても病名だけで漢方薬を決めるのではなく，患者の呈する証がどの漢方方剤に対応するのかを考え，実際に処方して漢方薬の効果を探ってみることが重要である．
- 漢方薬の降圧効果を積極的に支持するエビデンスは存在せず，確実な降圧効果は期待しがたいため，中リスク群や高リスク群では西洋医学による降圧療法をメインに考えるべきである．また，一定期間（目安は 3 か月）実施したにもかかわらず漢方治療の効果が有意でない場合も，降圧薬などによる治療を考慮すべきである．
- 反面，きちんと方証相対が守られていれば漢方薬にもある程度の降圧効果が期待できるし，何らかの随伴症状や激しい血圧変動がある場合，患者の QOL 改善のために降圧薬と併用することは有用と考える．

74　処方の実際 2　循環器

- 以下，方証相対を考慮した高血圧症患者の漢方治療について若干の解説を加える（表 1）．なお，虚実，寒熱（陰陽），気血水などの概念については本書の「漢方の基本概念」（→2 頁）を参照のこと．

表 1　高血圧に用いられる漢方薬

証	処方	使用目標	その他
実証かつ熱証（陽証）	大柴胡湯 8	胸脇苦満，うつ	頑健なタイプ，「鬱々微煩」と古典にあるように，抑うつ，イライラはあるがのぼせがない
	柴胡加竜骨牡蛎湯 12	胸脇苦満，動悸，不眠，ストレス	頑健なタイプ，「胸満煩驚」と古典にあるように，胸苦しい，驚きやすいなどの神経過敏症状があり，のぼせと腹部に動悸を触れることが多い
	黄連解毒湯 15	心窩部のつかえ感，頭痛，のぼせ	
	三黄瀉心湯 113	心窩部のつかえ感，頭痛，のぼせ，便秘	
やや実証	桂枝茯苓丸 25	瘀血の所見（下腹部，特に臍の横のあたりの圧痛や抵抗），舌裏の静脈怒張，冷え・のぼせ	更年期障害に随伴する高血圧については臨床研究報告も存在する[2]
虚実中間証	釣藤散 47	頭痛，耳鳴，イライラ（上部のうつ熱）	
	半夏厚朴湯 16	多愁訴，咽のつまり，腹診上の鼓音	非常に応用範囲の広い処方であり，北里大学東洋医学総合研究所で使用頻度が最も高い
虚実中間証・寒証	八味丸 7	下半身の衰え，小腹不仁（腹診上，上腹部に比較して下腹部の弾力が著しく弱い），排尿障害	
虚証かつ寒証	当帰芍薬散 23	頭痛，むくみ，下腹部の圧痛	
虚証	七物降下湯 46	頭痛，皮膚乾燥，易疲労	

column

甘草，地黄の副作用

　釣藤散は甘草という生薬を含んでおり，患者によっては偽アルドステロン症による血圧上昇が出現する可能性があるので注意が必要である．また八味丸や七物降下湯は地黄という生薬を含んでおり，患者によって胃痛や胃部不快感を訴えることがある．この場合は食後に服用すると解決することが多いが，他の方剤に変更する場合もある．

Advanced Course

高血圧のためのその他の漢方薬

　表1にあげた以外にもさまざまな漢方方剤が高血圧症に対応しうる．漢方エキス剤が存在しない，煎じ薬ならではの処方も多い．一例を挙げると，うつ傾向で食欲がなく，動悸や不眠を訴えたある高血圧患者は竜骨湯※を服用することで血圧の安定化がはかられた．煎じ薬治療のメリットは，患者の状況に応じて生薬の調整を行えることと，医療用漢方エキス製剤以外の方剤を処方できることである．前者に関して一例をあげると，煎じ薬中心に治療を行っている当施設で半夏厚朴湯が処方される場合，より降圧効果を高めるために釣藤鈎，黄耆といった生薬を加えることが多い．これをエキス剤で行う場合は半夏厚朴湯エキスと釣藤散エキスを併用するとよい．しかしエキス剤では甘草だけを除くことができないことが欠点である．北里東医研では甘草による血圧上昇の副作用が懸念される場合は甘草を減量したりすることも多い．後者に関しては，高血圧の治療を目的に患者が北里東医研を受診した場合，医療用漢方エキス剤が存在する漢方方剤以外の漢方方剤が処方されることも相当程度ある．

※：エキス剤なし．

文献

1) Miura K, et al: Epidemiology of hypertension in Japan: where are we now? Circ J 77: 2226-2231, 2013

2) Terauchi M, et al: Effects of the Kampo medication keishibukuryogan on blood pressure in perimenopausal and postmenopausal women. Int J Gynaecol Obstet 114: 149-152, 2011

（小田口浩）

76　処方の実際 2　循環器

4 不整脈・動悸

診療のコツ

- 不整脈・動悸は日常診療で最もよく遭遇する症状の 1 つである．原因検索を行い，最も有効な治療法を選択する．
- 睡眠不足や過労，飲酒過多，精神的ストレスによる自律神経の乱れなどが誘因となることが多いので，漢方治療と併せて生活指導も重要である．

① 不整脈

病態

- 不整脈は頻脈性不整脈と徐脈性不整脈に分けられる．
- 頻脈性不整脈の機序にはリエントリー，トリガードアクティビティ，異常自動能があるが，自律神経の乱れや電解質異常，心筋虚血のほか，疲労，ストレス，喫煙，飲酒，カフェイン摂取などが誘因となる．
- 徐脈性不整脈（洞不全症候群，房室ブロック）は心筋虚血や加齢が原因となることが多い．

一般的治療

- 致死性不整脈（心室細動，持続性心室頻拍，完全房室ブロック，洞不全症候群）や準致死性不整脈（WPW 症候群や肥大型心筋症における頻脈性心房細動，高度房室ブロック）は現代医学による治療の適応である．薬物治療のほか，カテーテルアブレーションや植え込み型デバイスの適応を考慮する．
- 心不全（頻脈誘発性心筋症，徐脈性心不全）を起こす可能性のあるものも西洋医学的治療の適応である．
- 心原性脳梗塞を起こす可能性のある不整脈（発作性/持続性/慢性心房細動，心房粗動，心房頻拍）は抗凝固療法と不整脈コントロールの 2 つのアプローチが必要である．
- 強い自覚症状を伴う不整脈についても西洋医学的治療の適応について十分検討する．発作性上室性頻拍症や通常型心房粗動などで発作が頻発する場合や，薬物治療でコントロールが困難な場合はカテーテルアブレーションが推奨される．

4 不整脈・動悸　❶ 不整脈　**77**

- 抗不整脈薬については催不整脈作用を考え，どうしても必要な場合にのみ治療を行う．

漢方治療

- 西洋医学的治療の適応外で比較的症状の強い症例は漢方治療のよい適応である．不整脈に対する漢方薬の効果のエビデンスは確立されていないが，ホルター心電図などを用いて評価した有効例の報告は散見される（表1）．
- 心電図などで不整脈が記録されても自覚症状と関連があるとは限らない．あくまで自覚症状の改善を目的とするため，有効例の報告にとらわれず処方を選択するとよい（「②動悸」の項参照→79頁）．
- 甘草含有製剤を使用する際（多剤併用や利尿薬との併用など）には偽アルドステロン症による低カリウム血症や血圧上昇に注意する．血清 K>4.0 mEq/L を目安にするとよい．

表1　不整脈に使用する漢方薬

証	処方	適応	使用目標 （＊：症例報告あり）
実証	柴胡加竜骨牡蛎湯 ⑫	胸部圧迫感，動悸，精神不安，抑うつ症状，不眠	ストレス亢進，驚きやすい，腹部動悸 ＊期外収縮
中間証	半夏厚朴湯 ⑯	咽喉や胸のつかえ感・違和感，動悸	几帳面，メモの証（→364頁），予期不安 ＊期外収縮，PAF，PSVT
	釣藤散 ㊼	頭痛，めまい，高血圧，胸部違和感	早朝の不調，イライラ，のぼせ ＊PVC
虚証	炙甘草湯 ㊽	心悸亢進，脈不整，全身倦怠感，	高齢者，口乾，手足のほてり，便秘 ＊期外収縮，AF
	八味丸 ⑦	倦怠感，労作時動悸・息切れ	高齢者，腎虚の証 ＊AF，SSS
	柴胡桂枝乾姜湯 ⑪	胸内苦悶，動悸，不眠	神経過敏，体力疲弊 ＊PAF
	清暑益気湯 ⑬⑥	（暑さによる）食欲不振，全身倦怠感	津液不足 ＊SSS，期外収縮

PAF：発作性心房細動，PSVT：発作性上室性頻拍，PVC：心室性期外収縮，AF：心房細動，SSS：洞不全症候群．

column

心房細動の治療における漢方治療の可能性

　心房細動の有病率は年齢に伴って上昇し，80歳代の有病率は4%程度あるいはそれ以上であるといわれている．また，心房細動の新規発症は年間10人/1,000人に上るという調査があり罹患率は増加傾向である．心房細動の合併症である心原性脳梗塞の症状はあまりにも重篤であり，時には致死的でもあるため，抗凝固療法を含めた心房細動の管理が重要であることは言うまでもないが，心房細動発症の抑制が非常に重要である．

　心房細動の基礎疾患としては高血圧，虚血性心疾患，弁膜症，心不全の頻度が高い．高血圧や心不全に対するACE阻害薬やARBの投与は心房筋のリモデリングを予防，または遅延させ，心房細動の新規発症の抑制に有用であるとされている．日本循環器学会の「心房細動治療（薬物）ガイドライン」ではこれらの心房細動の一次予防または二次予防のためのアップストリーム治療を推奨している．

　このアップストリーム治療は東洋医学における「未病を治す」という考え方と一致する．漢方薬の作用点については解明が難しいが，漢方治療により自律神経の乱れや疲労，ストレスなどを軽減することは心房細動発生の抑制につながる可能性があると思われる．

column

漢方薬を用いた動悸・不整脈診療の実際

　動悸・不整脈は心臓の症状であるがゆえに，必要以上の不安感，恐怖感を抱かせる．そのため症状が出るたびに外来を受診する患者が少なからずいる．ホルター心電図で調べてみると散発性の期外収縮や軽度の頻脈，あるいは心電図変化のない単なる心悸亢進であることがほとんどである．そのような場合，過労，ストレス，睡眠不足，飲酒過多などの生活習慣の改善で症状がよくなる場合が多い．

　生活習慣の改善が難しいときや不安感の強い場合には漢方の出番である．大部分の漢方薬の抗不整脈効果については不明であるが，釣藤散や抑肝散に含まれる釣藤鈎の成分であるヒルスチンは抗不整脈作用やカルシウム拮抗作用をもつことが知られている．また，自律神経調整効果についての臨床報告もあり，随証治療を行うことにより自律神経バランスが調整され症状を改善できることが示唆されている[1]．漢方薬の処方により抗不安薬の処方はなくなり，外来で不安を訴え続けられることもなくなった．

② 動悸

■ 病態

動悸の原因はさまざまである．不整脈，心不全などの心疾患以外に，貧血，甲状腺機能亢進症，呼吸器疾患，更年期障害などの疾患や心臓神経症，心因性，加齢によるものなどが考えられる．

表2 心臓神経症・自律神経失調症・心因性の動悸に用いられる漢方薬

証	処方	適応	使用目標
実証	柴胡加竜骨牡蛎湯 ⑫	胸部圧迫感，動悸，精神不安，抑うつ症状，不眠	ストレス亢進，驚きやすい，腹部動悸
中間証	半夏厚朴湯 ⑯	咽喉や胸のつかえ感・違和感，動悸	几帳面，メモの証（→364頁），予期不安
	四逆散 ㉟	神経性の腹痛・下痢，動悸，抑うつ傾向	手足の冷え，不眠
	抑肝散 ㊴	神経症，抑うつ傾向，頭痛，不眠	多怒（かんしゃく），性急
虚証	加味逍遙散 ㉔	易疲労，精神不安，のぼせ，冷え	多愁訴，便秘傾向
	柴胡桂枝乾姜湯 ⑪	胸内苦悶，動悸，不眠	神経過敏，体力疲弊
	真武湯 ㉚	めまい，身体動揺感，低血圧	冷え性，新陳代謝低下，下痢傾向
	苓桂朮甘湯 ㊴	めまい，立ちくらみ，頭痛，のぼせ，動悸	水毒，自律神経失調症
	苓桂甘棗湯 ※※	発作性の動悸，パニック障害	臍下の動悸
	奔豚湯（肘後備急方）※	発作性の動悸，呼吸困難，パニック障害	奔豚気 *1，のぼせ，足の冷え

※※：一般用エキス剤あり．医療用エキス剤では，苓桂朮甘湯 ㊴ と甘麦大棗湯 ㉒ を併用する．
※：エキス剤では呉茱萸湯 ㉛ と苓桂朮甘湯 ㊴ を併用する．
*1 奔豚気：下腹部から胸部や頭部に向かって突き上げるような異常感覚のことで，多くの場合激しい動悸を伴う．現代医学ではパニック障害に相当すると考えられる．

80　処方の実際2　循環器

表3　更年期障害による動悸に用いられる漢方薬

証	処方	適応	使用目標
実証	柴胡加竜骨牡蛎湯 12	動悸，精神不安，抑うつ症状，不眠	ストレス亢進，腹部動悸
	黄連解毒湯 15	頭痛，のぼせ，高血圧，胸部不快	赤ら顔，易怒性，便秘
	女神散 67	のぼせ，めまい，肩こり	気の上衝，血熱，足の冷えなし，固定性症状
中間証	桂枝茯苓丸 25	頭痛，肩こり，のぼせ，足の冷え	瘀血所見（舌下の静脈怒張，下腹部圧痛）
	抑肝散 54	神経症，抑うつ傾向，頭痛，不眠	多怒（かんしゃく），性急
	半夏厚朴湯 16	咽喉や胸のつかえ感・違和感，動悸	几帳面，メモの証，予期不安
虚証	柴胡桂枝乾姜湯 11	胸内苦悶，動悸，不眠	神経過敏，体力疲弊
	加味逍遙散 24	易疲労，精神不安，のぼせ，冷え	多愁訴，便秘傾向
	当帰芍薬散 23	頭重，浮腫，動悸	冷え性，血色不良
	炙甘草湯 64	易疲労，口唇の乾燥，口乾，顔ののぼせ・ほてり，手掌のほてり	便秘傾向で血圧が高くなく，むくみもないもの
	連珠飲※※	めまい，動悸，頭痛	水毒＋貧血傾向

※※：一般用エキス剤あり．医療用エキス剤では，四物湯 71 と苓桂朮甘湯 39 を併用する．

一般的治療法

- 原因疾患に対する治療を行う（各項参照）．

漢方治療（表2～4）

- 貧血や甲状腺機能亢進症など西洋医学的治療が有効なものはそれを優先する．原因疾患の治療をしても症状が残存するものは漢方薬のよい適応である．
- 更年期障害に対するホルモン補充療法や，心因性の動悸で心療内科受診を希望しない場合にも頻用される．
- 精神的緊張やストレスを基盤とすることが多いため，柴胡剤や理気剤が頻用される．

4 不整脈・動悸 ❷ 動悸 **81**

表4 高齢者の動悸に用いられる漢方薬

証	処方	適応	使用目標
実証	柴胡加竜骨牡蛎湯 12	胸部圧迫感，動悸，精神不安，抑うつ症状，不眠	ストレス亢進，驚きやすい，腹部動悸
中間証	半夏厚朴湯 16	咽喉や胸のつかえ感・違和感，動悸	几帳面，メモの証，予期不安
	抑肝散 54	神経症，抑うつ傾向，頭痛，不眠	多怒(かんしゃく)，性急
虚証	加味帰脾湯 137	倦怠感，胸苦しさ，動悸，不眠	胃腸虚弱，のぼせ，ほてり，イライラ
	八味丸 7	倦怠感，労作時動悸・息切れ	腎虚の証
	柴胡桂枝乾姜湯 11	胸内苦悶，動悸，不眠	神経過敏，体力疲弊
	桂枝加竜骨牡蛎湯 26	神経過敏，不眠(多夢)，動悸	華奢，腹部動悸
	真武湯 30	めまい，身体動揺感，低血圧	冷え性，新陳代謝低下，下痢傾向
	苓桂朮甘湯 39	めまい，立ちくらみ，頭痛，のぼせ，動悸	水毒，自律神経失調症
	清暑益気湯 136	食欲不振，全身倦怠感，胸部違和感，動悸	津液不足，胃腸虚弱

循環器

● はじめは婦人科三大処方から使用してみるとよい.
● 社会的にも家庭的にもストレスが多く，多忙で肉体的にも無理を強いられる年代であるため，睡眠に対する配慮も必要である.
● 加齢に伴い心房細動の罹患率が高くなるので脈診や聴診を怠らず，不整脈の発見に努める．夜間頻尿による不眠や長時間の昼寝などについても問診を行い適切な対処をする.
● すでに多剤服用している場合は，甘草含有製剤や利尿薬との併用による偽アルドステロン症に注意する.

文献
1）花輪壽彦：漢方診療のレッスン増補版．84，金原出版，2003
2）勝田光明，他：自律神経機能からみた動悸に対する東洋医学的アプローチ．日本東洋心身医学研究 23: 32-36, 2008

82 処方の実際 2 循環器

Advanced Course

炙甘草湯の適用―傷寒論・金匱要略

傷 寒 論 ・ 金 匱 要 略 には炙甘草湯の条文が 3 つある.

①傷寒論・太陽病下篇

「傷寒脈結代，心動悸，炙甘草湯主之．（中略）一名復脈湯」（傷寒の経過中の脈の結代，動悸には炙甘草湯が主治である）

急性熱性疾患の経過中の単純な不整脈の出現というよりは，亜急性甲状腺炎の病態が近いように思える．浅田宗伯の『橘窓書影』には「傷寒の後，心中動悸甚しく（中略），咽喉の外肉癰腫して肉瘤の如く，脈虚数，身体羸痩…」に対して炙甘草湯加桔梗を用いて数十日で動悸も咽喉癰腫も良くなったとある．亜急性甲状腺炎と考えれば自然経過かもしれないが，治癒過程を早めた可能性がある．

「復脈湯」の異名の通り，有持桂里は『校正方輿輗』において「此の方の妙は脈結代に在り．（中略）何病にても脈結代するものは先ず此方を用ふべし」と不整脈全般に適応を拡大している．

②金匱要略・血痺虚労病篇

「千金翼炙甘草湯，治虚労不足，汗出而悶，脈結悸，行動如常，不出百日，危急者十一日死」（虚労不足で，時に汗が出て胸苦しく，動悸がする人を治す．発作のないときには異常なさそうに見えるが，一般には 100 日，ひどい場合は 11 日で死亡する）

発作性または持続性心房細動を思わせる記載である．甲状腺機能亢進症による二次性のものも含まれているかもしれない．重篤な場合は心不全を併発しているのか無効のようだ．軽症例では有効例がありそうだが，現代においては西洋医学的治療を優先すべきと考える．

③金匱要略・肺萎肺癰咳嗽上気病篇『外台』

「炙甘草湯　治肺萎涎唾多，心中温温，液液者」（呼吸器疾患で，唾液が多く心下がムカムカするものを治す）

慢性呼吸不全による肺性心のような状態と思われる．COPD などで羸痩が激しく動悸・息切れを訴え，皮膚や口腔が乾燥した高齢者のイメージであり，不整脈があってもおかしくない．浮腫や腹水のある右心不全に対しては炙甘草湯は用いず，木防已湯を用いたほうがよい.

4 不整脈・動悸 ❷動悸 **83**

column

自律神経機能の乱れと漢方薬

　動悸や不整脈の発生は自律神経機能の乱れによるところが大きい.
花輪は緊張すると出るものには桂枝・甘草の組み合わせ,安静時に出
るものは芍薬・甘草の組み合わせがよいとしている[1].勝田は動悸患
者の自律神経バランスを4つのカテゴリーに分類し,適する漢方方
剤を提案している[2].

	交感神経優位	副交感神経優位
自律神経緊張亢進	カテゴリー① 柴胡剤(柴胡加竜骨 牡蛎湯 12 など)	カテゴリー② 駆瘀血剤(桂枝茯苓丸 25,加味逍遙散 24 など)
自律神経緊張低下	カテゴリー④ 炙甘草湯 64 など	カテゴリー③ 真武湯 30 など

（堀川朋恵）

84 処方の実際 2 循環器

5 胸痛，狭心症

診療のコツ

- 循環器疾患の漢方治療はエビデンスに乏しいが，循環器疾患に対しても効果的である場合があり，基礎・臨床の両分野でのデータ蓄積とエビデンスの確立が望まれる．
- 実際の臨床において現代医学的に対処に難渋した場合の次の一手として漢方治療が位置づけられ，漢方薬の使用により胸部症状やそれに伴う不安感，その他の身体症状などを和らげることが可能となり，QOL の向上が期待できる．
- 胸痛を訴える者の中には，生命の危険が切迫しているものが多数含まれ，そのような症例を鑑別し適切に専門施設に送ることが大前提である．突然の胸痛をきたす疾患には狭心症，急性心筋梗塞，急性心膜炎，急性大動脈解離，肺血栓塞栓症があり，西洋医学的治療法の優位性が明確であるため，あえて漢方治療を行う意義は少なく，一般には漢方治療は適応外である．
- 漢方治療の適応は表 1 のとおり．

漢方治療

- 血液循環障害のことを漢方医学で瘀血と表現し，駆瘀血剤（血液循環改善薬）を用いる．冠攣縮による血流低下や冠微小循環異常の発生要因として自律神経やホルモンバランスの異常が指摘されており，これらは漢方医学では気の異常として捉え，自律神経機能を調節する気剤や柴胡剤が使用される．虚血性心不全は水滞とし，利水（水の偏在を整える）作用をもつ方剤を応用する．

表 1 漢方治療の適応

- ・検査で異常を伴わない胸痛（心臓神経症を含む）
- ・治療抵抗性の冠攣縮性狭心症，微小血管狭窄症
- ・経皮的冠動脈インターベンション（PCI）など侵襲的治療の適応とならず，西洋薬によるコントロールが不良な虚血性心疾患
- ・カルシウム拮抗薬や硝酸薬などの副作用や合併症のため西洋薬による十分な治療が困難な場合
- ・疲労や精神的ストレスなど日常生活の管理

5 胸痛，狭心症　**85**

表2　胸痛・狭心症に使用する漢方薬（エキス剤）

証	処方	使用目標
中間証	桂枝茯苓丸 25	瘀血（全身または局所の血流停滞）による狭心症．頭痛，肩こり，のぼせ，めまいなどの症状を伴う
	柴胡加竜骨牡蛎湯 12	不眠，イライラ，動悸や胸満感．胸脇苦満や腹部動悸の腹症あり
	加味逍遙散 24	胸痛や動悸のほか，さまざまな自律神経症状，精神症状を訴える
中間証〜虚証	半夏厚朴湯 16	神経症傾向のもので胸部症状がある．咽頭部違和感を訴えることあり
虚証	人参湯 32	冷え症で心窩部が張り，胸が塞がったように痛む
	当帰湯 102	手足の冷え．心窩部から背部へ抜ける痛み．腹部膨満感あり

循環器

- 第一選択として，副作用も少ない半夏厚朴湯を使用してみるとよい．心臓神経症的な患者に奏効することが多い．咽喉部の違和感を訴えることが特徴で，几帳面で神経質な気質のものによい．一般に，胸背部，咽頭，心窩部の異常感や絞扼感を訴える患者に使用し高率に効果を期待できる．
- 胸痛・狭心症に使用される漢方薬とその使用目標を表2に示す．
- 胸部症状以外の症状や身体所見も参考に処方を選択する．
- 瘀血を改善する処方の代表は桂枝茯苓丸であり，婦人科領域で頻用されるが性別を考慮せず使用できる．
- 自律神経失調症やストレス性の胸痛には，柴胡加竜骨牡蛎湯，半夏厚朴湯が用いられる．特に後者は副作用を配慮することが少なく，使用しやすい方剤である．その他に加味逍遙散なども考慮されてよい処方である．
- 比較的体力がないものが冷えによる痛みを訴える場合には人参湯や当帰湯が適応となる．非心臓性の胸痛であることもあるが狭心症の場合もある．
- 表3に示した処方はエキス剤で代用する（組み合わせにより近い内容の処方を作る）ことができない．前述のエキス剤で効果が得られない場合には漢方専門の施設へ紹介する．

86　処方の実際 2　循環器

表 3　胸痛・狭心症に使用する漢方薬（エキス剤にない処方）

証	処方	使用目標
中間証	枳実薤白桂枝湯※	胸満感があり脇の下から胸につき上げるような痛み
中間証～虚証	栝楼薤白白酒湯※	胸背部痛．呼吸困難，喘鳴などの症状のある狭心症
	栝楼薤白半夏湯※	胸痛が背部に放散．栝楼薤白白酒湯より痛みは強い
	茯苓杏仁甘草湯※	胸が塞がり，息切れして苦しい

※：エキス剤なし．

Advanced Course

栝楼薤白半夏湯※（か ろう がい はく はん げ とう）が有効であった冠攣縮狭心症の一例

症例　47 歳，女性．主訴：胸痛．既往歴：気管支喘息，アトピー性皮膚炎，日光過敏症．

現病歴：32 歳頃から年に数回の胸痛発作があったが，心電図上異常がなく放置されていた．X 年 8 月，早朝安静時にかなり強い胸痛を自覚した．循環器専門病院で冠攣縮性狭心症と診断され，ジルチアゼム塩酸塩 300 mg/日の内服を開始し，発作時にはニトログリセリン（NTG）を舌下服用していた．次第に発作の頻度が増え，胸痛発作 1 回あたりの NTG の使用量が 3～4 錠に増えたため，X+3 年 6 月に当漢方診療部を受診した．疲労やストレスが誘因となって発作の頻度が増加する状況であった．

現症　身長 161 cm，体重 62 kg，血圧 122/74 mmHg．

経過：初診時処方は栝楼薤白半夏湯※（栝楼実 3 g，薤白 4 g，半夏 6 g）．内服開始翌日には咽喉部の閉塞感を自覚したが，胸痛は起きなかった．3 日目には，症状はスッキリ取れてジルチアゼムを 200 mg/日に減量した．3 週間後，早朝に胸痛があり NTG を 2 錠舌下服用した．発作後の 1 週間は胸背部と肩が痛んだが，漢方薬を継続すると症状は軽快した．2 か月後，発作の前兆症状があっても，漢方薬を服用すると楽になり発作は起きなくなった．4 か月後，ジルチアゼムを 100 mg/日に減量．8 か月後，ジルチアゼム中止となる．10 か月後，その後は胸痛発作もなく安定している．以後，発作は多忙で徹夜をしたときやストレスがかかったときに年 2～3 回起きるのみである．

（鈴木邦彦，他：括蔞薤白半夏湯が有効であった冠攣縮性狭心症の一例．漢方の臨床 53（11）：48-53，2006.）

（鈴木邦彦）

6 便秘・下痢

診療のコツ

- 漢方外来ではすべての患者に対し，便通について問診する必要がある．排便異常を訴える場合は，どのくらいの頻度で排泄があり，生活上どのように問題となっているかを詳しく聴取する．治療にあたっては，起こりうる変化を丁寧に説明し，当初は再診の間隔を短くして1〜2週間ごとに薬の調節をする．
- 大黄や併用する現代医薬の緩下剤を自己調節できる場合は，排便の有無によって日替わりで変えず，3日間程度の便性状を確認しつつ，徐々に増減するよう指導する．
- 大腸がんなど悪性疾患を心配する患者には，内視鏡検査などの検診を定期的に受けるよう勧める．機能的な排便異常は食事と服薬で必ず改善できることを伝えて安心させつつ，最終的には完璧を求めず，トイレ以外の場所で排便についてクヨクヨしない生活を送るよう促すとよい．
- 処方の選択にあたっては構成生薬の差異を確認する必要があるため，下記の表では重要となる生薬の順に逐一記載した．

消化器

① 便秘

病態

- 便秘は排便が滞り不快な状態のことで，通常では3日間排便がないと腹部症状が増えてくる．より頻回に大便が出ていても愁訴がある場合は治療の対象となる．

一般的治療

- 近年，上皮機能変容薬などの新薬が出現しているが，長期的な安全性は明らかでない．薬価や調節のしやすさを考慮すると，刺激性下剤と浸透圧性下剤の併用が一般的である．
- もともと現代の便秘薬は生薬に由来する．センノシドは大黄の下剤成分であり，酸化マグネシウムは芒硝（含水硫酸ナトリウム）と同様に便の水分を増やす〔漢方では大黄を含む処方（大黄剤）が中心で，芒硝は等量までを目安に追加することがある〕．

88　処方の実際3　消化器

- 単一の薬効成分からなる現代医薬を選択する際にも，虚実・寒熱などの漢方的診断は有用である．

漢方治療

- 体力が実している人は，便秘でお腹が張っても摂食が減らず，体重はむしろ増えることがある．内臓脂肪で緊満すると，腹部は臍を中心として半球状に突出する．
- 左腸骨窩部(左下腹部)の下行結腸下部〜S状結腸移行部では硬便を触知しやすい．指でじっと押すとへこみが残るので腫瘍性病変と鑑別できる．軽くこするぐらいで痛がる腹証は，桃核承気湯など桃仁・大黄を含む処方が適応となる瘀血所見であることが多い．
- 体力が虚している人では摂食が減少するために排便が少なくなることがある．また代謝が落ちて便秘となり，摂食は保たれ肥満している場合もある．どちらも腸蠕動が安定せず，摂食後に不快を訴えることがある．全身の症候を勘案して処方を決定する必要がある．
- 栄養不良でやせていれば仰向けで凹型に腹がへこみ，腹診で腹力虚と判断される．また腹壁が薄くガスで拡張した腸管を触れる所見は，大建中湯の適応とされる．
- 虚証の便秘では排便の最初は硬くても最後に軟便が出ることがあり，刺激性下剤は腹痛・下痢を起こしやすい．センノシドを含む生薬をどの程度使用するかについては，刺激性下剤の服用歴を確認すると参考になる．
- 硬くなった便は漢方用語で「燥屎」とよばれ，内臓の過剰な熱で水分が減るために生じるとされる．下剤でその熱を排出させることは，体を冷やし，炎症機転を改善させる効果がある．
- 下剤で冷え症の悪化が懸念される場合には，温める生薬を含む処方を考慮する．
- 民間療法に取り入れられたセンナやアロエの単剤投与はセンノシドと同様に耐性を生じやすい．大黄末を用いる場合も，他の漢方処方と併せて使用量を減らすようにする．
- 腸を潤して便通をつけるには麻子仁など種子の油成分を含む生薬を用いる．種子の生薬名には「仁」「子」がつくことが多い．
- 大建中湯・当帰湯に含まれる山椒は，体の冷えを温めつつ便通改善する．

6 便秘・下痢 **①便秘** **89**

- 多量の刺激性下剤を内服中で漢方治療へ切り替えていく場合は，麻子仁・山椒・芒硝などを併用しつつ，大黄の投与量は1～2gより徐々に増やすようにする．その間，漢方のみで便通がない場合は，それまで服用していた現代医薬を併用してよいと伝えておくと，便秘が悪化する恐れが減り，漢方を主とした治療へ移行できることが多い．

- 内服後，腸管運動亢進により腹痛・下痢がおこる場合は，まず投与量を見直す．処方内容も腹痛を和らげる芍薬や甘味で緩みをつける甘草などを検討する．

- 便・ガスによる腹部膨満感がなくなると精神的によい影響がある．腸管通過時間の短縮は腸内細菌の総量・種類を変化させ，高次機能にも影響する可能性がある．よって精神症状と便秘が併存する症例では，大黄剤や気剤がよい適応となることが多い．

- ガスが多くなる食事には乳製品（牛乳）・発酵食品（納豆など）・多量の炭水化物（芋・栗など）があげられる．便秘によいとされる乳酸菌製剤・食物繊維・人工甘味料が，かえって腸内細菌のガス産生を過剰にしている場合がある．連日摂取しているものは個別に中止して変化を観察すると，ガスが増える原因が判明する．

- ガスの増加は，右下腹部の盲腸・上行結腸下部の張り感として愁訴となりうる．横行結腸までたまると右・左季肋部が張ることがある．上記のような食事の偏りをチェックするほか，長時間の座業をしている場合はなるべく合間に立ったり歩いたりするよう勧める．

- 合併症のない急性憩室炎について，近年海外では抗菌薬は選択的に投与されるべきとされるようになってきている．従来の漢方治療では，抗炎症や腸管内圧減少・局所循環改善を目的として，大黄に駆瘀血薬を追加した処方（圧痛部が右下腹では大黄牡丹皮湯，左下腹では桃核承気湯など）が選択されてきた．ただし腹膜刺激症状が明らかとなった後には，大黄剤は中止する必要がある．

- 小児については大黄を用いなくても建中湯類・柴胡剤で対応可能なことが多い．

(1) 大黄剤で甘草を含む処方

- 大黄を使える便秘では，大黄自体の量と甘草の有無，併存する病態を考慮して処方選択する．表1では，医療用エキス製剤に含まれる大黄のグラム数を示している．

90　処方の実際 3　消化器

- 大黄の瀉下作用が甘草で増強されるという結果が動物実験で示されている．大黄の使用量を減らし，さらに甘草の緩める効果で腸管運動亢進による腹痛を生じにくくするよう，組み合わせて用いるとよい．

- 精神不安やのぼせなどを伴う月経困難症・更年期障害に用いられる女神散は，エキス剤では大黄を含まないが，本来は大黄を含む構成であり，便通に応じて大黄末を加えるとよい．

(2)大黄剤で甘草を含まない処方(表2)

- 血圧上昇・むくみや，甘草による偽アルドステロン症が懸念される場合には甘草を用いない．

- 厚朴・枳実は順気剤として胸部・上腹部が苦しく張る「気滞」に，桃仁・牡丹皮は下腹部に圧痛がある「瘀血」によい．

- 黄連・黄芩は大黄とともに用いると熱をさまし乾かす作用が強くなるため，水湿の存在を示すとされる舌苔がない場合はより慎重に投与する．

表1　便秘に使われる大黄剤で甘草を含む処方(エキス剤の1日量の大黄含有量)

処方(構成生薬)	特徴・使用目標
大黄甘草湯 84 (大黄4g，甘草)	大黄が多い
調胃承気湯 74 (大黄2g，甘草，芒硝)	譫語，胸が煩わしい
桂枝加芍薬大黄湯 134 (大黄2g，甘草，芍薬，桂皮，生姜，大棗)	腹部膨満感，腹痛
桃核承気湯 61 (大黄3g，甘草，芒硝，桃仁，桂枝)	(左)下腹痛，のぼせ，怒りやすい，月経困難症
乙字湯 3 (大黄0.5〜1g，甘草，柴胡，黄芩，当帰，升麻)	痔などの瘀血，ストレスによい．便秘傾向程度
通導散 105 (料)(大黄3g，甘草，芒硝，枳実，当帰，紅花，蘇木，厚朴，陳皮，木通)	瘀血としての下腹部痛，抑うつ気分
潤腸湯 51 (大黄2〜3g，甘草，地黄，当帰，麻子仁，黄芩，厚朴，枳実，桃仁，杏仁)	潤す作用で高齢者によい 地黄を含むが，むしろ黄芩の肝障害に注意
防風通聖散 62 (料)(大黄1.5g，甘草，芒硝，滑石，石膏，黄芩，白朮，桔梗，麻黄，当帰，芍薬，川芎，山梔子，荊芥，連翹，防風，薄荷，生姜)	肥満は食事・運動療法の併用が必須となる じん麻疹などの皮膚病にもよい

6 便秘・下痢 ❶便秘 **91**

● 医療用エキス製剤で，ツムラの柴胡加竜骨牡蛎湯エキスは大黄を含まず，コタローの大柴胡湯去大黄エキスも大黄がない．

表2 **便秘に使われる大黄剤で甘草を含まない処方（エキス剤の1日量の大黄含有量）**

処方（構成生薬）	特徴・使用目標
大承気湯 ⑬ （大黄2g，芒硝，厚朴，枳実）	腹が硬く膨満
大柴胡湯 ⑧ （大黄1～2g，柴胡，半夏，黄芩，芍薬，大棗，枳実，生姜）	みぞおち・胸脇の痛み・張り，抑うつ気分
柴胡加竜骨牡蛎湯 ⑫ （大黄1g，半夏，桂皮，茯苓，黄芩，人参，竜骨，牡蛎，大棗，生姜）	不眠，悪夢，抑うつ，上腹部に動悸を触れる
大黄牡丹皮湯 ㉝ （大黄2g，芒硝，桃仁，牡丹皮，冬瓜子）	（右）下腹部痛
三黄瀉心湯 ⑬ （大黄2～3g，黄連，黄芩）	熱証，精神不安
茵蔯蒿湯 ⑯ （大黄1～2g，茵蔯蒿，山梔子）	利胆，瘙痒
麻子仁丸 ⑱ （料）*1（大黄4g，麻子仁，厚朴，枳実，芍薬，杏仁）	麻子仁の油で潤す
小承気湯※ （大黄，厚朴，枳実）	大承気湯から芒硝を去り効果がマイルド
附子瀉心湯※ （附子，黄連，黄芩，大黄）	心下のつかえ・精神不安に悪寒がある時 三黄瀉心湯エキスにブシ末を加えると効果が近くなる

＊1：麻子仁丸のような丸剤は徐放剤として緩やかに効くとされてきた．胸部から上（上焦）で直ちに香りを放つ散剤や，上腹部の胃腸（中焦）で比較的速やかに吸収される湯剤（煎じ薬）に比べ，重みのある丸剤は下腹部・下半身（下焦）まで落ちていくイメージとされる．ただし散剤にはもともと煎じて用いるものがあり，後世に至って丸・散剤ともに煎じ薬としても使われるようになってきた．煎じた場合には処方名の散・丸に「料」をつけるのが正式名称とされる．
※：エキス剤なし．大黄の量は医師の処方による．

(3)大黄を含まない処方(表3)

- 虚証の場合や小児では，大黄を含まない処方から検討する．
- 腹筋が薄く腹力が弱い場合は人参の入った処方を考慮する．特に拡張した腸管の形が触れる場合には大建中湯が適応となる．
- 小児では建中湯類(小建中湯とその類方)のほか，表記以外の大黄を含まない柴胡剤(小柴胡湯・柴胡桂枝湯など)も便秘に効果を示すことが多い．柴胡桂枝湯は体の表面や側側・背側に効く桂枝湯を小柴胡湯に合方しているため，頭痛や皮膚疾患などを併発するときによい．よってアトピー性皮膚炎などアレルギー疾患の長期加療にも用いられる．
- 高齢者では併発疾患が多くなるため，地黄・附子を基本に，他の

表3　便秘に使われる大黄を含まない処方

処方(構成生薬)	適応
大建中湯⑩(山椒，人参，乾姜，膠飴)	冷え，腸管拡張
小建中湯⑨(芍薬，桂皮，甘草，膠飴，生姜，大棗)	虚弱体質(特に小児)，腹痛
黄耆建中湯⑱(芍薬，黄耆，桂皮，甘草，膠飴，生姜，大棗)	虚弱体質，寝汗，皮膚・粘膜疾患
桂枝加芍薬湯⑥(芍薬，桂皮，甘草，生姜，大棗)	腹痛，過敏性腸症候群
四逆散㉟(料)(柴胡，枳実，芍薬，甘草)	胸脇・腹筋の張り，緊張，手足の発汗
加味逍遙散㉔(料)(柴胡，茯苓，白朮，当帰芍薬，牡丹皮，山梔子，甘草，薄荷，生姜)	月経困難症・更年期障害，胸脇の張り，冷え
女神散㉗(料)(エキス剤では大黄なし)(黄連，黄芩，当帰，川芎，人参，白朮，桂皮，木香，丁香，香附子，檳榔子，甘草)	のぼせ，めまい，不眠を伴う月経困難症・更年期障害
五積散㉓(料)(蒼朮，白朮，茯苓，陳皮，半夏，厚朴，芍薬，川芎，麻黄，桂皮，乾姜，桔梗，枳殻，甘草，大棗)	代謝性疾患，冷え，むくみ
十全大補湯㊽(人参，茯苓，白朮，甘草，当帰，川芎，芍薬，地黄，黄耆，桂皮)	倦怠感，食思不振
附子理中湯⑩(附子，人参，白朮，乾姜，甘草)	冷え，やせ，倦怠感

症状もふまえて処方を決定する．附子は生命活動全般を活発にするが，過剰に温めて便が乾き硬くなることがある．併せて下半身をしっかりさせるウォーキングなどの運動を勧めるとよい．

column

便秘下痢交代型過敏性腸症候群

新薬が漫然と併用処方され，個々のケースに応じた根本的な解決がなされていないことが多い．便通は結果であり，生活の中に対処すべき原因がある．

食後に胃と腸で反射が起こり排便しやすい状態になるので，特に朝食後には時間を確保するとよい．朝食を控えている場合には，少量の炭水化物から摂取を勧めたり，通勤・通学の移動後に摂取させたりする方策がある．

ストレスと環境に伴い便通が不安定となるので，生涯を通じての変化や現在困っている状況をよく聴取する．漢方では柴胡剤・承気湯類，半夏厚朴湯などの気剤で精神的な面も対処できる．

便秘が続いた後や落ち着いて排便できる休日だけ下剤を使う患者には，一定した内服により便通を毎日つけることが使用量を減らすことにつながり，さらに精神や月経の異常なども改善することを理解させ，数日単位で少しずつ増減するよう勧める．

消化器

94   処方の実際3 消化器

② 下痢

病態

- 含まれる水分量が多くなって便が軟らかくなる病態を下痢という．1日の排便回数は少なくても軟便自体が愁訴となることがある．
- 急性下痢症は感染性腸炎や食中毒が主で，発病した日時がはっきりしている．感染経路や原因飲食物が，周囲の発生状況を聴取することでわかる場合がある．
- 慢性下痢症は4週間以上続く軟便とされ，その原因はさまざまであり，器質的疾患がある場合は根本的な対処を要するが，機能性の下痢については生活に支障があれば治療対象となる．

一般的治療

- 急性下痢症では効果の強い止瀉薬は禁忌で，整腸剤が主に投与される．漢方は植物性生薬であり整腸効果を有するが，さらに抗炎症作用などにより，積極的な治癒促進が期待できる．
- 慢性下痢症で器質的疾患がない機能性腸管障害に対し，種々の新薬が使われるようになってきたものの，整腸剤も広く用いられる．乳製品とその発酵菌はもともと天然生薬ともいえるが，ヨーグルトや乳酸菌製剤は下痢・便秘ともに改善するとされる．
- フェロベリン®は止瀉作用のあるタンニンを含むゲンノショウコ（「現の証拠」ですぐに験を表すという意味の日本民間薬）と黄連・黄柏に含まれる成分で抗菌作用のあるベルベリンを配合した生薬製剤である．

漢方治療

- 急性下痢症で嘔吐を繰り返す場合の漢方治療は，少量の水で五苓散を服用させることが多い．五苓散はエキス剤でなく散剤だと，投与量を少なくでき，香りの効果も期待できる．
- 急性・慢性ともに，実証の下痢は便とともに熱やガス・水分を排出することで体を楽にしようとする反応と捉えることができる．このような状態が続くと舌苔がより厚くなる傾向がある．摂食を控えて身軽にさせようとする嘔気・口苦に加え，寒熱の症状が身体各部に入り混じって生じる場合は柴胡剤，ガスと水分が起こす腹鳴が著しいときには半夏瀉心湯が考慮される．小柴胡湯と五苓散料を合方した柴苓湯もエキス剤で用意されている．

6 便秘・下痢 ❷下痢　**95**

- 大黄は急性下痢症のときに瀉下作用よりもタンニンの止痢・抗炎症作用が働くため適応となることがある.「腹下し」に効くとされる民間薬には少量の大黄が含まれるものがある. 便通にかかわらず, 舌苔が黄色から黒色になる場合に承気湯類などの大黄剤を用いると古典には記載されるが, 輸液や抗菌薬がある現代臨床では, あえて下痢に大黄を使う機会は少なくなっている.

- 虚証の慢性下痢症は消化機能が弱いために起こる. 体重は標準未満で, 摂食は冷たいものを避け, 炭水化物など消化のよいものに偏っていることが多い. 若年者では小建中湯とその類方がしばしば選択される. 補中益気湯・六君子湯などの人参を含む処方は, 病後などの虚労状態から遷延する軟便にも用いられる. 高齢者では附子が適応となり, 他の症候を勘案して真武湯や八味丸などから選択する.

(1)実証の下痢に用いられる処方(表4)

- 胸脇苦満は季肋部・季肋下の張って苦しい不快感や同部位の引きつれる自発痛や圧痛所見のことであり, 寒熱往来とともに柴胡剤を用いる目安とされる.

- 悪心が強い際に煎じ薬で用いる生姜瀉心湯※は, 半夏瀉心湯よりひね生姜を増量して用いる. エキス剤では生姜汁を加えると近くなる.

(2)虚証の下痢に用いられる処方(表5)

- 感染性腸炎のように急性発症・発熱のある下痢ではなく, 慢性下

表4　実証の下痢に用いられる漢方薬

処方名(構成生薬)	使用目標
五苓散 17 (桂皮, 猪苓, 沢瀉, 茯苓, 蒼朮[白朮])	口渇, 尿量減少, 嘔吐
柴苓湯 114 (小柴胡湯と五苓散の合方)	口渇, 尿量減少, 悪心, 口苦, 寒熱往来
小柴胡湯 9 (柴胡, 黄芩, 半夏, 人参, 甘草, 大棗, 生姜)	口乾, 悪心, 口苦, 寒熱往来, 胸脇苦満
半夏瀉心湯 14 (黄連, 黄芩, 半夏, 人参, 甘草, 大棗, 乾姜)	腹鳴, 悪心, 心下痞鞕

※：エキス剤なし.

96　処方の実際 3　消化器

表 5　虚証の下痢に用いられる漢方薬

処方（構成生薬）	使用目標
柴胡桂枝乾姜湯 11（柴胡，黄芩，桂皮，乾姜，牡蛎，栝楼根，甘草）	ストレス，胸骨尾部近傍の圧痛
桂枝加芍薬湯 60（芍薬，桂皮，甘草，大棗，生姜）	過敏性腸症候群，腹痛
小建中湯 99（芍薬，桂皮，甘草，膠飴，生姜，大棗）	虚弱体質（特に小児），腹痛
黄耆建中湯 98（芍薬，黄耆，桂皮，甘草，膠飴，生姜，大棗）	虚弱体質，寝汗，皮膚・粘膜疾患
補中益気湯 41（人参，黄耆，蒼朮[白朮]，柴胡，当帰，陳皮，甘草，大棗，升麻，生姜）	目に力がなく手足倦怠，味覚低下，食思不振，夏やせ
六君子湯 43（人参，茯苓，蒼朮[白朮]，甘草，半夏，陳皮，大棗，生姜）	摂食不良，倦怠，胃もたれ，舌白苔あり
四君子湯 75（人参，茯苓，蒼朮[白朮]，甘草，大棗，生姜）	摂食不良，倦怠，舌白苔なし
半夏白朮天麻湯 37 ＊ツムラは蒼朮・神麴なし（人参，黄耆，半夏，陳皮，蒼朮，[白朮]，茯苓，沢瀉，天麻，麦芽，神麴，黄柏，乾姜，生姜）	天候悪化時の頭痛・頭重・めまい，炭水化物の消化不良
啓脾湯 128（人参，茯苓，蒼朮[白朮]，甘草，蓮肉，山薬，山楂子，陳皮，沢瀉）	泥状・水様便，脂質・蛋白質の消化不良
人参湯 32（附子理中湯 410）（人参，蒼朮[白朮]，乾姜，甘草，（附子））	食思不振，唾液がたまる，冷え
桂枝人参湯 82（桂皮，人参，蒼朮[白朮]，乾姜，甘草）	頭痛・下痢が冷飲食で悪化
真武湯 30（附子，茯苓，蒼朮[白朮]，芍薬，生姜）	加齢，冷え，下痢
断痢湯※ 半夏瀉心湯から黄芩を去り茯苓・附子を加える（浅田宗伯『勿誤薬室方函』）	心下の水飲 エキス剤では半夏瀉心湯 14 に真武湯 30 やブシ末を併用すると構成が近くなる
胃風湯※ 当帰芍薬散料から沢瀉を除き，桂皮・人参・粟を加える	寒冷刺激で悪化する慢性下痢 エキス剤では当帰芍薬散 23 と桂枝人参湯 82 を合わせた内容に近い．

※：エキス剤なし．

痢で消化不良や寒冷刺激・冷飲食で悪化する病態は，虚証の下痢とされる．
- 人参が適応となる場合は，みぞおちのつかえや，腹に手を当てると心地よく感じる所見(喜按)がみられることがある．
- 附子は加齢に伴い小腹不仁を呈する場合のほか，長期罹患に伴う体力低下に用いられる．エキス剤治療で冷えや疼痛が改善しなければ，ブシ末による附子の増量を検討する．
- 心下に蓄えられて上下の流通を妨げる「水湿」を，乾姜は積極的に温め散らす作用があるとされる．慢性下痢で腹診にて心下痞鞕・臍上悸・胃内停水などがある場合，実証では半夏瀉心湯など，虚証では表記のうち乾姜を含む処方を考慮する．

③ 便秘・下痢と代表となる処方群(図1)

- 実証向けの大黄剤・柴胡剤，虚証向けの人参剤・附子剤，大建中湯を，虚実と便秘・下痢を軸として表現すると以下のようになる．その他，建中湯類(小建中湯とその類方)は人参を含まないが，図中では人参湯内の場所と同様に位置するものとみなせる．
- 『傷寒論』の六経に基づき，陽明病に大黄剤，少陽病に柴胡剤，三陰病には虚証向けの処方と考えると，病期や病位(病症の主体が存在する身体部位)の観点を活かした，より精度の高い治療が可能となる．

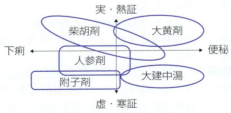

図1　証による便秘と下痢の代表的処方群

(星野卓之)

7 上腹部の愁訴(主に機能性ディスペプシア)

診療のコツ

- 上腹部の愁訴は，食道や胃など上部消化器領域を中心にしながらも，多くの疾患・病態で現れることのある症候である．したがって，必要に応じ漢方治療の前に西洋医学的な鑑別診断を十分に行い，原疾患の重症度，緊急度に応じた西洋医学的治療(手術や酸分泌抑制薬の投与など)を優先させる．しかし，漢方薬は多くの場合，安全に長期的に使用でき，消化器症状や QOL 改善に優れた効果を発揮するため，基本的に西洋医学的治療との併用を含めた積極的な使用が勧められる．器質的疾患が除外できれば，酸分泌抑制薬で改善が十分でない愁訴を含め，漢方治療を積極的に活用するとよい．

■ 病態

- 心窩部痛や食欲不振・もたれ感・嘔気・嘔吐・胸やけといった症候は，食道や胃など上部消化器領域を中心にしながらも，多くの疾患・病態で現れることのある症候である．消化器以外の内科領域はもちろん，精神科領域，各種悪性腫瘍など外科領域，妊娠悪阻など産婦人科領域の疾患・病態まで多岐にわたる．したがって，必要に応じ漢方治療の前に西洋医学的な鑑別診断を十分に行う．
- 器質的疾患が除外できれば，上腹部愁訴の多くは機能性消化管障害に相当すると考えられる．
- 機能性ディスペプシアなどの機能性消化管障害は，食欲や消化管運動の促進，消化管粘膜保護などが期待される漢方治療のよい適応となることが多い．

■ 一般的治療

- 消化性潰瘍や胃癌，胆囊結石といった器質的疾患が除外できれば，心窩部痛や食欲不振・嘔気・嘔吐など上腹部愁訴を訴える患者の多くは機能性ディスペプシアを代表とする機能性消化管障害に相当すると考えられ，診療ガイドラインでは酸分泌抑制薬と消化管運動機能改善薬が第一選択薬とされている．
- 胸やけについては逆流性食道炎が代表的疾患としてあげられ，プロトンポンプ阻害剤(PPI)を中心とした酸分泌抑制薬が有効なこ

とは周知の事実である．しかし，PPI で十分効果を得られない逆流性食道炎の一群 NERD（non-erosive reflux disease）が存在し，また機能性ディスペプシアの治療にしても前述の第一選択薬のみでは治療効果が不十分と言わざるを得ない．

● そのようななかで，PPI と六君子湯の併用が NERD の治療に有用という報告や，六君子湯が機能性ディスペプシアの上腹部愁訴を改善させるという報告もされるようになったことから，胃酸分泌過剰という視点を中心に治療戦略が考えられてきたこれらの疾患においても，漢方薬の使い道は今後広がることが想定される．

漢方治療

具体的な処方としては，下記が代表的である（表1）．

● **大柴胡湯**：柴胡桂枝湯と同様，柴胡剤に分類される処方の1つ．柴胡桂枝湯に比べると実証で便秘を伴うことが多く，胸脇苦満はより顕著であることが多い．

● **四逆散**：柴胡桂枝湯に類似し，消化管由来の疼痛に有効な芍薬を多く含むことから，上腹部由来の痛みに対してよく用いられる．典型的にはやや実証で，胸脇苦満と強い腹直筋攣急を認めることが多い．「四逆」は（交感神経過緊張により）手足が冷えるという意味だが，必ずしも認められないこともある．

● **黄連解毒湯**：実証から中間証に用いる．赤ら顔・のぼせる傾向で，胃酸過多，心下の痞え・不快感や胸やけなどを訴えるものによい．花輪は機能性ディスペプシアの治療について，「華奢なタイプには六君子湯，がっちりタイプには黄連解毒湯，中間型には半夏瀉心湯」と述べている．

● **柴胡桂枝湯**：上腹部の愁訴全般に広く応用されるが，特に上腹部痛を訴える場合に頻用される．中間証で胸脇苦満と腹直筋攣急を認める場合，有効な例が多い．

● **半夏瀉心湯**：中間証を中心に用いる．若年者のいわゆるストレス性胃炎がよい適応．自覚症状としての心下の痞え・不快感，他覚所見としての心下痞鞕のほか，腹鳴，下痢などの随伴症状を目標にすることが多い．

● **黄連湯**：黄連に含有されるベルベリンは抗潰瘍・消炎・抗菌など多彩な薬理作用を示し，本処方をはじめ黄連を含む処方は胸やけに用いられる．本方は半夏瀉心湯の黄芩を桂皮に代えたもので，頭痛などを伴うことがある．胃の痛みにもよい．典型例は舌に厚

100　処方の実際 3　消化器

表 1　上腹部の愁訴を有する患者の漢方治療

証	処方	使用目標と注意
実証	大柴胡湯 8	胸脇苦満，便秘
	四逆散 35	胸脇苦満，腹直筋攣急，腹痛
	黄連解毒湯 15	胃酸過多，暑がり，のぼせやすい
中間証	柴胡桂枝湯 10	胸脇苦満，腹痛，頭痛
	半夏瀉心湯 14	心下痞鞕，腹鳴，下痢
	黄連湯 120	胃酸過多，頭痛，厚い舌苔
	半夏厚朴湯 16	不安や心気症傾向，咽中炙臠，腹満
	平胃散 79	食後の消化不良
虚証	六君子湯 43	胃もたれ，心下痞鞕，胃内停水
	四君子湯 75	食欲不振，胃もたれなし
	半夏白朮天麻湯 37	頭痛，めまい，天気病み
	安中散 5	冷え症，胃痛
	人参湯 32	冷え症，心下痞鞕
	補中益気湯 41	全身倦怠感が強い，微熱

い白苔を生じる．

● **半夏厚朴湯**：代表的な気剤である．「咽中炙臠」とよばれる咽喉頭異常感や腹部膨満感，ガス腹を主な目標として，中間証を中心に幅広く用いられる．神経症的傾向をもつものや，ストレス絡みの消化管症状に対してよい．

● **平胃散**：食べると胃が張るという，消化不良症状に用いられる処方．中間証を中心に幅広く用いられる．六君子湯とやや似るが，六君子湯のほうがより虚証向けと考えられる．

● **六君子湯**：中間証から虚証に用いる．消化管運動促進薬として使え，食欲不振や胃もたれ，早期飽満感を訴える場合特によい．典型的には白い舌苔，心下痞鞕，胃内停水を伴うが，胃もたれという症状のみを目標としても大過なく使える．臨床的エビデンスも多数報告されている．

● **四君子湯**：六君子湯と比較すると，食欲不振が中心で，胃もたれなどの症状は少ない．

● **半夏白朮天麻湯**：六君子湯と類似した処方だが，頭痛・頭重やめまいが主訴になって，基礎疾患として胃腸虚弱を伴うケースで用

いられることが多い.

- **安中散**：虚証タイプに用いる．体を温める桂皮や，制酸作用のある牡蛎，また延胡索をはじめとする鎮痛作用に優れた生薬を配合するため，冷えて胃痛や胸やけを訴える場合によい適応となる．市販の胃腸薬には，本方を基本にしたものが多くみられる.

- **人参湯**：虚証タイプに用いる．六君子湯の訴えと似るが，甘草，乾姜の組み合わせを含み，裏寒を除く作用に優れるため，足や体の冷えが使用目標となる．唾液が口にこみあげてくる「喜唾」が目標とされ，腹診では心下痞鞕を認めることが多い.

- **補中益気湯**：代表的な補剤の1つ．食欲不振や胃下垂などがみられる点においては機能性ディスペプシアにも応用できるが，倦怠感や微熱といった，より全身的な症状にウェイトがある.

Advanced Course

清熱解鬱湯※

　機能性ディスペプシア患者には心因が関与する場合も少なくない．そうした場合，漢方薬では気うつを改善させる理気薬が有効なことがある．妻が脳梗塞で倒れ，現在介護中という60歳台男性は，胃の痛みや不快感が続き来院した．上部消化管内視鏡や腹部超音波検査では異常なく，諸薬も効果がなかったとのこと．清熱解鬱湯※を処方したところ，2週間後「劇的によくなった．午前中にいつも感じていた胃の不快感がなくなった．空腹感もでてきた(本人談)」．清熱解鬱湯は，山梔子，蒼朮，川芎，香附子，陳皮，黄連，甘草，枳殻，乾姜，生姜からなり，胸やけ，げっぷ，ストレス性胃疼痛，便秘を主目標に用いる．エキスでは黄連解毒湯と，気剤である香蘇散の併用で，清熱解鬱湯に近いニュアンスが出せる.

　機能性ディスペプシアのガイドラインに採用されている半夏厚朴湯も気剤であり，不安が強い場合やストレス絡みの患者に活用できる．例えば，六君子湯などの漢方薬により一定の症状改善がみられるが，不安や腹部膨満感など気うつと考えられる症状も有する場合，半夏厚朴湯を併用するとより治療効果が高まる．ストレス社会の現代，機能性ディスペプシアをはじめとした機能性諸疾患には，気剤の活用を常に念頭に置くとよい.

※：エキス剤なし.

（及川哲郎）

102　処方の実際3　消化器

8　下腹部の愁訴（腹痛など）

診療のコツ

- 上腹部の愁訴と同様，腹痛や腹部膨満感などはさまざまな疾患・病態で現れうるが，頻度的には消化管由来の疝痛発作が多くみられるほか，腹膜炎などに伴う持続性疼痛もみられる．「上腹部の愁訴」（→98頁）でも述べたように，漢方治療の前に必要な西洋医学的鑑別診断を行う．
- 腹痛に頻用される生薬は芍薬であり，消化管の蠕動を抑制し痛みを緩和する．特に芍薬と甘草の組み合わせは鎮痙効果に優れ，両者の組み合わせを含むさまざまな処方が用いられる．その代表的処方である芍薬甘草湯は頓服として用いても有効で，数十分以内の比較的短時間で効果を発揮する．
- また，寒冷刺激が腹痛の誘因となることがしばしば経験される．そのような場合，新陳代謝促進や血流改善をはかって消化管を温め消化管機能を改善させる，補剤とよばれる一群の漢方処方が有効な場合がある．足りない部分を「補」う（ここでは冷えているものを温める）という西洋医学の発想と異なる漢方の考え方は，まさに西洋医学的治療に足りない部分を補うものである．
- 一般に，過敏性腸症候群に代表される機能性腹痛などに対して漢方薬は有効であることが多い．

病態

- 上腹部の愁訴と同様，腹痛や腹部膨満感など下腹部の愁訴はさまざまな疾患・病態で現れうる．このうち，管腔臓器（主に下部消化管）の伸展や攣縮に伴う疝痛発作は比較的多くみられる．
- 腹膜炎などに伴う持続性の疼痛のほか，時には整形外科疾患などに由来する愁訴が腹痛として現れることもある．
- このため，漢方治療の前に下部内視鏡やCTなど西洋医学的な鑑別診断を行う必要性がある．
- 生薬では芍薬と甘草の組み合わせが鎮痙作用に優れるため，主として消化管由来の腹痛に対して，両者の組み合わせを含むさまざまな処方を中心に漢方薬が用いられている．

8 下腹部の愁訴（腹痛など） **103**

■ 一般的治療

- 管腔臓器の伸展や攣縮に伴う疝痛発作に対しては，抗コリン薬を中心とした平滑筋収縮を抑制する鎮痙薬が用いられる．
- 一方，腹膜炎などに由来する持続性の疼痛は，整形外科疾患に伴うものも含め非ステロイド系消炎鎮痛薬（NSAIDs）がまず用いられることが多く，痛みの強さにより非オピオイド系鎮痛薬やオピオイド鎮痛薬も使用される．
- 漢方薬にはオピオイドほどの強い鎮痛効果は期待できないが，西洋医薬と併用することにより，例えば NSAIDs による胃腸障害を軽減するなど，患者の QOL を改善する効果が期待できる．

■ 漢方治療

具体的な処方としては，下記が代表的である（表1）．

- **桂枝加芍薬大黄湯**：桂枝加芍薬湯の適応，あるいはそれよりやや実証で，便秘が強い症例に用いる．
- **四逆散**：柴胡桂枝湯に類似し，消化管由来の疼痛に有効な芍薬を多く含むことから，しばしば腹痛に用いられる．典型的にはやや実証で，胸脇苦満と強い腹直筋攣急を認めることが多い．
- **桂枝加芍薬湯**：漢方処方の中では，過敏性腸症候群の第一選択薬とされることが多く，特に下痢型では有効とされる．中間証を中心に幅広く用いられる．桂枝加芍薬湯に関連する処方（ここに取り上げたものは，桂枝加芍薬大黄湯と小建中湯）では，腹直筋の緊張が強いことが腹診上の使用目標になる．
- **柴胡桂枝湯**：腹痛一般に応用され，特に若年者向き．中間証を中心に幅広く用いられる．小柴胡湯の生薬を含み，抗炎症作用・免疫調整作用をもつ．腹診上，胸脇苦満（肋骨弓下の違和感や圧痛）や腹直筋の緊張があると，さらによい適応となる．
- **芍薬甘草湯**：腹痛発作に頓服として用いることが多い．漢方胃腸薬に含まれることも多い処方で，漢方医学の「証」を無視して用いても有効性は高い．しかし，甘草を多く含み他処方に比べ偽アルドステロン症をきたす頻度が高いため，長期連用には注意する必要がある．やむを得ず長期使用する場合は，最初の数か月は特に注意し，血圧や体重，浮腫の有無や電解質のチェックを行うことを勧める．
- **当帰四逆加呉茱萸生姜湯**：古来「疝」とよばれた，冷えを誘因とする腹痛，特に下腹部痛に対して用いられる．また本方は末梢血

104 処方の実際3 消化器

表1 下腹部の愁訴を訴える患者の漢方治療

証	処方	使用目標と注意
実証	桂枝加芍薬大黄湯 [134]	過敏性腸症候群, 腹直筋攣急, 便秘
	四逆散 [35]	腹痛, 胸脇苦満, 腹直筋攣急, 手足の冷え
中間証	桂枝加芍薬湯 [60]	過敏性腸症候群, 腹直筋攣急
	柴胡桂枝湯 [10]	胸脇苦満, 腹直筋攣急, 腹痛, 頭痛
	芍薬甘草湯 [68]	腹痛発作に頓服として用いる
	当帰四逆加呉茱萸生姜湯 [38]	冷え症, 冷えを誘因とする腹痛や頭痛
	半夏厚朴湯 [16]	腹部膨満感, 腹部の鼓音
虚証	安中散 [5]	冷え症, 胃痛・腹痛
	小建中湯 [99]	過敏性腸症候群, 腹直筋攣急, 虚弱児など
	大建中湯 [100]	腹部の冷えと痛み, 蠕動不穏, 腸閉塞

管の拡張作用が強く, しもやけに用いられることも多い. 末端冷え症の女性で, 腹部の手術既往があるケースなどがよい適応となる.

● **半夏厚朴湯**:「上腹部の愁訴」参照(→98頁). 神経症的傾向をもつものは, 呑気症になりやすくガスがたまりやすい. そこで, 腹部膨満感や腹部の鼓音を主な目標として, 中間証を中心に応用される.

● **安中散**:「上腹部の愁訴」参照(→98頁). 虚証タイプ, 冷え症で腹痛を訴える場合によく用いられる.

● **小建中湯**:桂枝加芍薬湯の適応で, さらに体力的に衰えた虚証の症例に用いる. 甘くて飲みやすく, 小児の腹痛には特に好んで用いられる.

● **大建中湯**:もともと, 虚証で腹部が寒冷刺激に曝露され, 冷えて痛むときに用いた. 消化管を温める, すなわち腸管血流を改善しながら, 腸管運動を改善する処方である. 特に近年では, 外科手術後の癒着による腸閉塞に対して頻用され, 高い有用性を示す. なお, クローン病に合併する腸閉塞に対しても有効とする報告がある.

Advanced Course

柴胡疎肝湯※※

腹部の愁訴に対し西洋医学的に精査しても診断がつかず，治療に苦慮することは時に経験される．このような場合に漢方薬が有効であった症例を紹介する．

7年来，左側腹部の痛みと張り感を訴える60歳台女性．緊張するときや重いものを持つときに症状が悪化し，気分がふさぎ元気も出ないと来院した．腹部に圧痛などの所見を認めないものの，左胸脇部に不快感を訴えた．柴胡疎肝湯※※（『医学統旨』）を処方したところ，6週間後には左脇腹のことをほとんど意識することがなくなった．柴胡疎肝湯は，四逆散をベースに理気薬を加え，気うつへの効能を強化した処方で，ストレス（漢方医学的には気うつ）の関係する腹部・体幹部の不定愁訴全般に対して応用可能である．医療用エキス剤の場合，四逆散と香蘇散を併用するとよい．

※※：一般用エキス剤あり．

（及川哲郎）

106　処方の実際 4　代謝

⑨ 肥満・糖尿病・脂質異常症

診療のコツ

- 肥満，糖尿病，脂質異常症といった内分泌代謝疾患の診断や治療は西洋医学的に行うのが原則である．漢方治療は食養生の考え方もふまえつつ，あくまで補助的に行う．ただし，糖尿病の合併症に対しては効果的な場合が多い．
- さらに病状経過にストレスや精神変調が関与することも少なくないことから，精神面のケアも行う必要がある．この場合にも漢方を上手に使用すると効果が期待できる．

① 肥満

■ 病態

　脂肪摂取量の増加，運動不足の結果，肥満をきたし，内臓脂肪の蓄積をベースに脂質異常症，耐糖能異常，高血圧を併発するいわゆるメタボリックシンドロームの状態になる．近年，メタボリックシンドロームと心血管イベントを中心とした動脈硬化性疾患の関連が注目されている．その病態の中心にはインスリン抵抗性の存在がある．

■ 一般的治療

- 症候性肥満(甲状腺，下垂体，副腎機能異常を含む内分泌疾患)の鑑別を行い，(単純性)肥満と診断した場合は，まずライフスタイル，食行動様式，心理・社会的背景などをチェックする．
- 治療の中心は食事療法によるカロリー制限である．運動療法も併用する．肥満度＋70％以上またはBMI 35以上の高度肥満では中枢性食欲抑制剤のマジンドール(サノレックス®)が使用可能であるが，使用上の制約が多くリバウンドすることも少なくない．

■ 漢方治療

- 食事・運動療法を行っても肥満解消に難渋することは少なくない．このような場合や自覚症状を併発する場合に漢方治療が考慮される．漢方処方の際には，肥満を次の3タイプに分けて考えるとよい．

9 肥満・糖尿病・脂質異常症 ❶肥満 **107**

表1 かた太りタイプの肥満に用いられる漢方薬

証	処方	使用目標と注意
実証	大柴胡湯 ⑧	体格がよい. 肥満はあるが筋骨たくましい. 便秘, 肩こり, 上腹部の膨満が主症状. 胸脇苦満, 心下急*1あり. イライラすると食欲が異常に高まり, 空腹時にはみぞおちが張って固くなることがある
	大承気湯 ⑬	体格がよく, がっちりしている. 腹部膨満と便秘が高度であり, 大柴胡湯と違い臍を中心とした膨満が強い. 心下部に不快感と圧痛を認める
	防風通聖散 ⑫	体格がよく, 体力がある. 腹部膨満と便秘が主症状. 臍を中心として盛り上がった太鼓腹が特徴的. 食欲旺盛, 赤ら顔, 尿量が少ないなども認めることが多い. 大柴胡湯とは違い胸脇苦満は認めない. 肥満に最も頻用されている処方でエビデンスも多い
中間証	柴胡加竜骨牡蛎湯 ⑫	胸脇苦満を有する. 実証の処方が使用しにくい場合に用いる. 腹部動悸を認め, 煩驚, 不安, 呼吸促迫, めまい, 不眠などの精神症状がある

＊1 心下急：みぞおちがガチガチに張っている.

(1)かた太りタイプ(表1)
● 実証, 熱証に用いる処方が中心である. また, 心理的ストレス, 不安, 孤独などから過食となり肥満をきたすような「気」の異常を有する場合には, 大柴胡湯, 柴胡加竜骨牡蛎湯を考える.

(2)水太りタイプ(表2)
● 中間証から虚証に使用する処方が中心となる. 水毒を有する.

(3)血行不良タイプ(表3)
● 実証から虚証まで処方がある. 瘀血を示唆する腹部所見や症状を参考にする.

> **column**
>
> ### 医師の分類
> 『周礼』(紀元前400年頃)に医師の分類について記載されている.
> 筆頭は食医, 次席は疾医(内科医), 瘍医(外科医), 獣医の順である. すなわち, 食養生が最も基本であり大切であるとする考えである. このことは現代にも当てはまる.

108　処方の実際 4　代謝

表2　水太りタイプの肥満に用いられる漢方薬

証	処方	使用目標と注意
中間証	五積散 63	肝と脾の虚弱のものが，寒と湿とに損傷されて起こる諸症状．立位持続後の下肢のむくみ，上半身がほてり下半身が冷える，腰痛，便秘(大黄を含む処方を用いると腹痛が起こり使用できない場合)があるものによい
	九味檳榔湯 311	下肢がだるくてむくむ．下肢の圧痛がある場合によい．高血圧，肩こり，倦怠感のある便秘，脚気(浮腫，動悸，呼吸困難)傾向，短気(呼吸促迫)を有するもの．気をめぐらし血滞を通じ水毒を去る生薬で構成．速脈となることが多い
虚証	防已黄耆湯 20	寒証．色白で筋肉軟弱，汗をかきやすい，尿の出が悪い，疲労すると浮腫が出現，関節痛があるもの．しばしば冷えを伴う．夏になると下腹や大腿部にびらんを伴うもの．主薬の防已は利水剤，黄耆は汗の調節役として作用する．防已，蒼朮により湿を去り，黄耆，甘草で表の虚を補い皮膚を固める構成

表3　血行不良タイプの肥満に用いられる漢方薬

証	処方	使用目標と注意
実証	桃核承気湯 61	主に肥満女性の頭痛，のぼせ，肩こり，めまいなどの高血圧症状によい．便秘，月経痛，精神症状がはなはだしいもの．左下腹部圧痛(小腹急結)あり
	通導散 105	瘀血症状に加え，気滞症状(胸苦しさ，腹部膨満，便秘)を認める．比較的体力があり，臍傍部の圧痛あり．理気作用のある厚朴，枳実，陳皮を構成生薬に有するため気滞に対応可能
中間証	桂枝茯苓丸 25	頭痛，のぼせ，肩こり，めまいなど高血圧症状によい．下肢の冷え，静脈のうっ滞．月経不順．臍傍部の圧痛あり．桃核承気湯ほどの急迫症状はない
虚証	当帰芍薬散 23	冷え症，夕方になると下肢がむくむ，頭重，めまい感，肩こり．虚弱体質，貧血気味．腹部軟弱，胃内停水，臍傍部の軽度圧痛あり

9 肥満・糖尿病・脂質異常症 ❷糖尿病　**109**

Advanced Course

九味半夏湯※

　エキス剤にはなく煎じ薬となるが，九味半夏湯がある．中年以後になって肥満し，のぼせ，めまいするものによい．構成生薬は，『飲病論』によると半夏，陳皮，甘草，柴胡，猪苓，沢瀉，茯苓，生姜，升麻の九味よりなる．半夏を主とし，柴胡を含み，利水剤として猪苓，沢瀉，茯苓により構成される．一切の「痰飲」を治すとされている．水分の代謝障害により，水気が滞って肥満し，その結果手足が不自由となり，しびれ，首や腰が痛み，身体が重くなり，息切れをするイメージである．脳卒中の前駆症状を有する肥満体質者によい．食べすぎを背景とし，生活を崩すようないわゆる「悪太り」によい．

　エキス剤で代用する際には，構成生薬的には補中益気湯と五苓散の併用が近いが，方意的には『漢方診療のレッスン』（花輪壽彦）によると二陳湯と五苓散の併用がよいとされる．

※：エキス剤なし．

② 糖尿病

病態

- インスリンの作用不足によりブドウ糖が有効に使われず高血糖が持続し，種々の合併症や重篤な疾患をきたす．1型，2型，その他の特定の機序や疾患によるもの，妊娠糖尿病の4タイプがある．
- 特に2型糖尿病は頻度が高く，インスリン分泌低下やインスリン抵抗性をきたす素因を含む複数の遺伝因子に加え，飲食不節（美食・過食・偏食），労逸（過労，心労，運動不足）などの環境因子や加齢によってもたらされる．

一般的治療

- 糖尿病の診断および血糖値のコントロールのための薬物治療は，西洋医学的に行う必要がある．漢方薬自体の血糖降下作用は期待しがたい．まずは適切な食事療法や運動療法を行い，それでも効果が十分得られない場合に薬物療法を考慮する．
- インスリン依存状態であればインスリン療法が必要である．一方，インスリン非依存状態であれば経口血糖降下薬療法，インスリン療法，GLP-1受容体作動薬療法を病態に応じて開始する．

代謝

column

防風通聖散

防風通聖散は,全身代謝の低下が起こらず褐色脂肪組織が長期間活性化されエネルギーを消費し続ける.また相加的に抗肥満作用を有することが報告されている.

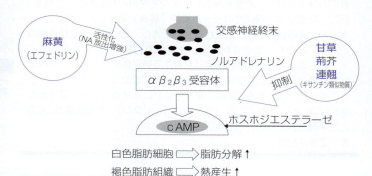

図 防風通聖散の作用機序

麻黄のエフェドリンがノルアドレナリン放出を促進し,脂肪細胞表面に存在する $\alpha\beta_2\beta_3$ 受容体を活性化する.一方,甘草,荊芥,連翹のキサンチン類似物質がホスホジエステラーゼ阻害活性を示し,cAMP を分解されにくくする.その結果ノルアドレナリンの効果が持続し熱産生を強力に促進する[1].

漢方治療

- 西洋薬での治療に加え,合併症や自覚症状を軽減させることを目的とし,補助的に用いる.糖尿病神経障害(しびれ,疼痛,冷感など),排尿異常,その他の自覚症状(全身倦怠感,ほてり,イライラ感,冷え症,胃腸虚弱,こむらがえりなど)に対して漢方薬が有用である.
- 糖尿病に対して最も頻用されるのは八味丸,牛車腎気丸である.これらで胃腸障害(悪心,食欲低下,胃部不快感,下痢など)が出現するものは,清心蓮子飲や桂枝加朮附湯を使用する.

(1) 糖尿病の消渇(身体が消耗し口が渇く状態)に用いられる漢方薬(表4)

- 『金匱要略』消渇小便利淋病篇(3世紀)において,「男子消渇,

9 肥満・糖尿病・脂質異常症　❷糖尿病　**111**

表4　糖尿病の消渇に用いられる漢方薬

証	処方	適応病態	使用目標と注意
実証	白虎加人参湯 34	上消（多飲）	比較的初期，体力あり，口渇，ほてり，血色よい，舌質は紅で乾燥
	調胃承気湯 74	中消（多食）	多食するのに腹が減り体重も減っていく．強い腹部膨満感やつかえを伴わない便秘
	大柴胡湯 8	中消（多食）	体格がよい．肥満はあるが筋骨たくましい．便秘，肩こり，上腹部の膨満が主症状．胸脇苦満，心下急あり．イライラすると食欲が異常に高まり，空腹時にはみぞおちが張って固くなることがある
	防風通聖散 62	中消（多食）	体格がよく，体力がある．腹部膨満と便秘が主症状．臍を中心として盛り上がった太鼓腹が特徴的．食欲旺盛，赤ら顔，尿量が少ないなども認めることが多い．大柴胡湯とは違い胸脇苦満は認めない．肥満に最も頻用されている処方でエビデンスも多い
虚証	八味丸 7	下消（多尿）	粘性の尿，多尿，種々の合併症，舌が赤い，体力低下，手足の冷え，疲労倦怠感
	牛車腎気丸 107	下消（多尿）	八味丸で効果の乏しいもの．手足のしびれ，痛み，冷え，腰痛，排尿障害
	麦門冬湯 29	上消（多飲）	口渇，乾性咳嗽，のぼせ，疲れやすい，虚弱体質
	清心蓮子飲 111	下消（多尿）	地黄の使えないもの．るいそう，情緒不安定，胃腸虚弱，全身倦怠感．口渇，尿の出が悪い，残尿感，排尿痛
	真武湯 30	下消（多尿）	地黄の使えないもの．新陳代謝の低下，冷えが強い，浮腫

代謝

小便反って多く飲むこと一斗をもって，小便一斗なるは腎気丸之を主る」と記載されている．消渇の消は体液消耗，渇は口が渇く意味である．また腎気丸は八味丸のことである．原因として，甘い物の食べすぎ，精神的ストレスなどが指摘されている．
● 一方，『啓迪 集』（曲直瀬道三）では，上消・中消・下消の3病型

112　処方の実際4　代謝

表5　糖尿病神経障害に用いられる漢方薬

証	処方	使用目標と注意
中間証	五積散 63 *1	上半身のほてりと下半身の冷え，腰痛，下肢痛，足のしびれ
	疎経活血湯 53 *1	筋肉痛，関節痛，冷え症，夜間から朝方の疼痛
	九味檳榔湯 311	地黄の使えないもの，下肢がだるくてむくむ．下肢の圧痛がある場合によい．高血圧，肩こり，倦怠感のある便秘，腓腹筋の握痛
虚証	八味丸 7	胃腸が丈夫なもの，手足のしびれ，冷え，疼痛，排尿障害
	牛車腎気丸 107	八味丸で効果の乏しいもの，体力低下，むくみ，排尿障害，足のしびれの強いもの
	真武湯 30	地黄の使えないもの，めまい，立ちくらみ，下痢，倦怠感，疲れやすい
	桂枝加朮附湯 18 *1	地黄の使えないもの，痛みが強い，発汗傾向

＊1：身体を温めて痛みをとる．

で記載があり，まさに糖尿病の進展に合致する．

上消：多飲，比較的初期，体力あり，口渇，血色よい⇒白虎加人参湯，乾性咳嗽やのぼせがあれば麦門冬湯を用いる．

中消：多食するのに腹が減り体重も減っていく，るいそう，便秘⇒調胃承気湯，もしくは大柴胡湯や防風通聖散などの大黄剤を用いる．

下消：多尿，種々の合併症，体力低下⇒八味丸，牛車腎気丸，胃腸障害があれば清心蓮子飲，冷えが強ければ真武湯を用いる．

(2)糖尿病神経障害に用いられる漢方薬(表5)

● 八味丸，桂枝加朮附湯，疎経活血湯は，アルドース還元酵素阻害作用を有するとされている．

(3)糖尿病のその他の合併症や自覚症状に用いられる漢方薬

● 糖尿病網膜症，腎症などでは微小循環障害をきたしやすく，瘀血の病態に相当することから，駆瘀血剤を用いると有効な場合が多い．桂枝茯苓丸は体格中等，赤ら顔，のぼせ，下腹部の抵抗圧痛が使用目標となる．より実証であれば桃核承気湯もよい．

● 排尿障害には，胃腸が丈夫であれば八味丸がよい．胃腸が虚弱で

表6 精神的ストレスを有する糖尿病に用いられる漢方薬

証	処方	使用目標と注意
実証	大柴胡湯 [8]	体格がよい．便秘，肩こり，上腹部の膨満が主症状．胸脇苦満，心下急あり
中間証	柴胡加竜骨牡蛎湯 [12]	胸脇苦満を有する．腹部動悸を認め，煩驚，不安，呼吸促迫，めまい，不眠
虚証	柴胡桂枝乾姜湯 [11]	体力なし，神経質，精神的にまいっている，首の上に汗をかきやすい，ストレスを抱えている

表7 高血圧，動脈硬化症を併発する糖尿病に用いられる漢方薬

証	処方	使用目標と注意
中間証	温清飲 [57]	黄連解毒湯 [15] で炎症をとり，四物湯 [71] で血管再生を促す
中間証〜虚証	七物降下湯 [46] *1	腎硬化症，拡張期血圧の高いもの，眼出血，結膜充血
	温清飲加釣藤4g・黄耆3g※	

＊1：地黄が使用できない場合は，当帰芍薬散，真武湯を考慮する．
※：エキス剤では七物降下湯 [46] と黄連解毒湯 [71] を併用．

あれば牛車腎気丸を用いる．

- 倦怠感や気力減退には補中益気湯，貧血傾向なら十全大補湯を用いる．もし十全大補湯で胃腸障害があれば四君子湯を用いる．
- こむらがえりには，芍薬甘草湯がよい．
- 肥満を有する場合は，「肥満」参照(→106頁)を参照のこと．

(4)精神的ストレスを有する糖尿病に用いられる漢方薬(表6)

- 精神的なストレスがたまりやすい人には，柴朴湯など柴胡剤を用いるとよい．

(5)高血圧，動脈硬化症を併発する糖尿病に用いられる漢方薬(表7)

- 糖尿病に高血圧を伴うものは，血管壁を丈夫にするとされる四物湯を含む処方を用いるとよい．
- 具体的には七物降下湯，七物降下湯と黄連解毒湯の併用，八味丸と釣藤散の併用などが考えられる．

114 処方の実際 4 代謝

column
漢方治療における上級者

　患者の証を的確に把握し最適な処方を行い，また食養生や運動という生活習慣の見直しの助言も行うことができる者をいう．糖尿病や肥満に至る背景は何なのか，増悪因子は何なのか？　を常に考慮しながら診察することが必要である．

column
養生のバイブル

　「養生訓」（貝原益軒）1713 年初版では，人間の体の養生と心の養生の 2 つが 1 つに結んで述べられている．内容の一部を列挙する．
「珍味の食に対すとも，八九分にて止むべし」
「少し飲み食いて味のよきを知れば」
「多く飲み食いて飽き満ちたる」
「夕食は朝食より滞りやすく消化しがたし．晩食は少なくがよし」
　まさに現代の飽食の時代にもそのまま当てはまる内容である．

Advanced Course
運動療法困難な糖尿病例への漢方の効果はあるのか？

　肥満を伴う 2 型糖尿病患者で，網膜症や腎症，その他の疾患のため十分な運動療法が実施困難な身体状況にある症例と，運動可能な症例に分け，通常の糖尿病治療を継続したうえで，運動療法困難群には防已黄耆湯 7.5 g/日を 6 か月間投与，運動可能群には 2 単位/日のウォーキングを指導し，治療前後で肥満度，内臓脂肪，血糖・脂質の変化を比較した．結果は，防已黄耆湯は内臓脂肪型肥満，さらに脂質代謝に対して，運動療法以上の効果を発揮することが示唆された[2]．

column

牛車腎気丸の効果[3]

糖尿病領域で,最もエビデンスが集積し頻用されているのは神経障害に対してである.特に牛車腎気丸は,八味丸に牛膝と車前子を加味した方剤であり,糖尿病神経障害によるしびれに効果的である.高血糖では,アルドース還元酵素(AR)活性が亢進し,神経細胞内へのソルビトールの蓄積によって神経細胞を傷害させるが,本方剤はAR活性の阻害作用を有し,血管拡張により末梢循環を改善させ皮膚温を上昇させる.

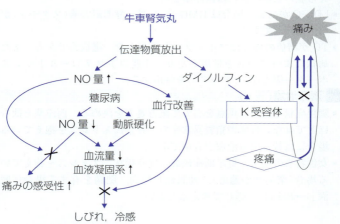

図 牛車腎気丸の作用機序

*オピオイド受容体を介した作用:ダイノルフィンの遊離を促進→痛覚伝達物質遊離抑制→鎮痛
*NOを介した作用:血流増加作用,血液凝固抑制作用→血行動態異常の改善→鎮痛

③ 脂質異常症

病態

- 心血管系イベントのリスク因子となる．また糖尿病，高血圧症，内臓脂肪型肥満を互いに合併しやすく，合併することで加速度的に動脈硬化をきたし，心筋梗塞，脳梗塞などの重篤な疾患に陥る可能性がある．

一般的治療

- 肥満同様，生活習慣の改善が最も重要である．そのうえで，脂質異常症の数値改善には西洋薬を用いる．
- LDL-C が高値の場合は HMG-CoA 還元酵素阻害薬（スタチン）が第一選択薬である．
- TG が高値の場合はフィブラート系薬が第一選択薬である．また病状によって両者を併用したり，小腸コレステロールトランスポーター阻害薬（ゼチーア®）を併用する．

漢方治療（表 8）

- 随伴症状の改善に焦点を当てて漢方処方を決める．西洋薬を飲むほどではない軽症の脂質異常症や，背景にストレスを抱えている場合には特に漢方治療が有用である．
- 女性特有の病気，更年期症候群に伴う症状，ストレスを抱えている場合（柴胡剤が適応），動脈硬化傾向，肥満を有する場合（「肥満」→106 頁）に応じて考えるとよい．

---

column

大柴胡湯の効果

高脂血症患者を実薬群，対照群，実薬と対照薬併用群の 3 群に分ける．実薬群（大柴胡湯エキス 7.5 g/日），対照群（クリノフィブラート 600 mg/日）を 16 週間投与．実薬群でトリグリセリド，アポ蛋白 A-Ⅰ，アポ蛋白 E，過酸化脂質に有意な低下あり．しかし全般改善度，概括安全度，有用性において，他の 2 群とは有意差は認められなかった[4]．

表8 脂質異常症に用いられる漢方薬(病態別)

適応病態	証	処方	使用目標と注意
ストレスを抱えている状態	実証〜中間証	大柴胡湯 8 ＋桂枝茯苓丸 25	体力あり，血行障害，便秘
	虚証	柴胡桂枝乾姜湯 11	体力なし，神経質，精神的にまいっている，首の上に汗をかきやすい
女性特有の病気，更年期症候群に伴う症状	中間証	加味逍遙散 24	不定愁訴(肩こり，のぼせ)
	虚証	当帰芍薬散 23	冷え症，頭重感，浮腫傾向，めまい
動脈硬化傾向	中間証	柴胡加竜骨牡蛎湯 12	体力充実，交感神経過敏，不眠，イライラ，動悸
	中間証〜虚証	釣藤散 47	脳動脈硬化，早朝の頭痛，気分の落ち込み，めまい，のぼせ，肩こり
	虚証	八味地黄丸 7	体力低下，下肢の脱力や冷え，腰痛，口渇，夜間尿，高血圧
肥満を有する場合	実証	大柴胡湯 8	胸脇苦満，実証
		防風通聖散 62	腹部全体の膨隆，のぼせ，頭痛，肩こり
	虚証	防已黄耆湯 20	水太り体質

文献

1) 吉田俊秀，他：肥満治療としての漢方薬の作用機序 防風通聖散を中心に．医学のあゆみ 202：1005-1009，2002
2) 吉田麻美，他：内臓肥満型糖尿病患者に対する防已黄耆湯の効果．日東医誌 49：249-256，1998
3) 後藤和宏：牛車腎気丸の抗侵害受容作用機序 ダイノルフィンと一酸化窒素の関与．ペインクリニック 19：1179-1185，1998
4) 佐々木淳，他：高脂血症に対する大柴胡湯の効果 クリノフィブラートとの比較．臨床と研究 68：3861-3871，1991

(有島武志)

代謝

10 自己免疫疾患

① 全身性エリテマトーデス

病態・一般的治療

- 全身性エリテマトーデス（systemic lupus erythematosus；SLE）は，抗核抗体をはじめとする自己抗体が過剰に産生され，抗体が直接関与する組織障害や免疫複合体の沈着により，皮膚・関節・心臓・血液・神経など広範な臓器に症状が現れる疾患である．副腎皮質ステロイドなど，免疫抑制作用をもつ薬剤で自己免疫現象をコントロールし，臓器障害を防ぐことが治療の主眼となるが，免疫の「記憶」にかかわる獲得免疫の異常によって起こる疾患であるため，治療薬の投与はしばしば長期に及ぶ．したがって，治療薬の有害事象をいかに管理するかも課題となる．

漢方治療（表1→128頁）

(1) ループス腎炎

- 慢性炎症の治療は一般的に柴胡剤が用いられることが多い．これは『傷寒論』が下敷きとなっている．『傷寒論』は熱性感染症の治療モデルであり，発汗・催吐・瀉下などの手段で病原体を体外へ排除することを基本戦略に置くが，病状が膠着し，発汗・催吐・瀉下いずれも有効ではない局面に適応するとされているのが，小柴胡湯である（3種の治療が禁じられるときに用いるため，小柴胡湯には「三禁湯」の別名がある）．かつては慢性化したウイルス性肝炎によく用いられ，病原因子を完全に排除できない状況で炎症を鎮静化させることを狙って柴胡剤が応用されてきた．柴胡剤は実証向きの大柴胡湯から，虚証向きの柴胡桂枝乾姜湯まで幅広いレパートリーがあり，患者の体質に応じて使い分ける．

- ループス腎炎の治療には炎症の鎮静化だけではなく，腎機能の改善や維持が必要となる．腎血流量の低下や糸球体障害を瘀血と捉え，桂枝茯苓丸や当帰芍薬散などの駆瘀血剤を追加することが多い．また，WHO分類V型の腎炎を呈し，蛋白尿が増加してネフローゼに陥っている場合では，五苓散など利水剤の併用も考慮する．小柴胡湯と五苓散の合方である柴苓湯は，免疫機序がかかわる腎疾患に多数の使用実績がある[1~3]．

（2）皮膚症状

- SLE の皮膚症状は，経過により急性・亜急性・慢性に分けられる．急性皮膚ループスは蝶形紅斑でよく知られており，発熱・関節症状・臓器症状を伴うことが多く，通常は全身症状の一環として症状が出現する．皮膚・免疫系・重要臓器のいずれも炎症を起こしているので，漢方的には「三陽の合病」というべき状態である．『傷寒論』では白虎湯※の適応であるが，本邦では古くから，人参を加えた白虎加人参湯※※を「化斑湯」と称し，皮膚症状の治療に応用されてきた[4,5]．

- 環状紅斑などの亜急性ループスは，皮膚に免疫複合体が沈着し，日光曝露が原因となって炎症を起こす状態である．皮膚の炎症を漢方的に表熱と捉え，越婢加朮湯などの麻黄剤で解消させるのがよいと考えられるが，免疫異常が炎症の根本原因であるため，柴胡剤の併用が必要となることも多い．

- 慢性皮膚ループスは円板状皮疹・深在性皮膚ループス・凍瘡様ループスなど，皮膚萎縮・色素脱失・汗腺や毛嚢の脱落・脂肪織炎・血行不良など，多彩な組織障害を伴う病態である．六病位を当てはめればすでに陰病期であり，補気・補血の剤を投じて組織修復をはかる．具体的には四物湯や十全大補湯，大防風湯などを選択するが，慢性炎症を背景とした組織変化であるため，黄連や黄芩など清熱剤も併用される．温清飲は四物湯と黄連解毒湯の合剤であり，慢性の皮膚炎症では最も頻用される処方の1つである．

- 凍瘡様ループスは，血行障害すなわち瘀血を主徴とする皮膚病変であり，さらに桂枝茯苓丸や当帰四逆加呉茱萸生姜湯などの駆瘀血剤を追加する．

- 水疱性ループスは表の水滞と解釈すると，防已や黄耆を含む処方となるが，免疫異常が背景となっていることを考慮に入れると，柴苓湯も候補になりうる．

（3）筋骨格症状

- 関節の熱感・腫脹が著しい場合には，越婢加朮湯や麻黄加朮附湯などの麻黄剤を用いるが，SLE では活動性の炎症を起こさずにジャクー関節症のような関節変形をきたすのが典型的とされ，鎮

※：エキス剤なし．　※※：一般用エキス剤あり．

痛効果を狙って附子剤（桂枝加苓朮附湯など）や，薏苡仁を含む処方（薏苡仁湯や麻杏薏甘湯など）から選択されることも多い．関節破壊を血虚と考えて補血剤を組み込むこともあり，地黄や当帰を含む大防風湯を用いるのもよい．

(4)神経精神症状

- 急性精神病状態（acute psychosis）や器質性精神病（organic brain disease）の場合，漢方のみで治療することはほとんどないであろうが，古典の記載[6]を参考にすれば桃核承気湯や抵当湯[※]などの瀉下作用のある駆瘀血剤が効くはずである．向精神薬は副作用で便秘を起こすことが多く，これらの漢方薬の併用でアドヒアランスの向上も期待できる．

- 不眠やうつ症状，不安などに対しては，香蘇散や半夏厚朴湯などの気剤の適応と考えられるが，実際には気剤に加味逍遙散や柴胡桂枝乾姜湯，女神散など柴胡剤や駆瘀血剤を組み合わせることもしばしばである．SLE は女性に多く，月経不順や更年期障害を併存することも珍しくない．多彩な神経精神症状の発症には，免疫系・神経系だけでなく内分泌系の変調もかかわっていることが想定される．漢方処方の選択は，こうした病態生理の理解や解釈が反映したものになる．

(5)漿膜炎・腸炎・膀胱炎

- 胸膜炎や心外膜炎には柴陥湯を用いる．腹膜炎には実証のものには柴胡剤＋利水剤＋理気剤の組み合わせで，柴苓湯＋半夏厚朴湯などを用い，虚証にはさらに補気剤を加え，例えば補中益気湯＋胃苓湯，柴朴湯＋四君子湯などを用いる．ループス膀炎はしばしば致命的であり漢方治療の適応にはならないであろうが，ごく軽症な例では柴苓湯＋当帰湯[※]といった処方も考えられる．腸炎は腹膜炎に準ずるが，嘔気が強い場合は漢方薬の使用は困難で，まずはステロイド剤による治療を優先する．便秘の場合は承気湯類を，下痢の場合は黄芩剤を併用することも考慮する．膀胱炎は柴胡剤に利水剤として猪苓湯や猪苓湯合四物湯を併用する．

(6)血液障害

- 経験的に赤血球の脆弱性による貧血には十全大補湯を，血小板減少症には帰脾湯がよく使われるが，SLE やエヴァンス症候群のように，自己免疫的機序による血球減少に対しては，加味帰脾湯にするか，適宜柴胡剤を追加することもある．

10 自己免疫疾患　❶全身性エリテマトーデス　**121**

- 抗リン脂質抗体症候群は血栓傾向による臓器障害が問題となる. 漢方的には瘀血とみなされ桂枝茯苓丸などを処方するが, こちらも柴胡剤を併用するほうがよさそうである. ただし, 西洋医学のほうでワルファリンを処方されている場合があり, 薬剤相互作用には十分留意すべきである[7].

(7)呼吸器症状

- 肺胞出血のような重篤な合併症に漢方治療のみで対応することはないだろうが, サイトカインストームによる出血・DIC症状は温病学における「血分証」に類似する. 犀角地黄湯※などの適応であろうが, 筆者には処方経験がない.
- 間質性肺炎に対しては, 抗線維化・抗炎症作用を期待して柴苓湯が使用されることもある[8]が, 柴胡剤そのもので薬剤性肺炎が出現することもあり, 投与に際しては慎重な経過観察が必要である.

(8)治療の副作用と合併症への対策

- SLEで重要臓器の病変を伴う場合, ほとんどのケースで副腎皮質ステロイド剤が使用される. ステロイドホルモンは核内受容体を介し直接に遺伝子へ作用するため, 効果が速やかで強烈であるが, 多彩な生理活性をもち特有の副作用が発現する. SLE本来の疾患像は修飾され, 自己免疫による組織障害よりも不眠や高血糖, 骨粗鬆症などのクッシング症状が前面に出ることも少なくない. 実際の漢方治療では, 疾患のみを取り出して治療するのではなく, 合併症を含めた包括的解決を目標に置く.
- 大野修嗣は, 寛解導入期で大量ステロイドを投与する時期は水滞を呈することが多く, ステロイドを減量していく時期に瘀血が目立つようになり, 治療が長期化し累積投与量が多くなった晩期に腎虚の例が増える, と指摘している[9]. したがって, 鉱質コルチコイド作用が目立つ水滞の時期に五苓散や柴苓湯を用い, 寛解を維持しつつ腎臓をはじめとする重要臓器の血流を保ち, 組織修復をはかっていく時期は当帰芍薬散や桂枝茯苓丸などの駆瘀血剤を, ステロイド糖尿病など腎虚としての症状が目立っていく時期に八味丸や六味丸を選用する. そして, 平素から食が細くやせ型の患者は, ステロイド投与によりさらに脾気虚の傾向が強まるた

※：エキス剤なし.

め，四君子湯など補気剤の併用を適宜組み合わせる．

● ミコフェノール酸モフェチル[10]やヒドロキシクロロキンでは，しばしば下痢のために服薬困難となるケースが経験されるが，半夏瀉心湯の併用がよいことがある．効果発現機序としては，イリノテカンと同じく，腸内細菌のグルクロニダーゼ阻害であろう．

② 関節リウマチ

■ 病態・一般的治療

● 関節リウマチ（rheumatoid arthritis：RA）は原因不明の自己免疫的機序により全身の関節炎症が進行する疾患である．X線写真上に関節裂隙の狭小化や骨びらんを認め，不可逆的な関節破壊を生じ QOL や ADL を著しく損なうため，早期に介入し明確な寛解の目標を立てて治療を強化すること（Treat to Target：T2T[11]）が求められる．また，皮膚・眼・呼吸器・血管炎など関節外症状が出現しうるため，併せて管理が必要となる．

■ 漢方治療（表1→128頁）

(1) 関節症状

● 関節の腫脹・熱感ともに著しい時期は，越婢加朮湯，麻黄加朮湯[*]などの麻黄剤を用いる．関節液貯留が著しいが，熱感など炎症徴候が乏しい場合は防已黄耆湯がよい．冷えや湿気によって悪化する疼痛症状には，桂枝加朮附湯など，利水剤と附子を組み合わせた処方がよく使われる．近年，桂枝二越婢一湯[*]加苓朮附がRA に有効であるとする報告[12]もあり，有効例ではリウマチ因子や抗 CCP 抗体など検査指標も改善する．ムチランス型関節炎など骨性強直を起こし関節破壊が高度に進んだケースには，桂芍知母湯や大防風湯が使われる．桂芍知母湯は麻黄を含んでおり，関節炎症がいまだ遷延する場合によく使われ，大防風湯は膝関節が変形して膨大化し，大腿や下腿の筋肉は瘦削して鶴の脚のようになったもの（鶴膝風）に効くとされる．大防風湯は消化吸収機能を高める人参などの補気剤や，組織の栄養状態を改善する地黄などの補血剤，鎮痛強壮作用のある杜仲や附子を含み，慢性炎症によるサルコペニアの改善効果も期待できる．

(2) 呼吸器症状

● 最近の研究で，RA では気道や消化管，尿路生殖器の粘膜で先行

する慢性炎症が起こっており，局所の免疫寛容の破綻，自己反応性クローンの出現が全身に波及して関節炎を発症するのではないかとする仮説[13]が出されている．特に呼吸器では，リウマチ患者のかなりの割合で細気管支炎を認める．筆者は喫煙関連の慢性気管支炎を合併したリウマチの高齢男性に，呼吸器症状の緩和を主目的に滋陰降火湯を処方したところ，著明に MMP-3 の低下を認めた経験があり，過去には小規模ながらケースコントロール研究の報告[14]もある．

- ほか，通常型間質性肺炎(usual interstitial pneumonia；UIP)パターンや線維化が優位な非特異型間質性肺炎(fibrosing non-specific interstitial pneumonia；fNSIP)パターンなど，免疫抑制治療の効果が表れにくい病態では，修復機転の賦活を目的に麦味地黄丸※※など補腎剤系統の処方を選択する．特発性器質化肺炎(cryptogenic organizing pneumonia；COP)パターンや，炎症細胞浸潤が優位な NSIP(cellar NSIP：cNSIP)パターンは，比較的副腎皮質ステロイド剤に反応がよく，免疫異常がメインの機序と想定して柴苓湯をはじめとする柴胡剤を使用するのが適当である．

(3)血管炎

- 本邦では血管炎を伴う RA は悪性関節リウマチ(MRA)とよばれている．高度のリウマチ因子の上昇と低補体がその特徴とされ，RA の中でも免疫異常の強いサブタイプと考えられる．上記 RA の処方に柴苓湯をはじめとする柴胡剤を追加するか，皮膚潰瘍や臓器虚血に駆瘀血剤(桂枝茯苓丸や当帰四逆加呉茱萸生姜湯など)あるいは温清飲を選択したり，ぶどう膜炎や虹彩炎など眼部炎症に洗肝明目湯※※を用いることもある．

③ 強皮症

■病態・一般的治療

- 皮膚硬化や肺線維症などの線維化病態と，レイノー症状や腎クリーゼに代表される血管性病変を主体とする全身性結合組織疾患である．抗核抗体が陽性となる代表的な疾患の 1 つであり，自己

※：エキス剤なし．※※：一般用エキス剤あり．

免疫的機序が想定されているが，副腎皮質ステロイド剤など他の膠原病で頻用される免疫抑制薬が，強皮症では十分効果を表さないことも多い．いったん完成してしまった線維化が復元するには相当の期間を要すると考えられ，その間，血行をなるべく良好な状態に保ち，組織障害や線維化を進めないようにする支持療法が重要である．

■ 漢方治療（表1→128頁）

(1)皮膚硬化，レイノー症状，指趾潰瘍

● 免疫異常などの要因で血管内皮細胞障害が起こり，微小循環障害のため組織低酸素となると，筋線維芽細胞からの異常な細胞外マトリックス増生を惹起し，組織が硬化してゆく．異常な線維化は細動脈の中膜にも起こり，やがて血管内腔を閉塞し，さらなる血流障害を引き起こす．したがって血行改善のための駆瘀血剤が選択される．とりわけ，当帰四逆加呉茱萸生姜湯は末梢の冷えに対しよく用いられるが，満足すべき効果を得るために年余にわたる時間を要することが多い．筆者は効果を少しでも高めるためにしばしば附子末を併用する．また，免疫異常や抗線維化作用を狙って柴苓湯が併用されることもある．

(2)間質性肺炎

● 肺線維化抑制のため柴苓湯が選用されることもあるが，かえって薬剤誘発性の間質性肺炎をきたすこともあり，処方には注意を要する．強皮症は UIP パターンをとることが多いが，UIP は近年の研究[15]で，加齢と関連する肺胞上皮の修復能低下と関連することが示唆されている．これを漢方的に解釈すれば肺の異常に腎虚が合併しているといえるため，滋陰降火湯や麦味地黄丸※※が選択される．

(3)腎障害

● 強皮症性腎クリーゼを漢方だけで治療することはまれであると考えるが，西洋医学への補助療法として用いるならば，血管攣縮を緩和させるような駆瘀血剤，具体的には桂枝茯苓丸や通導散などが候補となる．

(4)消化管障害

● 逆流性食道炎には茯苓飲や茯苓飲合半夏厚朴湯がよいことが多い．腸管の線維化による偽イレウスに対しては，気滞とみなして半夏厚朴湯や平胃散を用い，より体力が低下したものには厚朴生

10 自己免疫疾患 ❹ シェーグレン症候群　**125**

姜半夏甘草人参湯※を用いる．腸管気腫に陥った場合は，一切の経口摂取，経腸投与も中止し，暫時腸管を安静に保って回復を待ったほうがよい．

(5)筋骨格症状

- 「②関節リウマチ(1)関節症状」(→122頁)に準じる．

❹ シェーグレン症候群

■ 病態・一般的治療

- 全身の外分泌腺の腺上皮に，自己免疫の機序で炎症が起こる．ほとんどのケースで抗 SS-A(Ro)抗体が陽性となる．SLE や RA に合併する二次性シェーグレン症候群も多い．涙腺・唾液腺の機能低下・破壊による乾燥症状と，筋骨格症状や呼吸器症状，血液障害や精神症状などの腺外症状に分かれる．症状が乾燥症状にとどまるケースでは，人工涙液や人工唾液，腺分泌を促進する薬剤が使用され，重い腺外症状により重要臓器が影響を受ける場合を除いて免疫抑制剤が使用されるケースは少ない．

■ 漢方治療(表1→128頁)

(1)口腔内・眼の乾燥症状

- 麦門冬湯は一酸化窒素(NO)の作用阻害により漿液分泌を高める作用があり[16]，乾燥症状によく使われるが，自己免疫により腺組織の破壊が高度に進行したものに関しては効果が薄い[17]．このようなときは，組織の破壊と修復の遅延を血虚と解釈し，補血剤(特に地黄剤)含む処方を選択する．粘膜を潤す麦門冬・天門冬と地黄を含む滋陰降火湯を用いてもよいが，シェーグレン症候群では強い倦怠感を訴えることが少なくないため，補気剤と補血剤の両方を含む処方(例えば十全大補湯や人参養栄湯など)を選択することもある．

- また，涙液の最内層に含まれるムチンを産生する杯細胞や，最外層の脂質を産生するマイボーム腺は，性ホルモンの低下の影響を受けることが知られている[18]．八味丸や六味丸は構成生薬に山薬を含み，その有効成分の1つであるジオスゲニン[19]は dehydroepiandrosterone(DHEA)に類似する物質である．更年期障害に

※：エキス剤なし．※※：一般用エキス剤あり．

126　処方の実際 5　自己免疫

も用いられるこれら補腎剤は，涙液の質を改善する可能性がある．

(2)筋骨格症状
- SLE の筋骨格症状に準じる．

(3)精神神経症状
- シェーグレン症候群の患者の 1/3 に気分障害，抑うつ，感情障害，軽度の認知機能低下が認められるが，巣症状は少ないとされる．四肢のしびれや痛みなどの末梢神経症状では，神経伝導機能検査で異常が確認できるのは半数程度である．したがって客観的に確認しにくい「不定愁訴」がメインである．乾燥症状を背景として体熱感を訴えることが多く，やや熱証に傾くが実際は冷えていることもある．加えて疲労倦怠感や慢性疼痛を基調とする愁訴がよくみられ，加味逍遙散・柴胡桂枝乾姜湯・補中益気湯などを選用する．

(4)腎障害
- シェーグレン症候群では尿細管性アシドーシスやカルシウム代謝異常を合併することがある．ステロイド剤に反応する病態ではあるが，かえって骨粗鬆症が悪化するリスクもあり，治療に難渋することもある．免疫異常に対して柴胡剤を使用しながら，腎機能低下や骨粗鬆症を腎虚とみなして八味丸などの補腎剤を併用する．尿路結石を併発する場合には猪苓湯や猪苓湯合四物湯を用いる．

⑤ ベーチェット病

病態・一般的治療

- 口腔内アフタ潰瘍，外陰部潰瘍，眼部炎症(ぶどう膜炎や虹彩炎)，皮膚症状(結節性紅斑や毛嚢炎様皮疹)によって特徴づけられる症候群である．いずれも好中球性の炎症を呈することが多く，病態は自己抗体が関与しない自然免疫系の異常によって起こると考えられる．失明をきたしうる主要な疾患の 1 つであり，血管や腸管，神経症状が前面に出る特殊型も存在する．不適切な炎症を抑え，炎症を惹起させる要因(外傷や感染など)を極力取り除くことが疾患からの回復につながる．

漢方治療（表1→128頁）

- 口腔内アフタ症状には，半夏瀉心湯がよく用いられる．黄芩に含まれるオウゴニンとバイカリンがプロスタグランジン E_2 の産生を抑制し，黄連のベルベリンが口腔内細菌に抗菌作用を発揮する，といった作用機序[20]で知られ，抗がん剤による口内炎では臨床上のエビデンス[21]もある．一等虚したものには清熱補気湯※を用いてもよい．

- 外陰部潰瘍には「下焦の湿熱」を改善する竜胆瀉肝湯を選択する．浅田宗伯はこの処方を「肝経湿熱」に適応する，と記載している[22]．肝経はベーチェット病の症状好発部位である下肢（結節性紅斑）・外陰部・口腔・眼部を結ぶ長い経絡である．湿熱が上行すると「頭痛甚だしく，或いは目赤耳鳴」といった症状を呈する．このような眼部の炎症を含む頭部の諸症状には「小柴胡加竜胆胡黄連に宜し」としている．また，「湿熱表に燻蒸して諸瘡を生ずるものは九味柴胡湯※」とも記載しており，高熱を発して結節性紅斑や毛囊炎様皮疹が出現するような症状に有効と考えられる．エキス剤であれば小柴胡湯・温清飲（四物湯＋黄連解毒湯）・竜胆瀉肝湯などを症状に合わせて選用する．

⑥ 皮膚筋炎/多発性筋炎

病態・一般的治療

- 全身の筋肉にリンパ球浸潤による炎症が起こり，筋痛や筋力低下が起こる慢性疾患である．CD4陽性ヘルパーT細胞が筋周膜を中心に浸潤し，特徴的な皮膚炎症を伴う皮膚筋炎と，CD8陽性キラーT細胞が筋線維をアポトーシスに導く多発性筋炎に大別される．アミノアシルtRNA合成酵素に対する抗体（抗ARS抗体）など，疾患標識的自己抗体が複数知られているが，発症にかかわる機序はまだ完全に明らかになっていない．

漢方治療（表1→128頁）

- 筋組織の萎縮と運動能低下を気血両虚と捉え，十全大補湯を選択したり[23]，組織修復機転の賦活が期待できる補腎剤を使用した症例報告[24]が散見されるが，特に下肢筋力が低下したものには，杜

※：エキス剤なし．

128　処方の実際 5　自己免疫

表 1　自己免疫疾患に用いる漢方薬

疾患	証	処方
SLE	実証	大柴胡湯 ⑧ ＋桂枝茯苓丸 ㉕, 白虎加人参湯 ㉞, 越婢加朮湯 ㉘
	中間証	柴苓湯 ⑭
	虚証	柴胡桂枝乾姜湯 ⑪ ＋当帰芍薬散 ㉓, 大防風湯 ㉘, 十全大補湯 ㊽, 帰脾湯 ㊅, 八味丸 ⑦
関節リウマチ	実証	越婢加朮湯 ㉘ *1, 麻黄加朮湯 *1
	中間証	桂枝二越婢一湯加苓朮附※
	虚証	大防風湯 ㊈, 桂枝芍薬知母湯 EK-180, 防已黄耆湯 ⑳
強皮症	実証	越婢加朮湯 ㉘（浮腫期）
	中間証	柴苓湯 ⑭, 桂枝茯苓丸 ㉕
	虚証	当帰四逆加呉茱萸生姜湯 ㊳
シェーグレン症候群	実証	白虎加人参湯 ㉞
	中間証	麦門冬湯 ㉙, 柴苓湯 ⑭
	虚証	滋陰降火湯 ㊝, 補中益気湯 ㊶, 八味丸 ⑦, 清心蓮子飲 ⑪⑪
ベーチェット病	実証	黄連解毒湯 ⑮, 竜胆瀉肝湯 ㊅
	中間証	温清飲 ㊸, 半夏瀉心湯 ⑭
	虚証	清熱補気湯※
皮膚筋炎/多発性筋炎	実証	越婢加朮湯 ㉘
	中間証	柴苓湯 ⑭
	虚証	大防風湯 ㊈, 痿証方※
血管炎症候群	実証	白虎湯※
	中間証	温清飲 ㊸, 桂枝茯苓丸 ㉕
	虚証	当帰四逆加呉茱萸生姜湯 ㊳, 荊芥連翹湯（一貫堂方）㊿

＊1：これらの処方に適宜, 附子を追加して越婢加朮附湯, 麻黄加朮附湯として処方することも多い.

※：エキス剤なし.　※※：一般用エキス剤あり.

10 自己免疫疾患 ❼ 血管炎症候群　129

仲や牛膝を含む大防風湯や痿証方※もよいと考えられる．また，皮膚筋炎では，ヘリオトロープ疹やゴットロン疹のほか，発熱や関節炎などの熱証を呈することが多く，柴苓湯が奏効することもある[25]．

- 間質性肺炎は時に重篤で，致命的な転帰をたどることもあり，漢方単独で治療されることは少ないが，浅田宗伯『勿誤薬室方函口訣』の痿証方の項[26]で，「若し津液竭乏，咳嗽等の症あらば加味四物湯を与ふべし」と記載している．『医学正伝』を原典とする加味四物湯※は，痿証方※の黄耆を黄連に替え，生脈散※※を合方したものである．

❼ 血管炎症候群

病態・一般的治療

- 自己免疫的機序で主に血管に炎症を起こす疾患の総称であり，血管径により大まかに分類される．山本鹿洲[27]が1824年に世界に先駆けて報告した大動脈炎症候群を含む大血管炎では，初期に不明熱，炎症反応高値，体重減少をきたし，進行するにしたがい四肢や重要臓器の虚血症状が出現する．中血管炎（結節性多発動脈炎など）は発熱や炎症のほか，血管瘤の形成や梗塞・出血をきたすことがある．抗好中球細胞質抗体（ANCA）関連血管炎，IgA血管炎など小血管炎では微小循環障害による組織破壊，重要臓器の機能低下が問題となる．半月体形成性糸球体腎炎による急性腎障害や，肺胞出血による呼吸不全，多発単神経炎などがその例である．

漢方治療（表1→128頁）

- 基本的に中等量以上の副腎皮質ステロイド剤を必要とすることが多いが，漢方治療としては，血管の炎症を「血熱」と捉えて，温清飲をベースに処方を加減することが多い．高熱を伴う場合は白虎湯など石膏剤を併用し，皮膚リベドや臓器虚血が目立つ場合は桂枝茯苓丸や当帰四逆加呉茱萸生姜湯を選択する．ANCA関連血管炎では柴胡剤を用いてANCA値の低下を認めた有効例[28,29]の報告があるが，合併症の末梢神経障害に対しては補腎剤[30]や黄耆桂枝五物湯※[31]を，副鼻腔炎や中耳炎などの上気道症状には，「頭部のうつ熱」を清す荊芥連翹湯（一貫堂方）などを用いる．

文献

1 ）Ohno S：Roles of Kampo medicine in treating rheumatic diseases. Journal of Traditional Medicines 24：73-80, 2007

2 ）Shibazaki T：Three cases of lupus nephritis that responded to Saireito over a long period. 和漢医薬学会誌 13：410-411, 1996

3 ）古川福実，他：ループスエリテマトーデスに対するツムラ柴苓湯の効果－特に血中抗 DNA 抗体の変動について．漢方医学 16(6)：197-199, 1992

4 ）下津春抱子，埴岡博(訓)：校正衆方規矩．中巻　緑書房，160-161, 1994

5 ）有持桂里：校正方輿輗　巻之十一，近世漢方医学書集成 87，大塚敬節，他(責任編集)名著出版，83-84, 1982

6 ）浅田宗伯，長谷川弥人(訓読校注)：傷寒雑病弁証．谷口書店，279-283, 1992

7 ）Endo M, et al: A case in which Kampo medicine affected warfarin. Journal of Traditional Medicines 25: 122-124, 2008

8 ）本間行彦，他：特発性間質性肺炎(IIP)の漢方治療．漢方と免疫・アレルギー 22：124-138, 2008

9 ）大野修嗣：膠原病・免疫疾患漢方治療マニュアル　診療の要点と症例検討．疾患別臨床シリーズ 24，現代出版プランニング，58, 2004

10）任　幹夫，他：ミコフェノール酸モフェチル投与による下痢に対する半夏瀉心湯の治療効果．今日の移植 18：34-35, 2005

11）Smolen JS, et al: Treating rheumatoid arthritis to target: recommendations of an international task force. Ann Rheum Dis 69: 631-637, 2010

12）Kogure T, et al: Serum levels of anti-cyclic citrullinated peptide antibodies are associated with a beneficial response to traditional herbal medicine (Kampo)in rheumatoid arthritis. Rheumatol Int 29: 1441-1447, 2009

13）Catrina AI, et al: Mechanisms leading from systemic autoimmunity to joint-specific disease in rheumatoid arthritis. Nat Rev Rheumatol 13: 79-86, 2017

14）松多邦雄，他：慢性関節リウマチに対する滋陰降火湯とステロイド剤併用の検討．漢方医学 19(2)：50-52, 1995

15）Kuwano K, et al: Cellular senescence and autophagy in the pathogenesis of chronic obstructive pulmonary disease(COPD) and idiopathic pulmonary fibrosis. Respiratory Investigation 54(6), 397-406, 2016

16）Kamei J, et al: Antitussive effects of Bakumondoto(Mai-men-dong-tang)in guinea-pigs exposed to cigarette smoke. Journal of Traditional Medicines 22: 44-48, 2005

17）大野修嗣：膠原病・免疫疾患漢方治療マニュアル　診療の要点と症例検討．疾患別臨床シリーズ 24，現代出版プランニング，109, 2004

18）Clayton JA: Dry Eye. N Engl J Med 378：2212-2223, 2018

19）山本登志子，他，生理活性脂質合成系をターゲットとした自然薯粉含有食の

食品機能性の解析. 岡山県立大学保健福祉学部紀要 20：37-43，2013

20) Kase Y, et al: Preventive effects of Hange-shashin-to on irinotecan hydrochloride-caused diarrhea and its relevance to the colonic prostaglandin E2 and water absorption in the rat. Jpn J Pharmacol 75: 407-413，1997

21) Kono T, et al: Topical Application of Hangeshashinto(TJ-14)in the Treatment of Chemotherapy-Induced Oral Mucositis.World J Oncol 1: 232-235，2010

22) 長谷川弥人：勿誤薬室「方函」「口訣」釈義．増補改訂版，創元社，185-187，1994

23) 木元博史：多発性筋炎における十全大補湯の併用経験．漢方の臨床 48：500-505，2001

24) 大野修嗣：特集　アレルギー・免疫疾患と東洋医学　Ⅱ．臨床　8．漢方治療が奏功した自己免疫疾患．アレルギー・免疫 23：420-428，2016

25) 服部尚子，他：皮膚筋炎に対する柴苓湯の使用経験．Progress in Medicine14：1721-1726，1994

26) 長谷川弥人：勿誤薬室「方函」「口訣」釈義．増補改訂版，創元社，49，1994

27) 山本鹿洲：橘黄医談．全　近世漢方医学書集成 60，大塚敬節，他(責任編集)，名著出版，11-13，1981

28) 村井　和，他：顕微鏡的多発性動脈炎(MPA)及びアレルギー性紫斑病の急性期に対する鍼・漢方薬治療の2症例．日本東洋医学雑誌 57：216，2006

29) 宮川三平，他：小児結節性動脈周囲炎に対する漢方治療の試み．現代東洋医学 14(1)：160-162，1993

30) 山川淳一，他：結節性動脈周囲炎の異常感覚に牛車腎気丸が有効だった一例．日本病院総合診療医学会雑誌 4(1)：95-96，2013

30) 引網宏彰，他：ANCA 関連血管炎の neuropathy によるしびれ・疼痛に黄耆桂枝五物湯が奏効した二例．日本東洋医学雑誌 58(3)：495-501，2007

（津田篤太郎）

11 冷えとほてり

診療のコツ

- 現代医学では「冷え症」はさほど問題にされない．しかし漢方では非常に重要な概念である[1]．
- 最古の漢方治療書とされる『傷寒雑病論』(「金匱要略」)巻下に「婦人妊娠の病・産後の病・雑病の脈証ならびに治」があり，産婦人科疾患に多くのページが割かれている．例えば月経の不調が婦人病の重要な要因となっているとして，月経の不調は抵抗力の低下に乗じて「冷えが積もって気が滞る（積冷結気）」ためと述べている．
- 冷え症を主訴に来院する患者には甲状腺機能低下症や貧血，肝機能障害が隠れている場合があるので必ず検査をする．
- 心疾患や血流障害でも冷える．ペースメーカーやステント留置患者も冷えを訴えることがある．

「冷える」ことが気のめぐりを阻害し，それにより血の停滞，水の停滞と，「気・血・水」に影響する．冷えるという誘因に対しては温める薬を，気のめぐりが悪いと考えればそれを改善する薬を，血が停滞するなら血行をよくする薬，水はけが悪ければ水はけをよくする薬を対応させる．複雑な原因や症状に対し生薬をブレンドして対応させる．

冷えるからと一律に附子や乾姜を加えるのではなく，病態に応じて適切に生薬・処方を使い分けることが重要である．

病態および漢方治療(表1)

冷え症は漢方診療にとって非常に大切である．また冷えとほてりは紙一重の場合や共存している場合もある．冷え症の分類と治療を以下に示す．

(1)冷えの原因の観点から

- **熱産生の低下**：筋肉量が少ない(やせている人は冷えやすい)．肝障害，甲状腺機能低下など熱産生システムに障害があると冷える．
- **熱放散の増大**：腠理(肌のきめ，汗腺の機能)が弱いと熱が逃げてしまい冷えを感じる．特に自汗傾向があると放熱器官である手掌や足底が冷える．逆に熱の放散が障害されると自覚的には「ほて

11 冷えとほてり **133**

表1 冷えをとる生薬と処方

生薬	薬能	処方
当帰, 桂枝	血行不良による冷えを治す. 強いていえば桂枝は末梢細動脈の「行く」血液の流れが悪く, 当帰は静脈系のうっ血による「もどり」の悪い冷えにウェイトがある. もちろん両生薬は組み合わせて使うことも多い	当帰芍薬散 23 (当帰) 桂枝茯苓丸 25 (桂枝) 加味逍遙散 24 (当帰) 当帰建中湯 123 (当帰, 桂枝ともに)
呉茱萸, 山椒	血行不良による冷えで疼痛を伴うものによく用いられる. 呉茱萸はムカムカなど消化器症状をとり, 消化管を温めながら, 頭痛や肩こりを治す. 腹部が冷えて腸管の動きが悪く, 腹痛・便秘するものには山椒がよい	当帰四逆加呉茱萸生姜湯 38 温経湯 106 大建中湯 100
乾姜, 附子	老化, 抗病反応低下などを背景にもつ新陳代謝の低下による冷え, 疼痛に用いられる	真武湯 30 四逆湯※ 通脈四逆湯※ 茯苓四逆湯※
黄耆, 朮	水滞があると冷える	防已黄耆湯 20 二朮湯 88 桂枝加黄耆湯※※ 清湿化痰湯※※

※：エキス剤なし. ※※：一般用エキス剤あり.

る」と訴えることがある. 表虚とよばれる「すぐに汗がダラダラ出て止まらない」場合も熱が逃げてしまうので自覚的に冷える.

● 熱運搬の障害

＊**自律神経失調**：交感神経は血管を収縮させ, 副交感神経は血管を拡張させる. 交感神経過緊張の状態が続くと末梢血管が収縮し, 冷えを感じる.

＊**末梢の血行不良**：瘀血病態は血行不良になり末梢の冷えを感じる.

＊**動脈硬化**：中年以降の男性に多い. 閉塞性動脈硬化症や喫煙歴がある場合はバージャー病なども考慮する.

＊**心不全徴候など**：心臓のポンプ作用に異常があると当然, 血液

の運搬に支障をきたし，冷えにつながる．

(2)漢方的な冷えのとらえ方

- 気・血・水のどの異常でもバランスが崩れると冷えやのぼせが起こる．特に，気虚（やせ型で筋肉量不足），気逆（のぼせ），瘀血（血液の還流異常），水滞（冷たい性質の水の停滞，むくみ）では冷えや冷えのぼせが起こりやすい．
- **上熱下寒**：「気」＝陽気は上昇する性質があり，「水」＝陰気は下降する性質があるので，気血水のアンバランスは，しばしば「上熱下寒」の病態になりやすい．顔はのぼせ，下肢は冷える．
- **熱厥**：裏に熱がこもり，体の中心部は熱があるのに，末梢は冷えを感じる．白虎湯※などは背中に冷えを感じる．四逆散などは緊張のために交感神経優位となり，内には熱がこもり，手足は冷える．時に真武湯証と紛らわしい症状を呈する．
- **寒厥**：裏に寒がこもり，体の中心部は冷え切っているのに，外部には熱が逃げるので，一見，末梢は「温かく」感じる．真寒仮熱または裏寒外熱の状態といわれ，通脈四逆湯※などを用いる．
- 裏の冷えや水気（痰飲）が「背中の冷え」となることがある．附子湯（背悪寒）や小青竜湯（心下に痰飲あり），清湿化痰湯※※（背心一点，常に氷の如く冷ゆるは皆，痰飲の所作なり…）にみられる．冷えているのに，冷たいもの，アイスクリームなどを冬でも欲しがり，多飲多尿になっている場合も臨床の実際では少なくない．熱厥の白虎湯※と寒厥の四逆湯類の鑑別が意外に難しい．

(3)冷えの部位の観点から（表2）

伊藤剛は長年の経験と臨床研究から，冷え症を下半身型，四肢末端型，内臓型，全身型の4タイプに分類している（図1）．

- 足の冷えが最も多くみられる．手足など末梢は冷えを感じやすい．腰回りや股間も冷えを感じやすい．
- 「上熱下寒」といわれるように，上焦は「ほてり」，下焦は冷えるという病態はよくみられる．熱い気は上衝してのぼせやすく，冷たい水は消化器や下部に下陥して冷えとなるからである．
- 「厥」とは「気」が滞ってしまい，先に行けない状態．結果，手足厥逆して冷える．
- 「厥寒」は自覚的な冷えを指す．
- 「厥冷」は他覚的冷えを指す（診察の際は必ず手足や冷えを訴える部位を触ってみることが必要である）．

11 冷えとほてり　**135**

表2　冷えの部位と処方例

部位	処方例
頭	川芎茶調散 124
頸筋（寒くてマフラーやストールが診察室でもとれない）	麻黄附子細辛湯 127
背中	附子湯※（裏寒），清湿化痰湯※※（水毒），小青竜湯 19（水毒），白虎湯※（裏熱陽閉）など
胸部・肺部	甘草乾姜湯※（肺中冷あり）
心窩部	人参湯 32
心窩部より少し下が冷え，胸は熱をもつ	黄連湯 120
臍の周囲	大建中湯 100
臍下	八味丸 7，真武湯 30，附子湯※，温経湯 106
腰回り	苓姜朮甘湯 118（水中に坐するが如し）
陰部がスースー冷える	附子湯※
腰から下	当帰芍薬散 23
手足の末梢が冷え，しもやけができる	当帰四逆加呉茱萸生姜湯 38
体の芯が心底冷える	四逆湯※，通脈四逆湯※，茯苓四逆湯※，赤丸※など

- 大抵，少陽病・太陰病では「手足温（熱や寒に対して熱せざるの意味）」，少陰病は「手足冷」，厥陰病は「手足厥冷」となる．気がめぐらなくなって，「手足逆冷」となる．大塚敬節は目黒道琢の説を引用して「足の指の甲の側の冷えには乾姜や呉茱萸，足の指の裏の側の冷えには附子」と述べている[3]．
- 裏の冷えにはその程度によって，次のような処方が使われる．
  下痢厥逆：四逆湯※，厥逆：通脈四逆湯※，厥逆脈なし：白通加猪胆汁湯※，手足厥逆：烏頭湯※，寒気厥逆：赤丸※，逆冷：烏頭桂枝湯※
- なお苓桂味甘湯※にも「手足厥逆」とあるが，これは「主証」ではなく，「客証」．水気と気逆を調節すれば冷えは治る．

※：エキス剤なし．

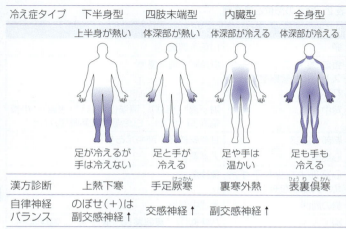

図1 主な冷え症4タイプの特徴
(伊藤 剛:寒熱から診た冷え症の自律神経的特徴と漢方治療. 漢方と最新治療 27:303-309, 2018 より一部改変)

表3 ほてりの部位と処方例

部位	処方例
顔	加味逍遙散24, 女神散67, 黄連湯120
胸部	梔子豉湯※など
手掌	温経湯106・炙甘草湯64など(上焦の津液不足)
下肢	八味丸7・三物黄芩湯121など(下焦の津液不足) 小建中湯99(中焦の津液不足)

(4)虚熱のほてり(表3)

- 冷えと虚熱のほてりは紙一重である. 例えば八味丸証は夏は手足がほてり,冬は冷える.

文献
1) 浅田宗伯 原著,長谷川弥人 訓読・校注:傷寒雑病辨証. 146-163, 谷口書店, 1992
2) 伊藤 剛:寒熱から診た冷え症の自律神経的特徴と漢方治療. 漢方と最新治療 27:303-309, 2018
3) 大塚敬節:反古(ほご)の中から. 大塚敬節著作集. vol 6, 170, 1981

(花輪壽彦)

12 むくみ

診療のコツ

- むくみは，浮腫であり，主に顔面や四肢，長期臥床状態では重力方向下部に現れる水代謝異常で出現する症状である．
- 外来で浮腫に遭遇した場合は，浮腫出現部位の確認，両側性か片側性かをまず確認し，入院加療が必要な状態か，そうでないか，治療を急ぐかそうでないかを判断することは他の疾患と同様である．

病態

- 両側性（全身性）浮腫の場合は，心臓，肝臓，腎臓，甲状腺，薬剤性，低アルブミン血症，特発性や月経前症候群などを鑑別する．慢性閉塞性肺疾患（COPD）などがあるときは肺性心で下腿浮腫が出現することもある．両側関節痛などがあれば，膠原病に伴う浮腫もありうる．甲状腺機能低下，機能亢進ともに浮腫をきたすことはあり，浮腫を認めた際，甲状腺触知の確認と甲状腺機能検査は欠かせない．高齢者に多いが，食塩過剰摂取が両側下腿浮腫の原因になることもある．
- 片側性浮腫の場合，部位の確認は特に大事である．高齢者など座位や臥位の生活で片側性浮腫の場合は深部静脈血栓症をまず疑う必要がある．皮膚の発赤や圧痛があれば蜂窩織炎の可能性もある．もともと片麻痺などあり，痛みを伴う浮腫であれば複合性局所疼痛症候群の可能性もある．乳がんや子宮がんなど放射線治療やリンパ節郭清術を受けた後の片側性浮腫はリンパ浮腫をきたしている可能性が高い．顔面の浮腫や一側上肢の浮腫の際は，肺がんなどによる上大静脈症候群を考える必要がある．
- 浮腫の場合は，初診時に胸部 X 線写真と心電図，酸素飽和度，採血は行うべきである．診察で脈不整や若干の徐脈などあればなおさら心電図は欠かせない．房室解離からの浮腫と初診で診断でき，突然死を回避できることもある．

漢方治療

- むくみ（浮腫），第三スペースへの水貯留の状態は，漢方医学では痰飲，水気病（水腫），水滞，水毒と表現される病態で出現する．

138　処方の実際 7　むくみ

痰飲，水気病の解説は Advanced Course（→141 頁）を参照していただくこととし，一般内科の忙しい外来，病棟での漢方診療の便宜をはかるため，浮腫と併存する症状，脈診，腹診，舌診所見などから漢方方剤の鑑別を行った**表 1** を記載する．

- 浮腫に随伴する症状と患者の体質を考慮し，どの種類の邪（内因，外因，不内外因）に侵されたかを考え，四診を行い，どの臓腑の機能失調が主で浮腫と併存症状（気血水の異常）が生じ，どの生薬を用いるとよいかを勘案し，最適な漢方方剤を選択するという姿勢が大切である．**表 1** の目標症状，所見は本書の「漢方の基本知識」を参照しながら理解していだだきたい．

- 浮腫を生じているときの漢方治療について記載したが，あくまでも忙しい臨床の中での方剤決定の一方法にすぎない．漢方治療には，同病異治，異病同治ということばがある．上記の表とは異なる使用方法があって当然である．漢方の真髄は，察証弁治，随証治療である．読者のさらなる自己研鑽をお願いし，日本漢方の発展に貢献していただきたい．

表 1　浮腫の随伴症状で鑑別した漢方処方

浮腫の随伴症状	痰飲，水気	目標症状，所見	処方
めまい，頭痛	狭義の痰飲	沈緊，動悸，振水音，のぼせ	苓桂朮甘湯 39
		沈，脾胃虚弱	半夏白朮天麻湯 37
		沈 or 浮，口渇，尿不利，臍下悸，涎沫を吐く	五苓散 17
息切れ，動悸	支飲	沈緊，咳嗽，喘鳴，心下堅，顔色黒	木防已湯 36
	狭義の痰飲	虚労，腰痛，小腹不仁，煩熱，しびれ感（下肢）	八味丸 7，六味丸 87，牛車腎気丸 107
		ふらつき，心下悸，下痢，腹痛，冷え	真武湯 30
		奔豚気	炙甘草湯 64

（次頁へつづく）

12 むくみ　**139**

表1　つづき

浮腫の随伴症状	痰飲，水気	目標症状，所見	処方
咳嗽，喘息	支飲，溢飲	緊 or 弦，発熱，悪風，鼻炎，下痢，内に寒あり	小青竜湯⑲
		もともと陽虚，小青竜湯内服不可	苓甘姜味辛夏仁湯⑲
脇下引痛，咳	懸飲	沈弦，胸脇苦満，便秘，下痢	大柴胡湯⑧，柴苓湯⑭
		胸脇苦満，煩驚腹動，身重，便秘	柴胡加竜骨牡蛎湯⑫
噯気，噫気（げっぷ），下痢軟便，食欲低下	狭義の痰飲	心下痞，心下痞鞭，振水音，舌胖大，舌白苔，歯痕	茯苓飲⑥，六君子湯㊸，二陳湯㉛，茯苓飲合半夏厚朴湯⑯，胃苓湯⑮
	支飲	つわり，咽中炙臠，不安，咳嗽，めまい	小半夏加茯苓湯㉑，半夏厚朴湯⑯
腹水	皮水，正水，石水，支飲，溢飲石水	黄疸，口渇，尿不利	茵蔯五苓散⑰
		黄疸，便秘	茵蔯蒿湯⑬
		黄疸なし，口渇，尿不利	五苓散⑰
		腹満，便秘	九味檳榔湯⑪
下腿浮腫，関節水腫，関節痛	風水	発汗過多，水太り，悪風，身重	防已黄耆湯⑳
	皮水（裏水）	上肢関節痛，腰痛，のぼせ，冷え	桂枝加朮附湯⑱，桂枝加苓朮附湯 KB-18 EK-18
		尿不利，口渇，熱感	越婢加朮湯㉘
月経前緊張症，周産期	石水	臍傍圧痛，頭痛，のぼせ，便秘	桂枝茯苓丸㉕，桃核承気湯㉖
		臍傍圧痛，めまい，頭痛，乗り物酔い，軽度貧血	当帰芍薬散㉓
尿路感染症	正水	血尿，口渇，尿不利，下痢	猪苓湯㊵，猪苓湯合四物湯⑫

140 処方の実際 7 むくみ

---

column

慢性硬膜下血腫に五苓散を処方した症例

　慢性硬膜下血腫は，頭部外傷後慢性期（通常 1〜2 か月後）に硬膜と脳との隙間に血液（血腫）がたまる病気である．血腫が大きくなり脳を圧迫してさまざまな症状が出現することがある一方で，脳を圧迫しない程度であると無症状で経過する．頭痛や神経症状を認める症例は手術となるが，症状を認めない程度の慢性硬膜下血腫は無治療で経過観察となることも多い．近年，慢性硬膜下血腫に対して五苓散が有効という報告がある．血は津液から生成されるので血腫も痰飲の一種であり（表 1 には掲載しなかったが…），頭部は足太陽膀胱経，督脈が通り，五苓散が臓腑では膀胱に，経絡では太陽膀胱経にも作用する薬であることを考慮すると慢性硬膜下血腫に五苓散を処方することは漢方伝統医学的に納得可能と思われる．臓腑関係でも，膀胱は腎と表裏関係にあり，骨髄は腎から発生し，脳は髄の海（多く集まるところ）である（黄帝内経素問：奇病論篇）．自験例を記載する．

症例：53 歳男性，くも膜下出血（前交通動脈動脈瘤破裂，クリッピング術後）後，慢性硬膜下血腫．くも膜下出血後，脳血管攣縮による左中大脳動脈領域の脳梗塞により注意障害や遂行機能障害があり，リハビリテーション施行中で改善傾向であった．慢性硬膜下血腫による症状はなかった．術後経過観察時の頭部 CT にて発症を診断した．既往に気管支喘息があり，フルチカゾンプロピオン酸エステル＋サルメテロールキシナホ酸塩吸入薬を使用していた．咳のほかに気になる症状を尋ねたところ，のどが渇き，水分摂取が多いというので，尿量は飲む量に見合って多くなっているかどうか聞いたところ，尿量はそれほど多くなっていないと返答があった．よって，慢性硬膜下血腫に五苓散が有効であることが多いという報告があること，傷寒論での五苓散の証，小便不利，消渇，汗出で渇するを目標に五苓散エキス顆粒 7.5 g 分 3 毎食前を処方した．図 1 に頭部 CT にて経過を示す．

　慢性硬膜下血腫は増悪することなく，縮小傾向となり，リハビリテーション期間終了し退院となった．退院先病院の頭部 CT では慢性硬膜下血腫は消失しており，五苓散内服は終了したと連絡があった．慢性硬膜下血腫に五苓散を応用する例は，現代医学的な考察が導き出した使用法である．五苓散はアクアポリン（水チャネル）阻害作用を有し，この作用が脳浮腫抑制に利用されている．しかし，漢方理論から離れた使用法は漢方ではなくなる．現代的な漢方の有効使用方法を発見した際には，生化学的・薬理学的理論だけでなく，伝統漢方理論においてもその処方の作用機序を説明できるようにすることが，漢方の

伝統を守りつつさらに漢方を発展させることにつながる.

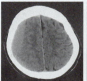 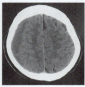 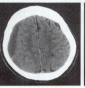 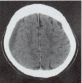

確定診断時　　4週後　　　7週後　　　11週後

五苓散エキス顆粒 7.5 g
分 3 毎食前

図1　慢性硬膜下血腫の経過
五苓散エキス顆粒服用により血腫の縮小が認められる.

Advanced Course

痰飲・水気病

　痰飲には広義の痰飲と狭義の痰飲がある．漢方では，気，血，水が身体の生理活動を行う基本物質と考え，これらが滞ることなく，表裏内外，臓腑経絡を循環し続けている状態が平常である．水は外部から摂取されて体内に入り，身体の生理作用に関与する水を水あるいは津液と呼ぶ．体内で停滞，貯留した通常の生理作用に関与しない異常な津液を広義の痰飲とする．

　広義の痰飲は，どの臓腑の機能低下で生じ，どこに発生したかをもとに，狭義の痰飲，懸飲，溢飲，支飲の4つに分類される（表2：『金匱要略』痰飲咳嗽病の脈証并びに治第十二より）．広義の痰飲は，邪は寒飲であり，肺，脾，腎および三焦の機能低下から水の移動が悪くなった状態である．水が貯留した部位で出現する症状は異なり，どの臓腑の機能失調が主かで使用する漢方方剤も異なる．痰飲病の治療原則は，「温薬を以て之を和すべし」である．温性の薬物を君薬として使用し，発汗，利尿，便秘解消，場合によっては嘔吐させる生薬を配合し，痰飲を消失するよう導く．

　四肢，全身に浮腫を生じる病態を水気病と呼ぶ．水腫ともいう．水気病は，風水，皮水，正水，石水，黄汗の5つに分類される（表3：『金匱要略』水気病の脈証并びに治第十四より）．原因としてどの邪が関与して引き起こされた水気病か，どの部位，どの臓の機能異常かで分類されている．水気病の治療原則は，「諸諸の水有る者，腰以下腫るるは，当に小便利すべし．腰以上腫るるは当に汗を発すれば乃ち癒

表2　広義の痰飲の分類

分類	邪	部位	症状	漢方方剤
狭義の痰飲	寒，水	脾，胃，腸管	腸音あり，胸脇支満，めまい，軽度呼吸促迫	苓桂朮甘湯 [39]，八味丸 [7]
懸飲	寒，水	脇下，胸脇	脇下ひきつれ，脇下牽引痛	十棗湯※
溢飲	風寒，水	四肢	咳，痰，無汗，四肢浮腫	大青竜湯※，小青竜湯 [19]
支飲	寒，水	胸膈	喘満，心下堅，顔面黒，呼吸困難，めまい，嘔吐，心下悸，臍下悸	木防已湯 [36]，沢瀉湯※※，葶藶大棗瀉肺湯※，小半夏湯※，小半夏加茯苓湯 [21]，五苓散 [17]，茯苓飲 [69]

表3　水気病の分類

	機能低下	邪	症状	漢方方剤
風水	肺	風，寒	脈浮，骨節疼痛，発熱，浮腫	防已黄耆湯 [20]，越婢湯※，越婢加朮湯 [28]
皮水（裏水）	肺，脾	寒	脈浮，浮腫，腹鼓の如し	越婢加朮湯 [28]，甘草麻黄湯※，防已茯苓湯※
正水	腎，肺	寒	沈遅，気喘あり	麻黄附子甘草湯※
石水	腎，肝	寒	沈，気喘なし，少腹鞕満	
黄汗	肺，脾	寒，熱錯雑	沈遅，発熱，胸満，癰膿	耆芍桂枝苦酒湯※，桂枝加黄耆湯 [026]

※：エキス剤なし．※※：一般用エキス剤あり．

ゆべし」，「夫れ水病の人，目下に臥蚕有り，面目鮮沢し，脈伏，その人消渇す．水病みて腹大に，小便不利し，その脈沈絶の者は，水有り，之を下すべし」と記載されており，発汗し，利尿を促進し，攻下逐水（下痢にて水分を排出）する．

　漢方医学的浮腫は，気血水理論としては水の病であり，水毒，水滞と表現される．八綱弁証では，水滞は，水を運化する働きが虚して出

現するので，ほとんどの場合，気虚である．水は冷やす性質があるので，寒の病態であり，水は陰である．状態としては，陰，虚，寒．表裏は水の停留する部位で裏であったり，表であったりする．痰飲は裏証が主であり，水気病は風水，皮水の一部が表である．

　水の代謝に関与する臓は，肺，脾，腎が主であり，腑は三焦，膀胱，胃，大腸である．肺は，水を宣発，粛降する機能があり，水道（三焦）調節をする働きもある．脾は，脾気で水の吸収を行い，取り入れた水穀を運化し，胃腸に水飲が停滞しないようにする．脾気が弱くなると水湿運化機能が低下し，脾胃，腸管に水湿が貯留する．また脾は肌肉を主（つかさど）るので四肢に水湿が出現しやすくなる．腎は，腎の陽気で化気行水する．腎の蒸騰気化作用で，肺まで水を引き上げる．腎は膀胱に水を集め，膀胱から水を排泄させる．三焦は主に肺気によって津液を臓腑にめぐらす作用を発揮する．

　よって，痰飲，水気の病は，臓腑では，肺，脾，腎の単独あるいは複数の機能失調があり，水を気化，運化，排泄する働きが低下し，全身あるいは身体の一部に水が貯留することで生じる．貯留した部位で症状は異なり，上焦の症状ならめまい，咳嗽，息切れ，動悸，中焦の症状なら脇下引痛，嘔吐，腹満，下焦であれば小便不利，大便秘結，下痢などが出現する．局所だけでなく，四肢に水湿が多くなると四肢浮腫，顔面浮腫も出現する．

　重症心不全やネフローゼ症候群などの全身性浮腫になると痰飲，水気病の分類鑑別を厳密に行うことは不可能である．弁証察治，随証治療を行い，浮腫に随伴する症状と患者の体質を考慮し，どの種類の邪で，どの臓腑の機能失調をきたし浮腫を生じているのかを考え，方剤決定することが大切である．

文献

1）金城光代，他（編）：ジェネラリストのための内科外来マニュアル．医学書院，2017
2）髙山宏世：金匱要略も読もう．東洋学術出版社，2016
3）金子幸夫：金匱臓腑弁証解説．たにぐち書店，2000
4）髙山宏世：弁証図解 漢方の基礎と臨床：第7版．日本漢方振興会漢方三考塾，2009
5）中山医学院（編），神戸中医学研究会（訳編）：漢薬の臨床応用．医歯薬出版，1991
6）髙山宏世：傷寒論を読もう．東洋学術出版社，2008
7）磯濱洋一郎：五苓散のアクアポリンを介した水分代謝のメカニズム．漢方医学 35：186-189，2011

（西　勝久）

13 貧血

診療のコツ

- 西洋医学では貧血の原因に応じてさまざまな治療が行われるが，漢方医学では個別の原因に対応するのではなく，多成分により全身の種々のポイントを調整する．そこで漢方医療においては，貧血の個々の原因を探るよりも患者が現在有する全身的な漢方医学的状態を把握することが重要である．

病態

- 貧血は赤血球数，ヘマトクリット，またはヘモグロビン量の低下を伴う．貧血の原因は失血，赤血球産生低下，溶血亢進のいずれかであり，西洋医学的な治療はそれぞれの原因ごとに異なる．すなわち，失血に対しては失血の原因となっている外傷や疾病に対する治療が行われ，赤血球産生低下に対しては，それをもたらしている原因に応じて鉄補充，ビタミン B_{12} 補充，造血幹細胞移植などが，溶血亢進に対しては，ステロイド投与や脾臓摘出術などが行われる．ただしヘモグロビンが危険な程度まで低下した場合は，酸素運搬能を維持するため，一時的に赤血球輸血が実施されることがある．

- 貧血患者の漢方治療では，ヘモグロビン量が低いという現象に対してではなく，貧血を生じさせている原因，また，貧血のために生じている結果も含め，心身全体の状態を漢方医学的見地から把握し，それに応じて処方する漢方方剤を選択するのが重要である．つまり，漢方診療においてはエビデンス（→次頁）だけを頼って処方を決定するのではなく，漢方初級者であっても患者の呈する証がどの漢方方剤に対応するのかを考え，実際に処方して漢方薬の効果を探ってみることが重要である．

- 適切な漢方治療により，貧血に随伴する全身倦怠感，動悸，息切れ，頭痛，立ちくらみなどの症状を改善させることが可能である．

- 以下，貧血患者の漢方治療について若干の解説を加える．

- 西洋医学の貧血は，漢方的病態としては血虚のみではなく，気虚を伴うことが多い．なお，血虚，気虚などの概念については本書の「漢方の基本知識」を参照いただきたい．西洋医学的に明らか

13 貧血　145

column

貧血に対する漢方治療のエビデンスの状況

　現在までに下記のような報告がある.

①月経過多による鉄欠乏性貧血に対し, 鉄剤単独投与よりも人参養栄湯を併用したほうがヘモグロビン上昇率が高いことを示した報告[1]

②自己血貯血後の貧血に対し, 鉄剤単独投与よりもエリスロポエチンと漢方薬(人参養栄湯または十全大補湯)を鉄剤に併用して投与したほうがヘモグロビン上昇率が高いことを示したランダム化比較試験の報告[2,3]

③リバビリン誘導性の貧血に対する人参養栄湯投与の有用性の報告[4]

④透析患者におけるエリスロポエチン抵抗性の貧血に対し, 十全大補湯を投与するとヘモグロビン量が上昇することを示した報告[5]

⑤化学療法を実施された婦人科悪性腫瘍患者に対し, 十全大補湯投与により骨髄抑制によるヘモグロビン量の低下が軽減されたとの報告[6]

な貧血の原因疾患があれば原則としてその治療を優先すべきであり, いたずらに漢方治療に拘泥すべきでない.

漢方治療(表1)

- まず貧血患者が実証という状態にはあまり遭遇しないが, 実証の患者が鼻出血や痔出血をはじめとする種々の出血の結果, 貧血状態に陥った場合には漢方が役立つ場合がある. 出血を起こしている時点では熱証と考えてよい. 一般には黄連解毒湯が有用であるが, 心窩部のつかえ感, のぼせ, 頭痛などを伴うようであれば有用である可能性がさらに高まる. 黄連解毒湯の証で便秘があれば三黄瀉心湯を選択する.

- 患者が虚実中間証の場合, 寒証であれば四物湯を選択する. 四物湯はその名の通り当帰・地黄・芍薬・川芎という4つの生薬で構成される, 血虚の基本方剤である. 血虚とは, 漢方医学にいう血の不足であり, 皮膚の乾燥, 脱毛, 不眠, 過少月経などの症状を呈する病態であるが, 西洋医学における貧血の病態とかなりオーバーラップする. 血虚の症状に加えて腹診で動悸を触れるようであれば, 四物湯が奏効することが多い. 四物湯をベースに十全大補湯, 七物降下湯, 温清飲, 疎経活血湯など, さまざまな方剤が存在するが, いずれも血虚に根ざした病態に対応するものである.

- 産後の不調, 特に精神不安定や食欲不振などを伴った貧血には芎帰調血飲が有用である. この方剤は産後に生じる自律神経系由来

表 1　貧血に用いられる漢方薬

虚実	処方	目標
実証	三黄瀉心湯 113	心窩部のつかえ感，のぼせ，便秘
	黄連解毒湯 15	心窩部のつかえ感，頭痛，のぼせ
中間証	四物湯 71	腹部動悸，皮膚乾燥，月経不順
	芎帰調血飲 230	産後の精神不安定，食欲不振
虚証	当帰芍薬散 23	下腹部の圧痛，頭痛，むくみ
	芎帰膠艾湯 77	種々の出血，手足のほてり
	当帰建中湯 123	下腹部の圧痛，易疲労，腹痛
	帰脾湯 65	胃腸虚弱，易疲労，不眠，心配性
	加味帰脾湯 137	帰脾湯の目標に加えてのぼせや胸苦しさ
	十全大補湯 48	るいそう，皮膚乾燥，胃腸機能低下
	人参養栄湯 108	るいそう，咳嗽，不眠
	小建中湯 99	腹直筋の攣急，易疲労，腹痛，便通異常

の不定愁訴に奏効する妙薬である．寒熱にはあまりこだわらずに使用することができる．

- 貧血患者は虚証であることが多く，このカテゴリーには多くの方剤が存在する．まず寒証である場合の代表的方剤は当帰芍薬散である．当帰芍薬散は水（すい）のめぐりの悪い状態，すなわち水滞（すいたい）も治するので，頭痛やむくみなどを伴う貧血に奏効する．腹診では，下腹部（特に臍の横のあたり）を按圧すると圧痛や抵抗の所見が認められることが多い．
- 寒証で，子宮筋腫や出産に起因する子宮出血が多く，そのため貧血に陥っているような場合は芎帰膠艾湯が選択肢となる．なお，この方剤は子宮出血に限らず，痔出血や消化管出血など，種々の出血に有用である．
- 当帰建中湯は腹痛や易疲労を伴う場合に有用である．腹診では下腹部に圧痛や抵抗所見が認められる．
- 寒熱中間証の場合の代表的方剤は十全大補湯である．血虚の徴候に加え，気の不足である気虚（ききょ）も併存する場合にはこの方剤が適する．具体的には，るいそう，皮膚の乾燥，胃腸機能の低下などが十全大補湯証の代表的な症状であり，大病をした後や，侵襲の大きな手術を受けた後などに有用な方剤である．

Advanced Course

貧血のためのその他の漢方薬

先にあげた以外にもさまざまな漢方方剤が貧血に対応しうる．例えば甘草乾姜湯※は虚証で手足が冷え，口の中が乾燥する，頻尿などの症状を伴う貧血に有用であるが，これは一例であり，貧血患者の漢方医学的病態に応じてさまざまな漢方方剤を使用し，効果をあげることができる．甘草乾姜湯のようにエキス剤が存在せず煎じ薬の形でしか提供できない漢方方剤もあるが，漢方治療の真のメリットは個々の患者病態に応じて生薬量の調整などを行い，本当の意味でのテーラーメイド医療を実践できる点にあり，それは煎じ薬による治療でないと実現困難である．　　　　　　　　　　　　　　　　※：エキス剤なし．

- 十全大補湯証と類似しているが，咳などの呼吸器症状，また不眠などの精神症状を伴う場合は人参養栄湯のほうが妥当である．
- 胃腸虚弱や易疲労症状とともに精神的に落ち着かず，心配性であったり不眠があったりする場合は帰脾湯が第一選択となる．帰脾湯の証に加えて，のぼせや胸苦しさなどの症状があれば，加味帰脾湯のほうがより適している．
- 胃腸虚弱や易疲労症状とともに腹診上腹直筋が攣急している所見があれば小建中湯の適応となる．

文献

1）柳堀　厚，他：鉄欠乏性貧血に対する人参養栄湯の効果．臨と研 72：2605-2608，1995
2）青江尚志，他：術前自己血貯血時におけるエリスロポエチンおよび人参養栄湯の効果について．自己輸血 10：145-151，1997
3）青江尚志，他：担癌患者の術前自己血貯血におけるエリスロポエチン製剤と漢方薬の効果について．自己輸血 12：100-104，1999
4）Motoo Y, et al: Herbal medicine Ninjinyoeito ameliorates ribavirin-induced anemia in chronic hepatitis C: A randomized controlled trial. World J Gastroenterol 11 4013-4017, 2015
5）Nakamoto H, et al: Orally administrated Juzen-taiho-to/TJ-48 ameliorates erythropoietin（rHuEPO）-resistant anemia in patients on hemodialysis. Hemodial Int 12: S9-14, 2008
6）藤原道久：婦人科悪性腫瘍の化学療法による骨髄抑制に対する十全大補湯の効果．産婦漢方研のあゆみ 15：86-89，1998

（小田口浩）

14 頭痛

診療のコツ

- 頭痛は日常診療において，よくみられる症状の1つである．命にかかわる頭痛を見逃してはならないのが診療の大原則であるが，ほとんどが慢性頭痛である．国民3〜4人に1人の割合でいるといわれている慢性頭痛のうち，病院へ受診するのは3割程度である．最近では，ドラッグストアで安易に鎮痛薬が手に入るようになったこともあり，鎮痛薬の乱用による頭痛が増えてきているのが現状である．
- そこで，鎮痛薬のみの対症療法ではなく，体質に合わせた漢方治療を導入することにより，頭痛治療の可能性が広がるという考えのもと，2013年の「慢性頭痛診療ガイドライン」[1]には5つの漢方薬が記載されている．

① 片頭痛

病態

- 慢性頭痛の約9割を占める一次性頭痛の中でも，日常生活に支障が出やすい頭痛である．働きざかりの30〜40代女性に多く，片側または両側に拍動性頭痛が起こり，嘔気・嘔吐，感覚過敏を伴うことがある．
- 緊張型頭痛との一番の違いは，頭痛時に体動で増悪する点であるため，寝込んでしまうこともある．また，誘発原因としては，ストレスや女性ホルモンの変動，日光，気圧変動，空腹，長風呂，食べ物（チョコレート，ワイン，チーズなど）などがあげられる．

一般的治療

- 頭痛発作薬としてNSAIDs，トリプタン系薬があり，予防薬としては，カルシウム拮抗薬，β遮断薬，アンジオテンシンⅡ受容体遮断薬，抗うつ薬，抗てんかん薬などがある．

漢方治療

- 片頭痛は女性に多いため，冷えや月経に関する症状を伴う場合に特によく効く．低気圧やストレスなどで増悪する頭痛にも適応がある．また，鎮痛薬を服用しにくい胃弱なものにもよい（表1）．

14 頭痛　❶片頭痛　　**149**

表1　片頭痛と緊張型頭痛に用いる漢方薬

頭痛の種類		漢方的解釈	処方	特徴
片頭痛	冷え症	寒証	**呉茱萸湯** 31	悪心・嘔吐を伴う激しい頭痛
			当帰四逆加呉茱萸生姜湯 38	手足冷え強い，しもやけ
	気圧変動	水毒	**五苓散** 17	むくみ体質，めまい，歯痕
			半夏白朮天麻湯 37	五苓散より胃弱，立ちくらみ
	月経関連	瘀血	当帰芍薬散 23	冷え，むくみ，月経不順
			桂枝茯苓丸 25	ニキビ体質，月経困難症
			加味逍遙散 24	冷えのぼせ，肩こり，更年期障害
	神経過敏	肝の異常	抑肝散 54	イライラ，神経質，目の不快
			柴胡加竜骨牡蛎湯 12	肩こり，動悸，食いしばり
	胃弱	脾虚	**桂枝人参湯** 82	胃弱，軟便
緊張型頭痛	動脈硬化	気逆	**釣藤散** 47	中高年の早朝頭重感，めまい，耳鳴り
			黄連解毒湯 15	のぼせ，赤ら顔
	肩こり	表証	**葛根湯** 1	項背部こり
			桂枝加葛根湯 027	麻黄が使えない肩こり
			川芎茶調散 124	軽い肩こり，悪心のない片頭痛
		肝の異常（ストレス関連）	加味逍遙散 24	冷えのぼせ
			柴胡加竜骨牡蛎湯 12	食いしばり，体の緊張

注）『慢性頭痛の診療ガイドライン2013』掲載処方薬は**太字**.

(1)冷え症：冷えによって増悪する頭痛（寒証）

- **呉茱萸湯**：片頭痛で多く用いられる処方である．嘔気や嘔吐を伴う発作的な激しい頭痛に有効である．「呉茱萸」という苦味のあるミカン科の果実が含まれていて，アルカロイドを含有し，胃を温め，鎮痛・止嘔作用をもつ．臨床研究では，レスポンダー限定の二重盲検ランダム化比較試験（DB-RCT）[2]やロメリジン塩酸塩とのランダム化比較試験[3]において，有効性を示している．症例集積研究[4,5]においても，7〜8割の改善率を示している．定期服用以外にも，頭痛発作薬として鎮痛薬やトリプタン系薬の代わりに，頭痛時1〜2包/回を頓服する使い方もある．鎮痛薬と違って，服用を重ねても耐性がつく心配はない．

- **当帰四逆加呉茱萸生姜湯**：呉茱萸湯よりも手足の冷えが強い頭痛に用いる．しもやけになりやすく，夏でも冷房で冷えて頭痛や腹痛，月経痛が起こりやすい場合によい．

(2)気圧変動：低気圧が近づき，雨や雪が降る前から起こりやすい頭痛（水毒）

- **五苓散**：むくみ体質で，めまいや乗り物酔いが起こりやすく，「歯痕」という舌辺縁に歯型がついている所見がみられる場合もある．低気圧のときに起こりやすい片頭痛に用いる．呉茱萸湯の使用方法と同様に，定期的に服用する方法と，特に低気圧が近づく直前に1〜2包/回，1〜2回/日，集中的に服用する方法がある．ほかに緊張型頭痛や二次性頭痛と，頭痛全般に広く用いられる．

- **半夏白朮天麻湯**：五苓散と同様に，気圧変動で増悪する頭痛に用いるが，より胃弱で低血圧傾向や立ちくらみがあるような場合によい．

(3)月経関連：月経周期に関連して起こる頭痛や更年期に伴う頭痛（瘀血）

- **当帰芍薬散**：色白で冷え症の月経不順や月経困難症のある頭痛に用いる．月経前にむくみやすいなど，水毒も伴う場合によりよい．血行促進作用をもつ「当帰」が含まれているが，人によっては胃部不快を呈することもあるため注意を要する．もともと安胎薬（流産予防など）として有名な薬なので，妊娠中にも服用可能である．

- **桂枝茯苓丸**：当帰芍薬散と同様に，月経関連の頭痛に用いるが，より体力があり月経量が多く月経痛が強い場合に用いる．特にニキビ体質には使いやすい．ただし「桂皮」（シナモン）を含んでい

るため，シナモンアレルギーによる皮疹に注意する．

- **加味逍遙散**：更年期障害でみられるような冷えのぼせ(足先は冷えて上半身はのぼせて発汗)がある頭痛に用いる．更年期以外でも，肩こりや月経前のイライラが強い場合にもよい．のぼせを下げる作用をもつ「山梔子」によって，なかには下痢をきたす場合がある．短期間の服用であれば，服用中止で下痢は改善する．しかし，最近では山梔子を含む漢方薬で腸間膜静脈硬化症の報告例があり，腹痛や下血にも注意を要する(→45頁)．

(4)神経過敏：ストレスなどが引き金となるような頭痛．神経質で神経過敏な状態である(肝の異常)

- **抑肝散**：ストレスがあり，イライラや神経過敏となって起こる頭痛に用いる．抑肝散(加味方も含む)に有効性を示した頭痛症例の多変量解析[6]では，眼痛・イライラ・背中の張りの組み合わせが有効性を予測する項目であったこともあり，目の不快症状や背中の緊張がみられる場合に有効性が期待できる．食いしばりや歯ぎしりがあり，体に力が入っているような場合が多い．作用機序としては，神経細胞の抑制に働くセロトニン 5-HT_{1A} 受容体のパーシャルアゴニスト作用[7,8]，神経細胞の興奮に働くセロトニン 5-HT_{2A} 受容体のダウンレギュレーション作用[9]，興奮性神経伝達物質のグルタミン酸の放出抑制作用[10]が確認されている．「釣藤鈎」は，インドール系およびオキシインドール系アルカロイドを含有し，血圧降下作用，睡眠鎮静作用，精神安定作用，鎮痙作用，セロトニン調節作用，脳細胞保護作用などの薬理作用があるといわれている[11]．より体力が低下し不眠傾向があれば，抑肝散加陳皮半夏を用いる．

- **柴胡加竜骨牡蛎湯**：抑肝散と同様に，ストレスがあり食いしばりや歯ぎしり，体の緊張があるような場合に用いられるが，抑肝散より緊張や肩こりが強く，動悸を伴う場合によい．「柴胡」は抗ストレス作用があるともいわれている．また，医療用エキス剤では，緩下作用のある「大黄」を含むもの(クラシエ，コタロー)と，含まないもの(ツムラ)があるため，体質に合わせて使い分ける必要がある．2～3か月以上継続する場合には，「黄芩」を含有しているため，間質性肺炎や肝障害の副作用を念頭に置き治療を行う．

152 処方の実際 9 神経

(5)胃弱：胃が弱い人の頭痛（脾虚）

- 桂枝人参湯：胃が弱く，疲れやすくて，食べるとお腹が緩くなる傾向のある人によい．人参湯という胃の薬に「桂皮」が加わった処方であり，1日量の3包で「甘草」3 g/日となるため，浮腫・血圧上昇・低カリウム血症の副作用を避けるためにも，1日2包からの服用開始を勧める．

② 緊張型頭痛

■ 病態

- 片頭痛の倍近い有病率を示しているが，片頭痛ほど日常生活に支障が出ることが少ない．ただ，なかには慢性的に頭重感が持続するケースもある．現代社会は，特に肩こりを引き起こしやすい環境であり，筋肉性のストレスのみでなく，精神的なストレスからも頭痛が助長される．

■ 一般的治療

- 筋弛緩薬や抗うつ薬，抗不安薬を用いた薬物治療と，認知行動療法，理学療法，鍼灸などの非薬物治療がある．

■ 漢方治療

(1)動脈硬化：高血圧傾向の頭痛（気逆）

- 釣藤散：高血圧傾向の中高年の早朝頭重感に用いる．めまいや耳鳴りを伴っているような場合によりよい．緊張型頭痛だけでなく，慢性頭痛や脳血管障害の頭痛にも用いられる．胃腸虚弱な場合でも使用しやすい処方である．桂枝人参湯との非ランダム化クロスオーバー比較試験[12]の報告があり，症例集積研究（慢性頭痛[13]，慢性緊張型頭痛[14, 15]，器質的疾患[16, 17]）では7～9割の有効性を示している．

- 黄連解毒湯：のぼせ，赤ら顔の高血圧傾向の頭痛に用いる．熱をさます生薬が入っているため，冷え症の人には使えない．独特な苦味がある．

(2)肩こり：感冒によるものや，慢性的な肩こり・更年期症状や神経の緊張を伴う頭痛（表証または肝の異常）

- 葛根湯：感冒薬として有名な処方であるが，感冒症状以外に慢性の肩こりにも使用される．「葛根」はクズの根であり，項背部のこりをほぐす作用があるといわれている．また，エフェドリン作

用を有する「麻黄」が含まれているため，コントロール不良な高血圧症，虚血性心疾患，前立腺肥大症，胃弱な場合は，服用をさけることも考慮すべきである．使い方としては，頓服もしくは1日朝1包の服用を勧める．抗不安薬の効果不十分な慢性緊張型頭痛に50〜60％の改善を示している[18]．

- **桂枝加葛根湯**：葛根湯と同様に感冒による頭痛のみならず，慢性の肩こりによる頭痛にも使用される．「麻黄」が含まれていないため，葛根湯が使いづらい緊張型頭痛によい．
- **川芎茶調散**：葛根湯や桂枝加葛根湯ほど肩こりはひどくないが，鼻症状を伴う感冒による頭痛に用いられやすい．慢性頭痛にも用いられ，悪心を伴わない片頭痛にも有効を示す場合がある．「茶葉」には，わずかにカフェインが含まれている．
- **加味逍遙散**：片頭痛と緊張型頭痛が混在しているような肩こりを伴う慢性頭痛によい．
- **柴胡加竜骨牡蛎湯**：ストレスが強い緊張型頭痛にも使用される．

③ 二次性頭痛

病態

- 原因となりうる疾患により発生した頭痛を二次性頭痛と診断される．種類はさまざまで，感染症，頭頸部外傷，脳血管障害，副鼻腔炎，精神疾患などが含まれる．最近注目されるものとしては，薬剤の使用過多による頭痛（薬物乱用頭痛）があり，7割近くは片頭痛タイプを示す．鎮痛薬やトリプタン系薬の服用過多により，痛みの閾値が低下することにより引き起こされる頭痛であり，治療に苦慮するケースも少なくはない．

一般的治療

- それぞれの原因疾患に対する治療を行うのが原則であるが，漢方薬を併用することで症状の軽快につながることがある．

漢方治療（表2）

(1) 薬剤の使用過多による頭痛（薬物乱用頭痛）

- 片頭痛タイプが多いため，前述の片頭痛で使用する処方が中心となる．鎮痛薬やトリプタン系薬に置き換える処方として，呉茱萸湯や五苓散の頓用があるが，1回に1包より2包服用するほうが効果が得られる場合がある．

- また，神経過敏な状態に陥っている場合が多いので，抑肝散や柴胡加竜骨牡蛎湯など肝の異常を調節する処方も使用される．個々の症例に合わせた処方選択が必要となる．

(2)感冒による頭痛(表証)

- **葛根湯**：感冒初期の特に寒気を伴う後頸部から首にかけてのこりと頭痛に用いる．
- **川芎茶調散**：鼻症状を伴う感冒症状の頭痛に用いる．

(3)副鼻腔炎による頭痛(表証)

- **葛根湯加川芎辛夷**：鼻閉による頭重感に用いる．葛根湯に川芎，辛夷が加わった処方である．慢性の副鼻腔炎に使用する場合には，葛根湯と同様に1日1包程度の使用を勧める．

(4)アルコールによる頭痛(水毒)

- **五苓散**：いわゆる二日酔いの頭痛に用いる．数回服用すれば改善が見込める．

(5)透析による頭痛(水毒)

- **五苓散**：維持血液透析に伴う頭痛に対して改善を認めた症例報告がある[19, 20]．

(6)脳血管障害による頭痛(水毒，気逆)

- **五苓散**：慢性硬膜下血腫の縮小の報告例[21, 22]が確認されている．
- **釣藤散**：脳血管障害による慢性頭痛[17]や脳血管性認知症にも症例報告がある．

(7)精神疾患による頭痛(気滞，気逆，肝の異常)

- **半夏厚朴湯**：予期不安傾向があり神経質で，のどの違和感を訴える頭痛に用いる．
- **香蘇散**：気うつ傾向で，声に力がなく胃腸虚弱な頭痛に用いる．
- **柴胡加竜骨牡蛎湯**：動悸を伴う過緊張状態に使用される．寝ていても，身のおきどころがなく寝返りをうってしまう状態にも用いる．
- **桃核承気湯**：のぼせやすく，便秘傾向のある頭痛に用いる．

④ 神経痛

病態

- 三叉神経痛，後頭神経痛，帯状疱疹後神経痛や顔面痛が含まれる．

14 頭痛　❺ 小児の頭痛　**155**

■ 一般的治療

- 一般的に鎮痛薬，抗てんかん薬，抗ウイルス薬の内科的治療と，局所注射，神経ブロック，ガンマナイフなどの外科的治療がある．難治の場合も少なくはない．

■ 漢方治療（表2）

- 冷えで痛みが増強するような痛みは，寒証．炎症が強い痛みは，熱証．血行不良による痛みは，瘀血の状態である．
- **桂枝加朮附湯**：雨の日や寒い日など，湿気や寒冷によって増強する痛みに用いられる．胃弱の人でも服用可能である．「附子」はトリカブトの塊根であり，アルカロイドを含有して鎮痛・温補作用を認める．帯状疱疹後神経痛に対し，西洋医学的治療との併用例で7割以上の効果が得られた報告もある[23]．
- **葛根湯**：特に顔面・首・肩などの上半身の痛みに用いるが，慢性的に服用する場合には1日1包を勧める．
- **越婢加朮湯**：帯状疱疹の感染初期には，抗ウイルス薬と併用すると痛みや浮腫が軽減することがある．「麻黄」が含まれているため，胃部不快に注意する．
- **桂枝茯苓丸**：冷えや血行不良で増悪する痛みに用いられる．血行が悪くなる夜中から朝方に痛みが来る場合にもよい．

❺ 小児の頭痛

■ 概要

- よく問診をとらないと，頭痛の診断が困難な場合もある．成人と同様に，片頭痛や緊張型頭痛もあり，起立性調節障害を伴う場合や，ストレスが原因の場合もある．なかには，不登校になってしまうケースもあるため，適切な診断および薬物治療や非薬物治療の選択が必要である（「思春期の起立性障害，不登校」参照→260頁）．

■ 漢方治療（表2）

- 小児も成人と同様に，頭痛のタイプに合わせて漢方薬を選択する．服用量は，就学前であれば成人の1/3量（医療用エキス製剤では1包）を分2で，小学生は成人の2/3量（医療用エキス製剤では2包）を分2で，中学生以上はほぼ成人量と考える．
- **抑肝散**：デリケートで神経質な子どもに用いられる．チック症状がみられるような場合や，腹部や背部を触るだけでくすぐったが

神経

表 2　二次性頭痛，神経痛，小児の頭痛に用いる漢方薬

頭痛の種類		漢方的解釈	処方	特徴
二次性頭痛	感冒	表証	**葛根湯** 1	寒気を伴う項背部のこり
			川芎茶調散 124	鼻症状伴う感冒症状
	副鼻腔炎	表証	葛根湯加川芎辛夷 2	鼻閉による頭重感
	アルコール	水毒	**五苓散** 17	二日酔い
	透析	水毒	**五苓散** 17	頭重感
	脳血管障害	水毒	**五苓散** 17 **釣藤散** 47	慢性硬膜下血腫 頭重感，認知症
	精神疾患	気滞	半夏厚朴湯 16	予期不安，神経質，のどの違和感
			香蘇散 70	気うつ，胃腸虚弱
		肝の異常	柴胡加竜骨牡蛎湯 12	過緊張
		気逆	桃核承気湯 61	のぼせ，便秘
神経痛		表寒証，水毒	桂枝加朮附湯 18	胃弱，湿気や寒冷で増悪
		表証	**葛根湯** 1	上半身の痛み
		熱証，水毒	越婢加朮湯 28	帯状疱疹などの感染初期の痛みや浮腫
		瘀血	桂枝茯苓丸 25	血行不良の痛み，明け方の痛み
小児の頭痛		肝の異常	抑肝散 54	神経過敏，くすぐったがる，チック
		水毒	半夏白朮天麻湯 37	胃弱，めまい，起立性調整障害
		脾虚	小建中湯 99	胃腸虚弱，過敏性腸症候群

注）『慢性頭痛診療のガイドライン 2013』掲載処方薬は太字.

る子どもにも有効な場合が多い.

- **半夏白朮天麻湯**：立ちくらみや朝起きづらいなど，起立性調節障害によく用いられる．胃弱でも服用しやすい.

14 頭痛 **❺ 小児の頭痛** **157**

> **column**
>
> ### 頭痛の漢方処方のコツ
>
> 頭痛出現時に頓服でも使用できる処方は，呉茱萸湯，五苓散，葛根湯，川芎茶調散があげられる．それ以外の処方は，体質改善のために一定期間服用し効果を確認する．まずは2週間を目途に経過を観察する．早い場合には効果を示し，副作用なども現れやすい時期である．月経関連の頭痛の場合には，月単位で経過をみる．また，西洋薬の予防薬や鎮痛発作薬などとの併用は基本的には問題ないと考えてよい．服用方法も，食前または食間とあるが，実際に飲み忘れが多い場合には食後でも服用可能である．

Advanced Course

清上蠲痛湯※※

医療用エキス剤にはなく，煎じ薬と一般用エキス剤を利用する処方である．中国の書物の『寿世保元』（頭痛門）に記載されているが，「一切の頭痛を治す．左右，偏正，新久を問わず皆効あり」と，どんな頭痛も治すとある．現に，難治性の片頭痛や，群発頭痛に用いる場合がある．　　　　　　　　　　　　※※：一般用エキス剤あり．

- **小建中湯**：胃腸虚弱で，腹痛やお腹をこわしやすい子どもに用いられる．小児の一次性頭痛に有効であった報告がある[24]．頭痛のみならず，胃腸症状も改善されることが多い．「膠飴（米の飴）」が含まれているため，甘くて口当たりがよく飲みやすい．

文献

1）慢性頭痛の診療ガイドライン作成委員会（編）：慢性頭痛の診療ガイドライン2013．42-44，医学書院，2013

2）Odaguchi, H, et al.: The efficacy of goshuyuto, a typical Kampo (Japanese herbal medicine) formula, in preventing episodes of headache. Curr Med Res Opin 22: 1587-1597, 2006

3）丸山哲弘：片頭痛予防における呉茱萸湯の有用性に関する研究—塩酸ロメリジンとのオープンクロスオーバー試験—．痛みと漢方16：30-39，2006

4）関　久友，他：慢性頭痛に対する呉茱萸湯の効果—封筒法による桂枝人参湯との比較．Pharma Medica 11：288-291，2006

5）前田浩治，他：慢性頭痛に対する呉茱萸湯の効果．漢方医学22：53-57，1998

6) 木村容子, 他：抑肝散およびその加味方が有効な頭痛の漢方医学的検討. 日本東洋医学雑誌 59：265-271, 2008

7) Terawaki K, et al: Partial agonistic effect of yokukansan on human recombinant serotonin 1A receptors expressed in the membranes of Chinese hamster ovary cells. J Ethnopharmacol 127: 306-312, 2010

8) Nishi A, et al: Geissoschizine methyl ether, an alkaloid in Uncaria hook, is a potent serotonin₁A receptor agonist and candidate for amelioration of aggressiveness and sociality by yokukansan. Neuroscience 207: 124-136, 2012

9) Egashira N, et al: Repeated administration of Yokukansan inhibits DOI-induced head-twitch response and decreases expression of 5-hydroxytryptamine（5-HT）2A receptors in the prefrontal cortex. Prog Neuropsychopharmacol Biol Psychiatry 32: 1516-1520, 2008

10) Takeda A, et al: Attenuation of abnormal glutamate release in zinc deficiency by zinc and Yokukansan. Neurochem Int 53: 230-235, 2008

11) 串田浩孝：釣藤鈎アルカロイドの薬物動態に関する研究. 福岡大学薬学集報 16：43-52, 2016

12) 松本博之, 他：慢性頭痛に対する桂枝人参湯と釣藤散の有用性に関する研究. 臨牀と研究 72：1299-1303, 1995

13) 定藤章代, 他：慢性頭痛に対する釣藤散（TJ-47）の効果. 脳神経外科速報 2：171-176, 1992

14) 長田　乾：慢性型緊張型頭痛に対するツムラ釣藤散の臨床効果. JAMA〈日本語版〉17：38-39, 1996

15) 高田　理：慢性緊張型頭痛に対する釣藤散の有効性について. 漢方医学 22：121-124, 1998

16) 福島武雄, 他：頭痛に対する釣藤散の臨床効果. 漢方医学 18：272-275, 1994

17) 木村　格, 他：脳血管障害患者の慢性頭痛に対するツムラ釣藤散の臨床効果. Geriat Med 27：445-449, 1989

18) 山本光利：肩頸部のこりに起因する慢性緊張性頭痛に対する葛根湯の臨床効果. 臨牀と研究 72：2085-2088, 1995

19) 野口享秀：血液透析に伴う頭痛に対する五苓散の治療効果. 漢方医学 34：182-183, 2010

20) 室賀一宏：維持透析患者の頭痛の東洋医学的治療と考察. 東洋医学 27：46-47, 1999

21) 松村正俊, 他：超高齢者の慢性硬膜下血腫に対する五苓散料の効果. Neurological Surgery 33：965-969, 2005

22) 上野眞二, 他：慢性硬膜下血腫に対する五苓散の使用経験. 日本東洋医学雑誌 59：205, 2008

23) 菅谷壮男, 他：帯状疱疹後神経痛に対する桂枝加朮附湯の効果. ペインクリニック 12：70-72, 1991

24) 寺澤捷年, 他：小建中湯が奏効した小児一次性頭痛の 5 症例. 日本東洋医学雑誌 66：93-98, 2015

（五野由佳理）

15 認知症

診療のコツ

- 超高齢社会を迎え，認知症患者は増加の一途をたどっているが，介護者への影響も多大であるなど，切実な問題として認識されている．高齢者医療では，フレイルに代表される身体・精神機能の低下や複数の背景疾患をふまえたうえでの包括的な対応が求められる．
- 漢方医学は，個々の心身の状態に合わせた介入により，病気の進展を防ぎ，よりよい状態を維持することを目指すが，認知症診療のさまざまな問題にも対応が可能である．例えば，漢方薬の使用により，現代医学的治療の効果を高めながら副作用を軽減するといった相乗・相補的な効能が期待できたり，高齢者医療の課題であるポリファーマシーやアドヒアランス，経済的コストなどの是正につながることは少なくない．
- 高齢者では副作用が顕在化しやすい傾向があり十分な注意が必要であるが，健康寿命の延伸のためにも，適切な漢方治療の応用に努めたい．

病態

- 認知症の原因としては，変性疾患や脳血管障害によるものが大半を占める．変性疾患では，アルツハイマー型認知症が最も多く，その他，精神症状が問題となるレビー小体型認知症や前頭側頭型認知症などがあり，脳血管障害では，動脈硬化を背景に段階的に進行し，運動機能の低下が問題となる脳血管性認知症がある．その他，てんかん，ビタミン欠乏，甲状腺機能低下，感染症などの内科治療を要する疾患，慢性硬膜下血腫，正常圧水頭症などの外科治療を要する疾患など原因は多岐にわたり，また，認知症の前段階として軽度認知障害(MCI)も近年注目されている．
- 認知症による臨床症状は，記憶障害や実行機能障害などの中核症状と，幻覚，妄想，興奮(陽性症状)や，不安，うつ，意欲低下(陰性症状)などの行動・心理症状(behavioral and psychological symptoms of dementia：BPSD)に大きく分けられる．医療者に

とっては中核症状に対するアプローチが主体となるが，介護者にとっては BPSD のほうが切実な問題であることが多く，いずれも適切な対応が求められる．

一般的治療

- 中核症状に対しては，アルツハイマー型認知症では，コリンエステラーゼ阻害薬や NMDA 受容体阻害薬などの薬物治療が基本となる．コリンエステラーゼ阻害薬に関しては，食欲の低下や興奮，不眠などの副作用に注意が必要で，NMDA 受容体阻害薬に関しては，BPSD にも有効である半面，覚醒度の低下やふらつきなどの副作用に注意が必要である．脳血管性認知症では確立された治療はなく，また，内科・外科的治療を要する疾患では，投薬や外科治療など原疾患の治療が基本となる．

- BPSD に対しては，抗精神病薬や抗不安薬，抗うつ薬などが一般に使用されるが，覚醒度の低下や過鎮静，嚥下障害，錐体外路障害などの副作用が問題となることが少なくないことから，特に高齢者では十分な注意を要する．

- てんかんや甲状腺機能低下症では，認知症をきたすほどの重症例は臨床的に少ないものの，漢方外来に多い不定愁訴や加齢性変化と誤解され遷延することもあり，治療可能な認知症として早期発見に努めたい．

漢方治療（表 1）

- 漢方診療では，体質や症状に合わせた随証療法を基本とし，虚実，寒熱，気血水，五臓などの概念にのっとって治療薬が選択される．

- 中核症状に対する漢方治療は一般に効果が期待しがたく，認知症評価スケールで顕著な変化を伴うような改善が得られることはまれであるが，いくつかの漢方方剤については認知症の改善や進行抑制に対する有用性が報告されている．

- BPSD に対しては，抑肝散をはじめ漢方治療の有効性は広く認識されており，進行期であっても時に効果的な解決策となることから，すでに多くの臨床医が診療に取り入れている．

- 漢方治療は，前出の現代医学的治療の際に認められるような副作用の頻度が低く，さらに現代医学的治療の副作用の緩和が期待できるといった補助療法としてのメリットもある．1 剤で中核症状と BPSD どちらにも効果が期待でき，かつ全身状態の改善など

15 認知症　**161**

表1　認知症（BPSD）に用いられる漢方薬と副作用に注意すべき生薬

証	処方	BPSD	主な使用目標と注意
実証	黄連解毒湯 15 （黄芩，山梔子含有）	興奮，不眠	のぼせ，頭痛，高血圧
中間証	抑肝散 54 （甘草含有）	興奮，不眠，幻覚，妄想	焦燥感，筋けいれん．胃腸虚弱を伴う場合は抑肝散加陳皮半夏 83
	八味丸 7 （地黄含有）	意欲低下	耳鳴，高血圧，腰痛，冷え，排尿障害，下肢のしびれや浮腫を伴う場合は，牛車腎気丸 107
やや虚証	釣藤散 47 （甘草含有）	興奮，不眠，幻覚，妄想	頭重，のぼせ，めまい，高血圧，胃腸虚弱
	帰脾湯 65 （甘草含有）	抑うつ状態，不安，不眠，意欲低下	貧血，倦怠感，胃腸虚弱．のぼせや易怒性を伴う場合は，加味帰脾湯 137 （山梔子含有）
	七物降下湯 46 （地黄含有）	興奮，不眠，幻覚，妄想	耳鳴，頭重，のぼせ，高血圧，倦怠感，肌荒れ
虚証	人参養栄湯 108 （甘草，地黄含有）	抑うつ状態，不安，不眠，意欲低下	貧血，倦怠感，咳嗽，胃腸虚弱
	当帰芍薬散 23	意欲低下	めまい，冷え，貧血，浮腫

- 漢方薬の副作用には十分な注意を要するが，特に，甘草による偽アルドステロン症（浮腫，血圧上昇，低カリウム血症，ミオパチーなど），黄芩による肝機能障害（まれに間質性肺炎），地黄による胃腸障害（胃もたれ，下痢など）は常に注意が必要なため，当該生薬を含む処方名にその旨を付した．ただし，人参養栄湯と七物降下湯は地黄を含有するものの，胃腸機能の改善作用を有し，臨床的に問題になることは少ない．

- 近年，抑肝散をはじめとする医療用エキス製剤が，病名治療的に多剤投与される頻度が増えているが，甘草の過量服用による偽アルドステロン症は，特に高齢者において比較的顕在化しやすく，診察や定期的な採血でのスクリーニングを行い，常に使用が適切か注意を払って使用する必要がある．山梔子含有製剤の長期服用による腸間膜静脈硬化症のリスクも注意喚起されており，長期服用の際には注意が必要である．

- 医療用エキス製剤を使用した治療では，煎じ薬での治療とは異なり患者の状態に合わせた生薬単位の調整は困難であるが，複数処方を用量調整しながら適切に併用することで，より効果的な治療につながる．

フレイル予防へも寄与するなど，その応用範囲は広い.

● 表1に，医療用エキス製剤として使用可能であり，認知症に対する有効性が報告されている処方を中心に，主な使用目標や留意点について示した（BPSDは別枠で示した）.

● 中核症状に使用する漢方薬としては，アルツハイマー型認知症に対する帰脾湯，八味丸，人参養栄湯，当帰芍薬散，脳血管障害性

<hr>

column

認知症と生薬（釣藤鈎，遠志，陳皮）

過去の研究から，釣藤鈎，遠志，陳皮など複数の生薬について，中核症状，BPSDに対する有効性が報告されている.

釣藤鈎は，抑肝散，釣藤散，七物降下湯の構成生薬の1つで，複数のアルカロイドを含み，血管内皮保護，血管拡張，アミロイドβ蛋白凝集抑制などによる脳微小循環改善や神経細胞保護作用に加え，セロトニン神経系やグルタミン酸神経系の修飾作用などが報告されている.臨床的には，記憶障害や不眠，不安，幻覚，妄想などの精神障害に対する効果，血圧低下作用などが報告されている.当研究所では，煎じ薬での治療が主体となるため，上記の働きを期待してさまざまな基本処方に対して釣藤鈎を加味することは少なくない.

また，遠志も，帰脾湯や人参養栄湯の構成生薬の1つとして，複数のサポニンを含むことが知られている.表1記載の処方以外に，認知症に使用される加味温胆湯※※を用いた研究では，アセチルコリン合成酵素の賦活やアミロイドβ蛋白凝集抑制による記憶保持機能改善や神経細胞保護作用が推測されている.同処方に含まれる陳皮についても，ノビレチンの含有量が高いN陳皮（医療用エキス製剤に含まれる通常の陳皮とは異なる）に関しては，アミロイドβ誘発性記憶障害改善やCRE依存的転写活性促進などによる中核症状改善作用が推測されている.その他，八味丸の構成生薬である桂皮や牡丹皮などにもアミロイドβ蛋白凝集抑制が知られている.

アルツハイマー型認知症では，長期にわたるアミロイドβやタウ蛋白の蓄積を経て病気の発症に至るといわれている.近年PETなど画像診断技術の進歩に伴い，脳に蓄積した異常蛋白の評価が可能となりつつあるが，将来的に認知症の進行抑制に対する漢方薬の有効性が客観的に検証可能となれば，脳のアンチエイジングとして広く応用される時代が来るかもしれない.　　　　　※※：一般用エキス剤あり.

15 認知症　**163**

認知症に対する釣藤散などの効果が広く知られている.

- BPSD に使用する漢方薬としては,抑肝散をはじめ,釣藤散や黄連解毒湯,七物降下湯などが適応される.
- 七物降下湯は,北里大東医研初代所長の大塚敬節が創方し,その臨床応用が長年にわたり探索されてきた処方である.頻用処方ではないものの,抑肝散や釣藤散と並んで,釣藤鈎(中枢神経調節作用)を含有する数少ない医療用エキス製剤の1つであり,臨床的な有用性も高いことから併せて紹介した.
- なお,表1中の,抑肝散,八味丸,帰脾湯については,それぞ

Advanced Course
認知症と漢方医学

　認知症が問題となるのは主に 60 歳代以降の老年期であるが,漢方医学的には,気血水の観点では気(エネルギー・精神状態)や血(栄養・循環動態),五臓の観点では腎(加齢性変化),脾(胃腸機能),肝(精神活動),心(認知機能・睡眠)など複数の機能異常と関連した病態を呈していることが多い.中国や日本の古書における認知症および類似病態に関する医家の記載は少ないものの,やはり,腎や脾,心など五臓の機能異常と捉えられていたことが多いことがわかる.

　すでに表1に各処方の使用目標を示したが,中核症状に関しては,主に,気や血,腎や脾などの機能異常を想定した方剤が用いられる.外科的治療を要する疾患では,瘀血や水滞などの治療に用いる方剤の併用が回復の促進に有効なことがある.一方,BPSD に関しては,陽性症状は気や肝,心の機能異常,陰性症状は気や血,腎や脾の機能異常と関連した方剤が用いられる.

　見方を変えれば,上記の漢方医学的病態に適応される処方であれば,認知症診療に応用することが可能であり,その結果として治療の幅を広げることにつながる.例えば,胃腸障害があり,意欲の低下や無関心を呈する患者に,気虚や脾虚として補中益気湯や六君子湯を用いたり,アレルギーや薬剤過敏傾向を認め,不安や抑うつ状態を呈する患者に対して,気滞や気虚として半夏厚朴湯や香蘇散を用いるといったことがあげられる.本項では認知症に対する有効性が報告されている処方を中心に紹介したが,単に病名治療的な偏った処方選択に陥らないよう,漢方医学的病態判断をふまえながら適切な応用をはかりたい.

神経

れ加味方(抑肝散加陳皮半夏,牛車腎気丸,加味帰脾湯)も医療用エキス製剤として使用可能なため,それらの使用目標の違いを併せて記載した.

● 近年フレイルに対する治療で注目されている人参養栄湯は五味子による特有の酸味があり,服用しにくい場合には,適応病態や構成生薬が近い帰脾湯での代用などを検討する.

文献

1) 大塚敬節:症候による漢方治療の実際. 南山堂, 1972
2) 矢数道明:臨床応用 漢方処方解説. 創元社, 1981
3) 花輪壽彦:漢方診療のレッスン 増補版. 金原出版, 2003
4) 日本東洋医学会学術教育委員会(編):専門医のための漢方医学テキスト. 南江堂, 2010
5) 日本老年医学会(監修), 日本医療研究開発機構研究費・高齢者の薬物治療の安全性に関する研究研究班(編):高齢者の安全な薬物療法ガイドライン 2015. メジカルビュー社, 2015
6) 日本神経学会(監修), 「認知症疾患診療ガイドライン」作成委員会(編):認知症疾患診療ガイドライン 2017. 医学書院, 2017
7) 北島政樹(総監修):Kampo Science Visual Review 漢方の科学化. ライフ・サイエンス社, 2017
8) 山田陽城:漢方薬の作用機序の解明と臨床応用の現状. Organ Biology 25(1), 2018
9) 山國徹, 他:漢方治療薬によるアルツハイマー病の進行阻止への挑戦—その薬理学的基盤と臨床研究. 日本薬理学雑誌 145(5), 2015

(川鍋伊晃)

16 不眠症

診療のコツ

- 一口に不眠といっても，入眠困難，睡眠維持困難，早朝覚醒など睡眠が障害されるパターンは異なり，その原因も原発性のものに限らず，身体疾患や内服薬，生活習慣など多岐にわたる．当然，不眠の原因やパターンによって求められる対応は異なるので，不眠症の診療においては，不眠を生じるような基礎疾患はないか，不眠の原因となる薬物は使用していないか，睡眠不足を引き起こすような生活習慣となっていないか，睡眠を妨げるような環境下で生活をしていないかなどの詳細な情報収集が必要となる．

- 不眠症の治療には，主に非ベンゾジアゼピン系およびベンゾジアゼピン系の睡眠薬が用いられる．しかし，漫然と処方し続けることで耐性ができてしまい，高用量処方や多剤併用処方となってしまう，あるいは，急に睡眠薬を中止したことで離脱症状が出現するなどの処方薬依存の問題につながることがあるので注意が必要である．副作用の問題として，持ち越し効果による日中の眠気，特に高齢者などでは，ふらつきやせん妄などにも注意が必要である．処方の際にはその必要性を十分に検討し，きちんとした説明と同意が必要である．

- 漢方薬は睡眠を直接誘発する作用はないと考えられているため，即効性は期待できない．しかし，患者が睡眠薬の処方に抵抗を示す場合や，多剤大量処方を受けているにもかかわらず不眠を訴え続ける場合，副作用が出やすいために睡眠薬が使用できない場合，睡眠薬の減量・中止が必要な場合などに漢方薬が有効なことも多い（表1）．ただし「睡眠薬の適正な使用と休薬のための診療ガイドライン」では不眠症への漢方薬の使用は，有効性が確認されていないとの理由で推奨されていない[1]．よって，不眠症に対する漢方薬処方の際にはそのことを患者にしっかりと伝える必要がある．

精神

表 1　不眠症に用いられる代表的な漢方薬

<table>
<tr><th>証</th><th>入眠困難</th><th>睡眠維持困難</th><th>早朝覚醒</th></tr>
<tr><td rowspan="4">実証</td><td colspan="2">大柴胡湯* [8]</td><td></td></tr>
<tr><td>三黄瀉心湯 [113]</td><td></td><td></td></tr>
<tr><td colspan="2">柴胡加竜骨牡蛎湯 [12]</td><td></td></tr>
<tr><td>黄連解毒湯* [15]</td><td></td><td></td></tr>
<tr><td rowspan="8">中間証</td><td colspan="2">抑肝散* [54]</td><td></td></tr>
<tr><td colspan="3">柴胡桂枝湯 [10]</td></tr>
<tr><td></td><td>半夏厚朴湯* [16]</td><td></td></tr>
<tr><td></td><td></td><td>加味逍遙散 [24]</td></tr>
<tr><td></td><td></td><td>釣藤散 [47]</td></tr>
<tr><td></td><td>竹筎温胆湯 [91]</td><td></td></tr>
<tr><td></td><td>茯苓飲合半夏厚朴湯 [116]</td><td></td></tr>
<tr><td>温経湯* [106]</td><td></td><td></td></tr>
<tr><td rowspan="10">虚証</td><td colspan="3">柴胡桂枝乾姜湯* [11]</td></tr>
<tr><td></td><td>桂枝加竜骨牡蛎湯 [26]</td><td></td></tr>
<tr><td></td><td>苓桂朮甘湯 [39]</td><td></td></tr>
<tr><td></td><td></td><td>帰脾湯* [65]</td></tr>
<tr><td colspan="3">甘麦大棗湯 [72]</td></tr>
<tr><td colspan="3">抑肝散加陳皮半夏* [83]</td></tr>
<tr><td colspan="3">酸棗仁湯* [103]</td></tr>
<tr><td></td><td colspan="2">人参養栄湯 [108]</td></tr>
<tr><td colspan="2">加味帰脾湯* [137]</td><td></td></tr>
<tr><td>三物黄芩湯 [121]</td><td></td><td></td></tr>
</table>

＊：不眠症が保険適用となっている.

① 入眠困難

病態

- 床に入って寝つくまでに長時間かかってしまうタイプの不眠症である．眠りにつけないことを苦痛に感じることが多い．不安や緊張が強いときなどに起こりやすいといわれている．
- 睡眠・覚醒相後退症候群は内因性のリズムが遅延するために，期

待される時間に眠ることができない障害であるが，時に早朝覚醒と診断されてしまうことがある．しかし，睡眠・覚醒相後退症候群では睡眠相に合った時間であれば入眠困難は生じないため，不眠症と鑑別することが重要である．

一般的治療

- まずは睡眠衛生指導を行い，生活習慣の見直しをする．特に就寝前の喫煙，カフェインの摂取は入眠を妨げる恐れがあるので，控えるように指導する．
- 薬物療法として，消失半減期の短いベンゾジアゼピン系および非ベンゾジアゼピン系睡眠薬，オレキシン受容体拮抗薬が用いられることが推奨される．
- 薬物療法が限定的な効果しかみられない場合，あるいは無効な場合は，認知行動療法も有効とされている．

漢方治療（表2）

- 漢方医学では，入眠が障害されるのは陰陽のバランスが崩れ，陽気が過剰な状態，あるいは陰気が減少した状態となっているためと考える．
- 陽気が過剰になると興奮しやすくなり，イライラやのぼせを訴えるようになる．
- 黄連は陽気が過剰な状態を改善するため，入眠障害に対しては黄連を用いた処方が選択されることが多い．
- 虚証で，陰気が不足すると，疲れやすくなり，顔色も不良となる．
- 虚証で，陰気が不足した入眠障害に対しては，酸棗仁を含む酸棗仁湯や加味帰脾湯を用いるとよい．

② 睡眠維持困難

病態

- 夜中に目が覚め，その後，なかなか寝つけないタイプの不眠症である．原因はさまざまであるが，うつ病でみられる睡眠障害は中途覚醒が最も多いといわれている．
- その他，認知症やパーキンソン病などの神経変性疾患でも睡眠維持困難となることが多い．

一般的治療

- 飲酒は中途覚醒の原因となるため，入眠前のアルコール摂取は止

168 処方の実際 10 精神

表2 入眠困難に用いられる処方

証	処方	使用目標と注意
実証	三黄瀉心湯 [113]	のぼせ気味で顔面が紅潮，イライラ，血圧高め
	柴胡加竜骨牡蛎湯 [12]	不安が強い，イライラ，季肋部の張り
	黄連解毒湯 [15]	のぼせ気味で顔面の紅潮，イライラ，心窩部の膨満感
中間証	抑肝散 [54]	神経過敏，怒りやすい，腹直筋の緊張
	柴胡桂枝湯 [10]	心窩部から季肋部の膨満感，抵抗・圧痛，食欲不振，関節痛，腹痛
	温経湯 [106]	手掌のほてり，口唇の乾燥，下腹部の冷え，月経困難
虚証	柴胡桂枝乾姜湯 [11]	緊張，易疲労感，冷え，動悸，息切れ，心窩部から季肋部の軽度の圧痛
	甘麦大棗湯 [72]	興奮しやすい，不安，筋肉の硬直．よくあくびをする
	抑肝散加陳皮半夏 [83]	神経過敏，怒りやすい，腹部大動脈拍動を触知
	酸棗仁湯 [103]	心身の疲れ，日中のふらつき
	加味帰脾湯 [137]	倦怠感，眼色不良，動悸，不安
	三物黄芩湯 [121]	夜間に手足がほてる，口乾

column

酸棗仁の効用について

　酸棗仁は養心安神薬の代表的な生薬とされている．酸棗仁湯は名前の通り酸棗仁を主役とした処方であるが，不眠症だけでなく，しばしば過眠症にも使用される．北宋時代の『経史証類大観本草』に酸棗仁に関する記述があり，「酸棗人睡多生使不得睡炒熟」とされている．これは，過眠では酸棗仁を生で用い，不眠では酸棗仁を炒めて用いるということである．実際には生で用いても炒めて用いても効果に差はないという話もあるが，生薬の処理の仕方で薬効が異なるという考えは，漢方医学ならではの面白さである．

16 不眠症 ❷睡眠維持困難 **169**

めるよう指導する.

- 睡眠維持困難の不眠症には消失半減期が長いベンゾジアゼピン系薬が推奨されるが,作用が翌朝以降も持続してしまい,午前中の眠気,ふらつき,脱力,頭重感,倦怠感などを伴うことがあるので注意が必要である(持ち越し効果).
- 一緒に寝ているものの動きが激しい,いびきがうるさいなど,睡眠環境が原因で覚醒してしまう場合は,睡眠障害と診断・治療せず,睡眠に適した環境調整を行うことが求められる.

■ 漢方治療(表3)

- うつ状態など精神的な不調に伴うことが多く,抗ストレス作用があることが知られている柴胡を含む処方(柴胡剤)が用いられることが多い.
- 漢方医学では,肝の機能が失調し,疏泄機能が不調になった状態を肝気鬱結といい,うつ状態の原因と考える.柴胡は肝気の流れを整えることで,このうっ結を改善する.
- 柴胡剤の適応がない場合でも,睡眠維持困難の改善には不安や緊張を改善するという安神作用のある処方が用いられることが多い.

精神

(**column**)

消化器と不眠

「腹が立つ」「腹に据えかねる」「腹黒い」「太っ腹」など,日本語では精神作用を「腹」で表現することが多い.実際に,消化器の疾患が精神症状と結びつくことが多く,胃食道逆流症(GERD)は,睡眠・覚醒困難の原因となりうる[2].漢方医学でも消化器症状に合併した不眠を改善する処方がある.例えば,甘草瀉心湯※※は半夏瀉心湯の甘草を増量したもので,心下痞鞕や腸蠕動音亢進を伴う不眠に用いられる.瀉心とは「心下(胸やみぞおち)のつかえを去る」ということであるが,実は,文字通り「心のつかえを去る」ということでもある.近年では「脳腸相関」といわれているが,漢方医学では昔から消化器と精神症状の関係に気づいていたのである.

※※:一般用エキス剤あり

170 処方の実際 10 精神

表3 睡眠維持困難に用いられる漢方薬

証	処方	使用目標と注意
実証	大柴胡湯 8	季肋部の強い張り，便秘，頭痛，肩こり，耳鳴
	柴胡加竜骨牡蛎湯 12	不安が強い，イライラ，季肋部の張り
中間証	抑肝散 54	神経過敏，怒りやすい，腹直筋の緊張
	柴胡桂枝湯 10	心窩部から季肋部の膨満感，抵抗・圧痛，食欲不振，関節痛，腹痛
	半夏厚朴湯 16	咽喉部の不快感，不安，動悸，めまい，嘔気
	竹筎温胆湯 91	呼吸器疾患後の不眠，季肋部の軽度圧痛，不安，動悸
	茯苓飲合半夏厚朴湯 116	咽喉部の不快感，不安，嘔気，心窩部の振水音，尿量減少
虚証	柴胡桂枝乾姜湯 11	易疲労感，冷え，動悸，息切れ，心窩部から季肋部の軽度の圧痛
	桂枝加竜骨牡蛎湯 26	易疲労感，顔色不良，手足の冷え，腹部大動脈拍動を触知
	苓桂朮甘湯 39	めまい，ふらつき，動悸，息切れ，頭痛，尿量減少
	甘麦大棗湯 72	興奮しやすい，不安，筋肉の硬直，よくあくびをする
	抑肝散加陳皮半夏 83	神経過敏，怒りやすい，腹部大動脈拍動を触知
	酸棗仁湯 103	心身の疲れ，日中のふらつき
	人参養栄湯 108	倦怠感，易疲労感，顔色不良，食欲不振，寝汗
	加味帰脾湯 137	倦怠感，顔色不良，動悸，不安

16 不眠症　❸早朝覚醒　**171**

❸ 早朝覚醒

病態

- 望まれる起床時間よりも少なくとも 30 分以上前に覚醒してしまうタイプの不眠症である.
- 高齢者や虚証傾向のものは早朝覚醒を訴えることが多いが, 睡眠・覚醒相前進障害の頻度も高い.
- うつ病では早朝覚醒を訴える場合が多いので診断の見落としに注意が必要である.

一般的治療

- 基本的には睡眠維持困難と同様の対応となる.

漢方治療

- 表 4 に示す.

表 4　早朝覚醒に用いられる漢方薬

証	処方	使用目標と注意
中間証	柴胡桂枝湯 10	心窩部から季肋部の膨満感, 抵抗・圧痛, 食欲不振, 関節痛, 腹痛
	加味逍遙散 24	イライラ, 不安, 不眠, 肩こり, めまい, 頭痛, 季肋部の軽度圧痛
	釣藤散 47	頭痛, 肩こり, 頭重感, のぼせ. 耳鳴, 眼球結膜の充血, 高血圧
虚証	柴胡桂枝乾姜湯 11	易疲労感, 冷え, 動悸, 息切れ, 心窩部から季肋部の軽度の圧痛
	帰脾湯 65	貧血傾向, 顔色不良, 不安, 動悸, 食欲不振, 倦怠感
	甘麦大棗湯 72	興奮しやすい, 不安, 筋肉の硬直, よくあくびをする
	抑肝散加陳皮半夏 83	神経過敏, 怒りやすい, 腹部大動脈拍動を触知
	酸棗仁湯 103	心身の疲れ, 眠れないのでふらふらする
	人参養栄湯 108	倦怠感, 易疲労感, 顔色不良, 食欲不振, 寝汗

精神

172 処方の実際 10 精神

Advanced Course

希代の霊方

　四逆散は，胆嚢炎，胆石症，胃炎，胃酸過多，胃潰瘍などの消化器症状に対し用いられるが，うつ状態にも用いられる．花輪も「抑うつ傾向を伴う不眠の中で，悲哀感の強いものは加味帰脾湯，反応性抑うつ反応には四逆散」と述べている[3]．

　折衷派の大家である和田東郭は『蕉窓方意解』の中で「是れまた大柴胡湯の変方にて，其の腹形専ら心下及び両肋下につよく聚り，其の凝り胸中にも及ぶくらいのことにて，並びに両脇腹もつよく拘急す．されども熱実すること少なきゆえ，大黄，黄芩を用いず，ただ心下，両肋下を緩め，和らぐことを主とする薬なり．本論，症を説くこと今少し詳らかならず」，「余多年此の薬を疫症および雑病に用いて，種々の異症を治することあげて計うべからず．希代の霊方なり．常に用いて其の効の凡ならざるを知るべし」と述べ，四逆散を絶賛していた．

文献

1）厚生労働科学研究・障害者対策総合研究事業「睡眠薬の適正使用及び減量・中止のための診療療ガイドラインに関する研究班」および日本睡眠学会・睡眠薬使用ガイドライン作成ワーキンググループ(編)：睡眠薬の適正な使用と休薬のための診療療ガイドライン　出口を見据えた不眠医療マニュアル，2013
　　http://www.jssr.jp/data/pdf/suiminyaku-guideline.pdf

2）American Academy of Sleep Medicine: International Classification of Sleep Disorders, 3rd ed. American Academy of Sleep Medicine, 2014

3）花輪壽彦：漢方診療のレッスン．金原出版，1995

（蒲生裕司）

17 うつ病

診療のコツ

- 漢方的に診ると，うつは「気虚」「気うつ」「気滞」「肝気鬱結」などに関連して起こる場合が多い．一般的に統合失調症などの精神疾患は，虚実より陰陽が重要であり，ほとんどは陽実証か陰虚証とされる．それに対し，うつ病では，身体機能の全般的な低下がみられることから虚証と思われがちだが，肝気鬱結を伴う場合には虚実中間証から実証である場合が多い．そのためうつ病治療では陰陽より虚実の判断が重要とされる[1,2]（図 1）．

- うつ病の病症はさまざまなため，画一的な処方ではなく，個々の症例ごとに，随伴症状や証の診断に基づき決定するほうがよいとされる．

- その他，うつ病の診断と鑑別に DSM-Ⅳ-TR や DSM-5 などの精神障害の分類と診断の手引と，うつ性自己評価尺度（SDS），気分調査票 POMS，精神健康調査票（GHQ），東大式エゴグラム（TEG），健康調査表（CMI）などの性格心理検査がうつ病患者の病前性格や客観的な病状診断と治療決定に役立つ[3]．

精神

- うつ病に伴う愁訴は多彩であるため，不定愁訴患者を対象とすることの多い東洋医学治療の現場では，必然的にうつ病患者を診る機会が増加してきている．うつ病は男性では仕事やストレスに関連したうつ病が中高年に多く，女性では月経周期，産褥期，更年期などに関連したうつ病がある．また子どもや高齢者では身体症状が前面に出ているため，うつ病が見逃されやすい．

- これまでうつ病といわれてきた病態は，2000 年に米国精神医学会が発行した DSM-Ⅳ-TR[4]では，うつ病性障害（depressive disorders）の中の大うつ病性障害（major depressive disorder）と疾患名が変更され，さらに単一エピソードと反復性に分類された．2013 年に改訂された DSM-5[5]による精神疾患分類では，抑うつ障害群（depressive disorders）として，重篤気分調節症，うつ病

174 処方の実際 10 精神

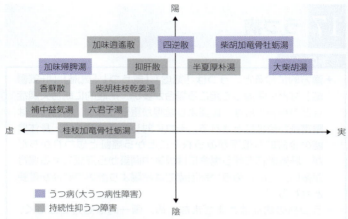

図1 陰陽,虚実からみたうつ病に対する主な漢方処方[3]
一般的な精神疾患は虚実より陰陽が重要.ほとんどは陽実証か陰虚証.
うつ病では陰陽より虚実が重要.持続性抑うつ障害は虚証傾向,うつ病
は虚証から実証,双極性障害は実証傾向あり.

(DSM-5)/大うつ病性障害,持続性抑うつ障害(気分変調症),月経前不快気分障害,物質・医薬品誘発性抑うつ障害,他の医学的疾患による抑うつ障害,他の特定される抑うつ障害,特定不能の抑うつ障害に分類された.

- 本項では DSM-5 による精神疾患分類に沿い,主にうつ病(DSM-5)/大うつ病性障害と持続性抑うつ障害(気分変調症),そして双極性障害について漢方治療を解説する.

① うつ病/大うつ病性障害

病態

- うつ病(clinical depression)は,気分障害の一種で,抑うつ気分や持続する悲しみ,不安などの精神症状に,意欲・興味・気力の低下,食欲低下,不眠,焦燥感,などの症状を伴う精神障害である.しかしながらうつ病の根本原因はいまだ特定されていない.
- 大うつ病性障害(major depressive disorder)は,DSM-5 の診断基準 A では,症状がほとんど1日中,ほとんど毎日の抑うつ気

分，あるいは興味，喜びの著しい減退のほか，ほとんど毎日の不眠あるいは過眠，易疲労性，精神の焦燥や制止，無価値感や罪の意識，思考力や集中力の減退，体重の減少や増加，反復的な自殺念慮などがみられるとされている．診断基準 B は重症な場合である．

- ただし「うつ」という言葉には，うつ状態とうつ病という意味があり[6]，これらの病態は治療上分けて考える必要がある．うつ状態に関しては「②持続性抑うつ障害」の項で解説する（→177 頁）．

■ 一般的治療

- うつ病に対する薬物以外の精神科的な治療法として，心理療法，認知行動療法，読書療法，対人関係療法，運動療法などがある．
- 薬物療法としては，抗うつ薬，精神安定剤，睡眠導入剤などによる治療がある．ただし抗うつ薬は必ずしも即効性はなく，効果が現れるには数週間の継続的服用が必要である．
- 抗うつ薬としては以前から用いられてきた三環系抗うつ薬（トリプタノール®，トフラニール® など）あるいは四環系抗うつ薬（テトラミド®，ルジオミール® など）は，抗コリン作用による口渇・便秘・尿閉，抗ヒスタミン作用による眠気などの副作用が出やすい．
- これに対して最近，選択的セロトニン再取り込み阻害薬 SSRI（パキシル®，ジェイゾロフト®，デプロメール® など）や，セロトニン・ノルアドレナリン再取り込み阻害薬 SNRI（サインバルタ®，トレドミン® など），ノルアドレナリン作動性・特異的セロトニン作動性抗うつ薬 NaSSA（リフレックス® など）などが開発され使用されている．これらの薬剤効果は三環系抗うつ薬より弱いが，副作用は比較的少ないとされている．しかし離脱症状（SSRI 離脱症候群など）や遅発性ジスキネジアなどの副作用を起こす場合もあるため注意は必要である．
- これらの抗うつ薬の効果が，変方や追加にても十分でない場合，炭酸リチウム，甲状腺ホルモン，抗てんかん薬，非定型抗精神病薬などが試みられる．ただし最近，こうした抗うつ薬による治療の不確実性や易再発性が指摘されている．

■ 漢方治療（表 1）

- これまでうつ病に対する東洋医学的治療の有益性が報告されてきた[7,8]．怒・喜・思・憂・悲・恐・驚の 7 つの感情の変化が病因

表1 うつ病の漢方処方

証	処方	使用目標と注意
実証	柴胡加竜骨牡蛎湯 [12]	左右の強い胸脇苦満や腹部動悸に，不安・不眠・緊張がある興奮性が強いうつ症状や双極性感情障害のうつ状態
	大柴胡湯 [8]	脈強く，左右の強い胸脇苦満や心窩部の圧迫感や舌の黄苔などがあり，便秘傾向
	三黄瀉心湯 [113]	高血圧，のぼせ，便秘，不眠，イライラなどがある更年期のうつ症状
中間証	四逆散 [35]	右優位な胸脇苦満と腹直筋の緊張があり，神経過敏・不眠などを伴う反応性うつ症状
中間証～虚証	加味逍遙散 [24]	軽度の胸脇苦満と腹部瘀血症状があり，のぼせや痙攣性便秘，不眠，不安，イライラ，などがある，更年期や月経前の気分障害
虚証	加味帰脾湯 [137] 帰脾湯 [65]	心身の過労により不眠・多夢，寝汗，健忘，のぼせ，微熱など熱状を帯びる比較的軽症のうつ症状やノイローゼ

になるという「七情」と，心も身体も全体的にみなければ本質は理解できないという「心身一如」といった東洋医学における心身相関理論や，気血水理論(→10頁)に基づき漢方薬を適切に用いれば，抑うつ症状やうつ病に伴う身体症状を軽減させ，抗うつ薬の作用を補強し，副作用を軽減させる薬として，比較的安全に老若男女を問わず用いることができる.

- うつ病は，漢方的には「気滞」「気うつ」に「肝気鬱結」が加わった病態と捉える場合が多い．うつ症状など軽度の場合は気滞を主とする程度であるが，大うつ病性障害(大うつ病)では，肝気鬱結による胸脇苦満を伴う場合が多く，総じて治療には，生薬の柴胡を含む加味帰脾湯，加味逍遙散，四逆散，大柴胡湯，柴胡加竜骨牡蛎湯などの薬方薬剤の使用頻度が高くなる[9].
- 持続性抑うつ障害では虚証の患者も多いのに対し，うつ病では虚証から実証タイプと範囲が広いため[10]，虚実を判断して漢方薬を選ぶことが重要である[11](図1).

17 うつ病　❷持続性抑うつ障害（気分変調症）　**177**

② 持続性抑うつ障害（気分変調症）

■ 病態

● WHO による「疾病および関連保健問題の国際統計分類」（ICD–10）では，気分変調症（persistent depressive disorder, Dysthymia）は，かつては抑うつ神経症とよばれていた病態を含む．反復性うつ病性障害の診断基準を満たさない程度の慢性的抑うつ気分を伴う病態，つまり抑うつ状態もうつ病の人と比べ軽度で，うつ症状をもちながらも日常生活を送れる状態である．

● 診断要件は，ほとんど 1 日中，疲れと抑うつを感じる状態が，その人自身の愁訴または他者によって観察され，少なくとも 2 年間続いている（小児や青年の場合は，持続期間は少なくとも 1 年以上）ことである．

■ 一般的治療

● 認知療法，行動療法，薬物療法の組み合わせによる治療が有効とされている．

● 薬物療法では，大うつ病性障害と同様にセロトニン再取り込み阻害薬（SSRI）や，セロトニン・ノルアドレナリン再取り込み阻害薬（SNRI）などの抗うつ薬が有効だとされているが，長期服用の可能性があるため，できるだけ使用を避けるほうが望ましい．

■ 漢方治療（表2）

● 持続性抑うつ障害（気分変調症）の病態は，漢方的には「気虚」「気滞」「気うつ」などの病態に含まれる．これらの治療には虚証から中間証の薬方を用いる機会が多い．漢方薬は抗うつ薬などに

---

column

鬱と気鬱

　漢方でいう鬱とは，「滞る」，「塞ぐ」，「結ぼれる」の意味である．この場合，鬱は軽く，滞（積）は中等度，結が最も重い症状とされる．また気鬱とは，病毒が鬱積すること，特に気が鬱することをいう．江戸時代には，『外台秘要』の竜骨湯※，『万病回春』の帰脾湯以外に気鬱を治療する漢方薬として『和剤局方』の木香流気飲※や分心気飲※，和田東郭の寛中湯※などの処方が使われていた[12]．

※：エキス剤なし．

178 処方の実際 10 精神

表2 持続性抑うつ障害の漢方処方

証	処方	使用目標と注意
中間証	半夏厚朴湯⑯	心窩部の張り，予期不安，喉のつかえ感（咽中炙臠など），胸中異物感，動悸，めまいなどを伴ううつ症状
	柴朴湯⑯	胸脇苦満を伴う半夏厚朴湯の症状
	釣藤散㊼	中高年で神経質，胃腸虚弱，頭痛，高血圧，肩こり，めまい，目の充血などを伴う気分の落ち込み
	苓桂朮甘湯㊴	不安とともに動悸やめまいを伴い，自律神経が関与する不安と抑うつ
	抑肝散㊾抑肝散加陳皮半夏⑧	腹部動悸と左側の腹直筋緊張が強く，頭痛やこめかみの痛み，神経過敏で怒気や消耗傾向があるうつ症状
中間証〜虚証	香蘇散⑰	自信無く，自罰的傾向があり，神経的に胃腸が弱いうつ症状
	加味逍遙散㉔	体力はあまり無く，愁訴多く，軽度の胸脇苦満や腹部瘀血所見を伴う不安や月経前の気分障害
	桂枝加竜骨牡蛎湯㉖	腹部動悸，右優位の腹直筋緊張に冷えのぼせがあり，神経質で驚きやすく，興奮して神経が衰弱し不安あるうつ症状
虚証	柴胡桂枝乾姜湯⑪	体力無く，声が小さく，軽度の胸脇苦満や腹部動悸があり，頭汗，疲労倦怠感，不眠などのあるうつ症状
	小建中湯㉙	疲労による腹痛や筋トーヌスの過緊張があるうつ症状
	六君子湯㊸	体力無く，胃がもたれ，食欲なく，気分が落ち込みやすい場合
	補中益気湯㊶	うつ症状に全身の疲労感が強く，食欲不振で筋トーヌスの低下している場合

Advanced Course

中国明代の『医学入門』には，六鬱湯※という処方があるが，この六鬱とは，気鬱，血鬱，湿鬱，熱鬱，痰鬱，食鬱の六鬱の症を指す．また日本の江戸時代，和田東郭は水鬱という病態を重視したが，水鬱には変製心気飲※などの漢方薬が用いられた．分心気飲※が心下の停水を除くのを特徴とするのに対し，変製心気飲は，心胸間にうっ滞する気と水（これを水鬱という）を分解し除く効があるとされている．

比べ副作用も少ないため，注意しながら長期使用が可能である．

- 漢方処方としては，補中益気湯，小建中湯，桂枝加竜骨牡蛎湯，香蘇散，柴胡桂枝乾姜湯，加味逍遙散，半夏厚朴湯，柴朴湯，抑肝散加陳皮半夏，釣藤散，苓桂朮甘湯，六君子湯など，付随症状や証に応じて使い分ける[13, 14]（図 1）．

③ 双極性障害

病態

- 双極性障害（bipolar disorders）は，躁病と抑うつの病相を循環する精神障害と定義される．双極性障害の原因は遺伝的要素が強いとされている．躁病から発症した場合は診断可能であるが，うつ病から発症した場合は診断が困難とされている．
- 躁うつ病は，1994 年発行の DSM-IV では，うつ病とともに気分障害に分類されていたが，DMS-5 では，気分障害から切り離され，これまで躁うつ病といわれてきた病態は，「双極性障害および関連障害群（bipolar and related disorders）」となり，さらに双極 I 型障害（bipolar I disorder）と，それより症状の軽い双極 II 型障害（bipolar II disorder）に分けられている．本項では DSM-5 による精神疾患分類に沿い，双極性障害としてまとめて紹介する．

一般的治療

- 心理教育，認知行動療法，対人関係社会リズム療法（IPSRT）などの心理社会的治療は以下の薬物療法と併用される．
- 薬物療法は，気分安定薬による再発予防を基本とする．最低 2 年間は治療を継続し，投与中止には数週間〜数か月かけて漸減する．
- 治療薬にはリーマス®，テグレトール®，デパケン®，ラミクタール® などがある．これらのうちリーマス®（リチウム）には自殺予防効果，ラミクタール® は抑うつエピソードの予防効果が認められている．なお妊娠中と授乳期には，気分安定薬は使用しない．

漢方治療（表 3）

- うつ病と躁病が周期的に現れる双極性障害（躁うつ病）では実証タイプが多い．

※：エキス剤なし．

表 3　双極性障害の漢方処方

証	処方	使用目標と注意
実証	大柴胡湯 8 柴胡加竜骨牡蛎湯 12	強い胸脇苦満や腹部動悸・不眠・緊張・興奮・抑うつ・便秘など
	三黄瀉心湯 113 黄連解毒湯 15	躁の状態で感情の動揺の激しいもの
	大承気湯 133	便秘し，狂暴性のある躁状態
	桃核承気湯 61	イラつきや興奮発作に，のぼせ・冷え・便秘などの瘀血の証があるもの
実証～中間証	甘麦大棗湯 72	発作的な興奮状態と抑うつ気分
	抑肝散 54 抑肝散加陳皮半夏 83	胸脇苦満や腹部動悸に焦燥感・イライラ・頭痛・怒り・悪夢など

- 漢方処方としては，抑肝散，甘麦大棗湯，加味逍遙散，黄連解毒湯などの漢方薬が有効という報告がある[15]．それ以外にも，大柴胡湯，柴胡加竜骨牡蛎湯，三黄瀉心湯，大承気湯，桃核承気湯，抑肝散加陳皮半夏などが症例の状態に応じて用いられる．また変製心気飲※も有効な場合がある[16]．

文献

1）松橋俊夫：漢方精神医学入門．金剛出版，1989
2）山田和男，他：実践漢方医学〈改訂第 2 版〉精神科医・心療内科医のために．星和書店，2014
3）伊藤　剛：うつ，北里流プライマリケアにおける漢方診療 Clinic magazine 44：23-25，2017
4）髙橋三郎，他（訳）：DSM-Ⅳ-TR 精神疾患の分類と診断の手引．医学書院，2003
5）日本精神医学会精神科病名検討連絡会（編）：DSM-5 病名・用語翻訳ガイドライン（初版）．精神神経学雑誌 116：429-457，2014
6）金子善彦：抑うつ状態と東洋医学．こころの科学 17：84-89，1988
7）松橋俊夫：一般外来診療のためのうつ状態の漢方治療．医歯薬出版，1994
8）松橋俊夫：うつ病の漢方治療．日本東洋医学雑誌 37：53-59，1986
9）伊藤　剛：四逆散（TJ-35）が有効であったうつ病の 1 症例．日本東洋心身医学研究会誌 7：27-31，1992

※：エキス剤なし．

10) 伊藤　剛：うつ病　各科領域における心身症と漢方の有用性(30)内科領域．
　　心身医療　4：987-989，1992

11) 伊藤　剛：(最新版)カラダを考える東洋医学．245-246，朝日新聞出版，
　　2018

12) 相見三郎：漢方の心身医学．207-218，創元社，1976

13) 内海　聡：精神疾患・発達障害に効く漢方薬―「続・精神科セカンドオピニ
　　オン」の実践から．シーニュ，2010

14) 花輪壽彦：うつ病・神経症・自律神経失調症，漢方診療のレッスン，178-
　　180，金原出版，1995

15) 大塚敬節，他：漢方診療医典．177-178，南山堂，1972

16) 伊藤　剛：変製心気飲にて，咳嗽と心身の改善がみられた双極性感情障害の
　　一症例，および変製心気飲の原典に関する一考察(北里東医研診療録から
　　134) 漢方の臨床 62：509-515，2015.

（伊藤　剛）

精神

🍃 生薬の名前

菊花と野菊花

　日本薬局方(日局)「キクカ」には，キク *Chrysanthemum morifolium* Ramatulle とシマカンギク *C. indicum* Linné の2種類の基原が収載されているが，シマカンギクのほうが日本では一般的に「キクカ」として流通している．どちらを使用しても日局「キクカ」であり薬効は同じものということではあるが，味はシマカンギクがかなり苦い．ところで，中華人民共和国薬典では「菊花：キク *Chrysanthemum morifolium* Ramatulle」と「野菊花：シマカンギク *C. indicum* Linné(苦い方)」に別生薬として区別され，薬効も「菊花：散風清熱・平肝明目　帰経：肺，肝」，「野菊花：清熱解毒・瀉火平肝　帰経：肝，心」のように異なるものとの認識である．面白いことは，一般的な日本の「キクカ」は中国では「菊花」ではなく「野菊花」になっていることである．釣藤散には清熱解毒・瀉火平肝のキクカでよいのであろうか？　杞菊地黄丸には散風清熱・平肝明目のキクカのほうがよくはないか？

（佐橋佳郎）

182 処方の実際 10　精神

18 神経症性障害（神経症・パニック障害）

診療のコツ

- 神経症という概念は非常に広い概念であり，時代によって変遷もしている．
- ICD-10 の"F4　神経症性障害，ストレス関連障害および身体表現性障害"の項目をみてみると，下位分類に"F40　恐怖性不安障害""F41　他の不安障害""F42　強迫性障害"などと続き，"他の不安障害"のさらに下位分類に"F41.0　パニック障害"となっている．
- 症状によって分類すると，不安が中心であれば不安障害，こだわり症状が中心であれば強迫性障害，ストレスに起因するものはストレス関連障害，ヒステリー症状が中心であれば解離性（転換性）障害，身体の訴えが中心であれば身体表現性障害，のカテゴリーにそれぞれ属する．
- 神経症の西洋医学の治療では，SSRI や SNRI などの抗うつ薬に，ベンゾジアゼピン系の薬を中心とした抗不安薬や睡眠薬を組み合わせて使用することが多い．
- しかし，ベンゾジアゼピン系の薬は依存性が高く，また，SSRI や SNRI も頭痛や嘔気などの副作用がみられることもあるため，漢方薬による治療，西洋薬との併用治療を考えることは，患者の利益に資するものと考えられる．

病態

- 従来，神経症とは，不安の防衛機制（特に抑圧）によって生じる疾患，例えば，ヒステリーとか恐怖症，心気神経症，不安神経症，対人恐怖症，強迫神経症を指すものであった．
- しかし，研究が進み，不安そのものがセロトニンや GABA などの物質を介して発現することが確かめられるなど，病態に心理的原因のみならず，生物学的要因が大きいことが判明するにつれ，神経症という言葉も意味が変わらざるを得ない状況になった．
- 実際，DSM-5 や ICD-10 ではもはや"神経症"という診断は用いられていない．しかし，だからといって発病に心理的要因の関与が圧倒的に大きい精神障害が否定されたわけではない．現代にお

18 神経症性障害(神経症・パニック障害)　**183**

いては，神経症とは"発病に心理社会的要因が大きく関与する病態"と考えるのが理解しやすいのではないかと思われる.

- ICD や DSM では，疾患の原因などは考慮せず，現在認められる症状が診断基準に当てはまれば診断してよいことになっているが，実際の診断においては，器質性のもの(頭部外傷や脳腫瘍，甲状腺機能異常など)や物質関連疾患(アルコールや覚醒剤の影響)を否定し，統合失調症や気分障害の類縁疾患など生物学的要因を考えたうえで，心理的要因の影響が大きいと考えられる場合に，神経症性障害の診断となることが多い.

一般的治療

- 神経症性障害の治療は，①環境調整，②精神療法，③薬物療法に分けられる.

(1)環境調整

- 神経症性障害の原因が環境にあると考えられる場合には，できるだけ原因を除去できるよう調整を行う. 時に，家族や患者の勤務先との相談が必要になることもある.

(2)精神療法

- 神経症性障害への精神療法には，支持療法，洞察療法，精神分析療法，訓練療法，行動療法などの技法が用いられる. 個人精神療法だけでなく集団精神療法が効果を示す場合もある. 精神療法と薬物療法が併用されることも多い.

(3)薬物療法

- 神経症性障害に対しては，ベンゾジアゼピン系抗不安薬に，パロキセチン・フルボキサミンなどの SSRI とよばれる抗うつ薬やミルナシプランに代表される SNRI とよばれる抗うつ薬，または三環系抗うつ薬が組み合わせて処方されることが多い.

- ベンゾジアゼピン系抗不安薬は即効性があるが，長期使用者には依存や離脱が生じる場合もあるため，短期間の処方とすることが望ましい. 離脱や反跳現象は病状悪化の原因となるため，減薬は慎重に行う必要がある.

- SSRI の副作用は頭痛，易刺激性，嘔気，性機能不全などであり，三環系抗うつ薬に比べて抗コリン作用や心血管系の副作用が少なく安全性が高いが，急激な中止に対する離脱症状の報告もあるため，減量はゆっくり行うことが望ましい.

- 三環系抗うつ薬の副作用として抗コリン作用や心伝導系障害など

184 処方の実際 10 精神

がある．緑内障や尿閉をきたしている場合は禁忌である．

■ 漢方治療（表1）

● 神経症の病態を漢方医学的に説明すると，気血水理論では"気"の異常で，五臓の理論では自律神経の調節を行う"肝"の異常で説明されることが多い．

表1 神経症性障害に用いられる漢方薬

証	処方	使用目標と注意
実証	四逆散 ㉟	反応性抑うつ状態を基盤に置く種々の心身症に非常に広く用いられる．腹証では胸脇苦満に加えて，いわゆる「二本棒」とよばれる腹直筋の底力のある緊張が目標になる
	柴胡加竜骨牡蛎湯 ⑫	柴胡剤の1つ．がっちりした体格で便秘傾向があり，交感神経過敏性格のものに用いられる．腹診では強い胸脇苦満に加えて腹部動悸を触れることが多い
	大柴胡湯 ⑧	柴胡剤の1つ．がっちりした体格で，腹診上，胸脇苦満を強く認め，便秘傾向のある者に使用される
	大承気湯 ⑬⑬	強い便秘や便秘を訴える場合に用いる方剤．構成生薬には，便通をよくする"瀉下剤"が多く含まれており，消化器症状の改善とともに気の流れをよくする方剤と考えられる．本剤を用いるケースでは，腹診上，腹力は強いが胸脇苦満は著明でなく，臍を中心として腹部が膨満していることが多い
中間証	柴胡桂枝湯 ⑩	柴胡剤の1つ．冷えのぼせを訴え，腹診上，胸脇苦満に加えて，腹直筋の攣急が強く，動悸は触れないことが多い
	加味逍遙散 ㉔	女性の不定愁訴には加味逍遙散を用いる．比較的華奢な体格で，イライラやのぼせといった"気逆"の症状を呈することが多い．頭痛や不眠，動悸，めまいなどの症状が月経周期や更年期と関連して出現する場合によく使用される．便秘と下痢を繰り返すが，やや便秘ぎみのものによいとされる．腹証では，軽い胸脇苦満を呈する
	小柴胡湯 ⑨	柴胡剤の1つ．腹診では，腹力は虚実中間で，胸脇苦満が認められることが目標となる

（次頁へつづく）

18 神経症性障害（神経症・パニック障害）　**185**

表1　つづき

証	処方	使用目標と注意
中間証	半夏厚朴湯 [16]	"気滞"に使用する代表的な処方．種々の愁訴が心気的な要素によると判断される神経症質に用いられる．咽中炙臠といわれる咽喉頭異常感が目標とされるが，これに拘泥する必要はない．香蘇散よりは実証で，強い筆圧で理路整然と問診票を書くような患者がよい適応
	抑肝散 [54]	神経症で刺激症状が激しく肝気が高ぶっているものを沈静させることからその名をつけられた方剤．うつ症状を基盤とした多怒・性急・不眠が目標となり，腹診上は，左側の腹筋の緊張が強いことがあるとされる
虚証	柴胡桂枝乾姜湯 [11]	柴胡剤とよばれる，ストレス関連疾患によく使用される方剤の１つ．柴胡加竜骨牡蛎湯 [12] の適応で華奢なタイプに用いられる．腹診上，胸脇苦満の程度は弱く，腹部動悸を触れることが多い．時に胃内停水がある
	抑肝散加陳皮半夏 [83]	抑肝散 [54] の証が遷延化して虚状を呈し，腹部動悸が強くなっている場合に，陳皮・半夏を加えたもの
	香蘇散 [70]	半夏厚朴湯 [16] と並んで"気滞"に使用する代表的な処方．種々の愁訴があるが一定せず，ぼそぼそと小声で訴えるが，特定の部位の異常としてははっきりしないタイプがよい適応

【柴胡剤の使い分け】

- 大柴胡湯，柴胡加竜骨牡蛎湯，四逆散，小柴胡湯，柴胡桂枝湯，柴胡桂枝乾姜湯の６つは一般に柴胡剤とよばれ，ストレス関連疾患に用いられる（正確には，柴胡と黄芩を含むものを柴胡剤という）．
- 腹力や胸脇苦満の程度でみると，強い順に大柴胡湯＞柴胡加竜骨牡蛎湯＞四逆散＞小柴胡湯＞柴胡桂枝湯＞柴胡桂枝乾姜湯となっている（表2）．
- その他，柴胡加竜骨牡蛎湯や柴胡桂枝乾姜湯を処方する場合には腹部動悸が触れ，四逆散や柴胡桂枝湯を処方する場合には腹直筋の攣急がみられることが多い．

186　処方の実際 10　精神

表2　所見による柴胡剤の使い分け

	大柴胡湯	柴胡加竜骨牡蛎湯	四逆散	小柴胡湯	柴胡桂枝湯	柴胡桂枝乾姜湯
腹力	強					弱
胸脇苦満	強					弱
その他の所見	便秘傾向	腹部動悸便秘傾向	腹直筋攣急手足の冷え		腹直筋攣急	腹部動悸軟便傾向

Advanced Course

心身一如―八味丸の著効例

　精神科領域の漢方治療においては「心身一如」という考え方が必ず語られる．これは，心と身体はひとつであり，全身症状を整えていくことが精神症状を改善させることに直結するという考え方である．いわゆる"精神科領域で使う漢方薬"を処方してもうまくいかないときには，全身状態を整えることを考えてみるとうまくいくことがある．

　以下に症例の概略を示す．

　56歳の男性がうつ病を主訴に来院した．49歳発症のうつ病で，精神科での治療を受けているが寛解に至らず，過去3回の休職歴があるという．現在は4回目の休職中で，漢方治療を希望して来院した．体のだるさや手足のほてりの自覚症状があり，腹診上，小腹不仁を認めた．この患者に八味丸を投与したところ，3週間後に便通が改善，10週間後に短時間勤務を開始，4か月後に抑うつ気分が改善し，5か月後に復職．6か月後に精神科の西洋薬が減薬，10か月後に気になる自覚症状が消失した．

　また，20人の小腹不仁のあるうつ病患者に，八味丸または六味丸を4週間併用したところ，6人が著効，そのほかの6人が改善したという報告もある．

　上記の症例や報告では，腎虚に対して八味丸で補腎を行ったところ症状が改善したと考えられる．

　気血水理論から，気虚の所見に対して六君子湯などの補気剤を用いたり，水毒の所見に対して当帰芍薬散などの利水剤を処方したり，瘀血の所見に対しては桂枝茯苓丸などの駆瘀血剤を使用することで，精神症状も改善する可能性は十分にある．

文献

1）花輪壽彦：漢方診療のレッスン．36，178-180，388-422，金原出版，1995
2）大塚敬節，他：漢方診療医典　第6版．371，395-396，南山堂，2001
3）青木ゆかり，他：八味丸でうつが改善した一例．漢方の臨床 63：1527-1531，2016
4）石山淳一：やさしい精神医学講義．115-127，自由企画・出版，2009
5）上島国利（監）：精神科臨床ニューアプローチ3　神経症性障害とストレス関連障害．52-103，メジカルビュー社，2005
6）上島国利（監）：精神科臨床ニューアプローチ1　症候からみた精神医学．75，メジカルビュー社，2007
7）「現代臨床精神医学」第12版改訂委員会（編）：現代臨床精神医学　第12版．274-298，金原出版，2013
8）Yamada K, et al.: Effectiveness of herbal medicine（Rokumigan and Hachimijiogan）for fatigue or loss of energy in patients with partial remitted major depressive disorder. Psychiatry Clin Neurosci 59: 610-612, 2005

（遠藤大輔）

精神

> **memo**
> **1**
>
> ## 漢方医学にもエビデンスあり
>
> 　「漢方薬を処方しない」または「漢方薬を服用しない」理由を，「漢方医学のエビデンスが乏しいから」と答える方に朗報です．「医療用漢方製剤を用いたランダム化比較試験（randomized controlled trial；RCT）」は，約400件以上あります．
>
> 　日本東洋医学会のEBM特別委員会は，漢方製剤のRCTについて構造化抄録を作成し，「漢方治療エビデンスレポート」（Evidence Reports of Kampo Treatment；EKAT）としてホームページ（http://www.jsom.or.jp/medical/ebm/index.html）に公開しています．
>
> 　構造化抄録は，目的，研究デザイン，セッティング，参加者，介入，主なアウトカム評価項目，主な結果，結論，漢方的考察，論文中の安全性評価，Abstractorのコメント，Abstractor and dateの項目から構成されています．英語版もありますので，ぜひ，ご活用していただきたいと思います．
>
> **（若杉安希乃）**

188　処方の実際 11　関節痛

19 関節痛（肩，膝）

診療のコツ

- 各疾患に対して病態に沿った適切な現代医学的な治療が施されるが，鎮痛には非ステロイド抗炎症薬（NSAIDs）が頻用される．しかし NSAIDs やステロイド，オピオイドなどを用いてもコントロールできないときや，副作用のためにこれらの薬剤の使用を躊躇するときには漢方が有用である．
- また痛みには侵害受容性（nociceptive pain），神経障害性（neuropathic pain）のほかに心因性（psychogenic pain）があるが，この 3 つがそれぞれ単独で痛みを起こしている病態はむしろ少ない．特に痛みが長期間にわたる場合には，心因性痛が併存していることがしばしばある．
- 心因性痛の存在している病態では，現代的医薬品の鎮痛薬や鎮痛補助薬のみでは治療に難渋することが多い．このようなときには，柴胡剤（心因性痛に対する柴胡湯の第一選択は四逆散）や理気剤（心因性痛には半夏厚朴湯が適応する患者が特に多い）をうまく使うことが，関節痛のみならず痛みの漢方治療すべてにおけるコツである．

病態

（1）膝関節痛

　膝関節痛とは，膝関節の安静時・運動時の痛みのことである．日本における膝関節痛の有訴率は 15～30％程度である．膝関節痛を主訴とする疾患で緊急の対応が必要な疾患には，化膿性膝関節炎，骨腫瘍，転移性骨腫瘍がある．その他，中高年の膝関節痛の原因は，主なものに変形性膝関節症，関節リウマチ，結晶沈着性関節炎（痛風，偽痛風），特発性膝関節顆部骨壊死，結核性関節炎，半月板損傷，関節遊離体，神経病性関節症，脆弱性骨折，腱・靱帯付着部炎，閉塞性動脈硬化症，股関節・腰椎疾患による関連痛などがある．

　近年の超音波診断装置の発達により，腱・靱帯付着部炎など軟部組織由来の痛みが従前に考えられていたよりも多いことが明らかになっており，筋膜や腱への超音波ガイド下ブロック注射が患者の日

常活動性保持に有用である.

(2)肩関節痛

　肩関節は上腕骨と肩甲骨で構成される関節であり,肩関節痛とは肩関節の安静時,運動時の痛みのことである.日本における40歳以上の,変形性肩関節症の有病率は約15〜20%である.肩関節痛を主訴とする疾患で緊急の対応が必要な疾患には,化膿性関節炎,骨腫瘍,転移性骨腫瘍がある.その他,中高年の肩関節痛の原因は,主なものに五十肩(≒肩関節周囲炎),腱板断裂・腱板損傷,変形性肩関節症,石灰沈着性腱板炎などがある.

■　一般的治療

- 各疾患に対して手術や関節注射など適切な現代医学的な治療が施されるが,鎮痛薬には特に NSAIDs が頻用される.しかし NSAIDs やステロイド,オピオイドなどを用いても痛みがコントロールできないときや,副作用のためにこれらの使用を躊躇するときには漢方が有用である.

■　漢方治療

- 古来「歴節風」という病名がある.「関節を痛みが歴る病」という.さらにその中で痛みが非常に激しいものを「白虎病」と称した.虎に噛まれたくらい痛いという意味である.

(1)病因と痛みの性質

- 関節痛を考えるうえで鍵となる漢方概念に,風・湿・寒,そして痺がある.風は六淫の1つであり他の五気(寒・湿・熱・火・燥)を統括する.五気は風の邪とともに身体に侵入することが多い.また,風は善く行り変化する.他の外邪が身体に各種疾病を引き起こす素因となる(表1).そのため,風は百病の長とされる.また,身体に侵入した後で変化して発病させる病態に法則性はない.痺は,風・湿・寒の三気が交雑して生じる状態である(表2).そのなかで,風が主であれば行痺と称し,移動する痛みが特徴である.湿が勝れば著痺と称し,四肢が重だるく,鈍痛やしびれを伴う.湿は土(脾)から化すことに留意する.寒が多ければ

表1　病因

| 外因 | 六淫(風邪・寒邪・湿邪・熱邪・火邪・燥邪) |
| 内因 | 腎虚,脾虚 |

表2 痛みの性質

痺	邪	性質
行痺	風邪	移動する痛み
著痺	湿邪	四肢重く，鈍痛やしびれ
痛痺	寒邪	激痛

表3 治療方針

邪	治療法
風湿	利水
風寒	温補
湿熱	清熱

注）病態が複雑なときは用いる生薬処方が多岐にわたる.

痛痺と称し，激しい痛みを訴える.

- つまり，痛みが強いものは寒気が多い．痛みよりも感覚鈍麻が強いものは痺が長期間にわたって身体に侵入し気血がめぐらなくなったためである．汗が多くて皮膚が湿潤するものは湿が存在する．また関節が腫れるものは湿に属することが多い．湿は身体が重く動作が鈍くなる.
- 痺のほかに炎症が激しい場合や局所の熱感がある場合には熱の存在を考える．熱は湿と混じり湿熱として関節を侵すことが多い．関節リウマチによる関節痛の多くは湿熱によるものであり，寒痺は少ない.
- また腎虚や脾虚などさまざまな虚証によって関節痛が起きることもある.

(2)治療方針（表3）

- 漢方治療は感染でもアレルギーでも物理刺激であっても現代医学的な病態は問わない．漢方としての病因を捉えて治療をする．炎症では，紅・熱・腫・痛が起きるが，このうち腫は湿に属する.
- 風湿の基本治療は利水であり，風寒は温補である．湿熱の際には，湿を除き清熱することである．しかし病態が複雑であるので用いる生薬および処方が多岐にわたっている．桂皮・附子・乾姜は熱に用いてはならず，逆に，寒に石膏や知母などは禁物である．処方の際には，病態と生薬構成を相対して考えるクセを身に

つけておくと関節痛の漢方治療が上達する.
- 関節痛に対するエキス剤を用いた処方選択は図1, 2のように行う. 煎じ薬を含めると表4, 5のようになる.
- 急性の激しい痛みには生薬数の少ない処方を行い, 慢性痛には多味で構成される漢方を選ぶことを覚えておくとよい.

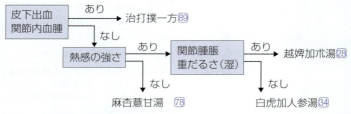

図1 急性関節痛の処方選択(エキス剤)

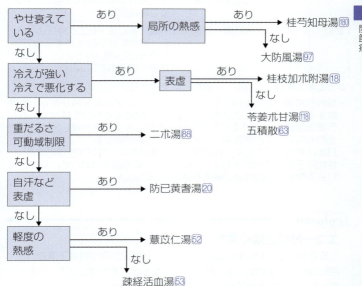

図2 慢性関節痛の処方選択(エキス剤)

192 処方の実際 11 関節痛

表4 急性関節痛の漢方医学的病態と処方

証(風・湿・寒・熱)		処方	使用目標など
湿		麻黄加朮湯※	浮腫や小便不利を伴う．腱鞘炎や弾撥指にも著効
風湿	熱感少	麻杏薏甘湯 78	夕方以降に痛みが激しくなる．関節痛や寝違い，感冒にもよい
風湿熱	実証 熱感あり	越婢加朮湯 28	局所の熱感，発赤，腫脹を呈する関節痛．局所の炎症性浮腫や関節内水腫に有効．痛みが強いときは附子を併用．体が重く口渇，自汗がある．湿をもつ肥満型に多い
	虚証	続命湯※※	食欲がなく虚弱なもの
風湿寒		桂枝附子湯※	病状に比べて訴えが妙に激しい
		甘草附子湯※	桂枝附子湯より湿を除く性質が強い．自汗あり，浮腫強い．アロデニア（異痛症）や心因性痛への適応が想起される
風熱		白虎湯※ 白虎加人参湯 34	体は暑く発汗が盛んで口は渇く．越婢加朮湯より熱感が強い．やせ型で乾燥気味
瘀血		治打撲一方 89	外傷，特に皮下出血の明らかなもの．痛みには即効性があるので受傷直後から用いるとよい．関節内血腫のあるものによい

※：エキス剤なし．※※：一般用エキス剤あり．

・越婢加朮湯：越婢とは，肌肉（脾が主る）に余分な湿熱があるのを発越するという意味．この場合の自汗は表虚によるものではなく，むしろ腠理は閉まっているにもかかわらず熱によって汗が押し出されるためのもので，防已黄耆湯 20 の自汗とは性質が異なる．
・日本は高温多湿のため，白虎湯より越婢加朮湯の適応が圧倒的に多い．
・桂枝附子湯と甘草附子湯は，桂枝甘草湯※の方意を含むため，気の上衝による動悸や心因性痛の要素を含むものによい．

---

column

エコー所見と効く漢方①

　変形性関節症や肩関節周囲炎では，内側側副靱帯や肩峰下滑液包周囲に微小な新生血管がみられることがあるが，その際にはそれらを熱証と捉え，越婢加朮湯が著効することがある．

19 関節痛(肩，膝) **193**

表5 慢性関節痛の漢方医学的病態と処方

邪	証	処方	使用目標など
寒湿		苓姜朮甘湯 [118]	腰下肢痛，腰以下が重だるくて冷えて仕方がない．附子を併用してもよい
		五積散 [63]	冷えによる諸病．痛みは上下肢を問わない．冷えがあって胃腸が弱く，腹力がなく，便秘気味のもので，顔はのぼせるというもの．腰冷痛・腰股攣急・上熱下冷・小腹痛がキーワード
	表寒·表虚	桂枝加朮附湯 [18]	寒湿による関節痛全般に用いる
風湿	表虚 熱感なし	防已黄耆湯 [20]	変形性膝関節症のファーストチョイス．膝関節水腫に頻用．自汗があって色が白く水太りの体質で筋肉に締まりがないもの．風に当たると違和感があるというもの
	慢性化·虚 熱感あり	桂芍知母湯 [180]	体力が落ちていて筋肉の萎縮が目立ち，罹患関節が岩の塊や樹木の根のようにデコボコに大きくなっているような関節腫脹．やせ型の患者の慢性関節痛によい．大防風湯より虚して肌が枯れている．麻黄が入っているので胃腸に注意
	亜急性～慢性期 熱感あり	薏苡仁湯 [52]	変形性膝関節症のセカンドチョイス．麻黄加朮湯や麻杏薏甘湯 [78] よりもやや慢性化しやや瘀血を伴うものに用いる．疎経活血湯より熱感がある．麻黄が入っているので胃腸に注意
	慢性期 熱感なし	疎経活血湯 [53]	瘀血や血虚を呈する． 薏苡仁湯に比べると湿を除く作用が強い
風寒湿	気血両虚	十味挫散※・舒筋立安散湯※・独活寄生湯※	全身の関節が激しく痛むものによいとされる
風寒湿	気血両虚 熱感なし	大防風湯 [97]	関節痛が長期化し体力のないフレイルのものに用いる．関節に熱感なくむしろ冷えている．やせた老人で「全身ありとあらゆるところが痛い」と訴えるもの

（次頁へつづく）

表5 つづき

邪	証	処方	使用目標など
湿		二朮湯 88	上肢以外に，腰や下肢にも非常に有効．熱感は伴わないかごく軽度．痛みよりもしびれや重だるさが主な症状．冷えがある場合には附子を加える．関節可動域制限のものに用いる
湿熱		当帰拈痛湯※	皮膚の黒光りは湿熱の証拠で，陰部湿疹などがあるものによい
腎虚		八味丸 7	間欠性跛行によい．小腹不仁を伴うものによい
		牛車腎気丸 107	八味丸＋牛膝・車前子．八味丸証で下肢の浮腫を伴うとき

※：エキス剤なし．

(column)

エコー所見と効く漢方②

肩関節周囲炎を超音波診断装置で観察すると肩峰下滑液包周囲が肥厚して見えるものがあるが，その際には二朮湯が著効を示すことが多い．同様に変形性膝関節症で内側側副靱帯の肥厚しているものや，膝窩部に痛みがあるものにも二朮湯がよい．

Advanced Course

桂枝加朮附湯からアレンジされた処方

桂枝湯の適応する表寒・表虚の状態に寒湿を伴ったものに対する処方であるが，主に寒湿による関節痛全般に用いる．関節腫脹や浮腫が明らかなときは茯苓を加えた桂枝加苓朮附湯とする．体力が強いものには麻黄と葛根を加えた葛根加朮附湯とする．

Advanced Course

十全大補湯から関節痛用にアレンジされた処方

大防風湯は関節痛が長期化し体力のないフレイルのものに用いる．関節に熱感はなく，むしろ冷えている．後述の3処方と同様に風寒湿を除くが，より補益に重点が置かれている．やせた老人で「全身ありとあらゆるところが痛い」と訴える者に処方するとよい．

十味挫散※および舒筋立安散※および独活寄生湯※は気血両虚のものの風寒湿による慢性関節痛の代表処方である．「白虎歴節風」つまり全身の関節が激しく痛むものによいとされている．

> 19 関節痛(肩, 膝)　**195**

---

column

風湿による関節痛の生活指導

　古典において, 風湿の治療では発汗させることが基本である. しかし, わずかに発汗させれば十分であり, 大いに汗をかかせてはいけないと戒められている. 湿を伴うときに強く発汗させると風の症状は消失しても湿が除かれないためである. 温湿布やサウナ・熱い風呂および灸も禁物である.

---

column

痛みは神罰か

　古代バビロニア人は痛みを伴う病気はすべて罪の報いで魔神の呪いとみなしていた. また, pain は penalty や punishment と語源(ラテン語, 古代ギリシャ語)をともにするという説がある. メソポタミアや古代ギリシャ・ローマのようなキリスト教以前の世界でも痛みが罪に対する神の罰であると考えていたことは面白い.

　対して日本や中国の痛みの語源に罰の意味は含まれていない. 「いたみ」は副詞の「いと」などと同じ語源で, 程度の激しさを表す「いた」から出ている. また「痛」という漢字の成り立ちは, 「やまいだれ」が意味する病気と, 「突き通る」の意味と音をもつ「甬」を合わせたもので, 「突き通るような異常感覚」という意味である. 「痛快」や「痛烈」など痛みとは異なった場面でも使われているのはこのためである. しかし, のちに仏教が入ると, 仏罰・神罰によるものとして考えられるようになり加持祈禱の対象となった.

---

column

脚気⊇Beriberi

　膝関節痛は「脚気」の1つである. もちろん, 現在われわれが言う「脚気(Beriberi)」とは異なり, 古来の「脚気」とは下肢の病気すべてのことであった. 関節リウマチ, 変形性膝関節症, 痛風はもちろん, 外踝の腫脹や下腿浮腫であろうと, すべて「脚気」という病名に入れられていた. 『万病回春』脚気門など古典における膝関節痛治療を研究するには, このことに注意して読まなければならない. 日本においても江戸初期までは同様であるが, 庶民が白米を食べるようになった江戸中期以降, 特に幕末から明治の漢方医学書では「古来の脚気」と「Beriberi」が混在して述べられており定義が混乱している. また同様に「痛風」も全身に起きる痛みのことである.

文献

1) 石田秀実(監訳):現代語訳 黄帝内経素問 中巻. 東洋学術出版社, 1992
2) 日本東洋医学会傷寒金匱編刊小委員会(編):善本翻刻 傷寒論・金匱要略. 日本東洋医学会, 2009
3) 大塚敬節:金匱要略講話. 創元社, 1979
4) 大塚敬節:金匱要略の研究. たにぐち書店, 1996
5) 花輪壽彦:漢方診療のレッスン 増補版. 金原出版, 2003
6) 矢数道明:臨床応用 漢方処方解説. 創元社, 1966
7) 矢数道明:新版 漢方後世要方解説. 東亜医学協会
8) 神戸中医学研究会(編):中医処方解説. 医歯薬出版, 1982
9) 龍野一雄:漢方医学体系 第3巻. 雄渾社, 1978
10) 山本 厳:東医雑録 第3巻. 燎原書店, 1983
11) 小曽戸洋, 他(編):和刻漢籍医書集成 第四輯 厳氏済生方. エンタプライズ, 1988
12) 小曽戸洋, 他(編):和刻漢籍医書集成 第五輯 玉機微義. エンタプライズ, 1989
13) 小曽戸洋, 他(編):和刻漢籍医書集成 第十一輯 万病回春. エンタプライズ, 1991
14) 小曽戸洋, 他(編):和刻漢籍医書集成 第十一輯 古今医鑑. エンタプライズ, 1991

(洪里和良)

20 腰痛および下肢症状を伴う腰椎疾患

腰痛症とは

- 腰痛を主訴とする症例は臨床の現場で頻繁に遭遇するが，その原因となるさまざまな疾患が存在し，整形外科だけではなく，内科的なアプローチも必要とされる重要な症状でもある．しかし，原因がはっきりしない「非特異的腰痛」も約85％程度を占めるという報告もあり[1]，画像検査で異常を認めない場合，次にどのようなアプローチをするか，臨床医として常に悩まされるところである．仮に，診断可能な視覚的異常を認めたとしても，高齢者では複数の病態が併存するため，責任病巣を確定することが容易ではない．しかも治療については，結局のところ鎮痛剤を処方することになり，患者も「また痛み止めか…」と服薬意欲を失うジレンマに陥ってしまう．

- これに対して，漢方治療はあらゆる方向から症状にアプローチし，患者を全人的に捉えて治療できるため，臨床医の独自性が発揮できる．特に，胃腸障害，緑内障，喘息など，鎮痛剤を使用しにくい症例には積極的に適応すべき治療法だと考える．

病態

- 一般的に，腰痛症とは「触知可能な背面肋骨最下端と，殿溝の間の領域に痛みを感じる状態」[2]を示す．しかし，実際の臨床では腰痛のみでなく，下肢症状を併発することも多いため，医学的に確固たる腰痛症の定義を述べることは困難である．

- 整形外科領域では，腰椎を構成する骨・軟部組織の炎症性変化，加齢性変化，外傷性損傷などが多い．しかし，それらが単独で存在する症例はむしろ少ない．まれに化膿性脊椎炎や腸腰筋膿瘍などの感染性疾患や，原発性・転移性骨腫瘍もありうるため，通常の治療法に反応しない場合は注意が必要である．

一般的治療

- 内服治療を第一選択とし，主にロキソプロフェンなどの非ステロイド性消炎鎮痛剤（NSAIDs）を用いる．最近では，半減期が長く，アスピリン喘息や胃腸障害などの副作用を軽減する目的で，セレコキシブなどのCOX-2選択阻害薬も頻用されている．

- 慢性化した腰痛に対しては，三環系抗うつ薬や抗不安薬などが使

用されてきたが，最近では，脳や脊髄の受容体に作用して疼痛を和らげる，トラマドールなどのオピオイド製剤が適応される症例も少なくない．
- その他，侵襲的な治療として，トリガーポイント注射，椎間関節ブロック，腰部硬膜外ブロックなどの方法がある．腰痛のみで手術治療が選択されることはほとんどない．

漢方治療

- 運動器障害に起因する腰痛に対する漢方治療では，発症の急性期か，慢性期かによって処方が異なる．通常，疼痛性疾患の急性期には，エフェドリンが主成分である麻黄を含む処方(麻黄剤)を用いるが，これは四肢関節痛に多く適応され，腰痛症では麻黄剤以外の処方を選択することが多い．
- 急性期では，患者の虚実から処方を選択することが可能である．しかし，慢性期，特に下肢神経症状を伴う症例はほとんどが高齢者であり，病態が複雑で，単に虚実で分けると処方の選択が困難になる．むしろ，五臓や気血水論に患者の「証」を当てはめて考えるべきである．

① 急性期

- 発症後から4週間未満，または慢性腰痛が悪化してから4週間未満を対象とし，表1に示す処方から選択する．
- 急性期の症例に対しては，まず実証・中間証・虚証に分け，さらに使用目標を参考にすると，より高い効果が得られる．

20 腰痛および下肢症状を伴う腰椎疾患　❶ 急性期　**199**

表1　急性期の腰痛に使われる漢方処方

証	処方	使用目標と注意
証を選ばない	芍薬甘草湯 68	年齢を問わず，ぎっくり腰のような急性期の腰痛に使用．去杖湯ともいう．ただし，甘草を多く含むため，その副作用である偽アルドステロン症（高血圧，むくみ，ミオパシーなど）に注意．通常は頓服で使用し，長期間の連用は避ける
実証	大柴胡湯 8	不安，不眠などの精神症状があり，便秘，肩こりを伴う症例．胸脇苦満を認める
	桃核承気湯 61	のぼせ，便秘傾向が強く，攻撃的な精神状態を伴う症例．会陰打撲による腰痛にも使用．大黄，芒硝を含むので，腹痛，下痢に留意
中間証	疎経活血湯 53	若年者から壮年期まで，幅広い年齢層．局所の筋緊張が強く，痛みが夜間に増悪する症例
	桂枝茯苓丸 25	腰痛のみでなく，冷えや肩こりを伴う．瘀血所見を目標に使用
	五積散 63	上半身がほてり，下半身が冷える症例（上熱下寒）によい適応．胃腸障害など消化器症状や，むくみ，冷えの改善も期待できる
虚証	桂枝加朮附湯 18	虚証の腰痛の第一選択薬．即効性も期待でき，副作用が少なく，安全性が高い
	八味丸 7	胃腸障害を認めない高齢者では第一選択薬．高血圧，糖尿病など，幅広い疾患群に適応がある．腎虚がはっきりしている症例によい．即効性もある
	真武湯 30	虚弱で胃腸が弱く，鎮痛剤を使用できない症例や，著明な筋力低下で体幹保持困難な症例．食欲低下，下痢など，消化器症状の改善も期待できる
	当帰四逆加呉茱萸生姜湯 38	筋緊張を伴い，冷えによって症状が悪化する症例．呉茱萸を含むため，服用しにくいときは服用量，または回数を調整する
	麻黄附子細辛湯 127	冷えとともに疼痛が悪化する症例．麻黄を含むが，胃腸障害などにより麻黄剤を使いにくい虚弱な高齢者でも服用可能

腰痛

200　処方の実際 12　腰痛

② 慢性期

■ 病態と一般的治療

- 以下，腰痛症だけでなく，神経症状を伴う腰椎疾患の治療として論じる．
- 整形外科の臨床では，腰痛はもちろんのこと，下肢神経症状を伴う患者が少なくない．さまざまな解剖学的理由で，脊髄，馬尾神経，神経根が圧迫される状態が原因となる．神経症状を発症しうる腰椎疾患について，その病態，特徴，症状，診断方法を述べる．

(1)腰椎椎間板ヘルニア

- 病態：椎間板が破綻し，線維輪から脱出した髄核による神経圧迫．
- 疫学：若年〜青年層，特にスポーツ選手や，重労働者の従事者に多い．
- 症状：腰椎前屈位で，ヘルニアにより圧迫される神経の支配領域にしびれ，感覚障害，運動障害を伴う．
- 特徴的な臨床所見：下肢挙上試験(straight leg raising test：SLR test)，bragard test，大腿神経伸展試験(femoral nerve stretch test：FNS test)．
- 診断法：MRI が必須．

(2)腰椎分離症

- 病態：腰椎の後方部分にある椎弓に不連続性が生じる．不安定になった椎体による神経圧迫を伴うことがある．
- 疫学：若年層，特に成長期の激しいスポーツの影響を受ける．
- 症状：腰部への負荷で腰痛を発症するが神経症状は比較的少ない．
- 特徴的な臨床所見：腰椎前後屈，スポーツの最中に症状が悪化．
- 診断法：腰椎単純 X 線で診断可能．ただし，片側椎弓のみの分離や腹部ガス像が多い症例では，単純 CT を必要とする．

(3)腰椎すべり症

- 病態：両側椎弓の分離が原因の「分離すべり症」と，変性による椎間板の volume 減少や，椎体を連結する靱帯の機能不全など，加齢性変化に起因する椎体不安定性が原因の「変性すべり症」に分けられる．後方へすべった，つまりずれた椎体によって神経圧迫を生じる．
- 疫学：前者は若年〜青壮年層，後者は高齢層にみられる．
- 症状：腰部への負荷により，腰痛だけでなく神経症状を伴う．

20 腰痛および下肢症状を伴う腰椎疾患 ❷慢性期 **201**

- 診断法：腰椎 X 線側面像で診断可能であるが，単純 CT，MRI も有用である．

(4)腰椎圧迫骨折

- 病態：骨組織の脆弱性により椎体が圧壊した状態．転倒などの外傷による急激な発症でない限り，椎体圧壊は徐々に進行し，症状を感じない例もまれではなく，最近では「いつの間にか骨折」などともいわれる．
- 疫学：骨粗鬆症がベースにあるため，ほとんどが高齢者で，特に閉経後の女性に多く認められる．
- 症状：急性期は体動も困難な腰部の激痛を生じる．神経圧迫症状を伴うことはそれほど多くないが，胸腰椎レベルで複数の椎体が圧壊する多発圧迫骨折では円背を生じ，神経症状を呈することがある．
- 診断法：骨粗鬆症の診断には骨密度測定が必要であるが，圧迫骨折による椎体圧壊は腰椎 X 線で診断可能である．

(5)腰部脊柱管狭窄症

- 病態：腰部脊柱管狭窄症は，脊柱を構成する骨・軟部組織の変性などによって狭くなった脊柱管を通過する馬尾神経や神経根の圧迫により，下肢の痛みやしびれ，間欠性跛行を呈する疾患である（図 1）．疾患名というよりは，むしろ状態名であり，青年層の腰椎椎間板ヘルニアもその意味では脊柱管狭窄である．一般的には，加齢性変化である変形性腰椎症に発生する黄色靱帯の肥厚，骨棘形成，椎間板の変性脱出，椎体圧迫骨折による骨の突出や変形など，これらが相加して生じる神経圧迫である．さらには神経の栄養血管が圧迫される血流障害という病態も含まれる．50 歳以降に多く発症し，加齢とともに頻度は増加する．神経症状を発症する脊椎疾患では最も多い病態である．その定義はいまだ明確ではないが，診断のための案として以下の 4 項目を満たすとされている[3]．
  1. 殿部から下肢の疼痛やしびれを有する．
  2. 殿部から下肢の疼痛やしびれは，立位や歩行の持続によって出現あるいは増悪し，前屈位や座位保持で軽快する．
  3. 歩行で増悪する腰痛は単独であれば除外する．
  4. MRI などの画像で脊柱管や椎間孔の変性狭窄状態が確認され，臨床所見を説明できる．

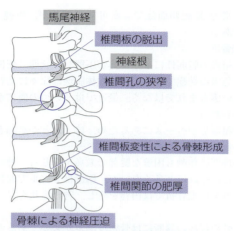

図1 脊柱管狭窄症において神経圧迫の原因となる変性変化

- 症状：最も特徴的な症状は間欠性跛行で，安静時には症状を認めず，歩行開始後，しばらくしてから下肢の痛みやしびれ，脱力感などによって歩行を継続することが困難になる症状である．前屈位（腰椎屈曲位）で休息をとると症状が軽快するのが特徴的で，これは解剖学的に，前屈位で椎間板や黄色靱帯の膨隆が軽減されるためである．病状が進行すると，下肢の筋力低下，膀胱直腸障害（排尿障害，尿漏れ，肛門周囲の違和感など）を認める．
- 鑑別疾患：腰部脊柱管狭窄症のほかに間欠性跛行を呈する疾患として，閉塞性動脈硬化症が挙げられる．鑑別点としては，当該疾患が運動負荷による組織の虚血によって発症するため，腰椎を前屈しても症状の軽減は認めないことである．
- 分類：狭窄部位によって次のように分類される．
1. 神経根型：神経根が圧迫され，主に片側の下肢の痛み，しびれを呈する．
2. 馬尾型：馬尾神経が圧迫され，両側の下肢の痛み，しびれが主体となるが，進行すると膀胱直腸障害など，いわゆる馬尾神経障害を呈する．
3. 混合型：上記1と2の混合症状．
- 診断：脊柱管狭窄症の確定診断や重症度の判断にはMRIが必須

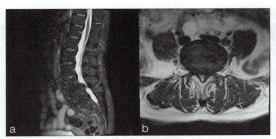

図2　脊柱管狭窄症(腰痛すべり症を合併)
a：T2 矢状断像
b：T2 横断像
62歳女性の腰椎 MRI. 主訴は腰背部痛，両下肢後面のしびれ．第4腰椎に対して第5腰椎が後方に変位し，すべり症を認める．変位した椎体に加え，第4-5椎間板突出による脊柱管狭窄を認める．腰椎全体の変性変化は軽度である．

である(図2)．

- 一般的治療：保存療法を第一選択とし，下記の方法を単独，もしくは組み合わせて治療する．保存療法を約3か月以上継続しても，日常生活に支障をきたす下肢痛やしびれ，運動障害，馬尾神経障害を呈する場合には手術療法を選択する．
- 保存療法には，①薬物療法，②ブロック療法，③装具療法，④運動療法・生活指導があり，手術療法には，①神経除圧術，②脊椎(矯正)固定術，③両者の併用などがある．
- 薬物療法は主に NSAIDs を使用するが，単独では効果がない症例も多い．神経障害性疼痛に対する第一選択薬として，プレガバリン・ガバペンチン，三環系抗うつ薬，セロトニン・ノルアドレナリン再取り込み阻害薬(SNRI)が使用されている[4]．また，血行改善を目的として，PGE1 製剤を用いる症例も少なくない．

漢方治療

- 東洋医学には，「不通則痛」(通ぜざれば則ち痛む)という言葉がある[5]．これは，漢方理論の「気・血・水」のいずれかに滞りが生じると痛みを発症する，という考え方である．よって，痛みを訴える患者の背景に存在する，気血水の異常を漢方独特の方法によって「診断」し，正常から逸脱した状態を元に戻すことが東洋

204 処方の実際 12 腰痛

表2 慢性期の腰痛に使われる漢方：駆瘀血剤

処方	使用目標と注意
当帰芍薬散㉓	虚証で倦怠感が強く，めまい・立ちくらみ・浮腫など血虚・水毒の症状が強い症例
疎経活血湯㊼	冷えを伴い，夜間や起床時に痛みが強くなる症例．多種類の生薬が少量ずつ含まれ，マイルドな効果が期待できる
桂枝茯苓丸㉕	実証～中間証で，肩こり・頭痛・のぼせ，冷えがあり，瘀血所見がはっきりしている症例によい適応
当帰四逆加呉茱萸生姜湯㊳	四肢末梢の冷えが強く，温度変化に症状が影響されやすい症例．冷えが強く，脈診で「脈細にして絶せんと欲する（脈が細くて触れにくい）」のが特徴である（column 参照→207 頁）．

医学の治療概念である．

- 慢性化した腰痛や，神経症状を伴う腰椎疾患に対しては，西洋医学と異なり，患者の体格，体質，神経症状以外の随伴症状によって「証」を決定し，処方を選択する．そのためには，気血水論だけではなく五臓論も併せて判断し，主に次の5つの処方群を用いる．

(1)駆瘀血剤(表2)

- 桃仁・牡丹皮など，瘀血(微小循環障害)を改善する生薬を含む処方群で，薬理作用は血液凝固抑制作用，抗炎症作用，鎮痛作用などがある．瘀血の漢方医学的な身体的特徴は，舌診で瘀点や瘀斑，舌下静脈怒張，腹診で臍傍圧痛，少腹急結を認める．

(2)補腎剤(または附子剤)(表3)

- 加齢性変化を伴う腎虚の患者に用いる，附子を含む処方群で，附子の薬理作用は，鎮痛作用，抗炎症作用，血管拡張作用，利水作用などがある．腎虚の漢方医学的な身体的な特徴は，腹診で小腹不仁，臍下正中芯を認める．ただし，附子の副作用として，舌のしびれ感，皮膚の異常(蟻走感)，めまい，胃部不快，動悸，不整脈があり，これらを認めた場合は減量，中止，方剤の変更が必要となる．

(3)補剤(または参耆剤)(表4)

- 人参・黄耆を主薬とする処方群を参耆剤または補剤という．人

20 腰痛および下肢症状を伴う腰椎疾患 ❷ 慢性期　**205**

表3　慢性期の腰痛に使われる漢方：補腎剤

処方	使用目標と注意
桂枝加朮附湯 [18]	胃腸が弱く，冷えによって神経症状が悪化する症例．副作用が少なく，迷ったときは第一選択として勧める
八味丸 [7]	腰部・下肢の冷え，筋力低下，排尿障害，手足の冷感や灼熱感を認める症例．地黄を含むため，胃腸障害に注意する．冷えが少ない場合は六味丸を用いる
牛車腎気丸 [107]	八味丸に牛膝・車前子を加えた処方で，八味丸証に加えて，下肢神経症状がはっきりしており，さらに浮腫などの水毒傾向を認める症例
真武湯 [30]	虚証で，下痢しやすく，体力・新陳代謝が低下し，身体動揺性を認めるような廃用症候群など

表4　慢性期の腰痛に使われる漢方：補剤

処方	使用目標と注意
補中益気湯 [41]	虚弱で，気力の低下，食欲不振，四肢倦怠感など，気虚の症例
十全大補湯 [48]	気虚に加え，筋萎縮，貧血，皮膚の枯燥など，血虚の病態が併存する症例．本処方の持続的鎮痛効果は「和痛作用」といわれる

　参・黄耆の薬理作用は，消化吸収機能賦活化，生体の非特異的抵抗性賦活化，新陳代謝・免疫能亢進，血液循環促進，栄養状態の改善などである．通常は疼痛性疾患の第一選択薬とされないが，治療開始時に患者のベースアップをはかることにより，その後の治療成績の向上につながることは珍しくない．

(4)気剤(表5)

● 気虚・気滞・気逆など，気の異常に起因する症状に対する処方群である．気の異常は，西洋医学における「心因性疼痛」または「身体表現性障害」などに関連づけられる，現代社会の疼痛性疾患においては必須の概念であり，気剤はその治療アイテムといえる．疼痛性疾患に対して気剤が使いこなせるか否かが，治療成績の向上に大きく影響するといっても過言ではない．

(5)大黄剤

● 大黄を主薬とする処方群を大黄剤という．青壮年層を中心に，実

表5　慢性期の腰痛に使われる漢方：気剤

処方	使用目標と注意
抑肝散 54	神経過敏で興奮しやすく，易怒，不眠などがあり，腹直筋の緊張を認める症例
半夏厚朴湯 16	のどのつかえ感（咽中炙臠）が主要目標であるが，必須ではない．不安感が強く，几帳面で，理路整然と話が長い症例
加味逍遙散 24	虚証で，肩こり，易疲労，イライラがあり，話にまとまりがない，他人の話を聞かないなど，いわゆる不定愁訴の多い症例

表6　慢性期の腰痛に使われる漢方：大黄剤

処方	使用目標と注意
通導散 105	肥満傾向があり，血行不良の症例に用いる．大黄を含む処方であるが，駆瘀血剤の要素も併せもつ
桃核承気湯 61	体力が充実し，左下腹部に抵抗・圧痛（少腹急結）があり，便秘，のぼせを認める症例．不眠，不安など精神神経症状や，月経不順，月経困難など婦人科症状を認める場合もよい適応
大黄牡丹皮湯 33	臍傍圧痛（特に左腸骨部）を認め，桃核承気湯ほどの情動興奮を認めない症例

証の患者に用いる．大黄の薬理作用は瀉下作用が有名であるが，そのほかにも抗炎症作用，血液凝固抑制作用，向精神作用があり，疼痛性疾患に対する効果も十分に期待できる．

● 脊椎圧迫骨折を伴うような虚証の高齢者にもうまく適応すると，劇的な効果を得られることがある（column「脊椎圧迫骨折患者の便秘」参照→208頁）．どのような患者に適応する場合でも，大黄による腹痛，下痢を認めたときは，服用量を調節するなど，あらかじめ説明しておくとトラブルは少ない．

column

当帰四逆加呉茱萸生姜湯

　当帰四逆加呉茱萸生姜湯は冷え症の処方として有名であるが，整形外科領域での痛み症状にも効果を発揮することが多い．
　『傷寒論』厥陰病篇に「手足厥寒，脈細にして絶せんと欲する者，当帰四逆湯之を主る若し其の人，内に久寒ある者，当帰四逆加呉茱萸生姜湯に宜し」という条文がある．手足が冷えて脈が細く触れにくい者は，当帰四逆湯※のよい適応である．もし，体内に長期間に及ぶ冷え（久寒）がある者は，当帰四逆加呉茱萸生姜湯で治療するのがよい，という意味である．
　大塚敬節は，当帰四逆湯※と当帰四逆加呉茱萸生姜湯の使用目標に関し，疝気症候群について述べている[6]．疝とは，素問の長刺節論や金匱要略に書かれた，腹痛を主症状とした病態であるが，大塚はこの処方を適応する症例の特徴として，①慢性に経過する疼痛を主訴とし，寒冷によって症状が悪化するもの，②疼痛は腹痛を主訴とし，殊に下腹部にみられることが多く，腰痛，背痛，頭痛，四肢痛を伴うものがある，③疼痛は，つれる，つっぱるという状態のものが多く，痛み箇所が1か所であることは珍しく，多くはあちこちで痛み傾向がある，と報告している．
　実際の臨床で腰椎疾患の患者を観察すると，この疝気症候群に当てはまる症例が少なくない．特に，寒冷刺激により症状悪化を認めることが多く，当帰四逆加呉茱萸生姜湯の利用価値は高いと考えている．筆者も北里大学東洋医学総合研究所での研修医時代に，この処方が奏効した症例を多く経験している．当帰四逆湯※との鑑別は，久寒の有無であるが，当帰四逆加呉茱萸生姜湯のほうがより有効であったという印象をもっている．冷え症だけでなく，疼痛性疾患にも積極的に活用すべき処方である．
※：エキス剤なし．

column

脊椎圧迫骨折患者の便秘

　脊椎圧迫骨折は，当然ながら単純X線検査で診断可能である．以前は気にも留めていなかったが，東洋医学の勉強を始めてから，腹診での「腹満」が気になり，腰椎X線写真を観察する際，骨以外にも目を配るようになった．脊椎圧迫骨折の症例では，かなりの頻度で腹部に便塊や著明なガス像を認める(図3)．患者さんに「腰が痛くなってから便秘していませんか？」と聞くと，「非常に困っている」とのこと．「ただ，トイレに行っても腰が痛くていきめないから，むしろ便秘のままでいい」と排便をあきらめたり，「整形外科の医者は短気だから(？)，便秘の話なんか，したくてもできなかった．初めて聞かれた」と，褒められているのか，けなされているのか，戸惑うような言葉を受けたこともある．

　このような症例の腰痛治療においては大黄剤をメインにし，鎮痛剤は頓用で処方するようにしている．なぜなら，鎮痛剤はすでに他院で散々処方されたにもかかわらず効果がないため嫌がって服用しない症例が多く，大黄剤のみを使用して，即，便秘が解消されたと同時に，腰痛の改善も得られるからである．その多くは車椅子に騎乗して診察室に入出するような，やせ型の超高齢層で，当初は大黄剤を使ってトイレに駆け込むようになり，圧迫骨折を悪化させるのではないかと躊躇したが，腰痛改善の著効例を経験していくうちに，明らかに虚証の患者でも大黄剤を試すことが多くなった．要は大黄剤を処方する際，腹痛や下痢でつらくなるときは，目分量でいいから0.5包くらいに減量するようにと，きちんと指導すればいいのだ．大黄剤による下痢・腹痛は，「副作用」でなく，「医師の説明不足」なのかもしれない．

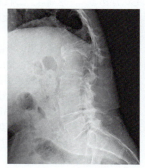

図3　**腰椎圧迫骨折症例にみられる腹部ガス像**

78歳，女性の腰椎単純X線側面像．主訴は急性に発症した腰痛による体動困難．第12胸椎，第1腰椎に圧迫骨折を認める．特に第1腰椎は圧壊が強く，椎体が後方に突出している．また，腹部のガス像と便塊貯留が著明である．

文献

1) Deyo RA, et al: Low back pain. N Eng J Med 344: 363-370, 2001
2) Hagen KB, et al: The updated cochrane review of bed rest for low back pain and sciatica. Spine（Phila Pa 1976）30: 542-546, 2005
3) 日本整形外科学会, 他（編）：腰部脊柱管狭窄症診療ガイドライン 2011. 南江堂, 2011
4) 日本ペインクリニック学会（編）：神経障害性疼痛薬物療法ガイドライン　改訂第2版. 真興交易医書出版部, 2011
5) 李東垣：泄可以去閉葶藶大黄之属, 医学発明　活魋法机要. pp7-9, 中国古籍出版社, 北京, 1978
6) 大塚敬節：当帰四逆湯と当帰四逆加呉茱萸生姜湯の臨床経験. 日本東洋医学会誌 14：83-87, 1963

（八代　忍）

> **memo 2**
>
> ## CONSORT を活用して RCT のレベルアップ
>
> CONSORT（consolidated standards of reporting trials：臨床試験報告に関する統合基準）声明（http://www.consort-statement.org/Media/Default/Downloads/Translations/Japanese_jp/Japanese%20CONSORT%20Statement.pdf）は, RCT の報告の質を改善するためのガイドラインとして発表されたものです. チェックリストとフローチャートからなり, RCT の計画・報告・評価などの際に活用されています.
>
> チェックリストの方法項目には, 参加者の適格基準, 介入方法, 評価項目, ランダム化の詳細, 割振り状況がブラインド化されているかどうかなどが含まれています. フローチャートは, 組入れ, 除外, 割振り, 追跡, 解析などの各段階における参加者の流れを結果として報告するときに使用します.
>
> RCT を企画する際にも CONSORT を活用し, 論文の質だけではなく, 試験自身の質も向上させましょう. （若杉安希乃）

210 処方の実際 13 皮膚

21 アトピー性皮膚炎

診療のコツ

- 皮膚疾患に悩み漢方外来を訪れる患者は極めて多く，最も多数を占めるのが「アトピー性皮膚炎(atopic dermatitis；AD)」である．現代医学的治療は，従来の外用療法(ステロイド外用薬・タクロリムス軟膏)・抗ヒスタミン薬内服に加え，免疫抑制剤の内服，さらに近年は難治例での生物学的製剤の使用も認可され，治療手段は確実に増えつつある．それにもかかわらず，多くの患者が漢方治療を求めるのは，現代医療に対する漠然とした不安と，根本的な体質改善の重要性を感じているからと思われる．

- またいわゆる「標準治療」を行ってもすっきり治らず，色素沈着や皮膚の過敏性，乾燥肌など治療に満足できない患者群があり，治療に難渋して，漢方治療を求める場合も少なくない．心理的要因や仕事のストレス，家族関係のストレスやゆがみ，月経関連症状や冷え・のぼせと連動して悪化することも少なくないので，全人的アプローチが求められる．

- 漢方では AD に限らず，まずつらい症状を取り除くための「標治」(対症療法)と「本治」(根本的な体質改善)に分けて，臨機応変に対応している．

- AD の皮膚症状は，熱感・発赤・それに伴う強い痒みが主な症状であることから，皮膚症状は局所的な「熱証」と捉えられ，これらの症状の改善が優先的な「標治」の対象となる．

■ 漢方治療

(1)アトピー性皮膚炎の標治

- 主に清熱を目標とする(表1)．
- 滲出液は急性増悪時，搔破を繰り返した部位や間擦部などの外的刺激を受けやすい部位，極めて炎症が強い状態で認められる．

越婢加朮湯：麻黄・石膏が含まれ，主に急性期で，激しい炎症と局所の浮腫を改善する目的で用いる．

治頭瘡一方：乳児湿疹で用いることが多いが，頭部・顔面に，滲出液とともに痂皮をつける強い炎症には，乳児に限らず，どの年

21 アトピー性皮膚炎　　**211**

表1　アトピー性皮膚炎の対症療法

症状	処方	使用目標
滲出液	越婢加朮湯 28	激しい炎症・浮腫
	治頭瘡一方 59	頭部・顔面の強い炎症，痂皮も認める，便秘傾向
発赤	梔子柏皮湯 314	眼囲・顔面の浮腫性紅斑
	清上防風湯 58	顔面の発赤・熱感が強い
	白虎加人参湯 34	全身の熱感・発赤，口渇・多汗
	黄連解毒湯 15	全身の熱感・発赤が強い，激しい痒みでイライラする
瘙痒	十味敗毒湯 6	強い痒み・丘疹の形成，胸脇苦満を認める
	消風散 22	湿った皮膚・汗による悪化，口渇
乾燥	温清飲 57	軽度の熱感とともに乾燥も認める
	荊芥連翹湯 50	慢性的な炎症・軽度の乾燥，手足の多汗，腹直筋攣急
	当帰飲子 86	軽度の乾燥と痒み，熱感はない

熱 ↑

代でも用いることができる．抗炎症効果としての大黄が含まれるが，便秘があれば，より使いやすい方剤である．発赤は急性増悪期・慢性期いずれの時期にも認められる．

梔子柏皮湯：元来，黄疸に用いる処方であるが，湿熱の症状，特に眼囲・顔面の紅斑に有効である．

清上防風湯：尋常性痤瘡に用いられるが，顔面・頸部など身体上部の発赤や熱感に対して AD でも応用されている．

白虎加人参湯：全身の熱感が強く口渇・多汗が認められる症状に用いる．構成生薬の中の石膏には，滋陰，清熱，発表の作用があるので，AD の抗炎症効果とドライスキンに対する対応としては石膏は極めて重要な生薬である．

黄連解毒湯：全身の激しい発赤と熱感・痒みが強い症例に用いる．煎じ薬では黄連解毒湯加石膏 5～10 g とする．エキスなら桔梗石膏エキスを併用する．

● 瘙痒は，AD 患者にとって最もつらく，慢性的に継続する症状であるためコントロールが必要とされる．

皮膚

黄連解毒湯：清熱効果が強く，激しい痒みでイライラし，掻破してしまうような激しい炎症に有効である．

十味敗毒湯：痒みの初期から用いると効果的である．柴胡が含まれる方剤で，胸脇苦満が認められ，ストレスが関与する痒みなどに用いることがある．やや深さがある丘疹を形成している症状にも有効である．

消風散：表在性の炎症で拡大傾向があり，痒みに加えて小水疱などを形成し，「湿った皮膚」の症状に用いられる．汗で悪化する痒みに効果的である．

- 乾燥はADの軽症，あるいは慢性期で主体となる．ここにあげた方剤は四物湯がベースになっており，血虚の改善を１つの目標とするが，炎症所見が強い時期に用いると，痒みが強くなることがあるので，用いる時期に注意が必要である．

温清飲：前述した黄連解毒湯と四物湯の合方である．乾燥が主体で，軽度の炎症が残っている状態に用いられる．黄連解毒湯は抗炎症作用に優れるが，長期使用するとADの本質の１つである，乾燥肌を助長する可能性がある．乾燥肌は漢方的には血虚の病態なので，四物湯が必要となる．黄連解毒湯の清熱作用と四物湯の温め潤す作用を合方するところに温清飲の妙所がある．

荊芥連翹湯：温清飲に荊芥・連翹・薄荷などの皮膚の抗炎症効果がある生薬が配合されている方剤である．尋常性痤瘡に用いられ，顔面・頸部の慢性炎症を目標とされる場合が多いが，ADにも応用される．

当帰飲子：熱感がなく，軽度の乾燥程度であるが，痒みの訴えが強い症例に用いる．特に高齢者の乾燥性皮膚瘙痒症によい．

(2)アトピー性皮膚炎の本治

- ADの中等症〜重症例では，標治のみではコントロールできない症例が多い．標治の効果が不十分な場合，本治の併用を検討する．
- ADの現代医学的標準治療において，小児期までは，多くの症例でステロイド外用薬の反応が良く，劇的に改善する．
- しかし加齢とともにその反応が乏しくなり，次第にコントロール不良となることが多い．罹病期間が長くなり，慢性的な炎症により皮膚が苔癬化することも一因であるが，加齢に伴う身体の変化，患者を取り巻く環境の変化も大きく影響していると考えられる．
- ADが悪化する要因は個人によってさまざまである．それらを含

21 アトピー性皮膚炎　**213**

めた患者の「証」を見極めて治療することが本治である.

- 本治の目安として，年代別の問題点を下記にあげる．表2には，問題点の改善を目標とした処方を示した．年齢とともに①〜⑤のすべてが問題点となりうる．ただし表2の処方は代表的な方剤のみであり，本治の処方はこの限りではない.
- 標治とともに，悪化する要因に働きかける本治を併用することで，重症例でも改善を認めることが多い.

【アトピー性皮膚炎の年代別問題点】

- 乳児〜小児期(表2①)：腸管が未発達なため，食生活の改善や排便などのコントロールで軽快する症例は多い．成人例でも，人参湯や六君子湯など，脾虚があれば積極的に用いるべき方剤である.
- 小児期〜思春期(表2①②)：最近は，受験戦争や友人関係の複雑さから，幼い時期よりストレス過多になっている．標治で用いる清熱剤とともに，本治として柴胡剤(抑肝散・柴胡加竜骨牡蛎湯・四逆散・柴胡桂枝乾姜湯など)の併用が有効である.
- 思春期以降の女性(表2①②③)：月経サイクルによる皮膚の不調も認められるようになり，「瘀血」が悪化要因として加わる．駆瘀血剤には桃核承気湯・大黄牡丹皮湯・通導散などによる便通の改善，女神散・芎帰調血飲などによる「気のめぐり」の改善が可能な処方がある．これらの駆瘀血剤を皮膚疾患に併用する意義は大きい.
- 30代〜40代以降(表2①②③④)：社会的責任も増し，男女を問わず，仕事や家庭で多忙を極めている．慢性的な疲労や，食生活の乱れが皮膚症状の悪化の引き金になることを自覚している患者は多い．本質的には，生活習慣の見直しが漢方内服よりも重要となることを説明し，食生活の改善や定期的な運動などを勧める.
- 冷えについて(表2⑤)：女性では早ければ思春期以降から，男性は50代〜60代以降から，強い冷えを自覚する症例がある．加齢に伴う冷えは一般的であるが，現代社会では冷たいものの飲食が多いことから，若い年代の「自覚のない冷え」にも注意が必要である．皮膚症状には「熱」があっても，「身体の芯が冷える」「冷えると下痢しやすい」と自覚するような症例には「温める」方剤を併用することで効果が得られることが多い.

皮膚

表2 アトピー性皮膚炎の体質改善

問題点	原因	処方	使用目標
①胃腸の不調	胎毒	治頭瘡一方 59	便秘傾向がある〔頭部・顔面の炎症〕
	脾虚	人参湯 32	よだれが多い（乳児），胃が弱い，お腹が冷える〔口囲の症状〕
		黄耆建中湯 98	食が細い，疲れやすい，便秘・下痢しやすい〔軽度の乾燥症状〕
		六君子湯 43	胃もたれしやすい〔食生活の乱れにより痒みが出る〕
②ストレス	肝うつ	抑肝散 54	イライラ，痒みで眠れない〔激しい掻破痕〕
		柴胡桂枝乾姜湯 11	みぞおちの圧痛，口渇，寝汗〔疲労で悪化〕
③月経による不調	瘀血	当帰芍薬散 23	貧血傾向，むくみ，冷えやすい〔月経前後に悪化〕
		加味逍遙散 24	ストレスがある，イライラ〔顔面の痒み，月経前後に悪化〕
		桂枝茯苓丸 25	月経痛が強い，のぼせ〔顔面の紅斑，月経前後に悪化〕
		桃核承気湯 61	イライラ，月経前の過食，便秘〔月経前後に悪化〕
④生活習慣の乱れ	気虚	補中益気湯 41	食欲低下，気力が出ない〔疲労で悪化〕
		十全大補湯 48	かぜをひきやすい，気力・体力の低下〔重症例での消耗〕
	臓毒	防風通聖散 62	肥満・便秘〔毛嚢炎ができやすい〕
⑤冷え	腎虚	真武湯 30	冷えが強く，下痢しやすい
		八味丸 7	足の冷え・ほてり，腰痛，老化による体力低下

（望月良子，花輪壽彦）

22 めまい

診療のコツ

- めまいは，医療機関を受診する患者さんの中で比較的訴えが多い症状の1つである．めまいの原因疾患の頻度は図1のごとく，その多くが内耳性めまいである．めまいの原因はさまざまで，診断においては問診が非常に重要であり，問診所見のみで，ある程度めまい疾患を鑑別できる（表1）．しかし，眼振を認めるときでも回転性ではなく浮動感を訴えることもあり，全身症状を勘案して漢方薬を選択する．

- 急に発症した耳閉塞感・耳鳴・聴力低下を伴うもの，中枢性・失神性めまいを疑う場合は西洋医学的治療を優先しなければならない．治療は急性（発作）期か慢性期かにより異なる．急性（発作）期では，嘔気・嘔吐などが激しく，動けなくなり救急外来などを受診することが多い．通常の診療では発作間欠期や症状が遷延している時期の受診が多いと思われる．そこで，めまいの治療はめまい発作を抑える急性期と，めまい発作を起こさせないようにする慢性期に分けて考える．

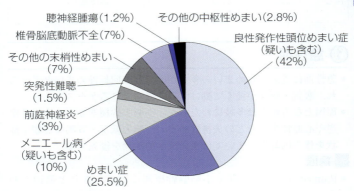

図1 めまいの原因疾患

〔武田憲昭：めまい診療のガイドライン．武田憲昭（編）：耳鼻咽喉科診療プラクティス6．文光堂，2-15，2001，図1を改変〕

216 処方の実際 14 耳鼻

表1 **訴えから考えるめまいの鑑別**

種類	特徴	想定される疾患など
単発性・回転性	特に誘因なく起こる回転性めまい，比較的長い時間続き反復しない	前庭神経炎，めまいを伴う突発性難聴，Ramsay Hunt 症候群，メニエール病の初回発作，中枢前庭性，心因性
反復性・回転性	特に誘因なく起こる回転性めまい，繰り返し発作が起こる	メニエール病，遅発性内リンパ水腫，神経血管圧迫症候群，片頭痛関連めまい，心因性
頭位性	特定の頭位または頭位変換にて誘発されるめまい	良性発作性頭位めまい症，小脳虫部の異常，椎骨動脈の血流不全，心因性
浮動性	非回転性に持続する体や頭がフワフワする感じ，雲の上を歩いているような船酔い感	内耳疾患，視力異常，頸部筋緊張異常，血圧低下，心因性，うつ状態，加齢
失神性	目の前が暗くなるような，気が遠くなるような感じ，気を失いそうになる	心原性失神，神経調節性失神，消化管出血，起立性低血圧，心因性
視覚性	視覚刺激が誘因となって起こる非回転性めまい	visual vertigo syndrome，心因性めまい（広場恐怖症，高所恐怖症，恐怖性姿勢めまい症）
頭痛を伴う	経過中，頭痛とめまいが別々に起こることもあれば，ともに起こることもある	片頭痛，緊張型頭痛，聴神経腫瘍，小脳梗塞

① 急性期

- 急性期に受診するめまいの多くが内耳性の回転性めまいと考えられ，嘔気・嘔吐が強くて動けず救急搬送されるケースもある．
- 原因となる疾患は多岐にわたるが，小脳脳幹梗塞などの中枢性疾患や心原性失神などの失神性めまい，聴力低下・耳鳴など蝸牛症状を伴う内耳性めまいでは西洋医学的治療を優先する．

病態

- Ramsay Hunt 症候群や小脳脳幹梗塞などはっきりと原因がわかっているものもある．
- めまいの原因として最も多いのが良性発作性頭位めまい症である．耳石器から剥離した耳石が三半規管に入り込んだり，クプラ

に付着したりすることが原因であるが，耳石が剝離する理由は不明な点もある．

- メニエール病の病態は特発性内リンパ水腫と考えられている．抗利尿ホルモンであるバソプレッシンが内リンパ水腫形成に関与しているという報告があるが，やはり真の病因は不明である．
- また，突発性難聴・前庭神経炎の病因としては循環障害説やウイルス感染説などが考えられているものの真の病因は不明である．

一般的治療

- 発作が起こったときは，まず安静である．急性発作期の激しいめまいは，多くが数時間〜数日で軽快する．
- 発作時の治療では，抗めまい薬，制吐薬が用いられ，嘔吐がひどく経口投与が適わなければ，点滴で投薬する場合もある．循環改善薬，自律神経調整薬，利尿薬，ビタミン剤，ステロイド薬，炭酸水素ナトリウムなどを症状に応じて用いる．
- 良性発作性頭位めまい症では薬物療法のみならず浮遊耳石置換療法などの理学療法も行う．

漢方治療（表2）

- 眼振を認め嘔気などが激しく動けないようなときは，点滴での加療や安静が必要であり，漢方薬でのアプローチは難しいと考える．
- 薬を飲めるような状況のときには，五苓散，苓桂朮甘湯，真武湯を中心に利水剤の処方を考える．小柴胡湯など柴胡剤の効くめまいもある．めまいは少陽病の代表的徴候である．

② 慢性期（発作間欠期）

- めまいを経験した患者にとって怖いことは，またすぐに発作が起きるのではないかという不安である．この発作をできるだけ先に延ばしたい，あるいは次の発作は軽くなってほしいと心から願うことになる．そのため，この発作間欠期に何も治療しないのではなく，何か介入することで患者のQOL・満足度が上がる．

病態

- 慢性期のめまいの多くが浮動性めまいである．
- ①内耳前庭神経から脊髄または脳幹・小脳・視床を介して大脳皮質の前庭神経系平衡機能中枢へ投射するネットワークと②視覚・

218　処方の実際 14　耳鼻

表2　急性期のめまいに用いる漢方薬

証	処方	めまい・ふらつき以外の目標（証）
中間証	五苓散 [17]*1	浮腫・口渇・尿量減少・発汗・頭痛・下痢・嘔吐（水逆の嘔吐：飲んでもすぐに吐いてしまう）などがあるもの．口渇・尿量減少は必ずしもなくてもよい．気圧の変動でおこるもの．腹診では発作時に心下痞硬と臍下悸を認める
	苓桂朮甘湯*2 [39]	のぼせ・下肢の冷え・動悸・息切れ・発汗傾向などがあるもの（口渇はないことが多い）．腹診では心下悸を認める
虚証	真武湯 [30]	新陳代謝が低下し，全身倦怠感・四肢の冷え・腹痛・下痢しやすい（渋り腹ではない）もの．熱感が強かったり，心疾患などのために服用して動悸・不整脈・のぼせが出現したりするものには使用しない．腹診では臍上悸と小腹不仁を認める
証を問わず	沢瀉湯※※,*3	尿量減少があるもの

＊1 **五苓散**：体力の有無をあまり考慮しなくても使用しやすい．眼振があるような状況でも薬が飲めるような状況になったら，五苓散1〜2包を内服させる．すぐに吐いてしまうことも多々あるが，15〜30分後に再度服用させる．できればお湯に溶いて冷やして飲むとよい．

＊2 **苓桂朮甘湯**：めまい・立ちくらみに用いる．安静に横になっていると問題ないが起き上がるとめまいがするというのが目標（良性発作性頭位めまい症・起立性低血圧などでみられる症状）．メニエール病などの自発性の回転性めまいが治まったのちに，まだ動くとめまいがすると訴えるときにも使用できる．

＊3 **沢瀉湯**※※：沢瀉・蒼朮の二味からなる（北里東医研では白朮）．一般的に漢方薬は構成生薬数が少ないほど効果発現までの時間が短く，急激な症状に適するといわれる．大塚らの漢方診療医典には，急激に起こった激しいめまいに用い，静かに寝ていても天井が回るようなものによいと記載されている[1]．医療用エキス剤はないため，沢瀉が主薬である五苓散（沢瀉・蒼朮・猪苓・桂皮）で代用する．

※※：一般用エキス剤あり．

　体性感覚・聴覚・前庭覚からの入力信号を神経ネットワークで接続し最終的に高次大脳機能系平衡機能中枢で統合し自己の空間認識を行っている高次大脳機能系ネットワークのどの部分が障害されても浮動性めまいは起きる．そのため原因を同定するのが困難

であり，初期に原因が特定できなくても経過をフォローすることで他の症状が出現して原因が特定できることもある．

一般的治療

- 循環改善薬や抗めまい薬などによる薬物療法が中心である．
- めまいの発症・遷延に心因的な要素が関係することも多く，抗不安薬や抗うつ薬を処方することもある．
- 最近では，病態に応じて頭位治療や有酸素運動，集団リハビリテーション，水分摂取療法，カウンセリング，手術なども行われる．

漢方治療（表3→224頁）

- 慢性期のめまいには内耳性めまいのみならず，加齢・心因性・起立性低血圧などさまざまな原因がある．
- めまい発作の誘因として疲労・ストレス・月経や更年期などがあげられ，慢性（発作間欠）期には水だけではなく，気・血の異常へアプローチする．
- 利水剤に理気剤・安神剤・柴胡剤・駆瘀血剤を併用することもある．
- めまいに対し不安が強いものには半夏厚朴湯がよい（→364頁参照）．
- 高齢者のめまいはフレイル・サルコペニアにも目を向けないと治療がうまくいかない．近年，人参養栄湯・牛車腎気丸の有用性が報告されている．八味丸・牛車腎気丸は基本的には胃腸の弱い人には用いない．また，食欲不振が前面に出ている人では人参養栄湯で胃腸障害が出ることがある．服用して食欲不振や下痢が起こるようなら直ちに中止する．

文献

1）大塚敬節，他：漢方診療医典第6版，南山堂，2001
2）花輪壽彦：漢方診療のレッスン，金原出版，2003

220 処方の実際 14 耳鼻

表3 慢性期のめまいに用いる漢方薬

証	処方	使用目標など
実証	大柴胡湯 8	上腹部が張り苦しく，便秘がち，のぼせ気味・肩こり・頭痛・耳鳴などがあるもの．下痢に注意
	柴胡加竜骨牡蛎湯 12	肥満体質，交感神経過敏で興奮しやすく，不安・不眠・動悸・イライラ・驚きやすい，臍傍に腹部大動脈の拍動の亢進を認める場合．時に抑うつ傾向もある
	黄連解毒湯 15	のぼせ（耳鳴・鼻血・頭痛），不安・不眠・イライラ・胸からみぞおちのつかえ感などがあるもの．便秘が強ければ三黄瀉心湯 113
中間証	桂枝茯苓丸 25	のぼせて足が冷え，肩こり・頭痛などがあり，下腹部に抵抗や圧痛のあるもの．青白い顔のものには用いない
	小柴胡湯 9	上腹部が張って，口中不快・食欲不振・口乾や全身倦怠感を伴っているもの
	柴苓湯 114 *1	上記の小柴胡湯の使用目標に加えて，口渇・浮腫・尿量減少があるもの
	半夏厚朴湯 16	不安・不眠など抑うつ神経症的傾向があり，咽喉頭異常感，発作的な動悸・胸のつかえ感がある場合．乾燥傾向のあるものには使用しない．めまいに対する予期不安によい[2]
	加味帰脾湯 137	血色が悪く，食欲不振，不眠や精神不安など神経症状を呈するもの
	抑肝散 54	神経過敏で，怒りやすく，眼瞼けいれん，イライラして眠れない場合
	釣藤散 47	中年以降で，慢性に経過する頭重感・頭痛，肩こり，のぼせ，耳鳴，高血圧，眼球結膜の充血がある場合．頭重感・頭痛は朝方に強いことが多い
	呉茱萸湯 31	冷え症で，反復性に起こる激しい頭痛，頸部のこり，嘔吐するもの
	加味逍遙散 24	疲れやすく，不安・不眠・イライラなどの精神神経症状，肩こり，上半身の灼熱感，発作性の発汗などを伴うもの．胃腸がひどく弱いと下痢することがあるので注意

（次頁へつづく）

22 めまい ❷慢性期（発作間欠期） **221**

表3　つづき

証	処方	使用目標など
虚証	当帰芍薬散 23	血色が悪く，疲れやすく，冷え性で貧血傾向があり，頭痛・頭冒感，肩こり，耳鳴などがあるもの．胃腸が弱い人では食欲不振や下痢を起こすことがある
	桂枝加竜骨牡蛎湯 26	不眠や不安・動悸，驚きやすいなどの神経過敏症状，ふけが多いなどの症状があるもの．他覚所見では腹部大動脈の拍動を触知できる
	半夏白朮天麻湯 37	胃腸虚弱，冷え性，あまり激しくない頭重感・頭痛，食欲不振などを伴うもの．食後の異常な眠気や天候悪化時に頭痛やめまいが増悪
	柴胡桂枝乾姜湯 11	柴胡加竜骨牡蛎湯の適応で虚証の人に用いる．下肢が冷え，疲労倦怠感があり，動悸，息切れ，不眠，口唇の乾燥，神経過敏のもの
	補中益気湯 41 *2	食欲不振（食べられるがおいしくない），全身倦怠，脱力，食後の眠気，動悸，不安，盗汗
	人参養栄湯 108	全身倦怠感，食欲不振，動悸，皮膚乾燥，低栄養，健忘，不眠などがあるもの
	抑肝散加陳皮半夏 83	抑肝散を用いるべき状態よりも体力が低下した場合．腹部大動脈の拍動が強く触知される
	八味丸 7	中高年で，腰部および下肢の脱力感・冷えがあり，夜間の頻尿を訴えるもの
	牛車腎気丸 107	冷え・痛み・しびれ・浮腫が強いもの
	苓桂味甘湯 ※	足は冷えるが，顔がポーッとのぼせ，ふわっとしためまいを訴えるもの

＊1 柴苓湯：薬理作用として，視床下部の CRF 分泌を刺激し，ACTH・コルチゾールの分泌を増加しステロイド減量時の回復を早めることがわかっている．ステロイド漸減治療後やステロイドに反応するような症例に有効なことがある[2]．

＊2 補中益気湯：使用目標として次の 8 つが有名である．①手足がだるい，②言語に力がない，③眼に勢いがない，④口の中に白い泡沫ができる，⑤食事に味がない（何を食べても砂を噛んでいるような），⑥口渇があり熱い飲食物を好む，⑦臍部で動悸がする，⑧脈がパッと散ってしまりがない，以上のうち，2～3 つを認めれば使用してもよい（→317 頁参照）．

※：エキス剤なし．

（猪　健志）

23 アレルギー性鼻炎

診療のコツ

- 近年アレルギー性鼻炎の治療バリエーションが増えつつある. 抗ヒスタミン薬は改良され, 免疫療法も舌下免疫療法としてより簡便かつ安全にできるようになった. 治療の選択肢が増えたため, 漢方治療がファーストラインとなるケースが多いとはいえない. それでも投薬により眠気などの副作用が出る場合や患者が体質治療も兼ねて治療を希望する場合があり, 漢方治療が役に立つことも多い.

■ 病態

　アレルギー性鼻炎は年々増加している疾患であり, 2008 年の疫学調査によると, 花粉症では患者人口は日本全体の 26.5%, 通年性アレルギー性鼻炎では 23.4% である[1]. スギやヒノキ花粉やダニ, ハウスダストなどを抗原とした IgE 依存性のアレルギー性鼻炎と, 好酸球増多性鼻炎や血管運動性鼻炎など IgE を介在しない非アレルギー性鼻炎に分類される. その他, 最近では黄砂や花粉などに含まれる細菌に由来するエンドトキシンによる IgE 非依存性のアレルギー性鼻炎の報告もある[2].

■ 一般的治療

- 抗原の回避を基本とし, 対症療法には薬物治療と手術治療がある.
- 薬物治療では抗ヒスタミン薬や抗ロイコトリエン受容体拮抗薬, 鼻噴霧型ステロイド剤が症状に合わせて使用される.
- 重症例では, 下鼻甲介レーザー焼灼術, 後鼻神経切断術など手術治療が選択される.
- 根治的な治療として, アレルゲン免疫療法(舌下免疫療法)があり, 安全で治療効果も高い.

■ 漢方治療

- 患者が希望すれば適応となる. 以下の場合, 漢方治療は特に有用である.
  - ＊西洋薬による治療で眠気の副作用が出る場合
  - ＊西洋薬による治療で十分な効果が得られない場合
  - ＊アレルギー性鼻炎の重症例でドライノーズを合併している場合

23 アレルギー性鼻炎　**223**

＊血管運動性鼻炎，老人性鼻炎（old man's drip）の患者

(1)処方鑑別の軸　「麻黄を使えるか」と「寒熱」

- 処方鑑別のために，まず2つの大きな軸を設定する．1つは「麻黄を使えるか」で，もう1つは「寒熱」である．
- **麻黄**は越婢加朮湯，小青竜湯，麻黄附子細辛湯などに含まれている生薬で，古典的には桂皮や石膏と組み合わせることで発汗や利尿により水代謝を是正する作用がある．薬理学的には，エフェドリンとプソイドエフェドリンを含み，血管収縮作用のほか，抗ヒスタミン作用を有するとの報告もあり[3]，鼻アレルギーの治療に有効性の高い生薬と考えられる．しかし，一方で副作用のリスクがある（表1）．平素より胃もたれ，下痢，食欲不振などの消化器症状がないかを問診で確認し，胃腸虚弱者には麻黄剤の使用は避けるほうがよい．また，高血圧，虚血性心疾患，前立腺肥大，緑内障，甲状腺機能亢進症の既往症がある場合も既往症が再燃・増悪する可能性があるため原則禁忌である．特に高齢者ではこれらの疾患の予備軍であることも多く，麻黄含有処方の長期服用には注意が必要である．
- **寒熱**は候補処方を絞り込む過程で重要な漢方の概念の1つである．患者に熱性の症状が優位の場合には熱証と診断する（表2）．
- 「麻黄を使えるか」と「寒熱」を軸にすると表3のような4パターンに分類できる．候補処方をある程度絞ったうえで，最終的

耳
鼻

表1　麻黄の主な副作用

• 胃痛	• 胃もたれ	• 食欲不振
• 血圧上昇	• 尿閉	• 眼圧上昇
• 不眠	• 動悸	

表2　寒熱の分類

患者の症状	寒証	熱証
汗	かきにくい・かかない	かきやすい・よくかく
自覚症状	寒がり・体の冷え	暑がり・口渇
鼻汁	水様性でサラサラ	膿性または粘性
脈	弱い・遅い	強い・速い
顔	青白い	のぼせ・眼の充血

224　処方の実際 14　耳鼻

にはそれぞれの処方の特徴も考慮して患者の症状・所見に合う処
方を選択するとよい.

(2)花粉症(表 4)

● 花粉症の急性期では鼻局所症状が強く，鼻局所において利水作用
　が強く期待できる方剤を選択する（処方名の後ろに 花粉 を表記）.
● 花粉症の間欠期や通年性鼻炎ではさらに，柴胡剤や補脾剤，補腎
　剤など体質改善に主眼を置いた方剤も候補となる.

表 3　処方の分類

寒熱	麻黄を含む処方 （胃腸障害なし）	麻黄を含まない処方 （胃腸が弱い or 消化器症状あり）
熱証	越婢加朮湯 28 葛根湯 1	五苓散 11 小柴胡湯 9 加味逍遙散 24 柴胡桂枝乾姜湯 11 補中益気湯 41
寒証	小青竜湯 19 麻黄附子細辛湯 127 桂姜棗草黄辛附湯※ 八味丸 7 *1	苓甘姜味辛夏仁湯 119 黄耆建中湯 98 当帰芍薬散 23 真武湯 30

※：エキス剤なし.
＊1：八味丸は麻黄を含まないが，含有する地黄は胃にもたれ
　　　ることがある. 基本的には，胃腸障害がない患者に用い
　　　る.

表 4　アレルギー性鼻炎に用いられる漢方薬（花粉症を含む＝ 花粉 ）

証	処方	使用目標と注意
実証	越婢加朮湯 28 花粉	筋肉のしまりよく，脈・腹力ともに充実. 浮腫，発汗傾向，口渇などが目標. 鼻症状のほか，目の痒みが強く充血があるものにもよい
	葛根湯 1	体格や筋肉の緊張がよく，項背部のこりや頭痛があるもの
	小柴胡湯 9	少陽病の提綱には「口苦く，咽乾き，目くるめくなり」とあるが，これらはすべて耳鼻科領域の愁訴である. 口が苦い・乾く，食欲不振，吐き気，めまい，舌診で中等度の白苔，腹診の胸脇苦満を目標に用いる

（次頁へつづく）

23 アレルギー性鼻炎 **225**

表 4 つづき

証	処方	使用目標と注意
中間証	五苓散 [17] 花粉	口渇，尿量減少が目標となるが，なくても使える．平素から低気圧で頭痛など体調が悪化しやすいものによい．下痢しやすいなど胃腸虚弱者にも使える．麻黄，甘草を含まないため副作用が少ない．抗ヒスタミン薬との相性もよい
	小青竜湯 [19] 花粉	水様性鼻汁，くしゃみ，咳嗽，水様性分泌物が多いもの．頭痛や咳嗽症状を伴うこともある
虚証	加味逍遥散 [24]	胃腸が弱い女性で，疲れやすく，精神が不安定で月経不順，月経困難症などを伴うもの
	柴胡桂枝乾姜湯 [11]	気の上衝があり，頭に汗をかく，不眠など自律神経症状のほか，寝汗，口の渇き，口唇乾燥などが目標となる．手足は冷えることが多い
	補中益気湯 [41]	食欲不振，全身倦怠感，微熱，盗汗などが目標となる．話し声や咳に力がない
	麻黄附子細辛湯 [127] 花粉	冷えが強く，顔色が青白い．脈は沈んでいて弱い．新陳代謝が低下しているタイプによい
	桂姜棗草黄辛附湯※ 花粉	麻黄附子細辛湯と桂枝去芍薬湯の合方．麻黄附子細辛湯よりも，長期服用には適する．冷えが強く，副鼻腔炎の合併例にも応用可．古典では「気分」に用いられ，抑うつなどメンタルの不調を伴うことが多い
	八味丸 [7]	口渇，多尿，腰痛，足の冷えなどの症状を伴うもの．高血圧，糖尿病，前立腺肥大，坐骨神経痛などの合併する場合にもよい
	苓甘姜味辛夏仁湯 [119] 花粉	水様性鼻汁，くしゃみ，咳嗽などの症状があり，胃腸虚弱，冷え症であるもの．頭痛，関節痛などのいわゆる表証のないもの
	黄耆建中湯 [98]	小建中湯に黄耆を加えた処方構成である．全身の倦怠感が強く，寝汗などを目標とする
	当帰芍薬散 [23]	貧血の傾向があり，脈は沈んで弱く，手足が冷え，尿量減少，浮腫を伴うもの．月経不順，月経困難を伴うものによい
	真武湯 [30]	胃腸虚弱でめまい，ふらつき，下痢，冷えなどが目標となる．脈は沈んで弱い

※**桂姜棗草黄辛附湯**：煎じ薬のみの処方であるが，エキス剤では桂枝湯[45] ＋麻黄附子細辛湯[127] で代用する．寒証のアレルギー性鼻炎や副鼻腔炎に有効性が高い．難治性の症例や喘息合併例に対しても有用である.

耳鼻

Advanced Course

老人性鼻炎(old man's drip)の漢方的病態

　高齢者は皮膚のみならず鼻粘膜も乾燥・萎縮傾向となる．このような乾燥した高齢者の鼻粘膜は外界の刺激に弱く，特に朝起きた直後や冷気を吸ったりした際などに鼻水が止まらなくなると訴えることが多い．その原因として自律神経系の調節障害が報告されている[4]．治療はアレルギー性鼻炎に準じて抗アレルギー剤や鼻噴霧用ステロイド剤で加療することが多いものの，効果が十分ではないことも多い．Lindemann らによると，高齢者では若年者と比較して，鼻粘膜は萎縮し粘膜温は低く，乾燥傾向にあることが報告されている[5]．これは漢方的には血虚・津液不足，虚寒の病態と考えられる．筆者は八味丸エキス，人参養栄湯エキス＋麻黄附子細辛湯エキスでの有効例を経験している．両方剤に含まれる地黄は鼻粘膜の乾燥を潤し，桂皮や附子には温め血行を改善させる作用がある．鼻粘膜を潤しながら血流を改善することで適切な鼻粘膜の状態となり症状が緩和されるものと考える．西洋薬による治療がうまくいかない場合でも漢方の概念で病態を考えると治療法が見つかることも多い．

文献

1 ）馬場廣太郎，他：鼻アレルギーの全国疫学調査 2008（1998 年との比較）耳鼻咽喉科医およびその家族を対象として．Progress in Medicine 28: 2001-2012, 2008

2 ）Iwasaki N, et al: Allergen endotoxins induce T cell-dependent and non-IgE-mediated nasal hypersensitivity in mice. J Allergy Clin Immunol 139: 258-268, 2017

3 ）Saito SY, et al: Ephedrae herba in Mao-Bushi-Saishin-To inhibits IgE-mediated histamine release and increases cAMP content in RBL-2H3 cells. J Pharmacol Sci 95: 41-46, 2004.

4 ）湯田厚司：見過ごせないアレルギー性鼻炎周辺疾患．耳鼻免疫アレルギー 33：239-242，2015

5 ）Lindemann J, et al: Age-related changes in intranasal air conditioning in the elderly. Laryngoscope 118: 1472-1475, 2008

（石毛達也）

24 副鼻腔炎

診療のコツ

- 副鼻腔炎では，一般に急性，慢性ともに抗菌薬による治療が中心に行われている．虚証の患者(胃腸虚弱者)では抗菌薬の使用による下痢など消化器障害から体調不良を訴え，抗菌薬の効果も不十分となることを多く経験する．このような症例には特に漢方治療を推奨する．

病態

　副鼻腔の炎症により，鼻閉，鼻漏，後鼻漏，咳嗽といった呼吸器症状を呈する疾患で，頭痛，頬部痛や嗅覚障害などを伴う疾患である．ウイルスや細菌が鼻腔から副鼻腔に逆行性感染し1か月以内に症状が消失するものが急性副鼻腔炎，症状の遷延化や炎症の反復により3か月以上症状が持続するものが慢性副鼻腔炎である．起炎菌として肺炎球菌，インフルエンザ菌，モラクセラ・カタラーリス，黄色ブドウ球菌が多い[1]．

一般的治療

- 急性副鼻腔炎では保存的治療として薬物療法のほか，鼻処置や副鼻腔自然口開大処置，ネブライザー療法を併せて行う．
- 抗菌薬はペニシリンが第一選択であるが，耐性菌による感染が疑われればキノロン系抗菌薬も使用される．
- 慢性副鼻腔炎の薬物治療について，わが国では14員環マクロライド剤の少量長期投与が有効であるとの報告があり，行われることが多い[2~5]．
- 保存的治療に抵抗する症例，鼻茸など高度病変を認める症例は手術の適応である．

漢方治療(表1)

- 患者が漢方治療を希望すれば適応となる．以下の場合，漢方治療は特に有用である．
  - ＊病態が虚寒証であり，抗菌薬による治療が適さない場合や副作用が出るような場合
  - ＊西洋薬による治療で十分な効果が得られない場合
  - ＊術後の再発防止

耳鼻

228　処方の実際 14　耳鼻

(1)副鼻腔炎に用いられる漢方薬

● 体力，寒熱にしたがって分類し，それぞれの処方の特徴を考えて
　選択する．

表1　副鼻腔炎に用いられる漢方薬

証	寒熱	処方	使用目標と注意
実証	熱	防風通聖散 62	臓毒証体質（column 参照→次頁）に用いられる．メタボリック症候群．体格がよく，肥満，便秘，むくみがある，太鼓腹（臍を中心に膨隆）を目標に用いる
	熱	葛根湯 1，葛根湯加川芎辛夷 2	体格や筋肉の緊張がよく，項背部のこりやそれに伴う頭痛があるもの
中間証	熱	荊芥連翹湯 50	解毒証体質に用いられる．皮膚が浅黒く乾燥している，ニキビができやすい，扁桃炎を繰り返しリンパ節が腫脹しやすい．腹診では腹筋の緊張が強いなど．体質改善を目的として用いられる
	熱	辛夷清肺湯 104	鼻内の炎症が強く，鼻粘膜発赤，膿性鼻汁を認めるもの．鼻に熱をもつ感じ，鼻づまりを強く訴えることがある．鼻茸合併例にもよい
	熱	清上防風湯 58	頭部に限局した皮膚疾患で重用される処方だが，炎症の強い（膿性鼻汁のある）副鼻腔炎にも有用である．辛夷清肺湯より本方のほうがよい場合も多い
虚証	寒	参蘇飲 66	胃腸虚弱で，胃もたれ，下痢傾向が目標
	寒	半夏白朮天麻湯 37	胃腸虚弱で，倦怠感が強い，頭痛，頭重があり，特に悪天候により諸症状が増悪するもの
	寒	桂姜棗草黄辛附湯※	麻黄附子細辛湯と桂枝去芍薬湯※の合方．麻黄附子細辛湯単独よりも長期服用に適する．冷えが強く，副鼻腔炎の合併例にも応用可．古典には「気分」の記載があり，抑うつなど精神面の不調を伴うことも目標になる

（次頁へつづく）

24 副鼻腔炎 **229**

表1 つづき

証	寒熱	処方	使用目標と注意
虚証	寒	千金内托散※※	胃腸虚弱で気血の虚を伴う．気血を補うことにより皮膚粘膜の機能を高め排膿を促す．後鼻漏を伴うものによい
	寒	辛夷散※	冷えがあり，鼻づまりに痛みを伴う場合によい

＊1 **千金内托散**：当帰3g，人参2.5g，黄耆2.0g，川芎2g，防風2g，
　　桔梗2g，厚朴2g，桂皮2g，白芷1g，甘草1g（北里大学東洋
　　医学総合研究所　漢方処方集）．当研究所では虚証の慢性副鼻腔炎に
　　対して最も有効性の高い処方である．医療用エキス剤であれば黄耆
　　を含む黄耆建中湯 98 や十全大補湯 48 を用いる．

＊2 **辛夷散**：辛夷1.5g，細辛1.5g，藁本1.5g，川芎2.5g，白芷2.5
　　g，木通2.5g，防風2.5g，羌活2.5g，升麻1g，甘草1g（北里
　　大学東洋医学総合研究所　漢方処方集）．寒証のアレルギー性鼻炎，
　　副鼻腔炎に有用である．炎症が強い場合には黄芩，石膏を加えて用
　　いることもある．

※：エキス剤なし．※※：一般用エキス剤あり．

(column)

過食過飲と副鼻腔炎

　防風通聖散の使用目標に掲げている臓毒証体質とは森道伯(1867-
1931)が提唱した体質分類の1つである．この体質の患者は，胃腸
が丈夫で過食傾向があり肥満症が多い．「毒」を体内にため込みやす
い性質がある．その毒とは風毒（ウイルス，細菌感染），食毒（醇 酒厚
味），水毒，梅毒のことである．この体質は特に食毒に起因すること
が多いため，森道伯は粗食の励行と防風通聖散の服用で体質改善をは
かった．しかし臓毒証体質でなくても，慢性副鼻腔炎の患者には過食
過飲（特にアルコール）が多い印象がある（大塚敬節も著書の中で述べ
ている）．実際に「お酒を飲みすぎると，その翌日は鼻の調子が悪い」
という患者も多い．過食過飲が副鼻腔炎の増悪因子となることがある
と考えられ，患者の食生活にも注意を払う必要がある．

耳
鼻

230　処方の実際 14　耳鼻

column

慢性副鼻腔炎の寒熱

　慢性副鼻腔炎の漢方治療では寒熱の判断が困難なことがある．それは鼻局所の寒熱と全身症状の寒熱が一致しないことがあるからである．膿粘性の鼻汁があれば基本的に熱証と考えたいところだが，全身的に冷えの自覚が強かったり，胃腸が弱く下痢傾向（これらは寒証）であったりする．マクロライド系抗菌薬少量長期投与を行った患者で，上記の状態をみることもある．このようなケースでは鼻局所の熱の状態にとらわれて，葛根湯や辛夷清肺湯を用いてもうまくいかないことがある．この場合，冷えや消化器症状など全身症状を優先して，参蘇飲，半夏白朮天麻湯，千金内托散※※などの補脾剤（消化器の機能を高める方剤）から処方を選択するとよいことが多い．膿性鼻汁が残るか多い場合は，煎じ薬では清熱・解毒作用のある生薬を加味するなどして対応する．エキス剤ではこれらの処方に 1/3 量程度の辛夷清肺湯や清上防風湯を併用し，半夏白朮天麻湯 5 g＋清上防風湯 2.5 g，または辛夷清肺湯 2.5 g などとして投与すれば胃腸に負担をかけることなく治療ができる．　　　　　　　　　　※※：一般用エキス剤あり．

文献

1）日本鼻科学会（編）：副鼻腔炎診療の手引き（第 1 版）．37-42，2007
2）石田達也，他：慢性副鼻腔炎とロキシスロマイシン療法．耳鼻臨床 87：569-578，1994
3）平賀智：慢性副鼻腔炎へのクラリスロマイシンの効果．耳鼻臨床 86：609-613，1993
4）平野浩二，他：マクロライド療法の有効性と副鼻腔粘膜病理．耳展（補 3）：269-273，1995
5）市村恵一：アンケート調査からみたマクロライド少量長期投与の実態．JOHNS 12：221-227，1996

（石毛達也）

25 ドライアイ，眼精疲労，緑内障

診療のコツ

- 尾台榕堂(1799〜1870)の『類聚方広義』頭註をみると眼科疾患の知見が少なくない[1]．
- しかし，現代では眼科専門医による漢方薬処方は，一般にはあまり多くない．そのなかで漢方の出番が多いのは，西洋医学的に対処法のない本態性眼精疲労や眼痛，涙液層の安定性の低下に角膜の知覚異常を伴うようなドライアイであろう．
- 眼科疾患または眼科領域の主訴に対しても随証治療による漢方処方が基本である．眼科疾患には苓桂朮甘湯や当帰芍薬散などの利水剤を用いることが多い．また血流改善には四物湯などの補血剤や，桂枝茯苓丸などの駆瘀血剤を用いる．
- 白内障には経過観察時期は八味丸を処方して，進行したら眼科手術のほうが根治的である．

① ドライアイ

病態

- 2016年に定義と診断基準が改訂された．以前は角結膜上皮障害が診断に必須であったが，改訂により涙液層の安定性低下と自覚症状(眼不快感または視機能異常)の2点で確定診断となった．背景には角結膜上皮障害がなくても重症の涙液減少型ドライアイと同等の症状がありうること，視覚関連 QOL 尺度 VFQ-25 を用いた調査で，重症ドライアイは黄斑変性や緑内障などの高度の視覚障害をきたす疾患より QOL 低下をもたらし，精神的サマリースコアで心筋梗塞より強い低下をもたらすと示された[2]ことがある．
- ドライアイはうつ病や睡眠障害などの原因にもなり，メンタルヘルスや仕事などに大きな影響を及ぼす．患者の訴えを重要視する漢方医学は，このドライアイ治療の選択肢となりうるのではないかと考えられる．リスクファクターとしては女性，高齢者，コンタクトレンズ装用者，長時間の VDT 作業などがあげられる．

漢方治療

- 補腎剤：ドライアイには八味丸などの補腎剤が主に用いられる．

角膜は透明性を維持するため，皮膚などとは異なり角質層で保護されることなく，生きた細胞が露出した，血管もない組織である．涙液の役割は乾燥を防ぐだけではない．酸素や免疫性物質・サイトカインなどを含み，角結膜上皮に必須の成分を供給している．この観点から補腎剤を用いるのは理に適っているであろう．

- 角膜の保護という意味では五味子や麦門冬を加えた味麦地黄丸※※がよい．医療用エキス剤では清暑益気湯と六味丸の併用がよい．

- **補気剤**：大塚恭男は清熱補気湯※（エキス剤では補中益気湯と清暑益気湯を半量ずつ）を用いた[3]．多岐にわたる目標の1つにドライアイがある．口内炎，更年期症状にも使える．微熱など慢性症候群／「のぼせ」「訴え方がカーッとして熱状気味」「ふわーっとする感じ」など多主訴上焦の虚熱，ドライアイやドライマウス／耳管閉塞や耳鳴（特に音楽関係者）／花粉症，ステロイド服用によるのぼせ／夏ばて，加齢に伴うせき込みには麦門冬を増やして使う．

- 10代でも眼の乾燥を訴え，涙液層の不安定性がみられる患者は多い．このような若年者には五苓散や，肩こりがあれば葛根湯を処方するのも一考であろう．

② 眼精疲労

病態

- 眼精疲労とは，健常者では疲れない程度の作業であっても眼が疲れやすく，眼の痛みやかすみなどを訴え，さらに頭痛，肩こりなどを伴う状態である[4]．

漢方治療

- 血虚・水毒を伴うことが多く，四物湯，当帰芍薬散，連珠飲※※（医療用エキス剤では苓桂朮甘湯と四物湯を半量ずつ），補中益気湯を使う．

- 腎虚があれば八味丸，若年者であれば抑肝散などの柴胡剤，虚労があれば黄耆建中湯がよい．

- 視器以外に関するものや原因不明なものが特に適応になる．

※エキス剤なし．※※一般用エキス剤あり．

③ 緑内障

病態

- 緑内障は，「視神経と視野に特徴的変化を有し，通常，眼圧を十分に下降させることにより視神経障害を改善もしくは抑制しうる眼の機能的構造的異常を特徴とする疾患」と定義されている．

- OCT（光干渉断層計）の普及により視野障害に先行する網膜神経線維層の菲薄化を捉えることが可能になり，「眼底検査において緑内障性視神経乳頭所見や網膜神経線維層欠損所見などの緑内障を示唆する異常がありながらも通常の自動静的視野検査で視野欠損を認めない状態」と定義される前視野緑内障（preperimetric glaucoma；PPG）が多数検出されるようになった．自然経過5年で緑内障の発症率は20%，10年で40%であるとされ，乳頭出血や60歳以下，眼圧15 mmHg以上では積極的な治療介入を勧める考えもある．

- 一方で90歳近い高齢者に対しては，いつからどの程度積極的な治療を行うか，副作用の問題も考慮に入れるべきである．点眼の刺激感が強く「目に火がついたよう」と言って一度きりで薬を捨ててしまった例も経験がある．越婢加朮湯による眼圧下降をみた13例の報告[5]もあり，リスクの低い群では漢方を処方しながら慎重な経過観察を行うという選択肢もあるのではないかと考える．

漢方治療

- 釣藤散が第一選択．苓桂朮甘湯や当帰芍薬散，五苓散も用いる．
- 眼が充血し，流涙しているものには越婢加朮湯がよい．
- 煎じ薬では明朗飲※加菊花，連珠飲※※加菊花を用いる．
- 眉稜骨痛を伴うものには選奇湯※などを用いる．眼痛を含む不定愁訴にも選奇湯は有用である．医療用エキス剤では苓桂朮甘湯と釣藤散を併用するとよい．

文献

1）花輪壽彦：漢方診療のレッスン増補版．209，212，金原出版，2003
2）水野嘉信，他：ドライアイと QOL．眼科 53：1559-1566，2011
3）花輪壽彦：漢方の臨床 59：2279-2288，2012
4）蒲山俊夫：眼精疲労．臨眼 43：1507-1510，1989
5）日笠穣，他：緑内障の漢方治療 越婢加朮湯の眼圧下降作用．眼科臨床医報 83（6）：1221-1223，1989

（風戸陽子）

26 小児の漢方診療（成人との違い）

診療のコツ

- 小児と成人の根本的な違いは，成長と発達にある．エネルギー摂取，水分代謝が成長には必須であり小児（特に成長期）には熱証，水滞（水毒）が多い．発汗を促す麻黄剤，水を調節する五苓散の適応が非常に多い．
- 神経系型，リンパ型，一般型，生殖器型の発育には年齢ごとの特徴があり，肝・脾・腎など五臓の視点から各体組織の過不足を考えると，鑑別処方の幅が広がる．
- 小児は陽気が有り余っており，成人に比べ症状の回復も早い反面，脾胃の機能が未熟で容易に罹患を繰り返す．五臓の脾・肺・腎を調節する処方が有効な場合が多い．
- 小児は成人と異なり切診が難しい．そのため望診と問診を重視する必要がある．
- 小児に漢方薬を用いる場合，一般に副作用と考えられる症状の出現頻度は低いが，注意すべき生薬は附子，麻黄，地黄，大黄である．
- 慢性疾患の中で，体質やアレルギーが関与する疾患に対し漢方薬の有用性が評価されている．①虚弱体質の改善，②喘息，アトピー性皮膚炎，腎炎・ネフローゼ症候群，③心身症などに試みられている．
- 救急疾患，悪性腫瘍など西洋医学の緊急アプローチが必須な領域があり，漢方一辺倒ではいけない．また，さしたる理由もなく東洋医学にマジックを求められること〔ステロイド塗布を拒絶（steroidphobia）する親など〕もあるが，医師側も確たる理由もなく東洋医学のみで治療をしようとこだわるべきではない．

　花輪は『漢方診療のレッスン』で「病気の根源の働きを司るのは腎」であり「補腎剤をストレートに使う」「脾の機能を高めて腎の機能を間接的に高める」「肝の機能を調節して腎の機能を高める」方法を提示，それをまとめて「脾（気）・肝（血）・腎（水）のトライア

26 小児の漢方診療（成人との違い）　**235**

ングルを調節する」と述べている．本書では，小児の漢方治療について，虚弱体質（→243頁），「肝」（→249頁），「脾」（→254頁），「腎」（→260頁）のように項目立てを行った．

■ Scammon の臓器発育曲線

- 小児は年齢に応じて各臓器の発育するスピードが異なっており，Scammon はそれを臓器発育曲線に表している．これは20歳時の成長発育を100とし，4つのパターン（一般型，神経系型，リンパ系型，生殖器型）について小児の各年齢の発育値を100分比でグラフ化したものである．「一般型」は身長・体重・胸腹部臓器を，「神経系型」は神経系を，「リンパ系型」はリンパ節・扁桃腺などのリンパ組織を，「生殖器型」は男児の睾丸・陰茎，女児の卵巣・子宮などの成長発育を表す．
- それらと該当時期，かつ対応すると思われる五臓・気血水をまとめた（表1）．また，図1は Scammon の臓器発育曲線に，筆者が五臓の肝・脾・腎を対応させ加筆したものである．すなわち神経系型およびリンパ系型は肝，一般型は脾，生殖器型は腎が対応すると考えるが，詳細は各論で触れる．

■ 漢方治療

(1)二余三不足

- 五臓の視点から小児を考えると，肝・心は相対的には余る傾向があり，一方で脾・肺・腎の3つが不足している（二余三不足）．成人と比較すると理解できると思われるが，小児における特徴とし

表1　Scammon の臓器発育曲線と対応する五臓・気血水

Scammon の臓器発育曲線	対応臓器	神経・免疫・内分泌	五臓	気血水	該当時期
一般型	身長・体重，胸腹部臓器	免疫	脾	気	乳幼児期・学童後半〜思春期
神経系型	神経系	神経	肝	血	乳幼児期
リンパ系型	リンパ節・扁桃腺などのリンパ組織	神経（免疫連関）	肝	血	乳幼児期〜学童期
生殖器型	睾丸・陰茎，卵巣・子宮など	内分泌	腎	水	思春期

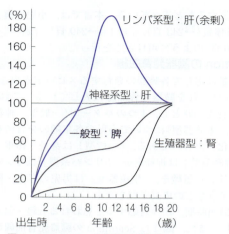

図1 Scammonの臓器発育曲線
五臓の肝・脾・腎は筆者が配当した.

て熱性けいれんなど反復する発熱，けいれんの出現頻度の高さがあり，肝・心の「二余」が関与している．とはいえ，これは脾・肺・腎と比較した相対的なもので，成人に比べ小児の肝・心は未熟である．成人と異なり乳幼児には強い疎肝，瀉心ができない理由はここにある（おのおのの肝・心の滞った機能を通じるべく肝を疎し，心を瀉す治療方法）．

- 小児は体内水分の割合が約60〜80％と多く，成人に比べ下痢，嘔吐，浮腫，喘鳴，頭痛，めまいなどの水毒による症状が現れやすい．1 kcalのエネルギー消費に最低でも1 mLの水が必要であるように，水分調節は成長と深い関与がある．つまり水がなければ成長できない．

- 東洋医学では脾・肺・腎が相補的に協調して水分代謝調節を行うと考える．すなわち，小児の成長には脾・肺・腎が重要な働きを担っている．一般に発育不全に直結するとされる「腎」のみを調節するのではなく，嘔吐・下痢など消化器症状が出やすい児は「脾」を，呼吸器症状が出やすい児には「肺」を整えることが必要である．

26 小児の漢方診療（成人との違い） **237**

(2)小児の急性疾患，慢性疾患の違い

- 急性・慢性おのおのの経過によって必要となる処方群が異なる．
- 小児の急性疾患の場合，陰陽を寒熱に読みかえて発熱時に有効な麻黄湯，桂枝湯を用いることが多い．高齢者はインフルエンザ感染症でも無熱性のことがあり寒証に用いる麻黄附子細辛湯が必要なケースもあるが，小児では急性疾患に寒証向けの処方を用いる機会は少ない．
- 一方，小児でも消化器疾患，自律神経疾患，アレルギー疾患など慢性の病態の場合，人参湯や麻黄附子細辛湯を代表とする乾姜・附子を含む熱薬が必要なケースも認められる．
- 慢性疾患の場合，治療期間が長期化し処方総日数が多くなるため各生薬の副作用には十分な配慮が必要である．

(3)望診

- **児の入室時**：多動傾向の有無，気配を消すようにジッとしているか否かを観察する．多動であれば抑肝散，不安そうであれば甘麦大棗湯など，またおとなしい場合は柴胡桂枝湯，小建中湯などを検討する．
- **顔色**：赤いか，青白いか，浅黒いか．赤ければ黄連，石膏など寒性の生薬を含む処方を考慮し，青白ければ寒証や脾虚を考慮し乾姜，人参，黄耆など温性の生薬を含む処方や補気剤を考慮．浅黒い場合，アレルギー性鼻炎やアトピー性皮膚炎を合併していることが多く，一貫堂処方（後述，特に荊芥連翹湯→257頁）を考慮．
- **目の下のクマ**：成人・思春期では瘀血（おけつ）のサインだが，思春期未満の場合は虚証の判定材料となる．
- **眉間のシワや青筋**：乳幼児の夜泣き，疳（かん）の虫，泣き入りひきつけや，学童期後半以降のチックなどに見受けられる．甘麦大棗湯，抑肝散，柴胡剤を処方するきっかけになることが多い．
- **口唇乾燥，口唇炎，口角炎**：脾虚によるもの，アトピー性皮膚炎など皮膚疾患によるもの，心身症などストレス負荷により舌で口唇をなめる癖（いわゆる「ナメ疳」）によるものがある．それぞれ六君子湯などの補気剤，黄連湯などの清熱剤，柴胡清肝湯など柴胡を含む処方などを鑑別する必要がある．
- **猫背**：脾虚など中焦の力が弱いと姿勢が悪くなる場合がある．補気剤を考慮する．
- **腹診の前に腹部をながめる**：蛙のようにプックリふくれた腹（い

小児

わゆる蛙腹)は小建中湯など建中湯類，腹直筋が張っている場合は柴胡桂枝湯，四逆散，柴胡清肝湯などを鑑別処方にあげる．

- **舌診**：昭和の小児漢方立役者の1人である広瀬滋之も「例外を除けば小児の舌診は重視していない」と述べており，小児の舌診は判断が難しい．暗紅舌，瘀斑，紅点などの舌所見に関して，思春期以降は成人の舌診とほぼ同じ考え方をしてよいであろう．ただし水毒，脾虚を呈しやすい小児では，成人に比べて歯痕，地図状舌の出現頻度が高く，これらの所見で処方決定ができず処方鑑別の際，ノイズとなることも経験する．

(4)問診

- 発汗，口渇，暑がり寒がり，めまい，大便・小便など漢方独自の問診があるが，各項目，各処方の説明に譲る．

(5)聞診

- 聞診では術者の嗅覚や聴覚を利用して，患児が発する体臭や音などの所見を得る．
- アトピー性皮膚炎など特に思春期以降，熱証に特有な体臭を発する小児もいるが，処方鑑別に嗅覚は必須ではない．ただし細菌性腸炎など痢疾を疑う際などに，患児の便臭が強いか否かを家人に確認することもある(痢疾：粘液または粘血便のある感染性下痢⇒泄瀉：非感染性の消化不良・消化機能低下による下痢)．
- 家人が落ち着きなくビニール袋をガサゴソと探り続ける音など，診察室へ入る前の段階で間接的に得られる聞診もある．患児のみならず家人が気滞をかかえているケースである．入室時のドカドカ音，切迫して術者に椅子を引き寄せる音，逆にいつ座ったのかわからないほどの無音などの第一印象から，問診前に大柴胡湯，苓桂朮甘湯，香蘇散などの処方が決定できる症例もある．
- 消え入りそうな声，甲高い声，沈うつな声を聞き分け，気剤，抑肝散，柴胡剤などを鑑別する場合もある．
- 運動性チックで胸をたたく音，音声チックで発する声などから易怒性や焦燥感，易驚症，心虚(五臓の心の変調)がわかり，抑肝散，柴胡加竜骨牡蛎湯，甘麦大棗湯を用いるきっかけになる．
- 患児と眼を合わせ直接質問を投げかけても，割り込むように家人が質問に答えてくる場合がある．その家人の話す内容はいったん保留し，家人の声にキンキンとした怒りを感じる場合は抑肝散，猫なで声で「本当に手のかからない子だったのですが」などと

切々と訴える場合は柴胡桂枝湯であることが多い．親の話を聞いている患児をチラチラと横目で観察すると，前者は眉間にシワを寄せ不快感をにじませ，後者は無気力・無抵抗で「いい子」を演じていることが多い．

(6)切診

● **末梢の他覚的冷え**：広瀬によれば，末梢の冷えには多汗症を含む自律神経異常，水毒の2つのタイプがある．自律神経異常による多汗の治療は難しいが，柴胡桂枝湯など止汗作用をもつ芍薬を含む処方が有効な場合がある．水毒による多汗の場合，五苓散など利水剤，小青竜湯など麻黄剤が有効である．また近年，小児の低体温化がクローズアップされてきており，冷えに附子剤が必要となるケースは今後増える可能性がある．とはいえ安易に附子を用いることは要注意である．

● **脈診**：広瀬は「小児の漢方脈診を，実際にはまったく行っていない．率直に言ってよくわからないからだ」と述べている．正直，筆者も完全には会得できていない．ただし感冒やインフルエンザ感染症など急性疾患の場合，浮脈か沈脈かは重要である．浮脈であれば麻黄湯，桂枝湯を用いるか，それともすでに弦がかった脈となり柴胡桂枝湯の時期にさしかかっているか（太陽病と少陽病），はたまた沈脈で「直中の少陰」である麻黄附子細辛湯なのか，脈診を処方鑑別に用いる症例もある．また学童期後半や思春期で慢性的な陰証を呈した起立性調節障害，冷え症，心身症など，著明な沈脈を呈する小児も最近，増えてきた．その脈状，問診内容などを総合的に判断し，厥陰病に用いる茯苓四逆湯※に近いエキス剤，人参湯と真武湯の併用処方をする場合もある．

● **腹診**：感冒など小児の急性疾患の際，腹診は重要ではない．乳幼児は診察の協力が得にくいことも多く，学童期以降で参考となる．

● 慢性疾患では，腹力の虚実を判断することは重要である．診察全般にいえることだが，グイグイとではなく手掌全体で優しく診る必要がある（甘手という）．小児の場合，一度，防御反応を起こすと腹壁の緊張が強くなり情報が減りやすいからである．また瘀血を呈する小児は少なく，下腹部の圧痛は目立たない．極度のくすぐったがりは，圧痛の有無など目的とする所見が得られなくとも

※：エキス剤なし．

「くすぐったがり」のカルテ記載をし，胸脇苦満の亜型と考え柴胡剤を念頭に置く．その場合，小柴胡湯，柴胡桂枝湯，柴胡清肝湯，小青竜湯などを鑑別する．くすぐったがりでも柴胡湯類に限らず，建中湯類である場合もある．

- 望診の項で述べた腹直筋攣急は，小児でも比較的よく認める．腹力低下には補中益気湯などの補剤，桂枝加芍薬湯，建中湯類を考慮する．古典的な正中芯を触れる小児は少ないが，正中芯がある場合は人参湯や真武湯を考慮する．

(7) 服薬継続のコツ

- 漢方薬が治療に必要であることを医師側が説明し，家人の理解を得ること．そのうえで，家人が根気よく患児に服薬を継続させることが一番重要である．服薬が必要な大まかな期間を事前に説明し，怠薬傾向があっても1日1回は服用するよう支援する．処方が合っている場合，小児でも苦い処方をグングン飲んでくれる場合も多い（一方，苦味をがまんし服薬継続しても有効なケースもある）．服薬困難が続く場合，小建中湯，甘麦大棗湯，人参湯などの甘い処方へ変更する余地がないか検討する．

- 「風味がどうしても無理」と患児が訴える場合，ハチミツを混ぜる（1歳以上の場合），ココアを混ぜる，エキス剤をチョコレートアイスの間にサンドする，などの手段がある．アトピー性皮膚炎などの原疾患を悪化させない程度には甘いものに目をつぶることも，現実にはある．また少量の水で練ったエキス剤を，舌を刺激しないよう（頬の内側ではなく）上顎に塗りつけた後，すぐに甘味を与える方法もある．

(8) 「証」を考慮しなくてもよく効く処方(表2)

(9) 小児の用法，用量は，別項を参照(→155頁)

26 小児の漢方診療（成人との違い）　**241**

表2　小児の「証」を考慮しなくてもよく効く処方

使用目標	処方
高熱	麻黄湯 [27] または桂麻各半湯（麻黄湯＋桂枝湯 [45]）
感冒性嘔吐症・下痢症	五苓散 [17]
遷延性下痢症	真武湯 [30]，人参湯 [32]，啓脾湯 [128]
反復性臍疝痛	小建中湯 [99]，桂枝加芍薬湯 [60]
腹痛	芍薬甘草湯 [68]
反復性鼻出血	黄連解毒湯 [15]
夜泣き，憤怒けいれん	抑肝散 [54]，甘麦大棗湯 [72]
寝ぼけ・夢遊病	柴胡加竜骨牡蛎湯 [12]，甘麦大棗湯 [72]
成長痛	柴胡桂枝湯 [10]，桂枝加朮附湯 [18]
筋緊張性頭痛	柴胡桂枝湯 [10]
副鼻腔炎による頭痛	葛根湯加川芎辛夷 [2]
副鼻腔炎による鼻閉，膿鼻汁	葛根湯加川芎辛夷 [2]，辛夷清肺湯 [104]
めまい・動悸	苓桂朮甘湯 [39]
アレルギー性鼻炎	小青竜湯 [19]，麻黄附子細辛湯 [127]（＋桂枝湯 [45]）
反復性口内炎	黄連湯 [120]，半夏瀉心湯 [14]
咽頭痛	桔梗湯 [138]（うがい，服用），黄連解毒湯 [15]（うがい）
口内炎・歯肉炎の痛み	桔梗湯 [138]，立効散 [110]，黄連解毒湯 [15]（塗布）
喘息性気管支炎	麻杏甘石湯 [55]，小青竜湯 [19]
反復性扁桃炎	小柴胡湯 [9]，小柴胡湯加桔梗石膏 [109]
反復性中耳炎	小柴胡湯加桔梗石膏 [109]，柴胡清肝湯 [80]，十全大補湯 [48]
滲出性中耳炎	柴苓湯 [114]，小柴胡湯加桔梗石膏 [109]，柴胡清肝湯 [80]
肝機能障害	小柴胡湯 [9]，柴苓湯 [114]
おむつ皮膚炎	紫雲膏 [501]（外用）
伝染性軟属腫	薏苡仁湯 [52] ＋五苓散 [17]
尋常性疣贅	薏苡仁エキス [P72]
凍瘡	当帰四逆加呉茱萸生姜湯 [38]，桂枝茯苓丸 [25]，紫雲膏 [501]（外用）
車酔い・船酔い予防	苓桂朮甘湯 [39]，五苓散 [17]

（次頁へつづく）

242　処方の実際 16　小児

表2　小児の「証」を考慮しなくてもよく効く処方

使用目標	処方
乳児アトピー性皮膚炎	補中益気湯 [41]，黄耆建中湯 [98]
固定じん麻疹（結節性痒疹）	十味敗毒湯 [6]
ストロフルス（急性痒疹）	五苓散 [17]

（広瀬滋之：小児科疾患漢方治療薬マニュアル．現代出版プランニング，2006 より一部筆者加筆）

文献

1) Kliegman R, et al: Nelson Textbook of Pediatrics. Elsevier, 2015
2) 花輪壽彦：漢方診療のレッスン．金原出版，1995
3) 広瀬滋之：小児科疾患漢方治療薬マニュアル．現代出版プランニング，2006
4) 汪　受伝：中医児科学．人民衛生出版社，2009

（堀田広満）

---

memo 3　漢方臨床研究の高いハードル

　　漢方製剤を用いた RCT を行ううえで悩ましいのがプラセボ薬の作成です．味・香り・色が特徴的な薬のプラセボ薬を作成することは，技術的に難しいといわれています．現状では，味・香り・色を遮断したカプセル剤や錠剤を用いたり，味・香り・色をできる限り近似させた粉末剤や丸剤をプラセボとして用いています．一方，その特徴を遮断した場合，本来の薬の真の効果が発揮されていないことになります．さらに，味・香り・色自体にも薬効があることも考慮しますと，プラセボ薬を作成する際に生じる問題は多々あります．

　　プラセボ薬作成における悩み以外に「漢方医学的な診断の取り入れ方」「臨床効果の評価方法」「対象集団の選定基準」など，漢方臨床研究を行ううえで，越えなくてはいけないハードルが高いのが現状です．

（若杉安希乃）

27 虚弱体質

- 現在, 小児の虚弱体質(虚弱児)の明確な定義はない. 実際, 虚弱体質, 虚弱児という保険病名は存在しない. しかしながら, 児童福祉法が改正された 1997 年まで「虚弱児施設」という児童福祉施設も存在したように, 日本では昭和から平成にかけて「虚弱児」という言葉は一定の市民権をもってきた.

- 西洋医学では診断がつかないものの東洋医学における「未病」の範疇に適合する児の中に, 健康児に比し虚弱傾向を呈する一群が少なからず存在することは, 小児科臨床に携わる者にとっては容易に理解できると思われる. 例えば, 起立性調節障害の診断基準に合致しないが不登校傾向を示す学童, 乳児の体質性下痢, 幼児の反復性臍疝痛などである.

- 現在, 小児の虚弱体質(虚弱児)を捉える判断材料には 1974 年に文部省(現, 文部科学省)が提示した「虚弱児の特性」があると考えられる. 参考までに以下列挙するが, かなり広範囲の概念であることがわかる.

1) 特に病気にかかりやすく重くなりやすい, 治りにくい.

2) 頭痛, 腹痛, その他の症状をしばしば訴える.

3) 疲労しやすい, また疲労の回復が遅い.

4) 神経質, 無気力など過敏性体質傾向が著明である.

5) 発育や栄養が悪く貧血を起こしやすい.

6) 身体的のみならず, 精神的にも情緒不安定で, 意志薄弱, 陰うつ, 臆病であり, 精神神経症的反応を呈することが多い.

7) 消極的, 孤立的, 逃避的, 自閉的な傾向がみられ, これによってしばしば問題行動を起こすことがある.

- このように虚弱体質という概念は, 内包する範囲が広いため混乱が生じやすい. 実際のところ明確な分類をすることは困難である. 神経・免疫・内分泌系がそれぞれ連関しているからである.

病態

- 強いて虚弱体質の症状を漢方医学的に分類すると, 7 つのパターンがあると思われる. 広瀬は虚弱体質を 6 型に分類しているが, 筆者はそこに花輪の述べる「腎型」を加えたい. 処方に迷う場合は消化器型として治療を始めることを勧める.

(1)消化器型

● 食欲不振，下痢，腹痛などを認める．裏虚，裏寒が背景にある．

(2)扁桃型

● 反復性扁桃炎，リンパ節炎など頻回に発熱し高熱を出す．いわゆるリンパ性体質で扁桃腺などの鼻咽腔の炎症を背景にもち幼児期以降に多く認める．柴胡などアレルギーに有用な生薬を用いることが多い．柴胡剤を用いる目標となる胸脇苦満を認めなくとも，くすぐったがりなどの過敏性を認めれば柴胡剤を検討してよい．

(3)呼吸器型

● 慢性的な感冒罹患や，気管支喘息，咳喘息など遷延性咳嗽や慢性咳嗽，喘鳴，呼吸苦を呈しやすい．ウイルスの増殖阻止に効果がある麻黄や桂皮を含む処方が有用．麻黄に含まれるエフェドリンは気管支拡張作用のみならず，現在も麻酔医が昇圧作用を目的に頻用するごとく陽気を補う作用もあり，肺虚にも有用である．

(4)腎型

● 成長の遅いタイプであるが，臨床で経験することは少ない．ステロイドによる成長障害，抗癌剤による脱毛・易疲労感などの副作用治療が適応の１つとしてあげられる．

● 虚弱体質の代表は，消化器系「脾」による「後天の気」の障害と思われる．一方「先天の気」に関与する「腎」の障害によって起こる虚弱体質に用いる処方に六味丸があるが，本処方は，老人に多く用いられる八味丸から桂皮・附子を去した処方となっている．ちなみに八味丸の原典『金匱要略』には「虚労，腰痛，小腹拘急，小便不利，八味地黄丸主之」すなわち「疲れがひどく，腰痛があり下腹部が張り，小便の出が悪い場合には八味丸がよい」とあり，八味丸および同処方から派生した六味丸が虚弱体質，虚労に属することが理解できよう．

(5)神経型

● イライラしたりおびえたりする神経過敏タイプ．心の痛みとして頭痛，眉間・関節の痛みなどを訴える．

(6)循環器型

● めまい，動悸などの起立性調節障害タイプで，嘔気を訴えやすい．成長に必須な水分摂取量が増える学童期後半から思春期に認めることが多い．同時期は駆瘀血剤を用いたくなる症例が多いが，茯苓，沢瀉など利水で虚弱体質の改善をはかるほうが効果を

得られやすい.

(7)混合型

- (1)～(6)の症状が多岐にわたりミックスしている場合. 精神的ストレスが慢性咳嗽を起こすアトピー咳嗽などは, 神経型と呼吸器型との混合型といえる. 実際の臨床では混合型が多い. 例えば, 胃腸機能不良や扁桃腺腫大もあり熱を出しやすい場合, 小建中湯と小柴胡湯を併用することもある. ではあるが, 中核となる病態を把握し安易に多剤を使用せずシンプルな処方を心がけてほしい.

- 虚弱体質の核心は気虚であり, 初学者の場合, 虚弱体質の治療には気虚を改善する補中益気湯, 黄耆建中湯などの建中湯類を用いるとよい. やる気, 元気, 活気の源である「気」は, 脾・肺・腎から生み出され循環される. 実際, 虚弱体質は東洋医学が扱う脾・肺・腎の一連の循環不良, 特に脾を中心とした免疫系変調が背景にあることが多い. 生まれながらに受ける「先天の気」は腎が, 生後に飲食から受ける「後天の気」は脾が深くかかわっており, 呼吸から「後天の気」を取り込む肺はこれらの気を全身にくまなく循環させる役割を担っている.

- 前述した分類では, 脾は消化器型・扁桃型, 肺は呼吸型, 腎は腎型に関与しており, これらの類型を押さえれば大半の虚弱体質の臨床は対応可能である. またイライラがつのると胃潰瘍を起こすように, 肝が脾を傷めることがあり(肝脾不和), 神経系の「肝」, 自律神経系も含めると「心」も虚弱体質に影響を及ぼすことがある. すなわち肝の神経型, 心の循環器型である.

■ 漢方治療

代表的な処方について述べる(表1).

(1)消化器型

- 補中益気湯, 小建中湯の「中」は消化管を意味する. 漢方でいう上焦, 中焦, 下焦の「中」である.

- 胃腸機能を高める人参, 黄耆, 甘草などを含む補剤, 参耆剤などの処方を用いる.

- 特に腹診で正中芯(linea alba)を触れる患児などは著効する.

(2)扁桃型

- 表1にあげた以外の柴胡剤を用いることがある.

246　処方の実際 16　小児

表1　虚弱体質に用いられる代表処方

類型〔五臓〕	証	処方	使用目標
(1) 消化器型〔脾〕	虚証	補中益気湯 41	食べ始めはよいが食事の途中で満腹感を訴える．虚弱体質，倦怠感で鑑別に迷う場合，まず試みる
		小建中湯 99	便秘・下痢・腹痛のいずれか．鼻出血，足のだるい痛み，口唇がカサカサ乾燥し，ひび割れている．腹直筋攣急・くすぐったがり*1
		人参湯 32	下痢，冷えると腹痛，手足の冷え，甘いものを欲しがる，唾液過多*2
		六君子湯 43	胃腸が弱く，食べ始めから食欲がない．血色がすぐれず気力に乏しい*3
		半夏白朮天麻湯 37	食欲不振に加えて立ちくらみ，習慣性頭痛，めまいや乗り物酔いなどを伴う
(2) 扁桃型〔脾〕	実証～中間証	柴胡清肝湯 80	幼児期から学童期に多い．反復性感冒，扁桃腺炎に罹患しやすい．やせ型で首が細く，胸幅が狭く，頸部リンパ節腫大を認めやすい．腹直筋攣弓，くすぐったがり
		荊芥連翹湯 50	学童期から思春期に多い．副鼻腔炎，中耳炎，神経過敏など．やせ型で顔は青白く，皮膚は色素沈着など黒っぽく，憂うつな印象．腹直筋攣弓が著明なことが多い
	中間証	小柴胡湯 9	顔色が青白い，胸脇苦満(季肋部の膨隆や浮腫を含む)，嘔気など消化器症状を伴う．C 型肝炎には用いないほうがよい
		小柴胡湯加桔梗石膏 109	体力中等度で微熱を反復する上気道炎など
	中間証～虚証	柴胡桂枝湯 10	顔色が赤い，腹直筋の緊張，不安感など中枢神経症状や関節痛，発疹などの表証を伴う

*1：筋張った筋や緊張した心持ち，それぞれを緩めるのは芍薬の働きだが，小建中湯は他処方に比べ芍薬の使用量が多い．

*2：人参湯に含まれる乾姜は冷えに効く．また人参湯には甘草乾姜湯※の方意が入っており，甘草乾姜湯※が治療対象とする呼吸器症状や涎沫(唾液過多)にも有効な側面を有する．

27 虚弱体質　　**247**

表1　つづき

類型〔五臓〕	証	処方	使用目標
(3) 呼吸器型〔肺〕	実証	神秘湯 85	気管支喘息で神経質なもの
	中間証	小青竜湯 19	冬に悪くなる鼻汁，アレルギー性鼻炎(特に春型)．寒い風に当たったときに症状が出る．水毒・冷えで悪化する咳にもよい．青白い，白っぽい顔をしているが胃腸症状はない
		麻杏甘石湯 55	気管支喘息の発作時の代表処方．口渇，発作時に発汗を認める児に有効なことが多い
	虚証	苓甘姜味辛夏仁湯 119	小青竜湯を処方したいが麻黄による胃腸障害が起こりうる児に有効*4
(4) 腎型〔腎〕	中間証	五苓散 17	排尿の量と回数の減少が主目的．ネフローゼ症候群，腎炎，浮腫など
		柴苓湯 114	小柴胡湯と五苓散の合方であり，ネフローゼ症候群，腎炎で各種エビデンスも報告あり
	虚証	六味丸 87	遺伝性の先天性腎疾患のように骨・歯などの発育不良を伴う場合にも有効．成人よりも小児に用いる機会が圧倒的に多い
(5) 神経型〔肝〕	実証	柴胡加竜骨牡蛎湯 12	小柴胡湯 9 の適応で不安・不眠など神経症状の強いものに
	中間証	抑肝散 54	てんかん，易怒性(イライラ)，頭痛，不眠傾向
	虚証	甘麦大棗湯 72	不安感，泣きやすい，身体表現性障害(以前のヒステリー)
		抑肝散加陳皮半夏 83	慢性の経過で消耗，腹部動悸など
(6) 循環器型〔心〕	中間証	五苓散 17	めまい，水分を欲しがる(口渇)，尿量減少，スポッと吐くなど
	虚証	苓桂朮甘湯 39	動悸，のぼせ，立ちくらみ，朝礼で倒れる，仮性近視，乗り物酔いなど

*3：六君子湯に含まれる生姜は嘔気に有効である．一方，人参湯に含まれる乾姜のもとは生姜であるが，乾姜は嘔気よりも胃・食道などの粘膜や体を温めることに主眼がある．

*4：苓甘姜味辛夏仁湯は陰証向きで，陽証向きである小青竜湯の裏処方といえる．

小児

(3)呼吸器型
● 表1にあげた以外の麻黄剤を使うこともある.

(4)腎型
● 使用頻度は低いが，ステロイド，抗癌剤，免疫抑制剤による副作用の予防，治療に適応がある.

(5)神経型
● 神経質，無気力，情緒不安定，自閉的傾向など，神経症状をもつものに.

(6)循環器型
● 動悸・めまいを主体とするタイプには，茯苓，蒼朮などを含む利水剤がよい.

(7)混合型
● 他の類型を参照しつつ処方する.
● 扁桃型と呼吸器型の混在例には柴朴湯（小柴胡湯と半夏厚朴湯の合方）を用いる. 気管支喘息で寛解期に体質改善目的に服用するとよい.

文献
1）Kliegman R, et al: Nelson Textbook of Pediatrics. Elsevier, 2015
2）花輪壽彦：漢方診療のレッスン. 金原出版，1995
3）広瀬滋之：小児科疾患漢方治療薬マニュアル. 現代出版プランニング，2006

（堀田広満）

28 疳の虫，チック，夜尿症，てんかん，心因性発熱

- Scammon の臓器発育曲線（→236 頁）において，出生時から速やかに立ち上がる体組織は「神経系型」と「リンパ系型」である．
- 特に独歩，有意語獲得の発達を果たす 1 歳半までは，他の時期に比べ神経系が非常に発達する．不随意である自律神経系，随意である体性神経系に関連するのは，五行では「肝」である．前述の「神経系型」は，乳幼児期が終わる頃には成人時点の約 9 割の発育を遂げている．
- また，その時期に一致して「リンパ系型」が急速に発育する．その立ち上がりにより学童期後半では成人時点の約 20 割の発育を遂げている．この「リンパ系型」の余剰に関連するのも，主体は「肝」であろう．肝は自律神経の調節・筋トーヌスの調節のみならず，静脈系・微小循環の血液循環調節および免疫能も機能的に担っているからである．この学童期後半はリンパ節腫大，扁桃腺腫大などリンパ関連のトラブルが起きやすく，疎肝作用をもつ柴胡剤や柴胡清肝湯，荊芥連翹湯などの処方頻度が高まる．まとめると「肝」が主に関与する発育型は「神経系型」と「リンパ系型」といえる．
- 不随意である自律神経系は，内分泌系および免疫系と連動してホメオスタシスを維持している．神経免疫学では，視床下部などを介した自律神経などの神経系に端を発する神経伝達物質が免疫系の作用を二次的に発動する，と解明されてきている．腸内細菌を介さない免疫系は「脾」よりも「肝」に拠るところが大きいと思われる．

漢方治療

- 肝に働く処方は，柴胡桂枝湯，柴胡加竜骨牡蛎湯など柴胡剤，抑肝散，加味逍遙散，四物湯など．柴胡を含むものが主役である．また「肝は血を蔵す」と古典ではいうが，血と関わりのある四物湯などが有効な場合もある（参考：「心」に働く処方は甘麦大棗湯，黄連解毒湯，三黄瀉心湯，桂枝加竜骨牡蛎湯など．「心」は意識・思考など高次脳機能や睡眠リズム調節などに関与する）．
- 神経系に作用する生薬は柴胡，釣藤鈎，芍薬，甘草，厚朴が代表的．

250　処方の実際 16　小児

【神経系型】

- 花輪は「(小児は)自己コントロールする経験知が未熟であるため肝(自律神経系)の失調をきたしやすい」「ストレス社会の今日,肝の失調による病態は日常的である.すべて心身症的疾患には肝の機能調節が考慮されるべきである」と述べている.

(1)疳の虫・夜泣き・夜驚症・易驚症(表1)

(2)チック(表2)

- 3〜6歳で発症することが多い.小学校入学前後,約1割に認められ,その発症頻度は低くない.
- ハロペリドール,ピモジド,クロニジンなどが処方候補になるが治療効果は確実ではなく,その効果は永続的ではない.ゆえに15歳以下の症例に向精神薬投与は慎重にならざるをえない.
- 思春期を過ぎると症状の大部分は軽快・消失する.
- 増悪・消退(waxing and waning)を繰り返すことが多く,長期間の治療を勧める.

表1　疳の虫・夜泣き・夜驚症・易驚症に用いる漢方薬

処方	使用目標
抑肝散 54	無意識に暴れたり,怒ったりするもの.腹壁がベニヤ板状の場合,芍薬甘草湯を併用
抑肝散加陳皮半夏 83	腹力が弱く,腹部動脈の拍動を触れる場合は抑肝散よりも本方がよい.疳(肝)が強くてイライラすると食欲が落ちて(脾虚),成長不良をきたす(肝脾不和).この場合,脾の働きを強める陳皮,半夏を加えた抑肝散,すなわち本方を使うとよい
柴胡桂枝湯 10	原典の条文に「暮則譫語,如見鬼状者,此為熱入血室」とあり,夜間に気が狂ったように無自覚に叫ぶ様が「暮れてからの譫語(うわごと)」「鬼状者」ともいえる
柴胡加竜骨牡蛎湯 12	中間証から実証.不安・恐怖の状があるもの
桂枝加竜骨牡蛎湯 26	虚証.不安・恐怖の状があるもの
芍薬甘草湯 68	「腹痛があるのではないか?」と思わせる夜泣きをするもの
甘麦大棗湯 72	すぐ泣き出す.依存的な性格で甘えん坊.身体表現性障害(以前のヒステリー)の傾向がある

28 疳の虫，チック，夜尿症，てんかん，心因性発熱　　**251**

表2　チックに用いる漢方薬

処方	使用目標
抑肝散 54	家人が神経質，学校に居場所がないなど環境の問題がある症例や，欲求不満があり怒りやすく（易怒性），焦燥感があり不眠傾向があるもの
抑肝散加陳皮半夏 83	臨床経過に抑肝散の特徴がありつつ，消化器症状を伴う場合
柴胡桂枝湯 10	ニコニコして笑みを絶やさず過剰適応傾向がある一方，おどおどした過緊張が隠れている症例．筋肉の瞬間的な硬直・収縮などの運動性チックに向いている[*1]
柴胡加竜骨牡蛎湯 12	注意欠陥多動性障害を背景にもつ場合
柴朴湯 96	神経症の背景をもつ場合
半夏厚朴湯 16	単独使用では難しいが中枢および末梢性筋弛緩作用がある場合（柴朴湯以外の）上記処方群と併用

*1：柴胡桂枝湯の構成生薬の芍薬は鎮静，鎮痙，鎮痛作用による筋トーヌスの調整作用があり，また柴胡，芍薬，甘草は向精神作用がある．煎じ薬であれば芍薬増量が可能であるが，エキス剤の場合，小柴胡湯 9 ＋桂枝加芍薬湯 60 で代用する．
チックは溶連菌感染症で悪化する例もあり（小児自己免疫性溶連菌感染関連性神経精神障害；PANDAS），桂皮などの生薬が上気道感染の予防を介して免疫・神経連関の異常を抑えている可能性もありうる．

(3)夜尿症（表3）

- 漢方治療で劇的に良くなる症例もある一方，まったく奏効しないケースもあり try & error であるのが実状である．
- ただし西洋薬で水中毒の既往がありバソプレシンを用いにくい症例や，アラーム療法など数々の西洋医学的治療を行っても無効である場合も多く，漢方治療を試みる価値は十分にある．

(4)てんかん

- 小柴胡湯＋桂枝加芍薬湯（相見三郎による多数の報告）．
- 柴胡桂枝湯や小建中湯が適応となる場合が多い．どちらも芍薬を含んでいる．

(5)心因性発熱

- 心身症の1つだが，その機序は明らかではない．
- プロスタグランジン非依存性であり，解熱剤は効果がなく西洋医

252 処方の実際 16 小児

表3 夜尿症に用いる漢方薬

証	処方	使用目標
実証・陽証	葛根湯 ①	中枢型夜尿症・寝ぼけ・深い眠り
	葛根湯加川芎辛夷 ②，小青竜湯 ⑲	アレルギー性鼻炎など鼻症状を合併．昼の排尿が少ないのに，夜間になると多くなるもの
	柴胡桂枝湯 ⑩	心身症・頭痛・腹痛など．ストレスによる夜尿症，さまざま試みても効果がないもの
	柴胡加竜骨牡蛎湯 ⑫	易驚症・悪夢
	白虎加人参湯 ㉞	多尿・口渇・多汗
虚証・陰証	小建中湯 ㊙，苓姜朮甘湯 ⑱	膀胱型夜尿症・腹痛・頻尿・虚弱傾向．昼間でも尿漏れするもの
	桂枝加竜骨牡蛎湯 ㉖	易驚症・悪夢・虚弱傾向
	人参湯 ㉜	クーラーで悪化・冬に再燃（冷え症）
	六味丸 ㊦	易疲労感，活発性に乏しい

学的にも治療法は確立していない．

- いわゆる知恵熱や，手術当日に発熱をきたすなど急性・一過性のものと，慢性的ストレスにより数か月発熱が持続するもの（不明熱を含む）がある．後者は患児の過剰適応傾向など性格が関与するとされる．
- 一般には虚弱体質（前述），特に気虚に用いる処方（補中益気湯，柴胡桂枝湯，六君子湯など）が有効であることが多い．

【リンパ系型】
- 学童期以降のリンパ節や扁桃腺の腫大などが主体であり，柴胡剤や一貫堂処方（→257頁）が主に用いられる．耳鼻科領域と重複することもあり多くは取り上げないが，アトピー性皮膚炎やアレルギー性鼻炎などのアレルギー疾患において，乳幼児，学童期以降おのおのに用いる処方群は様相が異なるため「脾」の項目で後述する．

文献
1）Kliegman R, et al: Nelson Textbook of Pediatrics. Elsevier, 2015
2）花輪壽彦：漢方診療のレッスン．金原出版，1995

28 疳の虫，チック，夜尿症，てんかん，心因性発熱　　**253**

column

「啞科」の心身症

　心身症は身体疾患でありその発症や経過に心理・社会的因子が大きく影響している．心理・社会的因子はデジタル化することが現段階では困難で，西洋医学が不得手とする領域である．ほとんどの患児は心理的負担，葛藤を言語化することが困難であるため，患児に対して言葉を用いた心理療法を行うことは（成人と異なり）適切ではない．むしろ，その症状を意識させることなく，緊張をほぐしていくような働きかけが望ましい．

　昔，小児科は「啞科」すなわち言葉を話せないものたちの科，と称されていた（日本最古の小児科の医書，曲直瀬道三『遐齢小児方』に「小児これを啞科という．疾痛して物言うこと能わず」とある）．身体的な症状を言語化できないのみならず，心理的・精神的な症状も言語化できないことに通じると筆者は考える．言語化できないもの，再現性の乏しいものにどうアプローチすればよいのであろう．

　闘病末期の子どもたちから「僕は（私は）死ぬのかな？」と聞かれたときにどう答えるべきであろうか．「うん，そうだよ」もしくは「いや，死なないよ」…どちらであろうか．問題の本質はほかにある．「どうして，それを知りたいのかな？」と返すことで，「僕が死んだらママが悲しむと思うんだよね」など本音が出てくる．患児の本音を引き出す工夫が術者に必要である．

　これは東洋医学のアプローチにも通じ，Yes・No もしくは all or none のデジタル的，closed な答え方のみではなく，物語性（narrative）の open な対応が可能になる，ということである．東洋医学は，曖昧にみえるかもしれないが，古の人はあえてファジーな世界観を遺されたのだと思う．見捨てない医療ともいえようか．ゆえに，明確な診断基準に合致せず西洋医学で治療ができなくとも，東洋医学が対応可能な症状群が確実にある．

3）広瀬滋之：小児科疾患漢方治療薬マニュアル．現代出版プランニング，2006
4）日本小児漢方交流会（企画・編）：小児疾患の身近な漢方治療 10 第 11 回日本小児漢方懇話会記録集．メジカルビュー社，2011
5）大塚敬節，他：近世漢方医学書集成 4（曲直瀬道三 3）．名著出版，1979
6）日本小児漢方交流会：小児疾患の身近な漢方治療 4 第 5 回日本小児漢方懇話会記録集．メジカルビュー社，2005

（堀田広満）

254　処方の実際 16　小児

29 小児の食欲不振，アトピー性皮膚炎，気管支喘息，かぜ

- Scammon の臓器別発育曲線（→236 頁）において，出生時から成人に至るまで身長・体重の増える成長曲線と似たカーブを描く体組織は「一般型」である．つまり乳幼児期，次いで学童期後半〜思春期（第二次性徴期）にカーブが急峻となる．一般型は身長・体重，胸腹部臓器の発育を表しており，東洋医学でいう「脾」の消化器系も内包する．

- 「脾」は成長に直結する栄養吸収を含んでおり，成長が必要な小児にとって重要な働きを担っている．また口から肛門までの消化管は「内なる外界」であり，侵入した外敵を排除する腸内免疫は生体維持のために必須である．花輪は「脾胃は単なる消化器系の機能ではなく食物を自己化する機能であり，非自己と自己をつなぐ大切な機能である．アレルギーや免疫がらみの疾患に応用される」とし，治療が奏効しない場合は「まず胃腸の働きを整える処方を投与する」と述べている．気の調整を重要視する漢方は，脾胃のコントロールに主眼を置くとも言い換えることができよう．

- 脾虚は気虚にも通じる（「虚弱体質」参照→243 頁）．

漢方治療

- 脾の代表的な処方：補中益気湯，四君子湯，六君子湯，人参湯，小建中湯，半夏瀉心湯，平胃散．ほか桂枝人参湯，参苓白朮散[※※]，帰脾湯など（参考：肺の代表的な処方：麻黄湯，小青竜湯，麻黄附子細辛湯などの麻黄剤，麦門冬湯など．肺は呼吸を通して外界と接しており，前述した脾と同様に免疫，気と深くかかわる）．

- 脾に配当される生薬として代表的なものは半夏，茯苓，陳皮，厚朴，木香，白朮，生姜，大棗である．脾を強める生薬群には「脾を健やかにし，水を利す」白朮など気虚を改善する生薬があり，また半夏厚朴湯や香蘇散など気剤に含まれる生薬が多いことが知られる．脾が「後天の気」を調節する所以である．

【消化器系】

（1）食欲不振（表 1）

（2）便秘・下痢・腹痛（→241 頁）

- いずれの症状であっても小建中湯，黄耆建中湯が奏効することが多いのが小児の特徴である．

- 建中湯類で奏効しない場合，食欲不振の処方に変更するとよい．

【アレルギー疾患】

(1)アトピー性皮膚炎（表 2，→210 頁）

- 脾胃の虚弱がベースにある症例，一方で肥満・便秘など実証で成人同様の臨床経過をとる症例もある．特にステロイドによる瘀血が自然経過をマスクしている場合，虚実の見極めが難しい．
- 成人のメタボリック症候群と同様に，薬物治療を試みても飲食・運動などのライフスタイルが悪ければ，上流から汚れた水が流れ込むごとく皮疹の軽快をみない小児もいる．
- 炭水化物（血糖値スパイク，中性脂肪）・脂質代謝にかかわる黄連，黄柏，紅花，大黄などの生薬が鍵である．
- 長期ステロイド使用歴，心身症の要素がある場合，まずステロイドで症状を抑え小建中湯，黄耆建中湯，十全大補湯などで小康状態に持ち込む必要がある．その後，麻黄剤，黄連剤，柴胡剤などに変えてステロイドが漸減できる症例もある．
- 1 年以上の治療を要すことが多い．数か月単位で適宜，処方変更すべき症例もある．
- 桂皮，当帰，麻黄などに対する生薬アレルギーが知られている．アトピー性皮膚炎の患児に用いる処方，小建中湯，葛根湯，柴胡清肝湯，荊芥連翹湯，防風通聖散などにもこれらの生薬が含まれるので注意が必要である．

表 1　小児の食欲不振に用いる漢方薬

証	処方	使用目標
陽証	半夏瀉心湯 [14]	過食で胃腸が熱をもっている
	平胃散 [79]	過食で胃が痞える
	柴胡桂枝湯 [10]，四逆散 [35]	ストレスによる二次的なもの（肝脾不和）
陰証	人参湯 [32]，桂枝人参湯 [82]	胃腸の冷えが強い
	真武湯 [30]	胃腸の冷え，下痢・浮腫・めまい
陽証・陰証問わず	四君子湯 [75]，六君子湯 [43]	一口目から食べたがらず，胃腸の働きが弱い

※※：一般用エキス剤あり．

256　処方の実際 16　小児

表2　小児のアトピー性皮膚炎に用いる漢方薬

時期	処方	使用目標
乳児期	治頭瘡一方 59（＋補中益気湯）41	頭部・顔を中心とした皮疹
	補中益気湯 41，黄耆建中湯 98 などの補気剤	皮膚バリア虚弱（表虚），脾虚
	葛根湯 1	無汗
幼児期	抑肝散 54，甘麦大棗湯 72，柴胡剤，十味敗毒湯 6	肝（ストレス型）
	柴胡清肝湯 80	一貫堂体質（→column，次頁）
	補中益気湯 41，黄耆建中湯 98 などの補気剤	表虚，脾虚
	葛根湯 1	無汗
学童期以降	抑肝散 54（＋黄連解毒湯 15），柴胡剤	肝（ストレス型）
	荊芥連翹湯 50，柴胡清肝湯 80，防風通聖散 62（肥満）	一貫堂体質（→column，次頁）
	十全大補湯 48 などの補気剤，六君子湯 43 など	皮膚バリア虚弱（表虚），脾虚
	白虎加人参湯 34	多汗
時期問わず	黄連解毒湯 15	痒みの強いものに．ステロイドによる酒皶様皮膚炎や熱状が強いケースは，桔梗石膏エキスを加えるとよい
	消風散 22	浮腫の強いもの．越婢加朮湯 28 もしくは五苓散 17 と併用するとよいケースもある
	抑肝散 54 ＋黄連解毒湯 15	学童期以降のアトピー性皮膚炎には心身症的要因が加わっていることが非常に多く，抑肝散を併用するとよい

29 小児の食欲不振，アトピー性皮膚炎，気管支喘息，かぜ **257**

column

一貫堂医学，一貫堂体質

一貫堂医学は，大正から昭和初期にかけて日本で漢方の体質治療学を提唱した医学であり，体質を瘀血証体質，臓毒証体質，解毒証体質の3つに分け，治療に用いる5つの処方を提示したものである．このなかの解毒証体質は，肝機能障害，アレルギー疾患，結核などに罹患しやすい体質で，皮膚の色は浅黒く黄褐色，やせ型で腹筋が緊張していることなどを特徴とする．この解毒証体質には解毒剤，おもに黄連解毒湯合四物湯（つまり温清飲）をベースとした処方で治療を行う．ちなみに臓毒証体質は現代医学的にはメタボリック症候群が合致し，防風通聖散が頻用される．

幼児期から学童期の解毒証は，常に感冒や扁桃炎にかかり頸部リンパ節腫脹を伴いやすく，柴胡清肝湯を用いる．また学童期から思春期にかけての解毒証は，やせ型で顔は青白く耳鼻咽喉疾患，うつ状態や心身症などを呈しやすく，荊芥連翹湯が処方される．柴胡清肝湯および荊芥連翹湯が有効な症例は，腹筋の緊張・異常過敏があり腹診時くすぐったがることが多い．

(2)気管支喘息(表3，→60頁)
- 特に発作時，成人では使いにくい麻黄剤が小児では適応となることが多い．

(3)アレルギー性鼻炎(→222頁)
- 小青竜湯，麻黄附子細辛湯などを使う．鑑別は表4の通り．

【感染症】
(1)かぜ症候群(表5，→54頁)

小児

258　処方の実際 16　小児

表3　小児の気管支喘息に用いる漢方薬

処方	使用目標と注意
麻杏甘石湯 55	発作時の代表処方．喀痰は黄色で切れにくいことが多い．発汗，口渇，喘鳴．慢性の呼吸器疾患に向く*1
神秘湯 85	痰が少なく喘鳴が強い場合．含まれる麻黄の量が多く副作用に注意
五苓散 17	口渇，尿不利，浮腫傾向など水毒がある場合，痰も認めやすい．利水をかけたいとき．西洋薬の利尿剤と異なり，排痰が困難な場合でも用いやすい
小青竜湯 19	くしゃみ，鼻汁を併発するもの
芍薬甘草湯 68	気管支攣縮の解除作用をもつ芍薬が含まれている．薬味（生薬の数）が2つであり，芍薬の効き方がシャープなためか発作時にも有効なことがある
小建中湯 99	虚証の寛解期．下痢，便秘，腹痛など
六君子湯 43	虚証の寛解期．食事を前にしても食が進まないもの
人参湯 32	虚証の寛解期．嘔気・嘔吐，冷えて胃が痛むものなど
柴朴湯 96	中間証・実証の寛解期に適応

*1：麻黄湯 27 はインフルエンザを代表とする急性の病態に有効である．麻杏甘石湯と麻黄湯の構成生薬は麻黄・杏仁・甘草の3つが共通するが，残りの1つは前者が石膏，後者が桂皮である．桂皮はシンナムアルデヒドを介してインフルエンザを代表とするウイルス増殖を抑えると報告されているが，急性期向きの麻黄湯には桂皮が入り，その後に用いられる麻杏甘石湯には桂皮が入らない．

表4　小青竜湯と麻黄附子細辛湯の鑑別

	小青竜湯 19	麻黄附子細辛湯 127
陰陽	陽証	陰証
鼻汁の性状	鼻閉傾向，グズグズ型	水様性鼻汁（runny nose）
気管支喘息合併例	効果あり	不向き
即効性	△	○
急性・慢性	慢性向き	急性向き（健胃作用が乏しい）
備考	健胃の配慮がある	長期使用時は桂枝湯 45 を併用するとよい（桂姜棗草黄辛附湯※加芍薬の方意）

※：エキス剤なし．

29 小児の食欲不振，アトピー性皮膚炎，気管支喘息，かぜ **259**

表5　小児のかぜ症候群に用いる漢方薬

証	処方	使用目標と注意
実証〜中間証	麻黄湯 27	無汗，悪寒，頭痛など典型的な太陽病の症状がある
	葛根湯 1	無汗でなくとも用いられるが無汗がよりよい．強い頸部のこりを伴うもの
	桂枝麻黄各半湯 TY-037	赤い顔で汗のないもの．桂枝湯 45 ＋麻黄湯 27 で代用できる
	小青竜湯 19	くしゃみ，鼻汁が顕著なかぜ
	五苓散 17	嘔気・嘔吐，下痢など胃腸炎の初期
	猪苓湯 40	遷延性の胃腸炎．五苓散との鑑別点は後述（→261頁）
	小柴胡湯加桔梗石膏 109	扁桃腺腫大，遷延性発熱などに
虚証	桂枝湯 45	麻黄湯との違いは汗だが，桂枝湯は発汗を認めることが多い．ほか関節痛，頭痛など太陽病の特徴は麻黄湯に似る
	香蘇散 70	桂枝湯の風味が合わないもの
	小建中湯 99	胃腸炎で腹痛を伴うタイプ（芍薬）
	啓脾湯 128	胃腸炎で下痢を伴うタイプ（山査子など）
	真武湯 30	下痢を伴い，尿量も少なくグッタリしたタイプ（附子）．また補中益気湯 41 が無効な夏ばてに伴う下痢にも有効．ただし脱水症のレベルが強ければ点滴が必要であることは自明

文献

1）Kliegman R, et al: Nelson Textbook of Pediatrics. Elsevier, 2015
2）花輪壽彦：漢方診療のレッスン．金原出版，1995
3）広瀬滋之：小児科疾患漢方治療薬マニュアル．現代出版プランニング，2006
4）矢数格：漢方一貫堂医学．医道の日本社，1964

（堀田広満）

260　処方の実際 16　小児

30 成長障害，周期性嘔吐，思春期の起立性障害，不登校

- Scammon の臓器発育曲線（→236 頁）において，「生殖器型」の発育は学童期の時点で成人の 1 割弱であるが，思春期になって急速にスパートがかかり成人に至る．思春期には性ホルモン物質など内分泌系が活発化するが，小児の場合，成人と異なり瘀血（おけつ）を伴う場合が少ない．成人が発育・成長を完全に遂げた後であるのに対して，小児はその過渡期である．「生殖器型」のみならず「一般型（脾）」の発育が急峻である思春期は，成人に比べ瘀血よりも水毒が起こりやすく水分管理が重要になる．

- ところで副腎皮質からは大きく 3 つ，糖質コルチコイド（基礎代謝の維持，糖・蛋白・脂肪代謝），電解質コルチコイド（アルドステロンなど電解質代謝や水分調節），男性ホルモン（男女問わず性欲に関与するデヒドロエピアンドロステロンなど）が分泌される．古典において副腎は「腎」に含まれており，おのずと腎は水調節，内分泌と関連することがわかる．

- 水毒の特徴に「下痢・嘔吐をしやすい」「鼻汁が多く水様性」「頭痛，頭重感」「皮膚・手掌・足裏の発汗」などがあげられるが，成長と水が関連するため特に成長曲線が急峻となる新生児～乳幼児期，思春期の 2 タームでこれらの症状が起きやすい傾向がある．

- 下痢・嘔吐に関しては，新生児期から乳幼児期は溢乳（いつにゅう），感染性胃腸炎など下痢嘔吐症，脱水のリスクが大きく，また思春期は心因性の嘔吐，起立性調節障害を代表とした自律神経系トラブルによる嘔気・嘔吐の出現頻度が増す．
  表 1 に腎にかかわる処方を示す．

表 1　腎にかかわる処方

腎の代表的な処方	六味丸 87（八味丸 7，牛車腎気丸 107），真武湯 30
水毒の代表的な処方	五苓散 17，小青竜湯 19

利水にかかわる生薬としては，蒼朮，沢瀉，茯苓などがある．利水作用をもつ生薬は，精神安定作用をもつものが多い．

30 成長障害，周期性嘔吐，思春期の起立性障害，不登校　**261**

■ 漢方治療

(1)成長障害

- **六味丸**：成長障害に関しては，虚弱体質，脾虚関連の項も参照（→243 頁）．構成生薬の山薬(山芋)にはステロイド作用がある．乳児から年長児まで幅広く用いることができるが，本処方を用いるのはかなり難しい．手足のほてり感，微熱感，めまいなど「水」が不足する腎虚に向いている．

(2)浮腫(→137 頁)

- 小児は体に「湿」が滞りやすく水分が偏在しやすい．また成人よりも陽気が余って発揚的であり，麻黄剤・桂枝剤などの発汗剤や五苓散などの利水剤がしばしば著効する．

(3)周期性嘔吐症・周期性 ACTH-ADH 放出症候群・自家中毒症

- **五苓散**：原典『傷寒論』に「水逆」として「渇して水を飲まんと欲し，水入れば則ち吐す者」とあり，まさに周期的に嘔吐を繰り返す症例に著効する．しかも即効性のことが多い．これらの疾患いわゆる cyclic vomiting は間脳・視床下部のホルモン性の関与が示唆されており，成人例で片頭痛との関与が疑われている．

(4)口渇

- 五苓散と猪苓湯の鑑別を表2 に示す．

(5)腎炎・ネフローゼ症候群

- **柴苓湯**：小児の腎疾患で一番よく用いられる処方である．併用によりステロイドの減量，離脱が可能になるケースも少なくない．
- **六味丸**：補腎剤．ステロイド類似作用をもつ山薬や利水剤の沢瀉，茯苓を含む．
- **黄耆建中湯・参耆剤**：黄耆は腎機能を改善しうる生薬である．黄耆を含む黄耆建中湯，補剤(補中益気湯，十全大補湯)が有効な場

表2　五苓散と猪苓湯の鑑別

	五苓散 ⑰	猪苓湯 ㊵
病期	太陽病・病初期	陽明病・遷延した時期
発汗	○	×
皮膚	張り感あり	枯燥傾向(津液の減少)
尿不利 (すっきり排尿できず)	○(必須ではない)	○

合も多い.

- **駆瘀血剤**：ステロイドを長期使用する場合，副作用として瘀血を伴う場合がある．当帰芍薬散や桂枝茯苓丸などの駆瘀血剤を併用することがある.

(6)起立性調節障害(表3)
- **苓桂朮甘湯**：第一に用いるとよい.
- **小建中湯**：腹痛が強いものに用いる.
- **補中益気湯**：起床困難，立位保持が困難など虚脱傾向(アトニー体質)が著明なものに用いる.
- **柴胡桂枝湯**：心身症の要素が強いものに用いる.

(7)不登校
- 漢方が効く不登校の特徴として大宜見義夫は「訴えや症状が一貫している」「夏休みなどの長期の休暇中でも症状が必ずしも消失しない場合」「調子のよい時はパッと登校する場合」などをあげている.
- 香蘇散，四逆散，柴胡桂枝湯，補中益気湯，苓桂朮甘湯などを用いる.

(8)パニック障害(→182頁)
- **苓桂朮甘湯**：成人を含めて西洋薬よりも著効する症例を認める．一般的にパニック障害は気逆が主体を占めるが，苓桂朮甘湯＋半夏厚朴湯など順気剤を併用するとさらに効果が上がることが多い.
- **苓桂朮甘湯＋甘麦大棗湯**：両者を合わせると，苓桂甘棗湯[※※]に近い方意となる．強い動悸，奔豚気(ほんとんき)(腹から胸など上方に突き上

表3 起立性調節障害の鑑別

陽証(冷えなし)	口渇あり	五苓散 [17]
	口渇なし	苓桂朮甘湯 [39]
陰証(冷え症)	浮腫あり	真武湯 [30]
	浮腫なし	半夏白朮天麻湯 [37]

(新谷卓弘による図を筆者が表に改変引用)
新谷卓弘：循環器疾患.治療91(6)，2009.

※※：一般用エキス剤あり.

30 成長障害，周期性嘔吐，思春期の起立性障害，不登校　**263**

> ### column
>
> #### 苓苓沢瀉湯
>
> 　めまい，嘔気などを訴え学校に行けないタイプは，一般には苓桂朮甘湯がよいが無効な場合も多い．苓苓沢瀉湯[※※]という関連処方を用いて著効する症例がある．苓苓沢瀉湯は苓桂朮甘湯に沢瀉，生姜を加味した処方で，五苓散去猪苓の方意もある．山田業広『経方弁』には「五苓散は水を利すことを専らとし汗を発すことを兼ねる．（苓苓沢瀉湯もまた）水を利すことを専らとするが，脾を補い胃を和すことを兼ねる」と記載がある．すなわち苓桂朮甘湯や五苓散に一見思える症例でも，嘔気，胃もたれなどの脾虚，胃熱が強い場合は苓苓沢瀉湯を試みる価値がある．本処方で不登校から完全脱却した症例を，筆者は複数経験している．医療用エキス剤では，苓桂朮甘湯＋五苓散がよいだろう．
>
> ※※：一般用エキス剤あり．

　がってくる不快感）などを伴うものによい．甘草の量が多くなるので要注意．

(9)月経不順など瘀血関連（→273頁）

文献

1 ）Kliegman R, et al: Nelson Textbook of Pediatrics. Elsevier, 2015
2 ）花輪壽彦：漢方診療のレッスン．金原出版，1995
3 ）広瀬滋之：小児科疾患漢方治療薬マニュアル．現代出版プランニング，2006
4 ）日本小児漢方交流会：小児疾患の身近な漢方治療 9 第10回日本小児漢方懇話会記録集．メジカルビュー社，2010
5 ）大塚敬節，他：近世漢方医学書集成 94（山田業広 3）．名著出版，1982
6 ）大宜見義夫：登校拒否．小児科診療 67（9）：1496，2004

（堀田広満）

264 処方の実際 17 女性

31 月経困難症

診療のコツ

- 程度の差はあるが，女性の 8 割に月経困難症を認める．多くの女性は鎮痛剤で対応しているが，これは対症療法にすぎない．しかし漢方治療の場合，継続すると痛みは軽減し NSAIDs の使用頻度も減少する．NSAIDs は即効性があり鎮痛効果も強いため，NSAIDs の併用が可能であることを伝えると，漢方治療が継続されやすい．

■ 病態

　月経困難症とは，月経期間中に月経に随伴して起こる病的症状をいう．下腹部痛，腰痛，腹部膨満感，嘔気，頭痛，疲労，脱力感，食欲不振，イライラ，下痢および憂うつの順に多くみられる．無排卵性月経には通常みられない[1]．

　頸管狭小やプロスタグランジン（PG）などの内因性生理活性物質による子宮の過収縮である．頸管狭小による痛みは成長や出産により改善する[1]．子宮筋腫による過多月経や子宮内膜症が月経困難症の原因のこともあるが，器質的な疾患のないことも多い．

■ 一般的治療

(1)非ステロイド性抗炎症薬(NSAIDs)

- 頓服で対応可能．腹痛，頭痛と幅広く疼痛に効く[1]．
- 副作用：胃痛．服用回数が多いと，薬物乱用頭痛の原因となることがある．

(2)子宮収縮抑制剤(ブチルスコポラミン臭化物：ブスコパン®)

- 子宮発育不全による頸管狭小のため月経血流出時に生じる子宮収縮痛に対して，NSAIDs と併用することが多い．

(3)LEP 製剤(Low dose Estrogen Progestin)

- 機能性月経困難症を軽減させるほか，長期服用により子宮内膜症の進行を抑制する．
- デメリット：排卵を抑制するので挙児希望者は使えない．
- 副作用：むくみ，嘔気で服用できないことがある．頻度は少ないが重篤な血栓症を生じることがある．血栓症のリスクのある場合は使用できない（前兆を伴う片頭痛，35 歳以上で 1 日 15 本以上

31 月経困難症　**265**

の喫煙者など）.

■ 漢方治療

- 月経困難症の程度が軽い場合は，その症状のあるときのみに頓服でよいが，連日服用したほうが効果はある．患者は服用後最初の月経時に漢方の効果に対して「痛みはあるが軽くなった」という言い方をすることが多い.
- 月経困難症の主な症状は腹痛だが，同じ腹痛を訴える患者においても痛みの程度，随伴する症状，体質によって処方する漢方薬は異なる.
- 基本的に胃が弱い人にはまず脾胃を立て直す処方から開始する．その後，冷えが強ければ冷えを改善し，最後に気血水を調える処方を選ぶとよい.
- 漢方薬の選択にはいくつかの考え方がある．婦人科では，当帰や川芎を含む処方が多い．どちらもセリ科の生薬で，温薬で鎮痛効果があるが胃が弱い人には注意が必要である.
- 子宮筋腫や子宮内膜症を漢方では瘀血と考える.

（1）副作用が少ない処方（表1）

- 胃腸が弱いものは消化器系の副作用が少ない処方から選ぶ.

（2）冷えがあるものを対象とした処方（表2）

- 冷えの部位，程度から処方を選ぶ.
- 冷えが強くて胃弱，下痢を伴う場合は，まず胃腸を調える治療を優先する（「冷えとほてり」参照→132頁）．胃腸を調えることで月経困難症も改善することが多い.

表1　月経困難症に用いる副作用が少ない漢方薬

処方	使用目標と注意
当帰建中湯 123	小児の腹痛にも用いる小建中湯に，補血の作用のある当帰が加わった処方構成で，温めて腹痛を緩める効果がある
当帰四逆加呉茱萸生姜湯 38	桂枝湯に大棗を増量し木通を加え，呉茱萸，細辛という温薬を加えた処方．月経時に下腹部を温めると痛みが和らぐという患者には当帰建中湯より有効．とても苦い
安中散 5	当帰建中湯でも胃が痛くなるものに使用
香蘇散 70	安中散でも胃が痛くなる，鎮痛剤も胃痛で飲めないもの

表2 冷えがあるものの月経困難症に用いる漢方薬

処方	冷えの特徴	その他
当帰四逆加呉茱萸生姜湯 ㊳	手足末端が冷える. 冬にはしもやけになる. 職場や学校の冷房が強くてつらいと感じているもの	苦い
当帰芍薬散 ㉓	下半身が冷えてむくむ	まれに胃痛
桂枝茯苓丸 ㉕	足の末端が冷える. 冷えのぼせ	便が柔らかくなることがある
温経湯 ⑯	お腹や殿部が冷える. 手足の冷えは少なく, 手はほてることもある	味が苦手なことが多い
苓姜朮甘湯 ⑱	腰から下が水に浸かったように冷える	
附子湯※	スカートの下から風がすうすうするように感じる	真武湯 ㊳＋人参湯 ㉜で代用
当帰建中湯 ⑫	冷えの程度は軽いが, 胃腸が弱く疲れやすいもの	
安中散 ⑤	やせ型で, みぞおちを温めると気持ちがよいという, 胃弱なもの	ストレスで胃痛を生じるものの胃痛緩和に用いる
大建中湯 ⑩	冷えると便の出が悪くなる人. お腹の力がなく腸管のガスがモコモコと触れるもの	
当帰湯 ⑩	冷えて腹部膨満感や腹痛を生じる	大建中湯の方意を含む
四逆湯※	冷えが強く下痢するもの. 上記の処方で改善しないもの	人参湯 ㉜＋ブシ末 ⑫で代用

Advanced Course

エキス剤にない処方

- 抵当丸※(水蛭, 虻虫, 桃仁, 大黄)：水蛭や虻虫という動物性生薬を含み, 古い瘀血を除く効果が強い.
- 附子湯※(蒼朮, 茯苓, 芍薬, 人参, 附子)：真武湯の生姜が人参に代わった処方構成. 裏寒で関節の痛みや腹痛に用いる. 裏寒で下痢する場合は真武湯を使用する.
- 四逆湯※(甘草, 乾姜, 附子)：附子湯よりも裏寒が強く, 痛みもあるが全身状態が虚したときに用いる. 下痢を伴うことが多い.

※：エキス剤なし.

表3 婦人科三大処方の構成生薬・腹証・使用目標

処方	構成生薬				腹証(図1)	使用目標
	補血剤	駆瘀血剤	利水剤	気剤		
当帰芍薬散 23	当帰,芍薬	川芎	茯苓,朮,沢瀉		腹力は虚が多いが,しっかりしていることもある.臍傍部の圧痛を認める	血虚・水毒,色白で華奢.下半身は冷えてむくむ.天候で体調悪化(頭痛,めまい).下痢
桂枝茯苓丸 25	芍薬	桃仁,牡丹皮	茯苓	桂枝	腹力は中から実.下腹部の圧痛が目立つ	瘀血・水毒(軽),肌はくすみがち,がっちりタイプ.手足末端の冷えのぼせ,肩こり,子宮筋腫,子宮内膜症,便秘.
加味逍遙散 24	当帰,芍薬	牡丹皮	茯苓,朮	柴胡,薄荷,生姜,山梔子,甘草	腹力は虚から中.胸脇苦満,腹部動悸,下腹部の圧痛を認める	血虚・水毒(軽)・瘀血・気逆・気うつ.華奢で多愁訴.足の冷え,イライラ,ニキビ,便秘や下痢

当帰芍薬散   桂枝茯苓丸   加味逍遙散

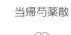

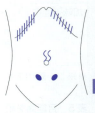

図1 婦人科三大処方の腹証

(3)婦人科三大処方(表3,図1,表4)

- 胃が弱すぎない人に対して,下腹部痛以外の症状,月経時以外の愁訴などを参考に,気血水で考えて使い分ける.

(4)加味について(表5)

- 漢方薬は多成分であり,薬味が少ないほうが効果は鋭いといわれ,基本的に漢方薬は併用しない方がよい.しかし上記の処方で効果を認めるが,月経時にもう少し痛みを和らげたいときに他の

表 4　婦人科三大処方が無効なとき，副作用が出たときの対応

処方	副作用など	対応
当帰芍薬散 [23]	胃痛	• 食前の服用を食後にする • 安中散 [5] や六君子湯 [43] と併用する • 水毒があれば加味逍遙散 [24] に変更する • 水毒が強くなければ当帰建中湯 [123] に変更する • 胃弱の治療から開始する
	便秘	• 服用量を 1 日 3 回から 2 回へ減量 • 水毒が改善して便秘となることあり．他の水毒症状が消失したら当帰建中湯 [123]，折衝飲※※に変更する
桂枝茯苓丸 [25]	下痢	• 服用量を 1 日 3 回から 2 回へ減量
	無効	• 便秘や気逆（イライラ）が強ければ桃核承気湯 [61] に変更する • 便秘がまだあり，気うつ（倦怠感）があれば通導散 [105] に変更する • 冷えがなくて便秘があれば大黄牡丹皮湯 [33] に変更する • 冷えがあれば折衝飲※※に変更する
加味逍遙散 [24]	下痢	• 服用量を減らす
	イライラが改善しない	• 抑肝散 [54] に変更する．やせている，腹部動悸を触れる，虚弱な印象があれば抑肝散加陳皮半夏 [83] にする

※※：一般用エキス剤あり．

表 5　月経痛を和らげる加味の良否

芍薬甘草湯 [68]	月経時の子宮収縮痛を緩和させるが，むくみやすい
加工ブシ末 0.5 g/回	冷えと痛みを緩和するが，副作用に注意が必要．安易に加えない

処方を追加することがある．

- 芍薬甘草湯はこむらがえりに頻用される処方で，骨格筋のみでなく平滑筋の緊張を緩める作用がある．よって，月経血が流出するときの子宮収縮を弱める．

表 6　子宮内膜症に用いる漢方薬

腹力	処方	適応など
虚	当帰建中湯 [123]	月経時以外にも腹痛を生じることがある
↓	折衝飲※※	瘀血所見と血虚所見，冷えを伴う
↓	桂枝茯苓丸 [25]	瘀血＋水毒
↓	腸癰湯 [320]	瘀血＋便秘
↓	大黄牡丹皮湯 [33]	瘀血＋便秘
実	桃核承気湯 [61]	瘀血＋便秘＋気逆

※※：一般用エキス剤あり．

- ただし，芍薬も甘草も津液（しんえき）を保持する作用があるため，併用することでむくむことがある．
- 一般に月経前は黄体ホルモンの影響でむくみやすくなるが，黄体ホルモンの減少した月経時にはむくみが解消することが多いため，月経時という短期間においては芍薬甘草湯の併用による副作用は少ない．
- 月経時の腹部を温めることで痛みが緩和する人は多い．月経時や冬季に加工ブシ末を併用する．附子を併用する場合は，温服にすべきである．
- しかし山田業広や古人は安易な附子の併用を戒めている[2]．

(5)子宮内膜症による月経困難症(表 6)

- 子宮筋腫や子宮内膜症を漢方では瘀血（おけつ）と考え，駆瘀血剤（くおけつざい）を使用する．
- 子宮内膜症は子宮周囲と腸管，卵管の癒着を生じるため，月経時以外にも腹痛を伴うことがある．

(6)その他(表 7)

- 体力が消耗していると，疼痛に対する閾値も下がるため強く痛みを感じる．易疲労に対して補中益気湯と十全大補湯がよく処方される．十全大補湯に含まれる地黄が胃もたれの原因になることがあるので，この 2 剤は胃の症状の有無で使い分ければよい．
- 補中益気湯や十全大補湯の患者の易疲労感は，客観的に理解しやすいことが多い．一方，ストレスや薬に対して強く過敏さを感じる患者に対しては，半夏厚朴湯や香蘇散といった気剤をメインとした処方を用いる．
- 産婦人科診療ガイドラインにも，「保存的治療の無効例に心理・

270 処方の実際 17 女性

表7 月経時のその他の症状に用いる漢方薬

処方	適応
補中益気湯 41	脾虚（気虚）．食べることはできるが，疲れて食欲のないもの．十全大補湯で胃もたれを生じる易疲労のもの
十全大補湯 48	気血両虚．仕事や学業，介護などで非常に疲れているもの．月経時に疲労感が強くなるもの
半夏厚朴湯 16	気うつ，咽中炙臠，臭いに敏感なもの．厚朴に駆瘀血作用がある
香蘇散 70	気うつで胃弱のもの．アレルギーや副作用で西洋薬が服用できないもの
抑肝散 54	怒りやすいもの
抑肝散加陳皮半夏 83	抑肝散証で胃弱な虚証のもの

Advanced Course

主な処方の参考条文

当帰芍薬散『金匱要略』「婦人腹中の諸疾痛は当帰芍薬散之を主る」

桂枝茯苓丸『金匱要略』「血止まざる所以の者は，其の癥去らず故なり．まさに其の癥を下すべし，桂枝茯苓丸之を主る」（癥：子宮筋腫など）

温経湯『金匱要略』「婦人五十許，下痢を病みて数十日止まらず，暮には即ち発熱し，少腹裏急，腹満，手掌煩熱，唇口乾燥する．…まさに温経湯をもって之を主る」

苓姜朮甘湯『金匱要略』「腎著の病は，その人身体重く，腰中冷え，水中に坐するが如く，形水状の如くにして，反って渇せず，小便自利し，飲食故の如きは，病下焦に属す．身労して汗出で衣裏湿し，久久にして大を得．腰以下冷痛し，腰重きこと五千銭を帯ぶるが如し，甘姜苓朮湯之を主る」

附子湯※『傷寒論』「少陰病，得之一二日，口中和，其背微悪寒者，附子湯主之．少陰病，身躰痛，手足寒，骨節痛，脈沈者，附子湯主之」

附子湯※『金匱要略』「婦人懐妊して…腹痛，悪寒するものは，少腹扇の如し，…附子湯をもって其の蔵を温むべし」

※：エキス剤なし．

31 月経困難症 **271**

column

服用効果を高めるために

　まず味についてあらかじめ説明したほうがよい．特に当帰四逆加呉茱萸生姜湯や呉茱萸湯の呉茱萸はとても苦い．しかし冷えの強い患者はすぐに慣れることが多い．芍薬の臭い，阿膠の味を嫌う人は時にいるが，あらかじめ伝えておくと「意外と問題なく服用できた」と言われる．シナモンの味が苦手な患者には，処方に桂枝とつく桂枝茯苓丸などは注意する．

　鎮痛効果は NSAIDs に比べると即効性，確実性に劣る．しかし体が温まる，月経血の塊が減る，などの効果を実感できれば服用は継続される．患者自身がその変化に気がつかないことも多いため，これらの変化があることを説明しておくと継続につながる．

column

産婦人科医より

　「いつもと違って月経痛がつらい」「今回の月経はいつもより遅れた」という場合は，月経とは限らないことに注意．「女性をみたら妊娠と思え」といわれるように，妊娠に絡む痛み（子宮外妊娠，初期の流産）を否定する必要がある．そのためには妊娠検査薬（HCG 50 UI/mL 以上で陽性）が陰性であることを確認する（受精後 2 週以内は妊娠検査薬が陰性だが，この時期に重篤な腹腔内出血が生じる可能性は低い）．

　月経痛の理由として，子宮内膜症，子宮筋腫の有無や程度の確認を年 1 回はする．挙児希望の患者は胎児への薬の影響を心配し，排卵後の服用を躊躇する．しかし漢方のエキス製剤であれば心配がいらないことを説明し，妊娠反応が陽性（妊娠 4 週＋数日）になったら中止にすればよい．

column

漢方が月経痛の治療によい理由

　挙児希望者にも使える．妊娠初期に服用しても通常量の漢方薬であれば流産にはならない．妊娠反応が陽性になったら中止とすればよい．冷えなど体調不良も改善する．鎮痛剤の使用を減らせる．月経痛そのものの消失を期待できる（若いほど効果が早い）．

女性

社会的背景が関与している可能性があり，カウンセリングや心理療法を考慮してもよい」と記載がある[1].

- また難治性の疼痛疾患においても，長期に痛みが続くことがストレスとなり，他の薬の効果が現れずに痛みが継続する場合がある．これらにはストレスを緩和させる抑肝散が効くことがある．抑肝散の鎮静効果は即効性があり，イライラを感じたときのみの頓用でもよい．抑肝散の構成生薬をみると当帰芍薬散や加味逍遙散と共通するものがあり，この2剤よりイライラ，肝の症状が目立つ人に使用する．

文献

1) 日本産科婦人科学会，他(編)：産婦人科診療ガイドライン 婦人科外来編 2017．143-144，pp224-227，2017
2) 花輪壽彦：漢方診療のレッスン 増補版．226，金原出版，2003

（森裕紀子）

memo
4

「症例報告」は，倫理審査が必要なの？

他の医療従事者への情報共有をはかるための，所属する機関内の症例検討会，機関外の医療従事者同士の勉強会や関係学会，医療従事者向けの専門誌などで個別症例を報告する「いわゆる症例報告」は，「人を対象とする医学系研究に関する倫理指針」の対象としないと判断されております．

学会や学術誌での症例報告には，必ずしも倫理審査が義務づけられてはいません．しかし，学会独自で規定などを設けている場合もありますので，事前に確認しましょう．また，個人情報保護の観点からも情報の取り扱いには十分配慮するようご留意ください．

（関根麻理子）

32 月経不順

診療のコツ

- 月経不順はホルモンの異常によって起こり，漢方医学的には「瘀血」と捉える場合が多いが，その原因は精神的ストレスであることも少なくない．そのため現代のストレス社会においては，「気」の異常を治すことで結果として月経不順が改善することもしばしば経験する．
- 「血」と「気」の両方に配慮された処方や合剤が有効であることはもちろん，半夏厚朴湯のような気剤や四逆散のような柴胡剤単独でも有効な場合がある．

病態

- 月経とは，約1か月の間隔で自発的に起こり，限られた日数で自然に止まる子宮内膜からの周期的出血と定義される．月経周期の正常範囲は25〜38日の間で，その変動が6日以内とされており，これらの範囲を逸脱したものを月経不順という[1]．具体的には，月経周期が短縮し24日以内で発来した月経を頻発月経といい，39日以上で発来した月経を希発月経という．
- また，月経がない状態を無月経といい，初経以前・閉経以降ならびに妊娠・産褥・授乳期における生理的無月経と，性成熟期における月経の異常な停止である病的無月経に分けられる．病的無月経には，満18歳になっても初経が起こらない原発性無月経と，これまであった月経が3か月以上停止した続発性無月経とがある[2]．
- 初経発来後の数年間や閉経前期では月経周期が不順となることが多く，また，精神的ストレス，過度の体重減少，過度の運動負荷，環境の変化や不規則な生活によって月経不順や無月経となることもある．

一般的治療

- 問診・身体所見・内分泌学的検査（FSH，LH，PRL，E_2）などから月経不順の病態を診断する．甲状腺疾患，高プロラクチン血症，多嚢胞性卵巣症候群などの診断となれば，それぞれに応じた治療を行う．

274　処方の実際 17　女性

- 挙児希望がある場合は排卵誘発を行い，挙児希望がない場合は年齢に応じてホルモン治療もしくは経過観察となる.
- 過度のダイエットやアスリートにみられる運動負荷のための月経不順では，適正な食事や運動の指導を行う. 低エストロゲン状態が長期に続いた場合，骨量減少をきたす可能性があるため骨密度の測定を行う必要もある[1].

■ 漢方治療

- 漢方では，月経に関する疾患は，五臓，気血水，寒冷刺激などで病態が説明される[3].
- 月経不順は主に，内分泌や自律神経系の調節作用を有する「肝」の異常と捉えることができる. また，気血水の異常や寒冷刺激も月経周期に影響を与える.
- 血液検査や画像検査などを用いた診断学が発達した現代でも，原因のはっきりしない月経不順に悩む女性は依然として多く，また，女性のライフサイクルやライフスタイルの変化によって，現代ならではの月経不順も増えている.
- 漢方治療単独では，ホルモン治療と比較すると月経が安定するまで時間がかかるが，心身全体を緩やかに整えることができ，ここが漢方治療のよさでもある.
- また，ホルモン治療と併用することにより，ホルモン剤の副作用を軽減し，ホルモン剤ではカバーできないマイナートラブルに対処できるという利点もある.
- 丁寧な問診と漢方医学的診察により「証」を見極めたうえで方剤を決定する. 具体的な処方としては，表1のようなものがある.

column

『万病回春』に見る月経不順[4]

　古典では，月経を「経水」あるいは「経行」といい，月経不順に関しては「婦人経水調わず」「経水行らず」「経水利せず」と表現され，その治療法を「調経」あるいは「通経」としている. 龔廷賢の『万病回春』には，「婦人の経水或は前み或は後れ，或は多く或は少なく，或は踰えて来たらず，或は一月に再び来たるものは倶に是れ調わざるの故なり」という記載がある. 月経の異常が，婦人科疾患のみならず他の疾患と関連することは古くから認識されていたと考えられる.

32 月経不順　**275**

表1　月経不順に用いられる漢方薬

証	処方	使用目標と注意
実証	桃核承気湯 [61]	気逆があり，少腹急結とよばれる下腹部の圧痛がある
	桂枝茯苓丸 [25]	肩こり，頭痛，冷えのぼせなどを訴え，診察上は舌下の静脈怒張や下腹部の圧痛などの瘀血所見がある
	通導散 [105]	赤ら顔で肥満傾向にあり，便秘，肩こり，高血圧などがある場合に用いられる．「一貫堂医学」の瘀血体質に対する処方である
中間証	女神散 [67]	上衝（のぼせ），眩暈（めまい），抑うつ，焦燥感などの症状があり，育児ストレスや仕事のトラブルなど発症のきっかけとなる出来事がある場合が多い
	半夏厚朴湯 [16]	几帳面な性格で，咽中炙臠とよばれる咽喉頭異常感を目標に用いられる．腹診上は腹満（鼓音）がみられることが多い
	八味丸 [7]	腰痛やしびれ，冷えなど加齢に伴う症状があるものに用いられる．漢方医学的には小腹不仁を認め腎虚と表現される
	加味逍遙散 [24]	比較的華奢な体格で，さまざまな自律神経症状に用いられる．漢方医学的には気逆や気うつが主だが，瘀血や水毒にも配慮された処方である．山梔子が含まれているため，長期の使用には注意が必要である
虚証	当帰芍薬散 [23]	虚証で，冷え，めまい，頭痛を訴え，診察上は歯痕や下腹部の圧痛がある場合に用いられる．漢方医学的な目標は水毒と血虚である
	温経湯 [106]	冷え症だが手足は逆にほてり，口唇の乾燥感，肌荒れ，下腹部の冷えなどのある場合に用いられる．漢方医学的には，血虚や瘀血，気逆が目標となる
	当帰四逆加呉茱萸生姜湯 [38]	寒冷刺激によって下腹部から鼠径にかけて引きつれるような痛み（疝気）がある場合．しもやけや，冷房によって冷える場合にも応用される
	十全大補湯 [48]	全身倦怠感・疲労感がある場合や，免疫力が低下した際の体質改善に用いられる．漢方医学的な目標は気血両虚である

女性

276 処方の実際 17 女性

Advanced Course

婦人雑病脈証并治第二十二（『金匱要略』）[5, 6]

婦人特有の病証に関する記載は 張 仲 景 の『金匱要略』にもあり，その「婦人雑病脈証并治第二十二」に詳述されている．以下にその意味と解説を記す．

意味

婦人特有の病の多くは，気血の不足・虚寒の蓄積・気のうっ滞を原因として，無月経を招く．月経が止まった状態が何年も続くと，血が冷えて胞門（子宮）に結びついて病気になり，経絡の気血のめぐりが悪くなる．上焦では涎唾（よだれ）を吐き，長く続くと肺癰のような病気になり，身体がやせてくる．中焦では臍の周りが冷えて痛くなり，両脇が疼痛し子宮に連なって痛む，あるいは中焦で熱結すれば関元（臍の下の穴）が痛み，脈は数で腫物はないが，肌が魚の鱗のようである（ガサガサしている）．これは男性にもあり，女性に限ったことではない．下焦では，いまだそれほど多くないときは月経が不順で，冷えて陰部が引きつれるように痛み，下腹部が冷えて悪寒し，あるいは腰から背に連なって下方は気街穴（＝気衝穴）のあたりが急痛し，膝や脛も疼煩する．急にめまいがしたり，てんかん発作のようになったり，憂い，悲しみ，怒りなどの情緒が不安定になったりするが，これらは帯下（帯から下の病気すなわち婦人病）であって，憑物の仕業ではない．長く続くと次第に羸痩し虚脈となり寒証が多くなる．婦人病は三十六病あって千差万別なので，脈の陰陽虚実緊弦を審らかにして針や薬をやれば，危機を救い安心を得られるだろう．同じ病のようでも，脈は原因によって異なるので，よく覚えておきなさい．そうでないと言ってはいけません．

解説

気血の不足・虚寒の蓄積・気のうっ滞が，無月経や月経不順の原因であることをまず挙げ，それによって引き起こされる症状を上焦・中焦・下焦に分けて論じている．3世紀の古代中国で婦人病がどのように認識されていたかが読みとれる．

現在でいうところの「閉経」を迎える年齢まで生存できた女性は極めて少なかった時代の書であるから，月経が長く停止したり不順であったりすることは，妊娠を除けば多くの場合，異常である．月経の状態や症状を審らかに観察しながら，脈診（診察）を行い個々に応じた対応をしなさいという教えは，現在にも通用するところである．

32 月経不順

column

『婦人良方』[7]

　陳自明の『婦人良方』は，産婦人科に関する中国医学史上初の専門書であるが，その巻之一は「調経門」であり，「凡医婦人，先須調経，故以為首」というコメントが添えられている．婦人の治療にあたっては，まず月経を整えることから始めなさいというのである．ホルモン値の測定やホルモン療法のない時代，月経を整えるのは容易ではなかったと推測されるが，あえてその冒頭で月経を整える重要性を説くのは，単に妊娠や出産のためだけではなく，生命活動の維持においても重要だったと考えられていた証しではないだろうか．

文献

1）日本産科婦人科学会，他（編）：産科婦人科診療ガイドライン　婦人科外来編　2017．日本産科婦人科学会事務局，2017
2）日本産科婦人科学会（編）：産科婦人科用語集・用語解説集．改訂第3版．日本産科婦人科学会事務局，2013
3）花輪壽彦：漢方診療のレッスン．金原出版，1995
4）小曽戸洋，他：和刻漢籍医書集成　第11輯　万病回春，龔廷賢撰．p.218-220，エンタプライズ，1991
5）大塚敬節：金匱要略講和．創元社，1979
6）髙山宏世（編）：金匱要略も読もう．東洋学術出版社，2016
7）陳自明（編），薛己（校註）：太医院校註婦人良方大全．大和田意閑，1636

（森　瑛子）

278 処方の実際 17 女性

33 月経前症候群(PMS), 月経前不快気分障害(PMDD)

診療のコツ

- 月経前症候群(premenstrual syndrome；PMS)や月経前不快気分障害(premenstrual dysphoric disorder；PMDD)は，症状が多彩であることも多く，本邦では漢方治療がよく用いられている．虚実や気血水などの漢方医学的所見から漢方薬を選択する．
- 漢方薬は，ホルモン治療と併用することにより，その副作用を軽減することもできる．また，低用量経口避妊薬(低用量ピル，oral contraceptives；OC)や低用量エストロゲン・プロゲスチン配合剤(low dose estrogen progestin；LEP)のように排卵を抑制する作用がないため，いわゆる妊活中の女性にも提示しやすい選択肢である．

病態

- 月経前症候群(PMS)は，月経前3〜10日間の黄体期に続く精神的あるいは身体的症状で，月経発来とともに減弱あるいは消失するものをいう[1]．その中でも，特に精神症状が主体で強い場合は，月経前不快気分障害(PMDD)と呼ぶ[2,3]．

- PMSやPMDDの原因ははっきりとはわかっていないが，女性ホルモンの変動がかかわっていると考えられている[4,5]．排卵のリズムがある女性の場合，排卵から月経までの期間(黄体期)にエストロゲン(卵胞ホルモン)とプロゲステロン(黄体ホルモン)が多く分泌される．この黄体期の後半に卵胞ホルモンと黄体ホルモンが急激に低下し，脳内のホルモンや神経伝達物質の異常を引き起こすことがPMSの原因と考えられている．しかし，脳内のホルモンや神経伝達物質はストレスなどの影響を受けるため，PMSは女性ホルモンの低下だけが原因ではなく多くの要因から起こるといわれている．

- 産婦人科診療ガイドラインでは，米国産婦人科学会(American College of Obstetricians and Gynecologists；ACOG)の診断基準(表1)を用いるとされており[6,7]，症状が月経前に毎月現れ，月経開始後に和らぐことが特徴的である．出現症状を記録し，月経

33 月経前症候群（PMS），月経前不快気分障害（PMDD）　**279**

表1　PMS の診断基準（ACOG による）

過去3回の連続した月経周期において，月経前の5日間に以下の身体的症状または情緒的症状の少なくとも1つが存在する．

＜身体的症状＞	＜情緒的症状＞
乳房緊満感・腫脹，腹部膨満感，頭痛，関節痛・筋肉痛，体重増加，四肢の腫脹・浮腫	抑うつ，怒りの爆発，易刺激性・いらだち，不安，混乱，社会からの引きこもり

・これらの症状は月経開始後4日以内に軽快し，13日目まで再発しない．
・これらの症状は薬物療法，ホルモン内服，薬物あるいはアルコール使用によるものでない．
・PMS を疑ってから後の，2周期にわたり繰り返し起こる．
・社会的，学問的または経済的行動・能力に明らかに支障をきたす．

American College of Obstetricians and Gynecologists: Premenstrual syndrome. Guidelines for women's health care. A resource manual, fourth edition,: 607-613, 2014

周期との関連を確認する．本邦では，月経のある女性の約70～80％が月経前に何らかの症状がある．生活に困難を感じるほどの強い症状を示す女性の割合は5.4％程度といわれている．思春期の女性では PMS がより多いとの報告もある[8]．

■ 一般的治療

● **排卵抑制療法**：排卵が起こり女性ホルモンの大きな変動があることが原因なので，排卵を止め女性ホルモンの変動をなくすことで症状が軽快する．具体的には，OC や LEP である．これらは，服用している期間だけ一時的に排卵を止めるため，妊娠を希望する場合は服用をやめれば排卵が回復する．

● **症状に対する治療**：痛みに対して非ステロイド性抗炎症薬（nonsteroidal anti-inflammatory drugs；NSAIDs）などの鎮痛剤，むくみに対して利尿剤，精神神経症状や自律神経症状に対して精神安定剤や選択的セロトニン再取り込み阻害薬などを使用する．

● 上記治療法とならんで，本邦では漢方治療もよく用いられる．

■ 漢方治療（表2）

● 症状が多彩であることも多いため，虚実や気血水などの漢方医学的所見を鑑みて漢方薬を選択する[9]．

● 月経周期により服用薬を変更せず，月経時の症状にも配慮し処方

280 処方の実際 17 女性

表2 月経前症候群に用いられる漢方薬

証	処方	使用目標と注意
実証	桃核承気湯 61	気逆があり，少腹急結とよばれる下腹部の圧痛がある
	桂枝茯苓丸 25	肩こり，頭痛，冷えのぼせなどを訴え，診察上は舌下の静脈怒張や下腹部の圧痛などの瘀血所見がある
	柴胡加竜骨牡蛎湯 12	イライラ，不眠，動悸などを訴え，腹診では胸脇苦満や腹部動悸を認める場合に用いられる
中間証	女神散 67	上衝（のぼせ），眩暈（めまい），抑うつ，焦燥感などの症状があり，育児ストレスや仕事のトラブルなど発症のきっかけとなる出来事がある場合が多い
	五苓散 17	頭痛，めまい，むくみなど，水毒を基盤にした症状が強い場合に用いられる
	半夏厚朴湯 16	几帳面な性格で，咽中炙臠とよばれる咽喉頭異常感を目標に用いられる．腹診上は腹満（鼓音）がみられることが多い
	抑肝散 54	過敏体質で，イライラ，不眠，焦燥感などがある場合に用いられる
	加味逍遙散 24	比較的華奢な体格で，さまざまな自律神経症状に用いられる．漢方医学的には気逆や気うつが主だが，瘀血や水毒にも配慮された処方である．山梔子が含まれるため，長期使用には注意が必要
虚証	甘麦大棗湯 72	やや虚証で，感情失禁などがあり，神経過敏で外部からの刺激に過剰反応・興奮する傾向がある場合に用いられる
	当帰芍薬散 23	虚証で，冷え，めまい，頭痛を訴え，診察上は歯痕や下腹部の圧痛がある場合に用いられる．漢方医学的な目標は水毒と血虚である
	当帰四逆加呉茱萸生姜湯 38	寒冷刺激によって下腹部から鼠径にかけて引きつれるような痛み（疝気）がある場合．しもやけや，冷房によって冷える場合にも応用される
	抑肝散加陳皮半夏 83	抑肝散のより虚証に用いられる．腹部症状では腹部動悸が強く触知される
	香蘇散 70	気うつ傾向の場合に用いられる．胃腸が弱い場合やアレルギー体質でも使いやすい

を選択するとよい.
- また,漢方薬はホルモン治療と併用することにより,その副作用を軽減することもできる.

column

加味逍遙散と女神散の鑑別

　加味逍遙散と女神散の鑑別は,「来るたびに違うことを言うのは加味逍遙散,いつも同じことを言うのは女神散」という大塚敬節の口訣が有名である[10].ともに更年期障害に対して処方されることが多いが,PMS や PMDD に対しても同じ口訣を用いて使用できる.

Advanced Course

蔵躁とヒステリー

　『金匱要略』の「婦人雑病脈証并治第二十二」に,甘麦大棗湯に関する条文があり以下に記す.
「婦人蔵躁,喜悲傷,欲哭,象如神霊所作,数欠伸,甘麦大棗湯主之」
　これは,婦人の蔵躁の症状で,悲傷して泣こうとしたり身体が神霊のように振る舞ったり頻繁にあくびをするのは甘麦大棗湯の主治である,という内容である.「蔵躁」とは,山田業広の『金匱要略札記』によれば,子宮の血が乾燥している,すなわち『脈経』の「蔵燥」の意味であろうと考証している[11,12].大塚敬節は『金匱要略講話』の中で「婦人のヒステリー」と説明しているが[13],ヒステリーの語源も「子宮」を意味するギリシャ語"hustéra"であるため,古今東西問わず,女性の子宮すなわち月経周期に関連した精神症状が観察されてきたことは興味深い.現在では,ヒステリーという用語こそ使われないが,「蔵躁」を主治する甘麦大棗湯は PMS や PMDD に対して広く用いられている.

文献

1) 日本産科婦人科学会（編）：産科婦人科用語集・用語解説集 改訂第 3 版, 2013

2) American Psychiatric Association: Premenstrul Dysphoric Disorder. Diagnostic and Statistical Manual of Mental Disorders, Fifth Edition, : 171-175, 2013

3) 日本精神神経学会，他（編）：DSM-5 精神疾患の診断・統計マニュアル．医学書院，2014

4) Freeman EW: Premenstrual syndrome and premenstrual dysphoric disorder: definitions and diagnosis. Psychoneuroendocrinology 28: 25-37, 2003

5) Freeman EW et al: Premenstrual dysphoric disorder: Recognition and treatment. Prim Care Companion J Clin Psychiatry 5: 30-39, 2003

6) 日本産科婦人科学会，他（編）：産婦人科診療ガイドライン 婦人科外来編 2017．2017

7) American College of Obstetricians and Gynecologists: Premenstrual Syndrome. Guidelines for women's Health Care. A Resource Manual, Fourth Edition, : 607-613, 2014

8) Takeda T, et al: Prevalence of premenstrual syndrome and premenstrual dysphoric disorder in Japanese high school students. Arch Womens Ment Health 13: 535-537, 2010

9) 花輪壽彦：漢方診療のレッスン．金原出版，1995

10) 花輪壽彦，他：女神散の使用経験．漢方の臨床 40：65-77，1993

11) 山田業広：傷寒論札記；金匱要略札記．オリエント出版社，1998

12) 真柳　誠：漢方一話 処方名のいわれ 67―甘麦大棗湯．漢方診療 18：4，1999

13) 大塚敬節：金匱要略講和，創元社，1979

（森　瑛子）

34 不妊症

診療のコツ

- 不妊症の原因は，女性側に多いと思われがちだが，女性側にある場合と男性側にある場合はほぼ同程度と考えられる．また男女ともに原因を有している場合もあり，不妊症を疑う場合には，カップルで診療を受けることが重要である．これは漢方診療においても同様である．また検査によっても男女ともに原因のわからない，原因不明不妊といわれる状態も少なくなく，その割合は約1/3程度といわれる．

- 近年では不妊症の原因として加齢の影響も無視できない．1989年には母の第一子出産時平均年齢は27歳だったが，2011年には30歳を超え，2016年には30.7歳とさらに上昇が続き，この傾向は父親にも同様に認められる[1]．女性で年齢とともに卵子の質の低下や子宮疾患が増加するのと同様，男性の場合は，年齢とともに精子の数や運動率の低下が現れる[2]．このように加齢の影響は大きく，漢方治療だけでは，カップルの望む結果が得られないこともあるため，カップルの年齢なども考慮したうえで，不妊外来を含めた婦人科との早期の連携も必要である．

- 生殖補助医療の技術は日々進歩しているが，仕事と治療の両立がうまくいかない，なかなか妊娠できないといった，治療過程における精神的ストレスを多くのカップルが感じている．過度な疲労や精神的なストレスは，女性においては，排卵障害や着床障害を，男性においては，精子の数や運動率の低下を起こす[2]．このような精神的ストレスの緩和や原因不明不妊に対して，心身の状態を整える漢方医学的アプローチが有用であると考える．

病態

- 不妊症とは「妊娠を希望してふつうの性生活を営んでいるのにもかかわらず，1年経っても妊娠しない状態」[3]をいう．通常避妊しなければ，1年で85％のカップルが妊娠するため，約15％のカップルが不妊症と考えられる．

284 処方の実際 17 女性

- 一連の妊娠に至る過程（排卵・射精・受精・着床など）での障害が不妊の原因となりうる．女性側の因子としては，排卵・卵管・子宮・頸管・免疫の各因子があり，男性側の因子としては精子因子がある．子宮因子の中には，子宮筋腫や子宮内膜ポリープなど手術療法が奏効するものもある．これらの原因のうち，排卵因子，卵管因子，精子因子が不妊の三大原因とされるが，男女ともに加齢も妊孕性（子供を作る能力）の低下の原因となり，原因不明不妊の多くが加齢によると考えられる．

- 一般に，女性が自然に妊娠する可能性は，30歳を超える頃から少しずつ低下し，35歳頃から急激に低下する．また男性も35歳頃から精子の質の低下が起こるとされる．

■ 一般的治療

- 不妊の原因が判明したものに関しては，原因に対する手術療法や薬物療法などの一定の効果が期待できる治療法がある．またタイミング法や排卵誘発法といった，保険適用の治療法もある．

- しかし，手術療法や薬物療法で治療効果がない場合や，不妊の原因がわからない場合には，カップル間での排卵と受精を補助する治療法が選択される．人工授精や，生殖補助医療といわれる高度な技術の必要なものがこれに含まれる．

- 生殖補助医療は，体外受精や顕微授精，凍結・融解胚移植といった採卵を必要とするものがあり，女性への身体的負担が重く，また妊娠に結びつかなかった場合の精神的負担も大きい．男性では，精巣内精子回収法などがある．

■ 漢方治療

- 不妊症に対する漢方医学的アプローチは，多岐にわたる．原因がわからないことが多く，また健康な男女を扱うため，他の疾患と

column

生殖補助医療

不妊症で漢方薬を5年間処方されていた方が相談に来られた．不妊症の検査を受けていなかったため，不妊外来を紹介．不妊外来での検査で夫側に原因（造精機能障害）があり，生殖補助医療と併診し半年ほどで妊娠したケースを経験している．原因があり，治療法がある場合には，生殖補助医療は強力な治療手段となる．

同様，問診が重要となる．特に産婦人科を専門としない医師にとっては，今までの妊娠歴，月経歴，産婦人科や不妊外来への受診歴を確認することが必要である．またサプリメントや漢方薬の内服歴についても問診することが必要である．多くの場合，何らかのサプリメント(実は漢方薬のことも多い)や代表的な漢方薬(当帰芍薬散，加味逍遙散，桂枝茯苓丸)をすでに服用していることがある．診察をしたうえで，再度同じ処方をする場合もあるが，その場合は何故その処方なのかの説明が必要なことも多い．

- 原因がわかっている場合，特にその原因が子宮因子(子宮筋腫や子宮内膜ポリープなど)や卵管因子(卵管閉塞など)の場合は漢方の適応となりにくい．まず原因の除去が優先される．

- 漢方薬の適応となる不妊症には，機能的な障害によるもの(例えば排卵障害や軽度の造精機能障害など)や原因不明不妊症などがあげられる．症状として月経不順を含むものについては，「月経不順」参照(→273頁)．

- 始めは漢方薬で試したいと考えている場合には，年齢なども考慮し，子どもが欲しいという目的のためにも，一定の期間が過ぎたら産婦人科や不妊外来への受診を促す提案も必要である．患者が不妊外来への受診のきっかけを待っている場合もある．

(1)胃腸が弱い場合(表1)

- 胃腸が弱い場合には，他の薬も飲みづらく，薬の効果も出にくい．胃弱の人は，体格が華奢な場合が多い．倦怠感があり胃内停水があれば六君子湯を，腹直筋の緊張の強い場合には小建中湯を処方し，まず食欲を出させることから始める．そうすることで他

表1　不妊症で胃腸障害のある場合に用いる漢方薬

証	処方	適応	使用目標など
やや虚証	六君子湯 43	食欲不振，倦怠感，冷え	胃のもたれ感，胃内停水
	小建中湯 99	疲労倦怠，腹痛，冷え	腹壁が薄く，腹直筋が緊張，精力減退
	人参湯 32	倦怠感，胃部停滞感，手足の冷え，下痢	冷えて腹痛，唾液分泌過多，時に胃内停水
	補中益気湯 41	倦怠感，食欲不振，寝汗	手足倦怠，言語・眼勢に力がない，腹部動悸

286 処方の実際 17 女性

の薬も内服できるようになる．また脾胃の状態をよくするだけ
で，妊娠することがある．

- 六君子湯は四君子湯に陳皮，半夏が加味されたもので，四君子湯
＋二陳湯である．したがって，胃内の水をより強くさばきたいと
きには二陳湯を，より気虚が強い場合には四君子湯を少量加える
ことで応用できる．

- 人参湯に加工附子末(三和加工ブシ末)を加えたものに附子理中湯
(三和 EK410)がある．人参湯より手足の冷えが強いものに用い
る．

- 補中益気湯には，柴胡と升麻が含まれており，気を引き上げる
升 提効果がある．そのため，排卵期出血により着床障害を起こ
していると考えられる場合に応用すると，排卵期出血がなくなり
妊娠することがある．

(2)不妊症の漢方医学的アプローチ(表2)

- 不妊症の漢方医学的アプローチでは，まず冷えを改善することか
ら考える．したがって，どの処方も冷えが適応に入るものが多
い．次に気血水について考えていくとわかりやすい．特に瘀血の
存在とむくみなどの水滞をみていくと処方もしやすい．

- 体格がよく，便秘症，のぼせがあり，イライラが強いものに桃核
承気湯がよい．内服後下痢をして，ぐったりするものには用いな
い．また同じく体格はよいが，汗が出やすく水太りの印象をもつ
ものには防已黄耆湯を処方し，余分な水を取り去ることが必要で
ある．また他の温める処方で冷えのとれないものが防已黄耆湯で
冷えがとれることがある．

- 体格ががっちりしていて，胸脇部の張りが強く，肩こり，頭痛や
のぼせのあるものには大柴胡湯を使用してみる．便秘のないもの
にはエキス剤で去大黄の処方がある．各エキス剤の生薬構成をよ
く比べることで，応用範囲を広げることが可能である．

- 体格が普通で胃腸も問題がなく，肩こりや月経痛があり，腹診で
下腹部の張りや圧痛のあるものに桂枝茯苓丸がよい．血液循環の
悪そうな印象をみる．

- 当帰芍薬散では血虚と水毒の症候が認められる．不妊症に関係す
る血虚の症候には，月経量が少ない，月経が遅れるなどがあり，
水毒の症候にはめまい，むくみ，頭痛や頭がぼーっとする，など
がある．また当帰芍薬散は血と水をよく調整するため，不妊症に

34 不妊症　**287**

表2　不妊症に用いる漢方薬

証	処方	適応	使用目標など
実証	桃核承気湯 [61]	便秘，月経痛，月経時の精神不安	小腹急結，時に小腹硬結，瘀血の圧痛
	防已黄耆湯 [20]	肥満症，多汗症，むくみ，関節痛	色白で筋肉が柔らかく肥満傾向
	大柴胡湯 [8] [*1]	便秘，肩こり，頭痛，悪心	胸脇苦満，心下痞硬，悪心，怒りっぽい
中間証	桂枝茯苓丸 [25]	冷え症，月経痛，のぼせ，肩こり	小腹硬満，瘀血の圧痛，赤ら顔
やや虚証	当帰芍薬散 [23] [*2]	不妊症，貧血，倦怠感，腰脚の冷え	血虚，腹部軟弱，胃内停水，色白
	当帰四逆湯 [※]	冷え，しもやけ，冷えによる腹痛，下痢	四肢の厥逆，当帰芍薬散より冷えが強い

[*1]：大黄を除いた，大柴胡湯去大黄エキス（コタロー N319）がある．

[*2]：メーカーにより朮は蒼朮の場合と白朮の場合がある．他の処方でも注意する．浅田宗伯『古方薬議』によれば，「発汗除湿の効果は蒼朮が強く，理中利水の効果は白朮が強い」という．それぞれ，症例に当たって選択するとよい．

[※]：エキス剤なし．エキス剤の場合，当帰四逆湯よりも冷えが強く，また冷えによる腹痛が強く，嘔吐，頭痛が加わるときに用いられる，当帰四逆加呉茱萸生姜湯を使用する．

限らず体格の華奢な女性によく使用される．
- 当帰芍薬散の証で腰痛のある場合には当帰建中湯がよい．
- 冷えの強度により，当帰芍薬散→当帰四逆湯→当帰四逆加呉茱萸生姜湯と処方をスライドする．
- 当帰芍薬散では，一般に筋肉の緊張が弱く，腹部が軟弱である．この緊張が弱すぎる場合には，当帰芍薬散が使えないことがある．このような場合は，胃腸障害のある場合に用いられる漢方薬の中で処方を選択し，消化機能を整えてから当帰芍薬散とするのがよい．

(3) ストレスのある場合（表3）
- すでに不妊外来に通院中で，さらに漢方薬やサプリメントも多数内服歴のある人が来院した場合，ほとんどの場合，十分な期間，代表的な漢方薬が処方されていることが多い．原因がはっきりと

288 処方の実際 17 女性

せず，あるいは原因はいくつかわかっているがうまくいかず，不
安や眠りづらさを抱え，何とかならないかと来院する人も多い．

● このような場合には，男女ともに気剤が有効である．気分がやや
うつ傾向にあり，気がめいって何もできない人に香蘇散を使用し
てみる．胃腸の弱い人でも問題なく使用できる．またちょっとし
たストレスでも敏感に反応し，のどに詰まる感じ（咽中炙臠）や
お腹の張る感じ，胸の張りを訴えるものに半夏厚朴湯を使用して

表3 不妊症でストレスのある場合に用いられる漢方薬

証	処方	適応	使用目標など
中間証	半夏厚朴湯 16	気分がふさぐ，のどに詰まる感じ	咽中炙臠，動悸，めまい，腹満
	抑肝散 54	神経がたかぶる，神経症，不眠症	抑うつ，多怒，性急，不眠，腹直筋緊張
やや虚証	香蘇散 70	胃腸虚弱，抑うつ傾向がある	他の処方で食欲不振，かぼそい声
	加味逍遙散 24	不定愁訴，易疲労，冷え，月経不順	身体的多愁訴，冷え，のぼせ，イライラ

Advanced Course

婦人科処方の鑑別

浅田宗伯著『勿誤薬室方函口訣』では，ここで取り上げた処方の鑑別が要領よく書かれている．いくつか列挙して参考に供す．

当帰芍薬散「全体は婦人の腹中疠痛（急な痛み）を治するが本なれども，和血に利水を兼ねたる方故，建中湯の症に水気を兼ぬる者か，逍遙散の症に痛を帯ぶる者か，何れにても広く用ゆべし」「胎動腹痛に此の方は疠痛とあり，芎帰膠艾湯には只腹痛とありて（痛みが）軽きに似たれども，爾らず．此の方は痛甚だしくして大腹（上腹部）にあり，芎帰膠艾湯は小腹（下腹部）にあって腰にかかる故，早く治せざれば，将に堕胎（流産）の兆となるなり．二湯の分を能く弁別して用ゆべし」

桂枝茯苓丸「此の方は瘀血より来たる癥瘕（腫瘤）を去るが主意にて，凡て瘀血より生じる諸症に活用すべし．….又此の方と桃核承気湯の別は，桃核承気湯に如狂，少腹急結とあり，此の方は其癥不去故也を目的とす．又温経湯の如く上熱下寒の候なし」

34 不妊症　**289**

みる．どちらも徐々にためていたストレスの緩和を感じるようになり，自分の今いる状況を確認できるようになる．

- 浅田宗伯は香蘇散を気剤の中でも揮発の効ありといい，半夏厚朴湯を気剤の権輿（ものの初め）と重視した．

- 不妊治療がうまくいかずイライラが募り，肩こりやのぼせ感のあるものに加味逍遙散，より性急，または怒りを内にためているものに抑肝散を使用することで，治療に対する気持ちを前向きにもっていくことが期待できる．このように見た目の瘀血や水滞だけでなく，いかにして気を捉えていくかが重要になる．処方に迷う場合は；再度丁寧な四診に戻ることが肝要である．

(4)男性不妊症の場合（表4）

- 男性不妊症の原因の約9割が造精機能障害である．機能的障害としての勃起障害も含めて腎虚の状態とし，八味丸を使用する．

- 八味丸には地黄が含まれるため，胃腸が弱いと下痢や食欲不振の出る場合がある．この場合には補中益気湯がよい．八味丸と同様に造精機能障害に対する効果を示す報告が多い．

- 胃腸が弱く八味丸のエキス剤が飲めないものでも，丸剤（ウチダの八味丸M EK-700 ）だと飲める場合がある．

- 体力が低下していて，疲れやすく，神経過敏でストレスを受けやすいものには桂枝加竜骨牡蛎湯がよい．竜骨牡蛎には，臍上の動悸や胸満（胸が張って苦しい），驚きやすい，精神的な不安からくる不眠などを治す作用があり，元気がないものに使用すると，少

女性

表4　**男性不妊症に用いられる漢方薬**

証	処方	適応	使用目標など
中間証〜虚証	八味丸 ⑦	疲れやすい，冷え，陰萎，腰痛	胃腸は丈夫，小腹不仁*1，腎陽虚*2
やや虚証	桂枝加竜骨牡蛎湯 ㉖	神経過敏，精神不安，易疲労，冷え，不眠	腹皮拘急*3，腹部動悸，陰萎

＊1 小腹不仁：全体に腹筋の緊張はよいが，臍下部正中で腹壁の緊張の低下を認める状態．また知覚鈍麻（臍下不仁）を認めることがある．

＊2 腎陽虚：加齢に伴う泌尿器・生殖器などの機能低下を起こす状態，例えば，腰痛，下肢の疲れ，耳鳴り，脱毛，排尿障害，陰萎（勃起障害），夢精など．

＊3 腹皮拘急：腹壁の筋肉が薄く，両側の腹直筋が緊張している状態．

290 処方の実際 17 女性

表5 不妊治療中の身体的ストレスに使用される漢方薬

証	処方	適応	使用目標など
中間証	桂枝茯苓丸 25	冷え症，月経痛，のぼせ，肩こり	小腹硬満，瘀血の圧痛，赤ら顔
	甲字湯※※	冷え症，月経痛，のぼせ，肩こり，腹痛	桂枝茯苓丸より冷えや瘀血の強いもの
中間証〜虚証	芎帰膠艾湯 77	出血が長引き貧血，手足の冷え，めまい	胃腸は丈夫，半産（流産）後の出血
	芎帰調血飲 EK230	産後の神経症症状，体力低下，月経不順	気血両虚，脾虚，耳鳴り，めまい，むくみ

※※：一般用エキス剤あり．桂枝茯苓丸に甘草 1.5 g，生姜 0.5 g を加える．桂枝茯苓丸 25 に芍薬甘草湯 68 1 包もしくは甘草湯（EK-401）1/2 包弱と生姜のしぼり汁少量でも可能．

column

甲字湯

　甲字湯※※（瘀血治療薬）は水戸藩医の原南陽経験方であり，ほかに乙字湯（痔の治療薬），丙字湯（淋の病の治療薬），丁字湯（癖囊の治療薬）などを創製した．癖囊は幽門狭窄や胃拡張などの症状をいい，げっぷや食後の腹痛や食後に吐くなどの症状がある．このうち現在の乙字湯のエキス剤は原南陽の原方ではない．原南陽が小柴胡湯の変方として柴胡・黄芩・升麻・大黄・甘草・大棗・生姜を「痔疾ヲ治ス」として創製したが，浅田宗伯が補中益気湯を念頭に原方にある大棗を当帰に変えたものである．

　しずつ元気を取り戻すのがわかる．

(5)身体的ストレスのある場合(表5)

- 不妊治療では，治療後に予定月経が来る，妊娠しても流産するなど，期待に反してうまくいかないことが多くあり，精神的ストレスとなる．また採卵による痛みや流産手術などの身体的ストレスも治療が長引くにしたがって多くなる．
- 流産手術後に出血が長引き，下腹痛が続く場合には，桂枝茯苓丸がよい．瘀血を取り除く効果があり，残存した子宮内容物を排出

※：エキス剤なし．　※※：一般用エキス剤あり．

34 不妊症　**291**

する効果が期待できる．術後の出血や痛みが早く収まる印象がある．また痛みや冷えがより強いものには甲字湯**がよい．

Advanced Course

寺師睦宗による不妊症の分類

　漢方不妊治療に情熱を傾けていた，寺師睦宗（1923～2018）は不妊症のタイプを経験的に女性は7つのタイプに，男性では2つのタイプに分類した[4,5]．

女性の7タイプ

　①虚弱体質で貧血タイプ（当帰芍薬散），②足腰が冷え，腹部が痛むタイプ（当帰四逆湯，当帰四逆加呉茱萸生姜湯），③胃腸が弱いタイプ（四君子湯，六君子湯，小建中湯，人参湯，補中益気湯など），④中肉中背で瘀血タイプ（桂枝茯苓丸料），⑤中肉中背でガス腹タイプ（折衝飲），⑥みぞおちから脇腹が張るタイプ（大柴胡湯，大柴胡湯合桂枝茯苓丸料），⑦余分な水分が多いタイプ（防己黄耆湯），その他，①～⑦に当てはまらないものを難治型・複合型とした．

男性の2タイプ

　①冬は手足が冷たく，夏はほてるタイプ（八味地黄湯），②ストレスを受けやすいタイプ（桂枝加竜骨牡蛎湯，柴胡加竜骨牡蛎湯）．①，②はとても有用な分類であり，漢方不妊療法で4,500人以上の妊娠実績をもつ経験に裏打ちされた成果である．妊娠しやすい腹診所見として「ふっくらしたお腹」をあげており，随証治療にのっとり，腹証・腹診に重点を置いて，妊娠しやすいお腹に近づけることがポイントであると述べている．その目的を達成するためには，腹診所見の詳細な観察とその変遷，処方変更のタイミングを見極める勘所を身につける必要がある．

　花輪は，腹診所見について以下のように述べている．

　妊娠しやすいお腹は下腹部全体に弾力があり，押しても柔らかく圧痛がない．一方，妊娠しにくいお腹は次の2つのタイプに分けられる．①下腹部を上からなでるとまったく弾力がない場合．②下腹部を上から押すと臍の下あたりを中心に硬く弾力がなく，痛みが強い場合．

　①は，虚弱体質や冷え症と関連することが多く，当帰芍薬散や薬用人参を含む処方を選択．②では，硬いお腹は便秘や肥満，月経異常，ストレス，子宮や卵巣などの血行不良と関連して起こる徴候と考えられ，桂枝茯苓丸や桃核承気湯などの微小循環改善薬を用いる[6]．

- 流産手術後の出血がなかなか止まらない，治療後の予定月経が長引く場合に，芎帰膠艾湯がよい．また妊娠して，下腹部が痛く，少量の出血が長引く場合にもよい．
- 不妊治療が長引き，精神的に疲れてしまい，ややうつ気味になり，食欲もなく，めまいなどもみられるものに芎帰調血飲がよい．芎帰調血飲は，産後一切の気血を調理するというもので，貧血を補い，悪露を去り，消化器系の働きをよくし，産後に起こる自律神経失調の諸症状に用いてよく，産後の常用処方として用いられる．産後うつにもよい適応があり，流産術後の気持ちの沈んだときや，習慣性流産で精神的に疲れたものにも使用できる．

文献

1）厚生労働省（編）：平成 30 年 我が国の人口動態，2018
2）日本産科婦人科学会（編）：HUMAN＋女と男のディクショナリー．日本産科婦人科学会，2014
3）日本産科婦人科学会，他：不妊の定義の変更について．日産婦誌 67，1602，2015
4）寺澤捷年，他（編）：漢方診療二頁の秘訣．140-141，金原出版
5）寺師睦宗：大丈夫！不妊は漢方で治る．主婦の友社，2003
6）花輪壽彦：漢方よろず相談．永劫，2001
・花輪壽彦：漢方診療のレッスン．金原出版，1995
・矢数道明：臨床応用 漢方処方解説 増補改訂．創元社，1981
・長谷川弥人：勿誤薬室「方函」「口訣」釈義 増補改訂版．創元社，1994

（渡辺浩二）

35 更年期障害

更年期と更年期障害

- 更年期は,「閉経前の 5 年間と閉経後の 5 年間とを併せた 10 年間を『更年期』という. 性成熟期から老年期への移行期を指す用語」とされている[1]. なお, 閉経は「閉経の診断は女性が 12 か月以上無月経となって初めて可能である」とされている[1]. 日本女性では閉経の正常範囲は 45〜56 歳であり, 閉経年齢の中央値は 50.5 歳である.

- また, 更年期障害については「更年期症状, 更年期障害の主たる原因は卵巣機能の低下であり, これに加齢に伴う身体的変化, 精神・心理的な要因, 社会文化的な環境因子などが複合的に影響することにより症状が発現すると考えられている」[1].

- 更年期障害の原因であるエストロゲンの欠乏により, 動脈硬化防止や骨代謝(強力な骨吸収抑制, 骨形成の促進)など, 女性に有益な作用を与えるホルモンが急激に低下するため, 個体はストレスに応対する適応閾値が低下する. 小さなストレスでも応対できなくなり, 自律神経失調症状が出現しやすくなると考えられる(図1).

- 私見では「更年期障害とは, エストロゲンレベルの急激な低下に

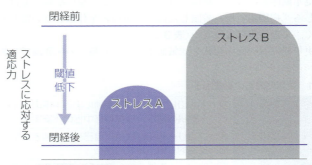

図 1 更年期障害出現の原理
閉経後はストレス B よりも小さいストレス A でも症状が出現する.

伴って，ストレスに応対する適応閾値の低下から生じる一種の自律神経失調症状に種々の精神症状が加わって，発症する多愁訴症候群」とも説明できる疾病である．

更年期障害にかかわる因子

- 更年期障害に関わる因子について，西洋医学では表1の3因子に説明されており，更年期障害の度合いに影響を与えると考えられる．

更年期障害の臨床症状と一般的治療

- 更年期障害の臨床症状：「日本人女性の更年期症状評価表」がある（表2）．計21項目あり，臨床症状は多岐にわたり，病因の同定が難しいので，西洋医学では「不定愁訴症候群」と分類している．治療については，対症療法（鎮痛薬，入眠薬，抗不安薬など）とホルモン補充療法が中心となる．この両者の治療が効かない患者には，SSRI・SNRI製剤の選択になるのが一般的である．

- ホルモン補充療法（HRT）：現在，一般的に行われているものは，卵胞ホルモン製剤と黄体ホルモン製剤を同時に服用させる方法である．「ホットフラッシュ（血管運動神経障害様症状）」には著効する場合が多い．しかし，漢方の視点からみると，黄体ホルモンは「湿熱」の病態を助長するため，HRTの長期服用では平素「過食・過飲」傾向のある患者の過食をさらに促し，「湿熱」の病態を悪化させることがある．

更年期障害の漢方医学的病態

- 更年期障害のように病因のはっきりとわからない症候群では，むしろ「病態論」から着眼したほうが疾病の全体像を見いだしやすく，また治療にも役立つ（表3）．

- 更年期障害の臨床症状を「気血水」と「五臓」の病態論で分析し

表1　更年期障害の影響因子

内分泌因子	ゴナドトロピンの急激な変動による中枢のフィードバック機構の破綻⇒自律神経中枢の不安定化
心理・性格因子	メランコリー親和性性格，自己否定・他者肯定的性格，妥協的・自己犠牲的性格
社会・文化的因子（ストレス）	現実問題・人間関係，分離体験，荷下ろし状態，空の巣症候群

この他に生活習慣，食習慣，体質・不養生，周囲環境の因子もある．

35 更年期障害 **295**

表2 日本人女性の更年期症状評価表

症状	症状の程度		
	強	弱	無
① 顔や上半身がほてる（熱くなる）			
② 汗をかきやすい			
③ 夜なかなか寝付かれない			
④ 夜眠っても目を覚ましやすい			
⑤ 興奮しやすく，イライラすることが多い			
⑥ いつも不安感がある			
⑦ ささいなことが気になる			
⑧ くよくよし，ゆううつなことが多い			
⑨ 無気力で，疲れやすい			
⑩ 眼が疲れる			
⑪ ものごとが覚えにくくなったり，物忘れが多い			
⑫ めまいがする			
⑬ 胸がどきどきする			
⑭ 胸がしめつけられる			
⑮ 頭が重かったり，頭痛がよくする			
⑯ 肩や首がこる			
⑰ 背中や腰が痛む			
⑱ 手足の節々（関節）の痛みがある			
⑲ 腰や手足が冷える			
⑳ 手足（指）がしびれる			
㉑ 最近音に敏感である			

日本産科婦人科学会生殖・内分泌委員会：「日本人用更年期・老年期スコアの確立とHRT副作用調査小委員会」報告 ―日本人女性の更年期症状評価表の作成―．日産婦誌 53：883-888，2001

た結果では，多くの症状は気血水病態論の「気滞・気逆」とかかわりがあり，「水滞」のものも多い．また五臓病態論では「肝・心」の病態とのかかわりが圧倒的に多いという結果になる．

● この「評価表」には記載されていない更年期の月経に関する「月経不順や不正出血」などの症状も臨床上頻度が高いので，「瘀血・血熱」「血虚」の病態もある程度関与していると考える．

■ 更年期障害の漢方治療

● 更年期障害にかかわる3つの因子が症状の度合いに影響を与えると前述した．そのなかでも「内分泌因子」と「心理・性格因子」を短期間で変えようとするのは大変難しいと思われる．しかし，

296 処方の実際 17 女性

表3 気血水の病態症状と対応する西洋医学的分類（番号は表 2 と対応）

気血水	種類	臨床症状
気	気虚	疲れやすい，体がだるい，気力がない，食欲・意欲がない，貧血，日中の眠気など． ⑨
	気滞	抑うつ気分，のどのつかえ感，頭重・頭冒感，胸腹部膨満感，胸脇背，腰，四肢の痛みなど． ⑧，⑭，⑮，⑰，⑱
	気逆	発作性冷えのぼせ，発作性動悸，発作性頭痛，不安焦燥感，ゲップ，発汗，肩こりなど． ①，②，⑥，⑬，⑯
血	血虚	過少月経，眼精疲労，顔色不良，皮膚の乾燥と荒れ，爪がもろい，髪の毛が抜ける，集中力低下，こむらがえりなど． ⑩
	瘀血	月経障害（月経痛，月経不順），痔，臍傍および下腹部の圧痛，口乾，唇や舌の暗赤紫色化，色素沈着など
	血熱	熱証にみられる不正出血，常時ののぼせ，目の充血など． ①
水	燥証	水分（津液）の不足，虚熱状態，空咳，口渇など
	水滞	浮腫傾向，身体の重い感じ，胃部振水音，めまい，立ちくらみ，腰や手足が冷える，朝の強ばり，肩・首のこり，手足の指がしびれる，多尿・乏尿，水様鼻汁，喀痰など． ⑫，⑲，⑳

花輪壽彦『漢方診療のレッスン』（金原出版，2003）と寺澤捷年『和漢診療学』（岩波新書，2015）を参考に筆者作成．

「社会・文化的因子」の属した「環境因子」の中で，周囲環境の変化（人間関係，分離体験など）以外に，一番変えやすいのは個々人の「生活習慣（夜更かしなど），食習慣（過食過飲，間食など）」の歪みである．それらの歪みを是正することにより，症状の緩和にとても役立つと思われる．

● 漢方治療のポイントについては，ストレスを取り除くためにまず肝に着眼し，「抑肝・瀉肝」の言葉がついている方剤，あるいは柴胡剤を選び，それでも治療がうまくいかないときは心を考え，瀉心湯類など「心」の文字がついている方剤を選ぶ．胃腸に関し，「中，脾」の文字がある「建中」・「補中」・「帰脾/啓脾」の言葉がついている方剤，あるいは消化を助ける方剤を選ぶ．むくみがあるときは，利水，補腎の方剤を選ぶ．

35 更年期障害 **297**

表 4　五臓の病態症状（番号は表 2 と対応）

五臓	異常時の症状
肝	抑うつ，イライラ，怒りっぽくなる，精神の不安定，筋肉のけいれん，知覚麻痺（しびれ感），ゲップ，腹満，腹痛，目の症状（目の乾き，赤目，目の奥の痛み，目のピクピク）． ⑤，⑦，⑧，⑩，⑳
心	動悸，息切れ，不安感，不眠，多夢，驚きやすい，汗をよくかく，舌の先端が赤く痛い，味けがない． ②，③，④，⑥，㉑
脾	食欲異常，喜唾，口角に唾がたまる，口唇乾燥，吐き気，腹部のもたれ感・下垂感，脱肛，便通異常，手足が黄色になる，肌肉がやせる，鼻血，不正出血，出血しやすくなる
肺	色白になる，皮膚病になりやすい，発汗異常，息切れ，疲れやすい，かぜを引きやすい，鼻汁，鼻づまり． ②，⑨
腎	老化現象全般，集中力低下，物忘れ，頭がボーッとする，息が深く吸えない，聴力低下，排尿・排便異常，性欲減退，インポテンツ，遺精，早期閉経，恐れやすい． ⑪，⑮

花輪壽彦『漢方診療のレッスン』（金原出版，2003)と寺澤捷年『和漢診療学』（岩波新書，2015)を参考に筆者作成．

(1)ホットフラッシュに用いる漢方処方(表 5)

- ●ホットフラッシュについて，大まかに分類すると，両極端な 2 タイプがみられる．1 つは気逆（気の上衝）から生じた発作的なのぼせと，もう 1 つは血熱から生じた常時ののぼせである．気逆のタイプは，多く表虚か，陽虚か（臨床上湿っぽい肌の持ち主に多い）が原因で発生したもので，桂枝を含む処方が治療の対象になる．エキス製剤なら，桂枝湯，桂枝加竜骨牡蛎湯がある．気逆さらに水滞が絡んでくるもの，いわゆる「陽虚水泛」の病態をなしたものに，茯苓と桂枝を含む処方を用いる．このうちエキス製剤なら，苓桂朮甘湯がある．気逆さらに瘀血が絡んでくるものに，桂枝茯苓丸，桂枝茯苓丸加薏苡仁がある．裏熱が加わると，桃核承気湯になる(表 9)．
- ●もう 1 つ血熱のタイプは，多く胃熱が原因で発生したもので，黄連，黄芩を含む処方が治療の対象になる．エキス製剤なら，三黄瀉心湯，黄連解毒湯がある．血熱が原因でありながら，また気逆も絡んだものには，女神散を用いる(表 6)．

女性

column

更年期障害と気血水,五臓のかかわり

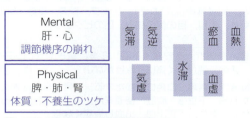

図　更年期障害の漢方医学病態

　気を「調節の気」と「実質の気」に2分する場合では,「肝・心」は「調節の気」の役割を担い,「脾・肺・腎」は「実質の気」の役割を担う.いいかえれば,精神症状は「肝・心」のかかわりがより大きく,身体症状は「脾・肺・腎」のかかわりがより大きい.

　更年期障害,その漢方医学病態の本質は「肝・心」の不和,いわゆる調節機序の崩れ(ストレス,夜更かしなど)と「脾・肺・腎」の不和,体質あるいは不養生(過食過飲,間食など)のツケが原因でもたらされた気血水の異常と解釈できる.なかでも「血」以外に,「気と水の異常」は大きなウエイトを占めている.

(2)その他の更年期障害に用いる漢方処方

- 方剤選択のポイントとしては,一般的に「イライラ,憂うつ」のあるものに加味逍遙散を第一選択とする.胃腸虚弱なものには半夏白朮天麻湯がよい.イライラが強く,攻撃的なもの,あるいは不安・焦燥感の強いものには,抑肝散(加陳皮半夏)がより効果的である.頭をよく使い,心労のあるものには,帰脾湯,加味帰脾湯の適応が多い(表6).またよく泣くものには,甘麦大棗湯の奏効するものが多い(表9).
- 腹診を併せて行えば胸脇苦満が顕著なときは,柴胡剤の選択になる(表7).心下痞鞕があるときは,瀉心湯類も方剤選択の一助となる(表8).

35 更年期障害 **299**

表5 ホットフラッシュに用いる漢方薬

気		処方
気逆 (気の上衝)	表虚・陽虚	桂枝含有製剤：桂枝甘草湯※，桂枝加桂湯※，桂枝加竜骨牡蛎湯 26
血・水		**処方**
	水滞	苓桂朮甘湯 39，苓桂甘棗湯※※，苓桂味甘湯※
	水滞・瘀血	桂枝茯苓丸 25，桂枝茯苓丸加薏苡仁 125
	瘀熱 (瘀血＋裏熱)	桃核承気湯 61
	血熱	女神散 67
	水滞・血熱	黄連解毒湯 15，三黄瀉心湯 113 梔子柏皮湯 314

※：エキス剤なし.

Advanced Course

宿食の治療

　最近，臨床上よく見受けられる更年期障害の病態は「過食過飲」，いわゆる日々の不養生が原因で引き起こされたものである．これらの多くに「宿食」がみられ，治療には「少陽陽明合病」に準ずると江戸の名医・内藤希哲は主張した．この理論より実践した日々の臨床から得た心得では，過食の内傷病は，体内に陽明腑熱(有形の熱結)を形成しやすく，この裏熱は往々にして陽明経(無形の熱結)にも熱を伝導し，びまん性に熱を形成する．それゆえ「口乾，渇欲飲水」の臨床症状を引き起こす．この病態に筆者は「柴胡剤合白虎加人参湯」を基礎処方としてよく用い，著効例も多く経験している．びまん性に形成した熱の強い症例には「上・中焦の熱気」を降ろすために，さらに「石膏細末」を加える．それにより「過食」の衝動を抑え，治療効果を一層高められる．

　瘀血が顕著な場合では，桃核承気湯を併用する．水滞が顕著な場合では，中・上焦の湿熱なら五苓散，茵蔯五苓散，下焦の湿熱なら猪苓湯を併用する．胃熱が顕著な場合では，調胃承気湯，三黄瀉心湯，あるいは黄連解毒湯を併用する．陽明腑熱が強ければ「柴胡剤合承気湯類」で治療する．

方剤選択のポイント

表 6　更年期障害の一般的な方剤選択のポイント

証	処方	使用目標と注意
実証	女神散 67	気滞，気逆，血熱が病態の基盤をなし，顔ののぼせ，頭痛，めまい，不眠などの固定症状を訴える．更年期のトランキライザーとして頻用．加味逍遙散の効かない強いホットフラッシュに有効な場合あり
	竜胆瀉肝湯 76	情緒不安定で，イライラ，眠気，集中力低下などの精神神経症状や，食欲増進，浮腫・尿不利，帯下増多，過多月経，体熱感，体の痒み，また乳房の張り・乳房痛などの身体症状を訴える．腹証：しばしば右側の胸脇苦満，また下腹胃経に沿った全長にわたる按圧痛．右腓腹筋の把握痛
中間証	加味逍遙散 24	気分の変動(憂うつ，イライラ)，不安感などの精神症状や不眠，頭痛，肩こり，手のしびれ感，口内炎，乳房の張り・乳房痛，肌荒れ，便秘傾向などの身体症状を訴えるもの．急にカーッと熱くなる血管運動神経症状(ホットフラッシュ)によい．腹証：右側の胸脇苦満
	抑肝散 54	イライラ・怒り感情(その裏の感情として，「強い不安・焦燥感」を訴えるものもいる)の精神症状，ないし左側の痛み・不調などの身体症状を主として訴え，またストレス食い傾向がある．腹証：左側の胸脇苦満と脇下痞鞕
虚証	抑肝散加陳皮半夏 83	抑肝散の証で，さらに胃腸虚弱．腹証：左側の胸脇苦満と腹直筋の拘急，心下振水音，心下，臍上・臍傍悸
	半夏白朮天麻湯 37	胃腸虚弱者，神経質，イライラ，怒りっぽくなりやすく，また胃腸の不調，フワッとするめまい，頭重・痛，肩こりなどの身体症状を訴える．グワングワンするめまい，頭が後ろに引っぱられ，倒れそうになると訴えてくる場合あり
	加味帰脾湯 137	胃腸虚弱者，心労(気配りからのストレス)が重なったことによる気分の変動(憂うつ，イライラ)や多夢・不眠などの身体症状を訴える

35 更年期障害 301

表7 更年期障害の柴胡剤選択のポイント

証	柴胡剤	使用目標と注意
実証	大柴胡湯 ⑧	ストレスを基盤に，イライラ，心下部痛，肩こり，筋肉痛など，また嘔気，便秘傾向，体熱感，易疲労感を訴え，種々の心身症，緊張しやすい．腹証：強度の胸脇苦満と心下急
	柴胡加竜骨牡蛎湯 ⑫	ストレスを基盤に，神経が亢奮状態となり，不眠，胸苦しさ，不安・焦燥感，驚きやすいなどの精神神経症状，また四肢の重だるさ，性欲低下などの身体症状を訴える．腹証：胸脇苦満，臍上・臍傍悸
中間証	小柴胡湯 ⑨	「湿熱」が病態をなし，微熱を自覚し，月経前・中に症状が悪化したり，消化器症状と不安・焦燥感などの精神神経症状を訴える．腹証：胸脇苦満，脇下痞鞕
	四逆散 ㉟	ストレスを基盤に，心下部よりの季肋部痛，下痢傾向を訴え，種々の心身症，神経質，過緊張がみられる．腹証：心下痞鞕および底力のある「二本棒」様の腹直筋
	柴胡桂枝湯 ⑩	不安，不眠，動悸，上半身ののぼせ・発汗などの精神神経症状と消化器症状（胃痛，腹痛など）を訴え，種々の心身症，神経質，緊張傾向．本方は小柴胡湯と桂枝湯の合方とみなし，構成内容は小柴胡湯加桂皮・芍薬になる．腹証：心下支結
虚証	柴胡桂枝乾姜湯 ⑪	神経過敏，かぜ様症状（口内乾燥感，のどの痛み，咳傾向）を訴え，顔ののぼせ，頭と首に汗をかきやすい（頭汗傾向）．腹証：鳩尾圧痛，心下，臍上・臍傍悸

表8　更年期障害の瀉心湯類選択のポイント

証	瀉心湯類	使用目標と注意
実証	黄連解毒湯 15	赤ら顔，のぼせぎみで，イライラ，頭重・頭痛を自覚し，体の痒み，目の充血，鼻血傾向(出血傾向)を訴え，また高血圧傾向となりやすい．構成内容：黄連，黄芩，黄柏，山梔子
	三黄瀉心湯 113	「三黄＝黄連・黄芩・大黄」より構成され，気痞を取り除く方剤である．使用目標は黄連解毒湯に準じ，さらに便秘があるもの
中間証	半夏瀉心湯 14	「嘔・痢・痞」は方剤使用の目標であり，主として胃腸症状〔口内炎，嘔気，心下の痞え，ゲップ，もたれ感，腸鳴(腹中雷鳴)，下痢傾向など〕，および口唇周囲皮膚の荒れ，項のこりなどの身体症状と不安，不眠傾向を訴える．腹証：しばしば心下痞，中脘圧痛
	黄連湯 120	胃の灼熱感，口内炎など，心下部あたりの症状を主症状として訴え，また顔ののぼせ，不眠傾向がある．構成内容：半夏瀉心湯去黄芩＋桂皮＋黄連増量
	温清飲 57	黄連解毒湯のように，のぼせぎみで，イライラして，また血虚症状(皮膚のかさつき，爪のもろさ)が加わる．構成内容：黄連解毒湯＋四物湯 71

表9　更年期障害のその他の方剤選択のポイント

証	処方	使用目標と注意
実証	桃核承気湯 61	桂枝茯苓丸よりさらに実証で，便秘と精神症状(狂の如く)
	桂枝茯苓丸 25	瘀血と気逆が病態基盤をなし，顔ののぼせ，頭汗，下腹部の張り・痛み(月経痛を含む)の自覚．腹証：臍下に馬蹄形の硬結と下腹部圧痛．臨床上，ホットフラッシュによく効く
中間証	半夏厚朴湯 16	気滞と水滞が病態の基盤をなし，予期不安，心臓神経症(動悸・不整脈)，呼吸器症状，消化器症状，あるいは咽中炎攣を訴える．腹証：しばしば中脘圧痛と臍上悸．いわゆる「粘膜過敏症状」傾向のものによい

（次頁へつづく）

35 更年期障害

表9 つづき

証	処方	使用目標と注意
中間証	苓桂朮甘湯 39 苓桂甘棗湯※ 苓桂味甘湯※	「陽虚水泛」の病態治療に用いる方剤で，胃腸虚弱者で，顔ののぼせ，動悸，立ちくらみなどの身体症状を訴え，上熱下寒，水滞のあるもの
	甘麦大棗湯 72	ヒステリー（興奮・泣き悲しみ）様の状態になりやすく，外来受診時しばしば感情失禁になる
虚証	当帰芍薬散 23	血虚と水滞が病態をなし，冷え症，貧血気味で，頭重・痛，めまい，動悸，下半身のだるさ・重み・浮腫・冷えなどの水滞症状を自覚し，また下腹部痛を訴える．構成内容：【四物湯 71 去地黄】＋【五苓散 17 去桂皮・猪苓】
	桂枝加竜骨牡蛎湯 26	神経過敏症状（音に敏感，日中の頻尿），あるいは性的神経障害（夢交，性感異常）．腹証：腹力軟弱，あるいは腹直筋拘急，心下，臍上・臍傍悸
	香蘇散 70	胃腸虚弱者，気虚・気滞傾向があり，しばしば定まらない愁訴を訴える．花輪曰く「外来では，コミュニケーションの方剤として有効」

※：エキス剤なし．

文献

1）日本産科婦人科学会（編）：産科婦人科用語集・用語解説集 改訂第4版，2018
2）日本産科婦人科学会生殖・内分泌委員会：日本人女性の更年期症状評価表．日産婦誌 53：13-14，2001
3）花輪壽彦：漢方診療のレッスン．金原出版，2003
4）寺澤捷年：和漢診療学．岩波新書，2015

（頼　建守）

304　処方の実際 17　女性

36 閉経後のトラブル

診療のコツ

- 1年間月経がない状態を閉経という．わが国では閉経の前後
5年の合計10年間を更年期という[1]．更年期を過ぎると漢
方の処方選択に男女差は少なくなる．この項では，それ以降
も続く頻度の多い女性特有の訴えについて述べる．

■ 病態

- ホルモン減少に伴い，帯下は減少し，腟粘膜は菲薄化する．それによる萎縮性腟炎のために不正出血や外陰瘙痒症，性交障害を生じる．加齢や経腟分娩による子宮下垂や子宮脱，また，腹圧性尿失禁が生じる．膀胱炎によって頻尿や排尿時痛を生じ，膀胱炎が治癒した後も膀胱粘膜の炎症のために膀胱炎症状が持続することがある．

■ 一般的治療

- 萎縮性腟炎に対しては少量のホルモン製剤の腟錠が有効で，ホルモン量も少なく即効性もあり，短期間で症状が改善する．
- 子宮下垂，子宮脱に対しては，その下垂・脱の程度によってペッサリー挿入や手術療法をする．
- 膀胱炎には抗菌薬を投与する．過活動膀胱には β_3 受容体作動薬や抗コリン薬を用い，膀胱の異常収縮を抑制する．
- その他の脂質異常症，動脈硬化，高血圧，骨粗鬆症など加齢による症状は男性と同様の対応になる．

■ 漢方治療（表1）

- 加齢により生じる症状は腎虚と考え，補腎剤を選ぶ．補腎剤では八味丸が代表であるが，胃腸が弱く八味丸が飲めない場合は，補脾剤の補中益気湯を用いる．補中益気湯は升提作用（気を引き上げる，弛緩した筋肉のトーヌスを調整する）[2]があり，軽度の子宮下垂の場合，自覚症状の改善を認めることがあり，骨盤底筋の運動と併せて試みる価値はある．
- 加齢とともに冷えを生じることが多い．冷えにより頻尿や下部不快感が生じることもあり，冷えを治すことも1つの治療法である．
- 加齢に伴い血虚の症状で肌の乾燥が強くなることも多い．萎縮性

36 閉経後のトラブル **305**

腟炎など下部症状は，肌の乾燥のみならず腟や膀胱粘膜が弱くなることによる症状と考えて補血剤を使うこともある．補血の基本処方は四物湯だが，四物湯に補脾剤を加えた十全大補湯や駆瘀血剤と利水剤を加えた当帰芍薬散も使いやすい．

表1　閉経後によくある訴えと処方のまとめ

症状	処方	冷え	使用目標と注意
子宮下垂	補中益気湯 ㊶		処方中の柴胡・升麻に升提作用
頻尿	補中益気湯 ㊶		腹圧性尿失禁．補中益気湯の升提作用による効果
	五淋散 56	熱証	難治性の膀胱炎．黄芩を含むため肝機能障害に注意
	猪苓湯 ㊵	なし	膀胱炎．膀胱炎治療後にも症状が残るとき（無菌性膀胱炎）．冷えはない
	猪苓湯合四物湯 112	なし	膀胱炎の治療後，猪苓湯のみで効果が少ないとき．肌の乾燥など他の血虚の症状を伴うとき
	十全大補湯 ㊽	軽度	体力低下のために膀胱炎を繰り返すもので，膀胱炎再発予防
	清心蓮子飲 111	あり	無菌性膀胱炎．冷えてやや神経質のもの．五心煩熱（手足のほてりと心煩），上盛下虚（イライラと下半身の冷え）のものに使う．黄芩を含むため肝機能障害に注意
	加味逍遙散 ㉔	あり	足冷がある．イライラしたり，多愁訴のもの．清心蓮子飲より若者に多い
	八味丸 7	あり	補腎剤．下肢，特に足首が冷えるもの．口が乾くための多飲多尿による頻尿にも効果．地黄を含むので胃腸障害に注意
	当帰芍薬散 ㉓	あり	下半身が冷えてむくむもの
	苓姜朮甘湯 118	強い	膀胱炎を繰り返すものの再発予防．下半身が水に浸かったように冷えるもの
萎縮性腟炎	十全大補湯 ㊽	軽度	他の部位の肌の乾燥（血虚）を伴うもの．疲労感の強いもの
	当帰芍薬散 ㉓	あり	肌の乾燥など血虚の症状と下肢のむくみや立ちくらみなど水毒の症状を伴うもの

（次頁へつづく）

女性

306　処方の実際 17　女性

表1　閉経後によくある訴えと処方のまとめ　つづき

症状	処方	冷え	使用目標と注意
萎縮性腟炎	八味丸 [7]	あり	補腎剤．腰痛や下肢の冷え，体力低下など腎虚による症状．即効性はないが，長期に服用することで改善．地黄を含むので胃腸障害に注意
外陰部瘙痒症	竜胆瀉肝湯 [76]	なし	冷えのないもの．痒みが強いときに短期間用いる．黄芩を含むので，肝機能障害に注意
	猪苓湯 [40]	なし	冷えのないもの．長期に使用しやすい
	十全大補湯 [48]	軽度	外陰部以外の肌の乾燥（血虚）を認めるもの

column

升麻の増量

　補中益気湯の升提（しょうてい）作用は「柴胡＋升麻」の組み合わせによる．升提作用を増強するために，煎じ薬ならば升麻1gを2gに増量することが可能である．ただし升麻は飲みにくいと言われることが多いので注意がいる．

文献

1 ）日本産科婦人科学会，他（編）：産婦人科診療ガイドライン 婦人科外来編 2017．260，2017
2 ）花輪壽彦：漢方診療のレッスン 増補版．289-291，金原出版，2003

（森裕紀子）

37 妊娠中と産後の薬物治療

診療のコツ

- 日本では西洋薬と同様，ほとんどすべての漢方薬の添付文書に「妊娠または妊娠している可能性のある婦人には治療上の有益性が危険性を上回ると判断される場合のみ」と記載がある．このため，妊婦は必要な治療を受けられないことが多い．本項では，妊婦・授乳婦への投薬について注意すべき点と頻用処方をまとめた．

① 妊娠中

胎児に影響を与える西洋薬[1]

- 受精前から受精2週（妊娠3週末）：ごく少数の医薬品（角化症治療薬のエトレチナート，C型肝炎治療用抗ウイルス薬のリバビリン）を除き胎児奇形出現率は増加しない．
- 妊娠4週以降7週未満：奇形を起こしうる医薬品はある（ワルファリンナトリウム，メトトレキサート，抗てんかん薬）が，催奇形性が証明された医薬品は比較的少ない．
- 妊娠8週以降12週未満：大奇形は起こさないが小奇形を起こしうる医薬品がある．
- 妊娠13週以降：奇形は起こさないが胎児機能障害を起こす可能性のある医薬品がわずかにある．テトラサイクリンによる歯牙着色，非ステロイド性抗炎症薬による新生児動脈管収縮と新生児肺高血圧，アンジオテンシン変換酵素阻害薬（ACE-I）およびアンジオテンシンII受容体拮抗薬（ARB）による胎児腎障害などが報告されている．

漢方治療（表1）

- 桂枝茯苓丸は催生湯とよばれており，分娩誘発に用いられた報告[2]もあるため，基本的に妊娠中は服用しない．しかし妊娠初期に通常量の桂枝茯苓丸の服用では流産にならないため，妊娠反応の陽性（妊娠4週）を認めた段階で服用を中止とすればよい．
- 桂枝茯苓丸は基本的な駆瘀血剤であり，桃核承気湯，通導散，大黄牡丹皮湯，腸癰湯などの駆瘀血剤も妊娠中は控えたほうがよい

女性

308 処方の実際 17 女性

表1 妊娠中によく使用する処方

症状	処方	使用目標と注意
妊娠悪阻	小半夏加茯苓湯 21	嘔気に対する基本処方
	半夏厚朴湯 16	小半夏加茯苓湯に蘇葉，厚朴という気剤を含む．やや神経質な妊婦のつわりに効果あり
	人参湯 32	乾姜を含み裏寒を温める処方．冷えを訴える悪阻に用いる．つわりでは湯気を嫌うことが多いが，湯気を嫌わず，入浴で温まることを嫌がらない者．冷えの自覚はないこともある
	五苓散 17	水毒に対する基本処方．冷えはなく，唾液が多く出たり，立ちくらみが多いもの．水を服用してもすぐ吐くもの
子宮収縮	当帰芍薬散 23	血虚と水毒に対する処方．冷えると子宮は収縮する．軽い収縮痛に対して連日服用する．安胎薬でもあり長期に服用可能
	芍薬甘草湯 68	芍薬と甘草の2味の処方で，即効性がある．軽い子宮収縮，あるいは西洋薬と併用で，短期間子宮収縮を抑制する目的に頓用．甘草の量が多いため，常用しない
むくみ	当帰芍薬散 23	血虚と水毒に対する処方．下肢がむくんで冷えるとき
	五苓散 17	水毒の基本処方．下肢がむくんで，暑がりで多汗なとき
不正出血	芎帰膠艾湯 77	補血の基本処方の四物湯を含む処方．絨毛膜下血腫などの不正出血に対して．四物湯の地黄が胃もたれすることがある
尿路結石	芍薬甘草湯 68	発作時に湯で頓服．即効性がある
頭痛	呉茱萸湯 31	裏寒があり，寒水が上下に動いて，嘔吐，頭痛を生じるものを治す．もともと片頭痛のある患者の頭痛に用いる．冷えの自覚のある妊婦には特に効果があり，連日服用することで頭痛の発生頻度も減少する．とても苦い．お湯で服用する
	葛根湯 1	肩こりや悪寒・関節痛を伴うかぜの初期に用いる感冒薬．肩こりの自覚から始まる緊張性頭痛に対して頓用で．麻黄を含むので胃痛，血圧上昇に注意

が，瘀血所見が強く必要な場合は服用することがある．また巴豆(はず)，牽牛子(けんごし)，大戟(だいげき)，水蛭(すいてつ)，虻虫(ぼうちゅう)など瀉下作用の強い生薬は禁忌とされるが，エキス剤には含まれていない．

② 産後

母乳に移行する西洋薬[3)]

- 母乳中に移行する薬効成分は10%以下あるいは1%にも満たないといわれる．抗癌剤や多量のステロイド剤，コデインリン酸塩(オピオイドは3日未満であれば授乳可)を除けば，抗菌薬，胃腸薬など基本的に授乳中でも服用可能である．
- もちろん乳児の状態の観察は必要で，乳児が下痢するならば下剤の服用量を減らす必要はある．
- 母乳栄養には多くの利点があり，間違った情報に基づき授乳婦が必要薬物の服用を拒否・中止にしたり，授乳を中止しないようにすべきである[1)]．
- 漢方薬についても同様で，一般にエキス製剤はすべて服用可能と考える(国立成育医療研究センターホームページ参照[4)])．

漢方治療

産後に頻用する処方について表2に示す．

表2　産後に頻用する処方

症状	処方	使用目標と注意
産後の不正出血（子宮復古不全）	桂枝茯苓丸 25	駆瘀血薬の基本処方．子宮内に遺残した胎盤を瘀血と考えて使用する
貧血・育児疲れ	十全大補湯 48	気血両虚．体力も気力も消耗したときに用いる．服用で胃のもたれがあれば，補中益気湯 41 に変更する
育児疲れ・イライラ	抑肝散 54	肝気が高ぶり神経過敏となり，怒りやすく，イライラしたものを治す．児の夜泣きなどに対して児へ投与することもあり，母児同服することも多い
	抑肝散加陳皮半夏 83	抑肝散証が長引いて虚証が強くなったとき．腹診で腹部動悸を強く触れるとき

（次頁へつづく）

表2 つづき

症状	処方	使用目標と注意
産後の気うつ	芎帰調血飲 [TM-230] [EK-230]	補血・理気・活血作用がある. 産後のなんとなく元気の出ない人. さらに胃腸が弱い場合は香蘇散 [70] を処方する
乳腺炎	葛根湯 [1]	関節痛・悪寒・発熱の感冒初期にも用いる. 感冒時, 表にある邪を発表して治すと同様, 排膿作用もあり, 乳汁の分泌も改善する. 乳腺炎になりかけのときに早めに服用, あるいは発熱して熱感を伴うしこりを認められれば乳腺マッサージと併用
乳汁分泌不全	十全大補湯 [48]	気血両虚. 疲労が強くて分泌が悪いときに体力を改善させる目的に服用

Advanced Course

乳腺炎にタンポポ[5]

　タンポポは種類が多い. 日本ではカンサイタンポポ, シロバナタンポポなど在来種があるが, 明治になりヨーロッパで食用とされた繁殖力の強いセイヨウタンポポが日本に入り, ほぼ全国の道路や住宅地などで見かけるのはセイヨウタンポポである. タンポポは生薬名を蒲公英といい, 抗菌, 健胃, 軽度の瀉下, 乳汁分泌作用がある. 産後の体力が低下したときの難治の乳腺炎に十全大補湯に蒲公英を加味して（煎じ薬の場合）使用する. 現在当院ではセイヨウタンポポを使用している.

文献

1）日本産科婦人科学会, 他（編）：産婦人科診療ガイドライン産科編 2017. 72-75, 2017

2）鈴木　隆：催生湯としての桂枝茯苓丸エキスの使用経験. 日東医誌 57(3)：345-351, 2006

3）日本産科婦人科学会, 他（編）：産婦人科診療ガイドライン産科編 2017. 87, 2017

4）国立成育医療センター：妊娠と薬情報センター「授乳中に安全に使用できると考えられる薬」
　　http://www.ncchd.go.jp/kusuri/lactation/druglist_aiu.html（2019 年 3 月 7 日閲覧）

5）堀田広満, 他：乳腺炎に十全大補湯加蒲公英根が著効した一例. 漢方の臨床 58：2446-2451, 2011

（森裕紀子）

37 妊娠中と産後の薬物治療 ❷産後 **311**

◀ Note

人生100年時代の女性の人生設計

　日本人女性の平均寿命は87歳を超えた．まさに「人生100年時代」の到来だ．人類初のこの状況，どうやって人生設計を立てるべきか．「仕事」「お金」「健康」などさまざまなシミュレーションが必要になるが，産婦人科医である私は，女性にとって人生の重要なイベント，「妊娠・出産」について考えたい．

　女性の妊孕性が最も高い年齢は，20歳前後から35歳くらいまでである．35歳を超えると，加速度的に妊孕性は落ちていく．近年不妊治療の技術は飛躍的に伸びてはいるが，加齢による妊孕性の低下にはいまだ太刀打ちできていない．また，妊娠が成立した後も，高齢妊娠では妊娠中や分娩時のトラブルが多くなる．染色体異常をもつ胎児の増加といった問題もある（われわれ産婦人科医の間では，不妊治療の現場でも分娩の現場でも「若いってすばらしい」が合言葉である）．

　つまり，女性の人生約100年のうち，スムーズに妊娠でき，トラブルなく分娩を終えることができる期間は，たった15年ほどしかないのだ．しかし，現在の日本の教育や労働のシステムでは，この貴重な15年は勉学や仕事のスキルを積むための期間でもある．忙しく仕事をしながらの妊娠・出産．キャリアは中断されるし，産んだ後の育児，家事に夫たちは非協力的……若い女性たちが悲鳴をあげるのもうなずける．

　ならば長い人生，仕事でスキルを積む時期と妊娠・出産・子育ての時期を分散できないものか．

　1つは比較的時間のある学生時代に分娩を終えてしまうという方法だ．夏休みなどの長期休暇に出産したり，単位取得を出産時期以外に集中させて勉学と妊娠・出産を両立させるというのはどうだろう．妊娠・出産の時期としては申し分ないが，パートナーを同年代と想定すると，この年齢の男性がはたして結婚してくれるのかという問題がある．また，ちょうど就職する時期に子供は乳幼児となる．育児は女性本人に加えてパートナーや親の協力が必要だが，それらは確保できるのか．親もまだ現役世代だろう．

　もう1つは，学生時代に卵子を採取し，受精卵あるいは卵子のまま凍結保存，仕事でのキャリア形成が終了した後それらを使って妊娠・出産するという方法．一見よい方法のように思えるが，受精卵を保存した場合，妊娠する時期までパートナーとの婚姻が継続しているかという問題が発生する．卵子凍結は解凍後の受精率が低くなる．細

女性

かいことを言えば卵の保存にお金もかかるし，長期保存している間に保管している病院がなくなって卵が行方不明になるリスク，なんていうのも考えられる．

結局，2つの時期を分散させるのは難しく，現行の形を維持しつつ，「若者に早めの妊娠，出産が望ましいことを周知する」「企業が女性の妊娠・出産・育児に理解を示す」といった方法を継続するしかないようだ．加えて，男女ともに労働時間を大幅に減らすことと，男性の育児や家事に対する意識の改革が必要だが，これが実現するのは数十年先になろう．

あれこれ悩んでいるうちに科学が飛躍的に進歩し，若いうちに卵子さえ凍結保存しておけば，好きなときに自分の子供が得られる時代がすぐ来るかもしれない．その頃には，もはやパートナーさえ必要なくなるであろう．遺伝子操作で優れた容姿，学力，運動能力などをもたらす遺伝子を導入した精子を受精させ，人工子宮に着床させて胎児を育て，妊娠・分娩のリスクを冒すことなく子供を得る．これなら何歳になっても子供がもてる．「老後の楽しみは育児」なんていう時代，来てほしいような，怖いような気がする． （山田和美）

---

memo 5　幸運を運ぶ STORK

　　研究に用いた薬剤を論文に記載する際に厳格な記述を要求されることがあります．特に漢方製剤は，天然物を原料とする多成分の薬であるため，この要求に答えるには，かなりの労力を費やします．そのようなときにぜひ，活用していただきたいのが，STORK（standards of reporting kampo products）です．STORK は，漢方製剤の詳細情報を英文で掲載したものです（http://mpdb.nibiohn.go.jp/stork/）．URL を英語論文に引用することにより，漢方製剤について説明する労力が省けます．その他，英語版の添付文書や日本薬局方の条文にもリンクできます．ちなみに"stork"は，"コウノトリ"という意味で，漢方製剤のエビデンスと幸せを運ぶコウノトリになってほしいという期待が込められているそうです．

（若杉安希乃）

38 高齢者の疲労

診療のコツ

- 高齢者が疲労・倦怠感を訴える場合，悪性新生物や感染症などの器質性疾患，うつ病や抑うつ状態などの精神科疾患，使用中の薬剤による副作用を鑑別することが第一である．
- 西洋医学には「何となく元気がない」など虚弱に対応する考え方がなく，治療手段も確立されていない．漢方医学では「虚実」という基本概念があり，「元気がない」「食欲が出ない」といった病態を虚証と捉え対応する．さらに「心身一如」，心と身体はひとつであるという考えのもと，生活習慣や社会背景なども包括的に把握する．
- 高齢者の漢方治療を行う場合，薬用量を少量から開始し効果を確認したうえで漸次増量することが望ましい．標準成人量の 2/3 量程度で十分な効果を得ることも多い．服用する本人や介護する家族などの負担に配慮した処方運用がよい結果につながる第一歩である．

病態

　加齢に伴い多くの臓器機能が低下し生理的予備能も減弱し，感染症や外傷などの急性ストレスを契機に生活機能が著しく損なわれる．結果として疲労感などの諸症状を呈するが，適切な介入により健常な状態に復帰する可逆性もあり，身体的，精神心理的，社会的要因など多面的要因が特徴である．

漢方治療

- 原疾患に対し標準的現代医学治療を行い，なお疲労・倦怠感を訴える場合には漢方治療のよい適応となる．
- 悪性腫瘍の術後や化学療法中のものにも，漢方薬により食欲回復や全身状態の改善を望むことはできる．
- 高齢者は複数の疾患に罹患し，完全な回復は困難となり長期療養を強いられる．漢方では多臓器に疾患が及ぶ場合や原因特定が困難なものも治療が可能である．
- 慢性疲労を訴える高齢者に対しては，高齢者の特徴（表 1）を考慮した漢方治療を行う．温熱剤，補剤，滋潤剤など，西洋医学的治

表1　高齢者の特徴

1. 複数の臓器に疾患を有している
2. 個体差が極めて大きい
3. 自覚症状はあるが，他覚的所見に乏しく診断が困難な例も多い
4. 免疫力が低下しており，感染症や悪性腫瘍に罹患しやすい
5. 生理機能および予備能力，恒常性維持能力が低下している

療では得難い効果があり臨床的にその価値は大きい（表2）.

(1)温熱剤

- 局所または全身に冷感を自覚する状態に対し使用し，冷え症状を改善する効果がある.
- 温熱作用のある生薬には，桂枝，当帰，乾姜，蜀椒，附子などがあり，いずれも高齢者に汎用される.
- 高齢者の慢性疲労で，陰証の徴候として栄養状態不良，寒がり，生気に乏しい顔貌，低体温傾向などを認める場合は附子剤の適応となる.
- 高齢者の肺炎において無熱性のものほど予後不良であるが，このような病態が陰虚証に相当し，そのような症例には真武湯などが有効である.

(2)補剤

- 高齢者の慢性疲労には補剤の有効な場合が多い．人参と黄耆を含んだ参耆剤のように，消化吸収機能を賦活し栄養状態の改善を行うことで，免疫能を高め治癒促進をはかる処方である.
- 代表処方として補中益気湯，十全大補湯，人参養栄湯などがある.
- 人参湯，四君子湯，六君子湯などの人参を含むものも人参剤として補剤の一部である.
- 補剤を使用する際には虚証の徴候を目標とし，消化吸収機能（脾虚）の低下が著しいものは人参剤から使用を開始し栄養状態の改善を行い，次に十全大補湯や補中益気湯などの参耆剤による治療に移行する.

(3)滋潤剤

- 身体を「潤す」作用があるとされ，体液減少傾向があり皮膚粘膜の乾燥・萎縮や体液分泌の低下を認める状態に使用する漢方薬である.

38 高齢者の疲労 **315**

表2　高齢者の疲労に用いる漢方薬

①慢性消耗性疾患・悪性腫瘍などが原因の場合

処方	使用目標
補中益気湯 41	疲労・倦怠感，食欲不振，嗜眠傾向（特に食後），動作が鈍い，声に力がない，眼に勢いがない
十全大補湯 48	疲労・倦怠感，食欲不振，貧血傾向，皮膚粘膜枯燥，手足の冷え，皮膚の潰瘍・瘻孔，肉芽形成不良
人参養栄湯 108	十全大補湯の症状に咳嗽などの慢性呼吸器症状，不眠や抑うつ傾向などの精神症状を認めるもの
真武湯 30	低体温，やせ型，無力性体質，顔色蒼白，慢性下痢，ふらつき，浮腫
半夏白朮天麻湯 37	胃腸虚弱，食欲不振，頭痛，頭重感，めまい

②食欲不振が強い場合

処方	使用目標
四君子湯 75	やせ型，顔色不良，全身倦怠感，無気力，下痢
六君子湯 43	四君子湯の症状で胃もたれが強いもの．嘔気，呑酸
人参湯 32	冷え症，軟便下痢，口に薄い唾液がたまる，頻尿
小建中湯 99	腹痛，顔色不良，動悸，息切れ，鼻出血
大建中湯 100	腹部膨満，亜イレウス状態，腹痛，腸管蠕動異常

③抑うつ傾向を伴う場合

処方	使用目標
半夏厚朴湯 16	咽喉頭異常感，腹満，腹痛，めまい，神経質，几帳面
香蘇散 70	無力様顔貌，無気力，腹満，腹痛，食事性じん麻疹
帰脾湯 65	不眠，不安感，動悸，健忘，貧血など血液疾患
加味帰脾湯 137	帰脾湯の症状で焦燥感，のぼせ，ほてりがある
抑肝散 54	焦燥感，易怒性，神経過敏，不眠，認知症のBPSD，頭痛，頚項部のこり，眼瞼周辺のけいれん，手足の振戦
抑肝散加陳皮半夏 83	抑肝散の症状で胃腸虚弱なものによい
釣藤散 47	早朝覚醒時の頭痛，身体動揺感，のぼせ，不眠

（次頁へつづく）

高齢者

316 処方の実際 18 高齢者

表2 つづき
④その他の症状

処方	使用目標
八味丸 ⑦	腰以下の運動機能低下や筋力低下，腰痛，排尿障害，夜間頻尿，下肢のしびれ・浮腫，冷え，手足のほてり
牛車腎気丸 ⑩⑦	八味丸の症状で痛み・しびれ・浮腫が強いもの
酸棗仁湯 ⑩③	心身ともに慢性消耗状態であるが眠れないもの

- 高齢者は生理的に細胞内脱水傾向にあり，慢性疲労に対しても滋潤剤の要素のある方剤が有効である．
- 滋潤作用をもつ生薬としては地黄，麦門冬，人参などがある．代表処方としては八味丸，牛車腎気丸，十全大補湯，人参養栄湯，麦門冬湯，滋陰降火湯などがある．

腎虚という概念

- 腎は生命活動のエネルギーを貯蔵する臓器で，主に成長・発育・生殖を担い，老化に伴う疾患・病態は腎の機能が衰えた「腎虚」に起因すると考える．
- 腎虚には陰陽の概念があり，腎の実質的なものである腎陰（生命を維持する基礎物質）の衰退と，腎の機能的なものである腎陽の衰退がある．
- 腎陽虚の症状として「冷え，むくみ，下半身の倦怠感，無気力，めまい」などがあり，腎陰虚では身体を滋養できず熱が生じ「手掌・足底のほてりや焦燥不安，寝汗」などがみられる．
- 腎陽虚には附子剤である八味丸などを使用し，水分停滞傾向が強く尿量減少や浮腫，しびれのある場合には牛車腎気丸が適応となる．
- 腎陰虚に対しては八味丸から桂枝と附子を除いた六味丸（元来は小児に対しての方剤）が用いられる．

（鈴木邦彦）

◀ Note

補中益気湯の方意と口訣

　補中益気湯は現代漢方で最もよく使われている漢方薬の1つである．ここでは補中益気湯を例に，処方の方意を創設の意図から日本的に受容した過程を述べて，漢方の特質の一端を明らかにしたい．

　補中益気湯には津田玄仙(1737～1809)の有名な8つの「口訣(くけつ)」がある．

　　①手足倦怠
　　②語言軽微
　　③眼勢無力
　　④口中生白沫
　　⑤食失味(あるいは食失滋味)
　　⑥渇好熱物
　　⑦当臍動気
　　⑧脈散大而無力

がそれである．

　この補中益気湯を創方したのは李東垣(りとうえん)(1180～1251)である．

李東垣は創方の主旨を

　　①内傷発熱
　　②気虚下陥

と述べている．

　李東垣の主旨がどのような経緯で，日本の口訣に変遷していったのであろうか．

(1) 補中益気湯の方意

　李東垣は「金元の四大家」(→表参照)の1人で，脾胃の鼓舞を重んずる「補土派(ほどは)」の第一人者であり，漢方医学に大きな影響を与えた1人である．

　補中益気湯はその名のごとく，中，つまり中焦を補い，益気する(元気を出させる)．一言でいえば消化器系の働きが鈍って，食欲がなく，元気が出ない，という病態に用いるということである．しかしそれだけでは補中益気湯を十分に使うことができない．なぜなら，他の益気湯類，例えば四君子湯(しくんしとう)，六君子湯(りっくんしとう)，人参湯，小建中湯(しょうけんちゅうとう)や十全大補湯(じゅうぜんたいほとう)などと区別ができないからである．

　そこで処方がどのような構成生薬からなり，その組み合わせによって全体としてどのような意義をもつのか理解しなければならない．

　漢方の勉強とは畢竟，この「方意」を理解することに尽きる，と

318　処方の実際 18　高齢者

表　金元の四大家

名前	医説	代表的処方	病因論・著書
劉　完素（りゅうかんそ） （1110〜1200） または劉河間	熱病に多く寒涼の剤を使用「寒涼派」の祖	石膏剤など防風通聖散	外感病を重視『素問玄機原病式』『宣明論方』
張　従正（ちょうじゅうせい） （1156〜1228） または張子和	邪気が体内に停留することが病であると考えたので，汗・吐・下の三法を多用．「攻下派」	承気湯類	外感病を重視『儒門事親』
李東垣（りとうえん） （1180〜1251） または李杲（りこう）	「補土派」	補中益気湯，半夏白朮天麻湯，補中益気湯など	内傷病を重視『脾胃論』『内外傷弁惑論』『蘭室秘蔵』
朱震亨（しゅしんこう） （1281〜1358） または朱丹渓（しゅたんけい）	陽有余，陰不足の論を提唱．滋陰，養陰の治療を強調．「養陰派」	滋陰降火湯	内傷病を重視『格致余論』『局方発揮』

言っても過言ではない．

　この処方を作った李東垣は「①気虚→②中気下陥（清陽不升）→③内傷発熱（陰火浮上）」という3つの病態を考え，この処方を創作した．

　補中益気湯の方意は以下のごとくである．

1）人参＋黄耆：補気剤の基本的組み合わせ．いわゆる参耆剤．

2）人参＋黄耆＋当帰：少量の当帰を入れると「気→血」の生成を鼓舞する組み合わせとなる．

3）柴胡＋升麻：気を引き上げる作用がある（平滑筋のトーヌスを調節する？）．升麻は咽痛や肛門の痛みによい．

柴胡＋升麻＋当帰：乙字湯の構成生薬でもあるように痔によい．

4）白朮＋陳皮＋生姜＋大棗＋甘草：「脾」（消化機能・免疫調節など）の機能を鼓舞する．脾胃の働きを強めて慢性消耗性の発熱を鎮める．

(2)補中益気湯の受容

　これを受容した日本では，どちらかというと抽象的な表現を避けて，具体的な表現でその方意を理解した．

補中益気湯は中国の薛己（1487〜1559）『薛氏医案』（女科撮要）によって，臨床応用が具体的に示され，日本では曲直瀬道三（1507〜1594）の『衆方規矩』や饗庭道庵（生没年不詳）の『百方口訣集』や津田玄仙（1737-1809）の『療治経験筆記』を経て，具体的な目標となって表現されるようになった．

①手足倦怠：手足が抜けるようにだるい

→『薛氏医案』（女科撮要）に四肢倦怠とある．

②語言軽微：言語に力がない．『百方口訣集』には「短気」の記載もあり，呼吸が浅いことを述べている．

→『衆方規矩』にあり．「短気」の記載もあり，呼吸が浅いことを述べている（肺気虚）．

③眼勢無力：眼に勢いがない

→『衆方規矩』にあり．「眼色見張弱，虚然無情，是其為所也」とあり眼勢無力の一証を添えて八証の目的としたことである．

④口中生白沫：口中に白い泡沫ができる

→『百方口訣集』に脾胃の虚状があると食物がスムーズに飲み込めず，牛が反芻するようになり，口の中に泡が立つとある．

⑤食失味：食事に味がない

→『薛氏医案』（女科撮要）に飲食味無く，とある．

⑥渇好熱物（好熱湯または，口渇好熱湯の記載もあり）：口渇があり熱い飲食物を好む

→脾胃論にあり．

⑦当臍動気：臍部で動悸がする

→後世方派の腹証では，脾は土に配当され脾虚があると臍部で動悸がする．

⑧脈散大而無力：脈がパッと散ってしまりがない

→『薛氏医案』（女科撮要）に脈洪大にして力なし，とある．

がそれである．

一般には，①の手足倦怠が最も重要な徴候とされている．しかし，『百方口訣集』には③の眼勢無力が最も重要な徴候である，と述べられている．いわゆる「眼力」のあるなしは，慣れてくるとわかるものである．

また補中益気湯を理解するには滋陰降火湯，半夏白朮天麻湯との対比で理解する．

ちなみに滋陰降火湯は補中益気湯とは正反対に「眼中の清冷を以て目的となす」「秋冷の月の如し…」などとある．

この対比の解釈には，筆者には思い当たる疾患がある．いわゆる肺

結核が若い命を奪っていった時代はそんなに古い話ではない。昔，結核病棟でみた結核患者の身体の衰弱と頭脳の冴え・凍えるような眼光を忘れることはできない。

また，半夏白朮天麻湯は脾胃の虚と痰厥して頭痛し，眩暈するの剤で，天陰頭痛（天候悪化による頭痛），足冷など上焦の痰飲が脾虚のために下降できない病態で，補中益気湯と正反対の病態として記されている。

このように漢文を十分理解したうえで，これを平易に「和語」に置き換えていった作業が「口訣」である。弟子に理解する能力があると判断すれば，師匠は口伝えに「運用のポイント」をささやいたのであろう。このあたりに漢方が口訣の医学とされるゆえんの一端を窺うことができる。

『衆方規矩』には補中益気湯は，婦人の産後の出血がなかなか止まらないもの，不正性器出血が長引くもの，月経が長引くものなどに用いるという記載があり，婦人科疾患にも応用できる，とある。

補中益気湯の「内傷発熱」は膠原病や慢性消耗性疾患の発熱に応用できることはいうまでもない。
（参考文献　花輪壽彦：補中益気湯の「口訣」について．NEW 漢方通信 1(1)，5-7，2015)

（花輪壽彦）

---

memo 6 「カルテ調査」は，どの指針に従えばよいの？

　2018 年 4 月 1 日より「臨床研究法」が施行され，臨床研究に関する取り扱いが大きく変わっています。臨床研究法の対象となるのは，主に特定臨床研究（未承認・適応外の医薬品等の臨床研究，製薬企業などから資金提供を受けて実施される医薬品等の臨床研究）ですが，特定臨床研究以外の介入研究においても，臨床研究法の遵守が求められております（努力義務）。

　「カルテ調査」は，観察研究（通常診療のカルテに記録された診療情報や診療過程で得られた検査データなどのみを用いる研究）に該当しますので，「人を対象とする医学系研究に関する倫理指針」の対象となります。臨床研究法の施行により，研究内容によって規制区分が異なることに注意が必要です。

（関根麻理子）

39 がん

診療のコツ

- がん治療における漢方の役割は，抗がん剤などの治療によって生じた有害事象の軽減や，痛みや倦怠感などのがんによって起こる症状の緩和，免疫力の向上などが中心になる．特に，人を全体的にみること（全人的医療），弱っているものを元気にすることは，漢方の得意な分野であり，その特徴を活かして他の治療と併用するメリットは大きく，QOL の向上に大変有用である．

- がん対策には，①がんになる人を減らす（一次予防），②がんから治る人を増やす（二次予防），③元気に過ごせる期間を延ばし苦痛を軽減する（三次予防）がある[1]．"未病を治す"という特徴もある漢方をそれぞれの時期でうまく組み合わせることによって，質の高いがん診療を行うことができる．

① 全般

病態

あらゆる臓器において，さまざまな原因で細胞が傷つき変異することによってがんは起こる．多くは免疫機能の低下が背景にある．

一般的治療

- 抗がん剤による化学療法，外科手術，放射線治療の三大療法がメインである．さらに近年は免疫療法などを行うことがある．

漢方治療

- 多くは三大療法との併用となり，以後の表にあげる漢方薬を用いることが多い[2]．

- 患者の体調をよくすることが免疫機能を上げることにつながる．悪いものは瀉して（出して），足りないものは補う「攻補兼施」を基本とし，快眠・快食・快便を目指す．

- 何も症状がない場合は免疫機能の向上を考えて十全大補湯を第一選択薬にしてみる．

322 処方の実際 19 がん

---

column

未病を治す

　病気は突然発症するのではなく，水面下で徐々に進行し，あるレベルを超えたときに病気として認識される．「未病を治す」とは病気として発症する前の段階で対応することにより，発病を予防することをいう．さらには病気の進行を防ぐことまで含んだ概念である．中国最古の医学書『黄帝内経』に「聖人は已に病みたるを治さず，未だ病まざるを治す」と書かれており[3]，"病気にさせない医学"の重要性を2000年以上前から説いている．

---

② 抗がん剤の副作用

■ 病態

　抗がん剤の種類によってさまざまな症状が引き起こされる．代表的なものとして，神経・筋症状としては，パクリタキセルなどのタキサン系抗がん剤やシスプラチンなどのプラチナ系抗がん剤は，しびれや冷感などの末梢神経障害を招きやすい．消化器症状としては，シスプラチンはグレリン分泌細胞を抑制して食欲不振を起こし，イリノテカン塩酸塩は下痢や口内炎を引き起こす．ティーエスワン® などの 5-FU 系経口剤やセツキシマブなどの分子標的薬は，発赤や角化などの皮膚症状を起こす．また，免疫機能低下や骨髄機能低下を起こすことがあり，全般的に体力の低下を招きやすい．

■ 一般的治療

● それぞれの症状に対して対症療法を行うが，確立された標準治療はない．

■ 漢方治療（表 1）

● 抗がん剤の副作用に対する漢方薬の効果については，機序が解明されてエビデンスが積み重ねられつつある[4~10]．そのことも参考にして，個人個人の気血水の病態を考慮して薬を選択する．

● 易感染などの免疫機能低下や全身倦怠感は気虚と捉え，補中益気湯を考える．これに白血球減少や貧血などの骨髄機能低下が加わると，血虚として地黄を含む四物湯（当帰，川芎，芍薬，地黄）が入った十全大補湯（気虚＋血虚）を使用する．

● 皮膚の乾燥や荒れは血虚として捉え，色素沈着や末梢循環不全は

39 がん ❷ 抗がん剤の副作用 **323**

表1 抗がん剤の副作用に用いられる漢方薬

証	処方	適応	使用目標
中間証	芍薬甘草湯 68	末梢神経障害（筋肉痛，こむらがえり）	タキサン系を投与
	半夏瀉心湯*1 14	下痢，口内炎	イリノテカン塩酸塩を投与
	桂枝茯苓丸 25	色素沈着，末梢循環不全	
虚証	牛車腎気丸 107	末梢神経障害（手足のしびれ，冷え）	小腹不仁．タキサン系，プラチナ系を投与
	六君子湯 43	食欲不振，胃もたれ，嘔気	
	香蘇散 70	抑うつ気分	他の漢方薬が飲めないもの
	補中益気湯 41	全身倦怠感，易感染，食欲不振	手足の抜けるようなだるさ，味がしない味覚障害にも
	十全大補湯 48	貧血，白血球減少，易感染，全身倦怠感，皮膚枯燥	
	人参養栄湯 108	貧血，白血球減少，易感染，全身倦怠感，皮膚枯燥，不眠，咳嗽	

＊1：イリノテカンによる下痢には早期性と遅発性があり，半夏瀉心湯は特にイリノテカンの活性代謝物である SN-38 のグルクロン酸抱合体が関与する遅発性下痢を抑制することが知られている[10]．機序は違うが早期性下痢に対しても奏効率は高い．

瘀血（おけつ）として桂枝茯苓丸などの駆瘀血剤（くおけつ）（牡丹皮，桃仁，紅花などを含む処方）を考慮する．

324　処方の実際 19　がん

③ 外科手術の合併症

■ 病態

　外科手術を受けると体力・免疫機能が低下する（気虚）．特に開腹手術をした場合は，程度の差はあっても癒着は必発である．そのことが原因となってイレウスなどの合併症を引き起こす．

■ 一般的治療

- イレウス予防では下剤で便秘を防ぐなど，ほとんどが対症療法となる．

■ 漢方治療（表2）

- 手術後の体力低下や免疫機能低下は気虚として捉えるが，多くの場合は出血による血虚を伴っており，十全大補湯を第1選択とする．ただし，胃腸虚弱がある場合は補中益気湯を考える．

表2　外科手術の合併症に用いられる漢方薬

証	処方	適応	使用目標
中間証	半夏瀉心湯 14	腹満，腹鳴，下痢	
	桂枝茯苓丸 25	リンパ管浮腫，末梢循環不全	五苓散との併用も
	五苓散 17	浮腫（含む脳），腹水，胸水	
	柴苓湯 114	浮腫（含む脳），腹水，胸水	胸脇苦満
虚証	十全大補湯 48	貧血，易感染，全身倦怠感，皮膚枯燥	第一選択
	補中益気湯 41	全身倦怠感，易感染，食欲不振	胃腸虚弱
	大建中湯 100	（サブ）イレウス，便秘	蠕動不穏，消化管の手術では第一選択
	八味丸 7	排尿障害，冷え，しびれ	小腹不仁，胃腸虚弱者は食後服用にして六君子湯などを併用する
	六君子湯 43	食欲不振，胃もたれ，嘔気	
	四君子湯 75	食欲不振，胃もたれ，貧血	唇が白い

- 腹部消化器外科手術後はイレウス予防のために大建中湯をルーチンで使う病院が多いが，イレウスを繰り返すなど難治性の場合は癒着を瘀血と捉え，桂枝茯苓丸などの駆瘀血剤を併用する．

④ 放射線療法の合併症

病態

放射線による細胞傷害により照射部の正常組織に炎症を起こす．多くは外照射で，皮膚炎を起こしやすい．頭頸部がん治療後には口内炎や口腔乾燥を，胸部の治療では肺臓炎による咳嗽，骨盤内照射では直腸炎による下痢や下血などが起こる．

一般的治療

- それぞれの症状に対して対症療法を行う．

漢方治療（表3）

- 皮膚炎に対しては，あらかじめ照射部に紫雲膏を塗布しておくと，より効果的である．
- 内服により粘膜を潤す薬は現代医薬にはほぼない．麦門冬，地黄，御種人参(おたねにんじん)など滋潤作用のある生薬を含む漢方薬を用いる．
- 症状が出現してから使用するのではなく，照射時から使用することで合併症の頻度・程度を軽減できる．

表3 放射線治療の合併症に用いられる漢方薬

証	処方	適応	使用目標
中間証	麦門冬湯 29	咳嗽，口腔乾燥	肺臓炎
	神秘湯 85	咳嗽	麦門冬湯で改善しない咳
	半夏瀉心湯 14	下痢，口内炎	
	桂枝茯苓丸 25	色素沈着，末梢循環不全	
	紫雲膏 501	皮膚炎	
虚証	十全大補湯 48	全身倦怠感，皮膚枯燥，皮膚のびらん	合併症全般の予防
	六君子湯 43	膨満感などの腹部不定愁訴	

326　処方の実際 19　がん

⑤ 緩和ケア

■ 病態

　がんの進行に伴う疼痛や全身状態の悪化は，体力や気力を低下さ
せ，やがて悪液質へと進行する．ペインコントロールを中心とした
緩和ケアは，がん治療の早期から取り組まれるようになりつつある．

■ 一般的治療

● 疼痛など，それぞれの症状に対して対症療法を行う．

■ 漢方治療（表4）

● 全身倦怠感や食欲不振など，現代西洋医学が苦手な弱っている状
　態の改善に対して，補剤といわれる漢方薬が有用なことが多い．
● 亡くなる直前まで寝たきりにならずに生活できるケースや，安ら
　かに最期の時を迎えるケースを増やすことに役立つ．

---

column

随証治療の醍醐味

　前立腺がんに対して放射線治療を行った後に，直腸炎のために下血
が続いて治らないと訴える患者が受診した．腎虚を目標に牛車腎気丸
を用いたら，1年以上さまざまな治療を受けてもまったく改善しな
かった難治の出血が2～3日でピタッと止まって，とても感謝された
経験がある．臓器や症状にとらわれない随証治療の醍醐味を感じた．

---

column

末期がん患者に伝えたいこと

　「漢方で何とかなりませんか？」と言ってすがるような目で受診す
る患者がいる．他院で，「もうできることはありません」と言われた
末期がん患者である．漢方で確実に延命できるとはいえないが，体調
が良くなることは可能で，結果的に余命が延びるケースも少なからず
ある．「あと数か月でも，あと数日でも，最期まで何かしらできるこ
とがあります．ともにできることをひとつひとつやっていきましょ
う」と伝えて漢方薬を処方すると，涙を流しながら「来てよかった」
と言ってもらえることがある．

表4 緩和ケアに用いられる漢方薬

緩和すべき症状	処方	使用目標など
疼痛, こむら返り	芍薬甘草湯 68	筋・骨格系だけでなく, 内臓痛にも
全身倦怠感, 免疫力低下, 易感染	補中益気湯 41	食欲不振
	十全大補湯 48	貧血, 白血球減少, 皮膚枯燥
	人参養栄湯 108	上記に加え, 呼吸器症状, 不眠
冷え, 全身倦怠感,	真武湯 30	ブシ末の追加も可能
冷え, 全身倦怠感, 悪液質	茯苓四逆湯※	終末期, 抗病反応低下が強い, 「漢方薬の最後の切り札」
食欲不振, 胃もたれ, 嘔気	六君子湯 43	
抑うつ気分, 食欲不振	香蘇散 70	他の漢方薬が飲めないもの
イライラ	抑肝散加陳皮半夏 83	腹部動悸
不眠	酸棗仁湯 103	疲れて眠れない
疼痛	ブシ末 3023	温めて痛みを取る, 真武湯や八味丸などもともと附子を含む方剤に加えるか, 補中益気湯や十全大補湯など他の漢方薬と混合することが多い

※：茯苓四逆湯(茯苓, 人参, 甘草, 乾姜, 附子)：エキス剤なし. エキス剤では, 人参湯 32 と真武湯 30 を併用. 場合によってコウジン末 3020 やブシ末 3023 を追加する.

⑥ がんの臨床経過と精神的負担

　漢方治療はがんの臨床経過のすべての時期で適応となるが, 以下の2つの時期は, 漢方薬の身体への作用だけではなく, 再発・転移や死への不安を和らげ, サイコオンコロジーの側面からみてもとくに有用である(図1).

　①治療がいったん終了し, 検査などの経過観察だけの時期
　②終末期

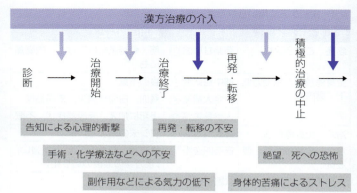

図1 がんの臨床経過と精神的負担

Advanced Course

古典にみる「がん」

　紫根牡蛎湯※※（紫根，牡蛎，当帰，芍薬，川芎，黄耆，忍冬，升麻，甘草，大黄）という漢方薬（医療用エキス剤なし）がある．主薬は紫根で紫雲膏の主原料でもある．この処方は日本で創作された処方で，江戸時代末期の漢方の大家である浅田宗伯が著した『勿誤薬室方函』には以下の記載がある．

　「此の方は水戸西山公の蔵方にして，楊梅瘡，其の他無名の悪瘡に効あり．工藤球卿は痔痛，痘疹に宜しく，又，乳岩，肺癰，腸癰，を治すと伝ふ．悉きことは西山公の『秘録』に見えたり」．

　ここに記載されているように，梅毒や頑固な皮膚病などに用いられる処方である．また，応用で乳がんや肺がん，悪性リンパ腫などの悪性腫瘍に用いて効果を発揮することがある．乳がんのことを「乳岩」と書かれており，興味深い．現代でも「がん」ではなく「癌」と漢字で書いたほうがそのものをよく伝えるのではないかと思う．ちなみに水戸西山公とは，水戸光圀公（黄門様）のことである．

※※：一般用エキス剤あり．

文献

1）厚生労働省ホームページ：https://www.mhlw.go.jp/www1/topics/kenko 21_11/s0.html

2）花輪壽彦：漢方診療のレッスン．239-242，p246，金原出版，2003

3）小曽戸丈夫，他：意釈黄帝内経素問．築地書館，1971

4）Kono T, et al: Efficacy of goshajinkigan for peripheral neurotoxicity of oxaliplatin in patients with advanced or recurrent colorectal cancer. Evid Based Complement Alternat Med 2011

5）Nishioka M, et al: The Kampo medicine, Goshajinkigan, Prevents neuropathy in patients treated by FOLFOX regimen. Int J Clin Oncol 16: 322-327, 2011.

6）Kono T, et al: Preventive effect of goshajinkigan on peripheral neurotoxicity of FOLFOX therapy: a placebo-contorolled double-blind randomized phase Ⅱ study(the GONE Study). Jpn J Clin Oncol 39: 847-849, 2009

7）Takeda H, et al: Rikkunshito, an herbal medicine, suppresses cisplatin-induced anorexia in rats via 5-HT2 receptor antagonism Gastroenterology 134: 2004-2013, 2008

8）原澤　茂，他：運動不全型の上腹部愁訴(dysmotility-like dyspepsia)に対する TJ-43 六君子湯の多施設共同市販後臨床試験―二重盲検群間比較法による検討医学のあゆみ 187：207-229，1998

9）Ohno T, et al: Rikkunshito, a traditional Japanese medicine, suppresses cisplatin-induced anorexia in humans. Clin Exp Gastroenterol 4: 291-296, 2011

10）Mori K, et al: Preventive effect of Kampo medicine(Hangeshashin-to)against irinotecan-induced diarrhea in advanced non-small-cell lung cancer. Cancer Chemother and Pharmacol 51: 403-406, 2003

（早﨑知幸）

がん

330　処方の実際 20　在宅

40 在宅医療

診療のコツ

- 2025 年問題がさまざまなところで報道されている．少子高齢化が問題といわれるが，一番の問題は人口の減少（1 億2,000 万人が 8,000 万人まで減る）であると思われる．
- 人口が減ることは，病院や施設でのマンパワーが減るということであり，今まで以上に在宅医療の必要性が高まってくることは，容易に予想される．
- 一言で在宅医療と言っても，通院困難や寝たきりの状態になると，多科にわたる疾患や症状を診なくてはならない．
- 症状や証に対応する，漢方的なアプローチは，在宅医療の現場では非常に役立つことが多い．
- 他項と重なる疾患や症状は省き，在宅医療での特記すべき事項としてのみ記載する．

① 外科領域（褥瘡，外傷，打撲，捻挫，骨折など）

■ 一般的治療法

- 外来通院できる場合は X 線などにて骨折の有無などを調べたうえで，止血・洗浄・固定などを行う．
- 褥瘡は白糖・ポビドンヨード配合軟膏，皮膚潰瘍治療薬（ジメチルイソプロピルアズレン軟膏，スルファジアジン銀クリームなど）の外用剤での治療が一般的になる．洗浄・保湿のラップ療法も有効である場合がある．

■ 漢方治療（表 1）

- 在宅の現場では X 線を含めた検査をせずに治療を行わなければならないことが多い．
- 明らかな骨折や止血困難例を除くと，緊急搬送ではなく，現場での初期治療となる．

（1）褥瘡

- ここ 4，5 年でエアマットの性能が格段に上がり，治療困難な褥瘡は非常に減った．軟膏は紫雲膏，太乙膏が非常に効果があり使いやすい．滲出液が多い場合や再出血が予想される場合は，その

40 在宅医療 ❷ 悪性腫瘍 **331**

表1 在宅医療での頻用処方

疾患・症状	処方
褥瘡	紫雲膏 501，太乙膏※，十全大補湯 48，十味敗毒湯 6，排膿散及湯 122
外傷・打撲・骨折	紫雲膏 501，太乙膏※，治打撲一方 89，桂枝茯苓丸 25
認知症 （詳細は「認知症」の項→159 頁）	抑肝散 54，抑肝散加陳皮半夏 83，香蘇散 70，半夏厚朴湯 16
食欲不振，慢性疲労	補中益気湯 41，十全大補湯 48，人参養栄湯 108，八味丸 7
家族，介護者などの感冒罹患時 （詳細は「かぜ」の項→54 頁）	麻黄附子細辛湯 127，麻黄湯 27，小青竜湯 19，葛根湯 1
がん末期（全般的） （詳細は「がん」の項→321 頁）	補中益気湯 41，十全大補湯 48，人参養栄湯 108
悪性腫瘍（排便コントロール，腹水） （詳細は「がん」の項→321 頁）	大建中湯 100，小建中湯 99，麻子仁丸 126，潤腸湯 51，五苓散 17，五苓散 17＋人参湯 32
抑うつ，不眠	香蘇散 70，半夏厚朴湯 16，酸棗仁湯 103，帰脾湯 65，加味帰脾湯 137

※：一般用製剤あり．成分は当帰，芍薬，白芷，桂皮，地黄，胡麻油，大黄，玄参，ミツロウ．

　上からドレッシング材を貼り，吸収できるように備える．
● 内服可能であれば十全大補湯の併用で治癒促進が期待できる．
● 排膿を促す必要がある場合は，十味敗毒湯，排膿散及湯の併用も効果的である．

(2)外傷，打撲，捻挫，骨折
● 十分に洗浄・消毒したうえで止血効果も期待し，紫雲膏・太乙膏を多めに塗布する．褥瘡同様，再出血や滲出液が多く出るときはドレッシング材を併用する．皮下出血が予想される場合は，治打撲一方，桂枝茯苓丸を併用する．

❷ **悪性腫瘍**（詳細は「がん」参照→321 頁）

病態
初期から末期までさまざまなステージが考えられる．症状も化学

332　処方の実際 20　在宅

療法による嘔気・嘔吐，脱毛から，安定期，再発や転移などのターミナルに近づいてきた場合まで多様なものが想定される.

■ 漢方治療

- 在宅療養開始となる時期はほとんどがターミナルの状態であり，内服困難なことが多い．鼻管や胃瘻の場合は漢方薬を積極的に併用するが，経口摂取困難な場合は，エキス剤を湯に溶かし，ゆっくり，少量ずつ服用してもらうと，服用できることがある.

- 排便コントロールもセンナや酸化マグネシウムでもなかなかうまくいかないことが多く，麻子仁丸や潤腸湯を調整しながら使用すると緩やかな排便が期待できる.

- 難治性の腹水や腹部膨満に対し，五苓散や五苓散と人参湯の併用などとすると効果的なことがある.

③ 認知症患者とその家族（詳細は「認知症」参照→159頁）

　在宅医療の場合，認知症を介護する家族のケアが非常に大切になる．腰痛や膝関節痛などもかなりの割合で起こってくる．また，長期に及ぶため，介護者の疲労や不眠などにも対応していかなければ継続できない.

■ 漢方治療

- 家族に対しては補中益気湯，十全大補湯，人参養栄湯を使用し，疲労回復を促す．不眠を含め精神的な負担に対しては半夏厚朴湯や香蘇散，抑肝散加陳皮半夏などが効果的なことが多い.

- 腰痛や膝関節痛に対しては桂枝加朮附湯や八味丸，二朮湯などを使用する.

④ 感冒（詳細は「かぜ」参照→54頁）

　在宅医療では本人が感染することよりも，家族や介護者からの感染が圧倒的に多い.

■ 漢方治療

- 家族や介護者が感染している場合には，本人に症状がなくても漢方治療を開始する．麻黄附子細辛湯，葛根湯，小青竜湯，麻黄湯などを前もって準備し，すぐに服用できるようにすることも大切である.

40 在宅医療 ❹ 感冒 **333**

Advanced Course

在宅療養患者の漢方薬服用のコツ

　保険適用で漢方エキス剤を処方する場合，食前または食間という内服指示になるが，在宅医療の現場では食事摂取困難や嚥下困難などの症例が多く，規則的に服用できない場合が多い.

　煎じ薬と同じく，数回に分けたり，1日かけて服用したりするように，エキス剤をお湯に溶かし，保温瓶などに入れて少量ずつゆっくりと水分補給の水やお茶として漢方薬を服用してもらうとよく飲んでくれることが多い. 在宅服薬指導の場合も薬剤師にそのことを伝え，処方箋通りに強要しないことも大切なポイント！

column

95歳女性，難治性の褥瘡

　患者は3年前よりほとんど寝たきりの生活. 主たる介護者である娘さんも70歳であり，一生懸命に看ているものの，体力的に限界あり. 要介護4にて訪問看護，訪問リハビリ，訪問ヘルパー，訪問服薬指導などさまざまな協力を得ながら在宅療養を続けている. 以前から仙骨部，大転子部の褥瘡を繰り返していたが，ここ2，3か月で徐々に食事摂取量が減り，40kg前後であった体重がさらに低下. 尾骨を中心とした褥瘡ができ，徐々に悪化. 往診の依頼.

　身長145cm，体重35kg前後のやせた方で，血圧は120/80. 眼球結膜にやや貧血. 心肺は異常なし. 殿部の褥瘡は尾骨を中心に8cm大の発赤があり，一部が開放. NPUAP分類はⅢ度. 腹診では軟，虚.

　そこで十全大補湯エキス7.5g(分3)を処方した. 最初に飲んだときに，「これは甘くておいしい」と言ってくれたのが非常に印象的で(味覚や嗅覚の主観は非常に大事)，1日量を超える量を飲む日もあるくらい気にいってくれた. 褥瘡に対しては，微温湯での洗浄と，ドレッシング材とよばれるクッションのついた保護テープでの処置が主体で，紫雲膏の塗布も行った. 訪問看護師，訪問入浴の看護師が中心となり，処置を継続した. 最初は痛くてベッドサイドにも腰かけることができなかったが，褥瘡の傷が徐々に浅くなると，座ってテレビを見たり，食事ができるようになった.

（米田吉位）

334 処方の実際 20 在宅

> ### memo 7　漢方処方は，どうやって英語表記するの？
>
> 　例えば，英語論文で「当帰四逆加呉茱萸生姜湯（とうきしぎゃくかごしゅゆしょうきょうとう）」と書くとき，どのように書いたらよいのか悩みますよね？　日本東洋医学会のホームページ http://www.jsom.or.jp/medical/index.html には，「処方名ローマ字表記法」および「漢方処方の構造表記法」が掲載されています．「処方名ローマ字表記法」は，2005 年に発表されたもので，当帰四逆加呉茱萸生姜湯は，これに従うと「tokishigyakukagoshuyushokyoto」となります．2011 年に発表された「構造表記法」では，「Toki-shig-yaku-ka-goshuyu-shokyo-To」となります．東洋医学会では現時点では，2 つのうちのどちらかを使用することが推奨されています．統一された表記法を心がけることにより英語文献検索の際の拾い落としも減少します．ちょっとした心がけが漢方薬情報の国際化につながります．
> 　　　　　　　　　　　　　　　　　　　　　　　　　　（若杉安希乃）

> ### memo 8　困った時の CRC
>
> 　CRC とは，clinical research coordinator の頭文字で，臨床研究コーディネーターのことです．日本臨床薬理学会のホームページには，「臨床研究を実施する医師，製薬企業（依頼者）やご協力いただく被験者の支援，医療機関内の多部署との連携など，臨床研究の実施に必要な調整役としての専門職」と説明されています．
>
> 　具体的には，倫理審査の申請に必要な書類（研究計画書，説明文書，同意文書，利益相反自己申告書ほか）の作成から，被験者への研究内容の説明など，質の高い臨床研究になるようサポートします．
>
> 　「臨床研究を始めたいけれど，何からどのように手をつけたらよいのか，わからない！」「インフォームド・コンセントは，どうしたらいいのだろう？」「困った！」というときは，お近くの CRC にお声がけください．
> 　　　　　　　　　　　　　　　　　　　　　　　　　　（若杉安希乃）

漢方
処方ハンドブック

生薬, 鍼灸, EBM, 医史学

臨床に生きる生薬学

①生薬と食品（食薬区分）

人が口から摂取するものは医薬品と食品とに大別される．医薬品には医薬部外品が，食品には特別用途食品，保健機能食品，機能性表示食品，いわゆる健康食品などが含まれる．保健機能食品には，トクホとして知られる特定保健用食品やビタミンやミネラルなどの栄養機能食品が含まれる．生薬は医薬品成分の一種であるが，いわゆる健康食品にも生薬を含む製品が多いため，混乱を生じやすい．

食薬区分は，1971（昭和46）年，厚生省（当時）が食品と医薬品との区切りを明確化する目的で出した，「無承認無許可医薬品の指導取締りについて」（通称46通知）という薬務局通知に基づく．46通知で，医薬品と食品との区別を，①物の成分本質，②医薬品的な効能効果，③医薬品的な形状，④医薬品的な用法用量，などから総合的に判断する「医薬品の範囲に関する基準」が示され，その後，改訂を重ねて現在に至っている．

一般に，専ら医薬品として使用される成分本質（原材料）と判断される原材料を含む飲食物は，基本的に医薬品とされる．成分本質の判断は，「医薬品の範囲に関する基準」の別添2「専ら医薬品として使用される成分本質（原材料）リスト」に収載されているか否かによって行われる．同通知には，多くの生薬が記載されており，なかには中国や台湾では薬膳や健康食品の素材としてポピュラーなもの（当帰，川芎，黄耆，白朮，茯苓など）も含まれている．健康食品の素材としてよい生薬が，国によって異なる点には，特に注意を要する．

また，別添3として「医薬品的効能効果を標ぼうしない限り医薬品と判断しない成分本質（原材料）リスト」も例示されており，こちらにも多くの生薬が記載されている．これらの生薬を，食品として利用した場合に，医薬品的な効能効果を標榜すると薬機法違反となる．慢性病の予防や改善効果，免疫力増強，痤瘡除去，肝斑除去，疲労回復などは日本では食品には表示できない（中国の保健食品では表示可能）．また，食品にショウキョウ，山薬，陳皮などの生薬名を用いることも，医薬品的な効能効果を標榜しているとみなされる．

特に留意すべきは，"健康食品"のなかには医薬品並みの薬効を有し医薬品の薬効に影響するものもあり得る，ということである．したがって，治療に際して，健康食品の利用の有無やその内容について十

臨床に生きる生薬学　　**337**

分確認する必要がある.

②生薬とドーピング

　ドーピング検査は，薬物の誤用・乱用を防止する目的で，競技選手から尿や血液を採取し，世界アンチ・ドーピング機構(WADA)公認検査機関で分析される．日本でドーピング検査が本格的に実施されたのは1985年の神戸ユニバーシアード競技大会が最初で，2003年からは国民体育大会へもドーピング・コントロールが導入された．検査対象物質は，JPNドーピング・データベースにまとめられている．これは，WADAの禁止リストに関する国際基準に基づいて，わが国で発売されている医療用医薬品の情報を付加し，日本版の禁止物質一覧として作成されたものである．生薬由来の禁止物質としては，阿片成分のアヘンアルカロイド，大麻成分のカンナビノイド，コカ葉成分のコカインなどが有名であるが，漢方薬やかぜ薬，サプリメントなどに利用される生薬のなかにも，禁止リストや監視プログラム対象物質に収載されているものが多いため，特に，競技選手に対する医療においては，ドーピングに対する配慮が重要である．実際，最近では，保健薬やサプリメントの使用によるドーピング禁止違反が多いという．

　医薬品や医薬部外品などに利用されている生薬で，禁止物質を含有するものを以下にリストアップする(表).

　なお，フェネチルアミンは興奮薬として禁止されているが，多様な食品中に含まれており，これらを通常の範囲(推定摂取量0.05 μg/人/日)で消費しても違反にはならないであろうとされている．同様に，丁子(クローブ)は一般のカレー粉やソースにも広く含まれているスパ

禁止成分	生薬など	含有している可能性のある薬剤，食品
エフェドリン プソイドエフェドリン	麻黄	葛根湯，小青竜湯，防風通聖散，総合感冒薬，鼻炎薬など
ヒゲナミン （ノルコクラウリン）	附子，丁子，細辛，呉茱萸，南天実など	多種処方薬，のど飴，カレー粉など
ストリキニーネ	ホミカ(馬銭子)	苦味健胃薬，ホミカチンキ，ホミカエキスなど
テストステロン およびその関連物質	海狗腎，麝香，鹿茸	滋養強壮薬，サプリメントなど

イスであり通常の使用量の範囲では問題ないと思われるが「君子危うきに近寄らず」の方針で過度の摂取は避けたほうが無難である.

また，禁止物質ではないが，監視プログラムの対象物質として，枳実，呉茱萸，陳皮，橙皮などに含有されるシネフリンがリストアップされている.

③「重篤副作用疾患別対応マニュアル」に記載される 漢方薬・生薬

特に有名なのは，小柴胡湯とインターフェロンαとの併用による間質性肺炎の発症である. 1994 年以降，小柴胡湯とインターフェロン製剤の併用が間質性肺炎の副作用で禁忌となっている.

漢方薬による間質性肺炎の発生頻度は約 0.004％で，好発時期は 1～2 週間，発熱，咳嗽，労作時呼吸困難，肺音の異常（捻髪音），胸部X 線や CT 画像異常（すり硝子影，蜂巣肺など）などが主な臨床症状である. 黄芩を配合する柴胡剤のほか，柴胡・黄芩を配合しない牛車腎気丸，小青竜湯，麦門冬湯，防已黄耆湯，大建中湯などでも発症が報告されている.

小柴胡湯や柴朴湯などの柴胡剤によるアナフィラキシー発症の報告もある. 黄芩は遅延型アレルギーに関与していると指摘されている.

柴胡剤は肝障害の報告例も比較的多い. 薬剤性肝障害は，漢方薬による副作用のなかでは多く（0.01～0.05％），報告のあった全薬物中の 4.7％を占め，多い順に小柴胡湯，柴苓湯，葛根湯と続く. 一般に，肝機能障害の発症までの期間は当該薬剤服用開始後 1～2 週間が多いが，漢方薬では 1 か月以内 44％，3 か月以上 29％とやや長い症例があるので注意を要する. 初発症状は，黄疸，全身倦怠感，腹部症状などであり，アレルギー症状や白血球・好酸球の増多を伴う者は少ない. 1999 年の全国調査では，肝細胞障害型 53.9％，混合型 35.0％，胆汁うっ滞型 11.0％で，リンパ球刺激試験（DLST）陽性率は51.3％であった. 最近の報告では，DLST 陽性の中には生薬に抗原性を認めたのではなく，生薬自体が免疫活性を示したものも含まれるので診断に用いるのに注意を要する. 肝障害発症時に発疹，発熱などのアレルギー症状を伴うものがないため，正確な発症機序は明らかでない. 小柴胡湯は，慢性肝炎に用いるが，副作用による肝障害にも注意を要する. 発症は 0.64％（2,495 例中 16 例），発症までの期間は 8週未満と 8 週以上がともに 9 例であった.

この他，芍薬甘草湯によるうっ血性心不全，甘草による偽アルドス

臨床に生きる生薬学　**339**

テロン症・低カリウム血症，甘草や十全大補湯などによる接触皮膚炎・湿疹型薬疹なども記載されている．

　なお，スティーブンス・ジョンソン症候群や中毒性表皮壊死症については，重篤副作用疾患別対応マニュアル中には漢方の記載はないが，葛根湯などの漢方製剤による発症例も少数報告されている（医薬品・医療機器等安全性情報 No. 261 および No. 290）．

④甘草による副作用

　甘草は，一般用漢方 210 処方の 7 割以上に配合されており，また，主成分のグリチルリチン（グリチルリチン酸）は，医療用医薬品としてアレルギー，肝疾患，炎症などに用いられるほか，甘草エキスあるいはグリチルリチンが，総合感冒薬，総合胃腸薬，婦人用薬，健胃薬，瀉下薬など多くの一般用医薬品に配合されている．また，グリチルリチンはショ糖の 150 倍の甘味を有するため，低カロリーの甘味料として多くの食品に用いられている．欧米ではリコリス（甘草）キャンディーはポピュラーなお菓子であり，甘草エキス入りシュガーレスチューインガムやルートビアなどの飲料も出回っている．

　ところが，グリチルリチンの過量投与により偽アルドステロン症を発症する恐れがあるため，グリチルリチンを含む医薬品と漢方薬，食品の併用には注意をしなければならない．甘草あるいは主成分グリチルリチンによる本症の報告例では，服用開始後 3 か月以内に発症したものが約 40％を占めるが，数年以上の使用の後に発症したものもある．服用量についても，グリチルリチン 150 mg/日あるいはそれ以下の比較的少量の投与や，少量の甘草抽出物を含有するにすぎない抗潰瘍薬などで発症した例も多く，生薬としての甘草を 1 日投与量として 1～2 g しか含まない医療用漢方薬や，「仁丹」の習慣的大量摂取による発症例も報告されている．偽アルドステロン症は，重篤な低カリウム血症，浮腫，血圧上昇，体重増加などを示し，不整脈，四肢の脱力感や痙攣麻痺に至る．芍薬甘草湯は，筋肉の痛みやしびれ，こむら返りに処方されるが，服用の動機となった症状と副作用として現れる症状が紛らわしいので注意を要する．

　甘草を 1 日量 2.5 g 以上含有する処方（黄芩湯，黄連湯，乙字湯，甘草湯，甘麦大棗湯，桔梗湯，芎帰膠艾湯，桂枝人参湯，五淋散，炙甘草湯，芍薬甘草湯，芍薬甘草附子湯，小青竜湯，人参湯，排膿散及湯，半夏瀉心湯，附子理中湯）は，アルドステロン症の患者，ミオパシーのある患者，低カリウム血症の患者には禁忌である．

340 生薬, 鍼灸, EBM, 医史学

甘草は，重篤副作用疾患別対応マニュアルの「薬剤による接触皮膚炎」のなかで，湿疹型薬疹の原因薬としてもリストアップされている．なお，湿疹型薬疹の原因となる漢方薬として，他に十全大補湯，柿の葉＋スギナもあげられている．

⑤甘草以外の生薬による副作用

麻黄は，エフェドリン類を 0.7%以上含むため，動悸，興奮，血圧上昇，発汗過多，不眠，排尿障害などを生じる恐れがある．胃腸障害や腹痛を起こす可能性もあり，血圧の高い人，心筋梗塞や狭心症の既往や危険のある人，高齢者，胃腸の弱い人には原則として用いない．前立腺肥大のある患者では，尿閉を起こす恐れがある．

大黄やセンナは，瀉下作用が強く胃腸の弱い人では腹痛や下痢を起こすことがある．妊婦への投与は禁忌ではないが，妊婦では流産，授乳婦では乳児に下痢を生じる恐れがある．長期連用すると，大腸メラノーシスを生じ，便秘を増悪する場合があるので注意を要する．また，アントラキノン類が原因で尿が赤黄色になることがある．

地黄を配合する処方，八味地黄丸や六味丸などは高齢者への適応が多いが，胃腸の弱い人では，胃腸障害を起こす可能性がある．このほか，当帰，川芎，石膏，山梔子，酸棗仁，薏苡仁，附子なども胃腸障害を生じることがある．また，芒硝(含水硫酸ナトリウム)や石膏(含水硫酸カルシウム)は塩類下剤であり，下痢を生じることがある．

加工附子では，アコニチン等のアルカロイドによる中毒のリスクは低減されているが，動悸，のぼせ，舌のしびれ，悪心などの副作用に注意する必要がある．

桂皮(カシア)はダイエット食品としても売られ，クマリンによる肝機能障害やシンナムアルデヒドによる過敏性反応が報告されている．ドイツ連邦リスクアセスメント研究所は 2006 年にシナモン，特にカシアの多量摂取による肝障害に関する警告を出している．

山梔子含有製剤は，長期投与(多くは 5 年以上)により，大腸の色調異常，浮腫，びらん，潰瘍，狭窄を伴う腸間膜静脈硬化症が現れる恐れがある．長期投与する場合には，定期的に CT，大腸内視鏡などの検査を行うことが望ましい．

十薬(ドクダミ)は，長期間多量の摂取によって光過敏症発症のリスクがある．光過敏症の原因となるフェオフォルバイドの含量は 382.6 µg/g で，「クロレラ錠」(862 µg/g)の約半分である．

なお，医療用漢方エキス製剤には配合されていないが，いわゆる健

臨床に生きる生薬学　**341**

康食品による肝障害事例に関する調査では，肝保護などの飲酒対策の目的で使われることが多いウコンが，肝障害の原因の第1位であったという．

⑥漢方薬と食品アレルギー

　食品表示法の規定に基づく食品表示基準に定められたアレルギー表示の対象品目と関連の深い生薬を使用する際には，十分な注意喚起が必要である．食物アレルギー症状を引き起こすことが明らかになった食品のうち，特に発症数，重篤度から勘案して表示する必要性の高い「特定原材料」7品目（えび，かに，小麦，そば，卵，乳，落花生），症例数や重篤な症状を呈する者の数が継続して相当数みられるが，特定原材料に比べると少ない「特定原材料に準ずるもの」20品目（あわび，いか，いくら，オレンジ，カシューナッツ，キウイフルーツ，牛肉，くるみ，ごま，さけ，さば，大豆，鶏肉，バナナ，豚肉，まつたけ，もも，やまいも，りんご，ゼラチン）が明示され，「特定原材料」では，当該食品を原材料として含む旨の表示義務，「特定原材料に準ずるもの」では表示の努力義務が定められている．

　医療用漢方エキス製剤に用いられている生薬では，小麦／胡麻／桃仁／山薬／阿膠がこれらと同種の原材料（上記下線部）を用いているため，これらが配合されている処方，甘麦大棗湯／消風散／桂枝茯苓丸・潤腸湯・疎経活血湯・大黄牡丹皮湯・桃核承気湯／八味丸・六味丸・牛車腎気丸・啓脾湯／猪苓湯・炙甘草湯・芎帰膠艾湯・温経湯などを投薬する際には，食品アレルギーの有無の確認が必須である．

　一方，オレンジは，かんきつ類のうち晩柑のネーブルオレンジ，バレンシアオレンジなどのスイートオレンジが対象となっており，温州みかん，夏みかん，八朔，グレープフルーツ，レモンは対象外である．

　なお，賦形剤に用いられる乳糖がアレルゲンとなることは稀であるが，わずかにタンパク質が残存しているため，乳アレルギーのある場合は賦形剤にも注意を払う必要がある．

⑦漢方薬と医薬品との相互作用

　医薬品との相互作用に留意すべき漢方製剤を以下に示す．
①小柴胡湯とインターフェロン製剤との併用は禁忌である．
②麻黄（関与成分：エフェドリン）含有製剤は，モノアミン酸化酵素（MAO）阻害剤，甲状腺製剤，カテコールアミン系製剤，キサンチ

ン系製剤との併用で副作用を強める恐れがある.

③甘草（関与成分：グリチルリチン酸）含有製剤は，ループ利尿薬（フロセミド，エタクリン酸），サイアザイド系利尿薬との併用で副作用を強める恐れがある.

④タンニン（大黄，牡丹皮，芍薬，桂皮など）含有製剤は，酵素製剤の作用を失活させる恐れがある.なお，タンニンは鉄剤と併用すると鉄の消化管吸収を妨げるといわれていたが，鉄欠乏性貧血の鉄剤服用に際して，タンニン含有飲食物の摂取による影響は無視できることが確認されている.

⑤アルカロイド（麻黄，附子など）含有製剤は，制酸薬，プロトンポンプ阻害剤，H_2 ブロッカーによって胃酸分泌が弱まり，胃内の pH が上昇するとアルカロイドの吸収が高まり，副作用が強まる恐れがある.

なお，医療用漢方エキス顆粒には天然のカルシウム（石膏，竜骨，牡蛎）やアルミニウム（滑石），ナトリウム（芒硝）などを含有するものがあるが，これらの投薬の際には以下を参考にしてほしい.

①カルシウムイオンはキレート化により，テトラサイクリン系抗菌薬やニューキノロン系抗菌薬の吸収を低下させる.石膏，竜骨，牡蛎などを配合する医療用漢方エキス顆粒におけるカルシウム 1 日換算量は，43.4〜113.3 mg で，牛乳 1 杯（200 mL）中のカルシウム含量 220 mg に比べるとおおむね半分以下である.

②滑石は主に含水ケイ酸アルミニウムおよび二酸化ケイ素からなる.滑石を配合する医療用漢方エキス顆粒のアルミニウム 1 日換算量は 5.3〜9.8 mg である.なお，通常の食事からのアルミニウムの平均 1 日摂取量は 1〜10 mg である.

③ナトリウム（芒硝；含水硫酸ナトリウム）含有製剤は食塩摂取制限に影響する.芒硝が配合されてない医療用漢方エキス顆粒のナトリウム 1 日換算量は数 mg であるが，芒硝を配合する医療用漢方エキス顆粒のナトリウム 1 日換算量は 105.0〜301.5 mg（食塩相当量として 0.267〜0.766 g）である.

⑧中国における漢方薬・生薬に関する情報検索のポイント

近年，中国政府は中医薬産業の発展と海外展開を推進する政策を打ち出してきた.その結果，EU 薬局方や USA 薬局方にも数多くの中医薬原料生薬が掲載されるに至っている.中国商務部による「2017

臨床に生きる生薬学　**343**

年中薬材流通市場分析報告」によると，中医薬原料の輸出量は 2017 年では 22 万 3,500 トンで前年比 9.51％増であった．薬用植物の栽培地も現在，急速に発展しており，2017 年の薬用植物栽培面積は約 231 万ヘクタールに及ぶ．品質評価や薬効評価の研究も精力的に実施されている．

　日本は原料生薬の約 8 割を中国からの輸入に依存しており，漢方薬や生薬に関する情報を収集する場合，中国における情報を無視することはできない．しかし，インターネット上で利用可能な各種検索サイトやデータベースにおいて，日本薬局方に記載されている日本語（漢字名）や英語名，ラテン名，基原植物名（ラテン語）を用いるだけでは，中国発のほとんどの情報はヒットしない．しかし，ちょっとした工夫で，膨大な情報にアクセスすることが可能となる．

　1 つは，パソコンやスマートフォンで，中国語入力システムを用いてピンイン（併音，Pinyin）入力で，漢字（簡体字）入力する方法である．標準のブラウザで，簡体字で検索すれば，中国語サイトの情報が簡単に検索できる．例えば，Google で "黄連" と入力すれば日本語サイトで検索されるが，"黄连（huanglian）" と入力すると中国語サイトの検索結果が表示される．手書き簡体字入力システムを利用すればもっと簡単である．この方法の欠点は，得られる情報も中国語であることであるが，ブラウザ上での翻訳機能も向上しているので，中国語の知識があまりなくても十分活用できるであろう．

　もう 1 つの方法は，PubMed などの英文データベースにおいて，生薬や処方名をピンイン入力して検索する方法である．例えば，麻子仁丸のピンイン名は "mazirenwan" であるが，PubMed で "mazirenwan randomized controlled trial" で検索すると 2018 年 11 月 1 日現在，2 件の論文がヒットする．これを麻子仁丸のピンイン名 "mazirenwan" を用いずに収集するのはかなり難しい．中医薬関連の臨床試験データを検索するには "tcm（＝traditional chinese medicine）randamized control trial" や "tcm systematic review" を入力すればできなくはないが，かなりの件数がヒットする．検索対象とする処方名が定まっている場合は，直接検索するに如くはない．

（小林義典）

344　生薬, 鍼灸, EBM, 医史学

鍼灸

■ 鍼灸について

- 鍼灸は, 一定の方式により鍼やモグサを用いて身体表面の一定部位に接触や刺入または燃焼させ, 生体に一定の機械的または温熱的刺激を与えることで起こる生体反応を利用して疾病の予防または治療に応用する施術とされる[1]. 経絡の本態は解明されていないが気血の循環路とされ, 経脈は身体を縦に流れる幹線で, 絡脈は経と経をつなぐ支線で合わせて経絡と呼ぶ. 身体を縦に走る経脈は 14 本あり, 十四経脈とよばれる. 経穴は経絡上にあり, 診断点, 治療点として鍼灸治療の重要な指針となる.

- 十四経脈上にある経穴は正穴と呼ばれ, 十四経脈に属していないが臨床上有効であり名称・部位が定まっているものを奇穴という. 世界保健機関(WHO)が中心になり 1989 年に経穴数が 361 穴に定められ, 2008 年に 361 経穴の国際的な標準化作業がなされ, 『WHO/WPRO 標準経穴部位』が WHO 西太平洋地域事務局(WPRO)から刊行された[2].

- 鍼灸の適応疾患は 1996 年の WHO の草案(表 1)では 64 疾患があ

表 1　WHO の推奨する適応疾患草案(1996 年)

運動器系疾患	上顆炎(テニス肘), 頸部筋筋膜症, 頸椎炎, 肩関節周囲炎, 慢性関節リウマチ, 捻挫と打撲, 変形性膝関節症
消化器・呼吸器系疾患	胆石, 胆道回虫症, 胆道ジスキネジー, 下痢・便秘, 潰瘍性腸疾候群, 急性扁桃炎, 咽頭炎, 喉頭炎, 慢性副鼻腔炎, 気管支喘息
疼痛疾患	頭痛, 片頭痛, 緊張型頭痛, 坐骨神経痛, 扁桃腺摘出術後疼痛, 抜歯疼痛, ヘルペス後神経痛, 三叉神経痛, 腎性疼痛, 胆道疝痛
循環器系疾患	狭心症を伴う虚血性心疾患, 高血圧症, 低血圧症, 不整脈, 神経循環性無力症
泌尿器・産婦人科疾患	月経困難症, 分娩誘導, 月経異常, 女性不妊, 男性不妊, インポテンス, 遺尿症, 尿失禁, 尿閉
その他の疾患	白血球減少症, 近視, 肥満, メニエール症候群, 片麻痺, うつ病, 薬物中毒, アルコール中毒

げられている．また，米国国立衛生研究所（NIH）による鍼灸に関する合意声明（1997年）で手術後，化学療法後による嘔気・嘔吐，悪阻，手術後歯痛に有効であるとされる．

鍼灸の保険適用について

- 鍼灸治療の公的制度には鍼灸等に対する健康保険（療養費）と市区町村の一部で行われる鍼灸等への助成の2つがある．鍼灸等に対する健康保険（療養費）は医師の同意書を要するほか，表2のように非常に限定的使用となっている．

鍼灸の適する病気について

- 当漢方鍼灸治療センター鍼灸外来に2017年度に初診で受診した患者658人の症状の割合を図1に示す．腰痛，肩こり，膝痛，頸部痛，坐骨神経痛と，上位5疾患が運動器系症状であり全体の69.2%を占めている．慢性疾患で医療機関を受診した患者で最も困っている部位は腰部（26.6%），肩（17.9%），膝（10.7%），頸（8.7%），頭（7.0%）となっており，運動器系疾患による痛みが全体の63.9%を占めるとされ[3]，当鍼灸外来を受診した患者の症状と類似している．

- 腰痛，肩こり，膝痛の3疾患についての標治法の配穴例を紹介する．証は肝虚証，腎虚証が多い．標治法は痛みの箇所や痛みの箇所を通る経絡上の遠隔部に存在する経穴などに標治を行い，図2～4は腰痛，肩こり，膝痛それぞれについて当鍼灸外来で使用されることの多い経穴例である．

鍼灸の安全性

- 有害事象として気分不良，内出血，愁訴の症状が強くなる，眠

表2　健康保険で鍼灸治療ができる条件

対象疾患：頸肩腕症候群，五十肩，腰痛，神経痛，リウマチ，頸椎捻挫後遺症の6疾患
鍼灸を保険で受けるには医師の同意が必要で，以下の制約がある
1. 先に医師の治療を受け，西洋医学の治療が有効でないと判断される病気に限る
2. 保険で鍼灸を受けている期間，その病気について医院，病院にかかれない
3. 鍼灸院の「同意書」用紙あるいは診断書に，医師が必要事項を記入する
4. 医師の同意を受けた以後は，3か月ごとに再度，医師の同意が必要

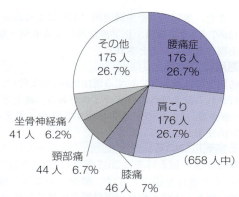

図1 北里大学東洋医学総合研究所漢方鍼灸治療センター鍼灸外来初診受診患者の症状

気,脳貧血,だるさ,夜眠れないなどが起こることがある.鍼灸で発生した過誤・事故は折鍼,神経障害,気胸,血気腫,感染,灸による火傷などであるといわれ,1975〜2002年の28年間で「鍼灸マッサージ師賠償責任保険」で扱った鍼に起因する有害事象377件中,気胸130件(全体の34.5%),折鍼115件(30.5%),症状増悪(16.2%),神経損傷・麻痺(6.6%),化膿・感染(6.6%),皮下出血(4.8%),その他と報告されている[4].

- なかには鍼治療後に両側気胸での死亡事故となった事例も存在するため[5],医療安全を徹底させることは重要である.

北里式経絡治療

経絡治療は疾病は五臓の精気の虚から始まるものとし,疾病を経絡の変動(虚実状態)として主に脈診を用いて把握し,治療方法を臓腑経絡の虚実に対して補瀉する本治法と,同時に局所的な愁訴の部位への治療を行う標治法とからなる.岡部素道(1907-1984)は北里研究所(現北里大学)東洋医学総合研究所の初代鍼灸部長であり,現在でも当鍼灸外来では岡部の流れを踏襲した形で北里式による経絡治療を行っている.

本治法の証は基本4証と呼ばれ,「肝虚証」,「腎虚証」,「肺虚証」,「脾虚証」の4つがある.心虚証は心は神を蔵しており,心が虚して神が去ってしまうと死ぬとされており,ないとされる[6].

鍼灸　347

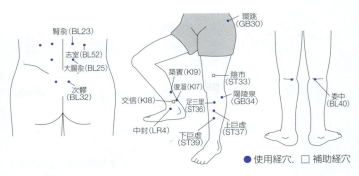

● 使用経穴，□ 補助経穴

●使用経穴

膀胱経(BL)	腎兪(BL23)：第2腰椎棘突起下縁と同じ高さ，後正中線の外方1.5寸
	大腸兪(BL25)：第4腰椎棘突起下縁と同じ高さ，後正中線の外方1.5寸
	次髎(BL32)：仙骨部，第2後仙骨孔
	志室(BL52)：腰部，第2腰椎棘突起下縁と同じ高さ，後正中線の外方3寸
	委中(BL40)：膝後面，膝窩横紋の中点
腎経(KI)	復溜(KI7)：下腿後内側，アキレス腱の前縁，内果尖の上方2寸
	築賓(KI9)：下腿後内側，ヒラメ筋とアキレス腱の間，内果尖の上方5寸
胃経(ST)	足三里(ST36)：膝前面膝蓋靱帯外方陥凹部の犢鼻(ST35)と足関節前面中央の陥凹部，長母指伸筋と長指伸筋腱の間の解渓(ST41)を結ぶ線上で，犢鼻(ST35)の下方3寸
	上巨虚(ST37)：下腿前面，犢鼻(ST35)と解渓(ST41)を結ぶ線上，犢鼻(ST35)の下方6寸
	下巨虚(ST38)：下腿前面，犢鼻(ST35)と解渓(ST41)を結ぶ線上，犢鼻(ST35)の下方9寸
胆経(GB)	陽陵泉(GB34)：下腿外側，腓骨頭前下方の陥凹部
	環跳(GB30)(別説)：大腿部，大転子の頂点と上前腸骨棘の間，大転子の頂点から1/3
肝経(LR)	中封(LR4)：足関節前内側，前脛骨筋腱内側の陥凹部，内果尖の前方

□補助経穴

腎経(KI)	交信(KI8)：下腿内側，脛骨前縁の後方の陥凹部，内果尖の上方2寸
胃経(ST)	陰市(ST33)：大腿前外側，大腿直筋腱の外側で膝蓋骨底の上方3寸

図2　腰痛

北里大学東洋医学総合研究所　石原武鍼灸師から供与，以下図3〜9も同．

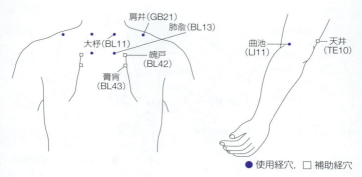

● 使用経穴, □ 補助経穴

● **使用経穴**

膀胱経(BL)	大杼(BL11):上背部,第1胸椎(T1)棘突起下縁と同じ高さ,後正中線の外方1.5寸
	肺兪(BL13):上背部,第3胸椎(T3)棘突起下縁と同じ高さ,後正中線の外方1.5寸
胆経(GB)	肩井(GB21):後頸部,第7頸椎棘突起と肩峰外縁を結ぶ線上の中点
大腸経(LI)	曲池(LI11):肘外側,尺沢(LU5)と上腕骨外側上顆を結ぶ線上の中点

□ **補助経穴**

膀胱経(BL)	魄戸(BL42):上背部,第3胸椎(T3)棘突起下縁と同じ高さ,後正中線の外方3寸 (魄戸は肺兪(BL13),身柱(GV12)は第5胸椎棘突起下と同じ高さ)
	膏肓(BL43):上背部,第4胸椎(T4)棘突起下縁と同じ高さ,後正中線の外方3寸 (膏肓は厥陰兪(BL14)と第4胸椎棘突起下と同じ高さ
三焦経(TE)	天井(TE10):肘後面,肘頭の上方1寸,陥凹部 (肘を屈曲したとき,肘頭窩にある)

図3 肩こり

鍼灸 349

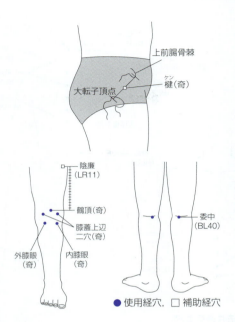

●使用経穴

膀胱経(BL)	委中(BL40):膝後面,膝窩横紋の中点
肝経(LR)	陰廉(LR11):大腿部内側,気衝(ST30)の下方2寸(膝蓋骨上縁から上方16寸)
奇穴	鶴頂:(膝蓋骨上辺中央) 膝蓋上辺二穴:(膝蓋骨上部内外側) 内膝眼:(膝蓋骨下部内側) 外膝眼:(膝蓋骨下部外側)

□補助経穴

奇穴	楗:(股関節外側,大転子頂点から斜め前方,上前腸骨棘までの中点)

＊疼痛部および症状に応じて全穴,あるいはこの中より選穴する.〈鍼および灸〉

図4 膝関節痛,変形性膝関節症など

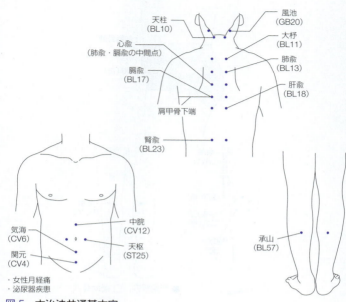

図 5　本治法共通基本穴

　本治法の配穴は『難経』六十九難の「虚する者はその母を補い，実する者はその子を瀉す」を原則として陰陽五行説の相生関係の理論に則り，経絡が虚するときは五行的に母にあたる経絡を補い，実すればその子にあたる経絡を瀉すとされる[7]．岡部は二経にわたる治療が多いとし，配穴例は以下のようになる[8]（図5）．肝虚証のときは肝経の曲泉，太衝と腎経の陰谷を補い，腎虚証のときは腎経の陰谷か復溜と肺経の尺沢か経渠を補う．肺虚証のときは肺経の太淵と脾経の商丘か太白を補い，脾虚証のときは脾経の太白と大都，心経の神門を補う（図6〜9）．

鍼灸 351

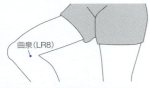

陰谷(KI10)：膝後内側，半腱様筋腱外縁の膝窩横紋上

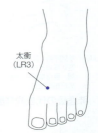

太衝(LR3)：足背，第1・2中足骨間，足底骨底接合部遠位の陥凹部，足背動脈拍動部

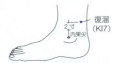

曲泉(LR8)：膝内側，半腱・半膜様筋膜内側陥凹部，膝窩横紋の内側端

図6　肝虚証の代表的な配穴

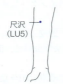

復溜(KI7)：下腿後内側，アキレス腱の前縁，内果尖の上方2寸

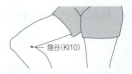

陰谷(KI10)：膝後内側，半腱様筋腱外縁の膝窩横紋上

経渠(LU8)：前腕全外側，橈骨茎状突起と橈骨動脈の間，手関節掌側横紋の上方1寸

尺沢(LU5)：肘前部，肘窩横紋上，上腕二頭筋腱外方の陥凹部

図7　腎虚証の代表的な配穴

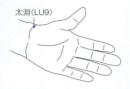
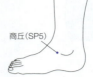
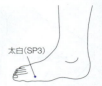

太淵(LU9)：手関節前外側，橈骨茎状突起と舟状骨の間，長母指外転筋腱の尺側陥凹部

商丘(SP5)：足内側，内果の前下方，舟状骨粗面と内果尖の中央陥凹部

太白(SP3)：足内側，第1中足指節関節の近位陥凹部，赤白肉際

図8 肺虚証の代表的な配穴

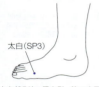
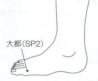
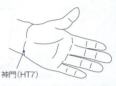

太白(SP3)：足内側，第1中足指節関節の近位陥凹部，赤白肉際

大都(SP2)：足の第1指，第1中足指節関節の遠位陥凹部，赤白肉際

神門(HT7)：手関節前内側，尺側手根屈筋腱の橈側縁，手関節掌側横紋上

図9 脾虚証の代表的な配穴

文献

1) 森 和，他（編）：鍼灸医学大辞典．pp310-311，医歯薬出版，2012
2) WHO 西太平洋地域事務局：WHO/WPRO 標準経穴部位 日本語公式版．25-231 医道の日本社，2009
3) 松平 浩，他：日本における慢性疼痛の実態，ペインクリニック 32：1345-1356，2011
4) 形井秀一：鍼灸総論．日本統合医療学会誌 6(2)：20-25，2013
5) 山下 仁，他：鍼治療と両側性気胸．全日本鍼灸学会雑誌，54：142-148，2004
6) 岡部素明，他：日本鍼灸医学 経絡治療・基礎編．経絡治療学会，29，2005
7) 岡部素明，他：日本鍼灸医学 経絡治療・基礎編．経絡治療学会，213-215，2005
8) 岡部素道：鍼灸経絡治療．86-89，續文堂，1989

（伊東秀憲）

EBM

薬物治療のなかでの漢方薬の位置づけ

現代医学では，患者が呈している症状や徴候（例：高血圧）の原因を科学的に分析し，その原因（例：血管平滑筋）にピンポイントに作用する薬剤（例：カルシウム拮抗薬）などの治療法を開発する．それゆえ現代薬はほとんどが単成分で構成される．

他方，このように要素還元的な考えで生体（人体）を理解するのではなく，系全体を調和的に治療する手段として多成分系の漢方薬を利用するのが漢方医学である．例えば半夏厚朴湯は5種類の生薬で構成されるが，それぞれの生薬は多くの成分を含有し（表1），未知の成分も存在すると考えられている．生薬を煎じて成分を抽出する過程で成分同士が作用を施し合うことも考慮すると，半夏厚朴湯の薬効を考慮する場合，個々の成分ごとに作用機序を突き止める要素還元的立場よりも，成分同士の相互作用も含めて方剤全体を1つとして捉えるホーリズム（ある系やシステムの全体は，それの部分の算術的総和以上のものであるとする考え）の考え方のほうが妥当ということになる．そしてこのような治療手段を用いて治療する以上，その治療対象の評価，つまり漢方診断においてもホーリズムの考えは基本とされるべきである．

漢方医学と EBM

漢方医学領域においてこれまでにいくつかのランダム化比較試験（RCT）が実施されてきた．日本東洋医学会の EBM 委員会は，1986年から 2015 年の間に報告され，漢方薬の有用性を評価する RCT の結果が記載された文献 565 報を基に，465 報の構造化抄録をまと

表1　漢方薬「半夏厚朴湯」16 の構成生薬，成分

生薬	成分
半夏	ホモゲンチジン酸，ジヒドロキシベンズアルデヒド，etc
厚朴	マグノロール，ホオノキロール，etc
蘇葉	ペリルアルデヒド，ピネン，etc
茯苓	エブリコ酸，パヒマン酸，etc
生姜	ギンゲロール，ショウガオール，etc

め，「漢方治療エビデンスレポート2016（EKAT 2016）」として公表した[1]．

同委員会はさらに「漢方製剤の記載を含む診療ガイドライン2016」も公表し[2]，国内で公表されている全部で1,158件の診療ガイドラインのうち，漢方薬について記載のある診療ガイドライン，すなわち「引用論文が存在し，エビデンスと推奨のグレーディングがあり，その記載を含む」30件の診療ガイドライン（表2）と「引用論文が存在するが，エビデンスグレードと推奨のグレーディングのない」37件，「引用論文も存在せず，エビデンスグレードと推奨のグレーディングのない」37件を掲載している．例えば，「鼻アレルギー診療ガイドライン-通年性鼻炎と花粉症-2016年版」では，通年性アレルギー性鼻炎に対して，小青竜湯服用を「A：行うことを強く勧奨」と評価し，その根拠として，馬場らによるRCTの結果[3]をあげている．

このように集積されたRCTの結果や診療ガイドラインへの組み入れが漢方医療の客観化に資するものであることは否定できない．他方，これらのエビデンスやガイドラインに基づいて漢方医療を実践するにあたってはさまざまな問題がある．まず前述したEKATに収載されているRCTについては，形式的にはRCTとされていても，臨床試験のデザインに問題があるため準ランダム化比較試験と呼ぶべきものも多く，真にRCTと呼べる臨床試験は非常に少ないうえ，結果の解釈に問題があり，結論が誤っている研究も散見されるなど，質の高いエビデンスはほとんど集積されていないのが現状である．

またガイドラインに漢方薬が組み込まれているとはいってもかなり限定的であり，漢方薬が有用と考えられる多くの疾患のガイドラインにおいて漢方薬が記載されていない．

さらに，例えば「慢性頭痛の診療ガイドライン2013」では，慢性頭痛患者に対して呉茱萸湯を投与したRCT[4]の結果などをもとに，漢方薬を使用して慢性頭痛治療を「行うよう勧められる（グレードB）」としているが，具体的な漢方薬の選択方法は示唆されていないなど，実際の臨床現場で漢方薬を使用するにはガイドラインの記載では不十分な場合もある．以上のようにRCTを至上とするエビデンスやガイドラインに基づく漢方医療の実践は，そのための環境がほとんど整備されていないといって過言でない．

EBM **355**

表 2　漢方製剤の記載を含む診療ガイドライン 2016（日本東洋医学会）

漢方製剤に関する引用論文が存在し，エビデンスと推奨のグレーディングがあり，その記載を含む診療ガイドライン

認知症疾患治療ガイドライン 2010
心身症診断・治療ガイドライン 2006
科学的根拠（evidence）に基づく白内障診療ガイドライン
小児急性中耳炎診療ガイドライン 2013 年版
高血圧治療ガイドライン 2014
2014 年版リンパ浮腫診療ガイドライン
鼻アレルギー診療ガイドライン−通年性鼻炎と花粉症−2016 年版（改訂第 8 版）
EBM に基づいた喘息治療ガイドライン 2004
機能性消化管疾患診療ガイドライン 2014 機能性ディスペプシア（FD）
機能性消化管疾患診療ガイドライン 2014 過敏性腸症候群（IBS）
小児慢性機能性便秘症診療ガイドライン
胆石症診療ガイドライン 2016 改訂第 2 版
慢性痒疹診療ガイドライン
汎発性皮膚そう痒症診療ガイドライン
蕁麻疹診療ガイドライン
日本皮膚科学会円形脱毛症診療ガイドライン 2010
尋常性ザ瘡治療ガイドライン
特発性後天性全身性無汗症診療ガイドライン改訂版
全身性強皮症診療ガイドライン
線維筋痛症診療ガイドライン 2013
女性下部尿路症状診療ガイドライン
過活動膀胱診療ガイドライン［第 2 版］
前立腺肥大症診療ガイドライン
男性下部尿路症状診療ガイドライン
産婦人科診療ガイドライン―婦人科外来編 2014
エビデンスに基づいた月経前不快気分障害（PMDD）の薬物治療ガイドライン（2013 年改訂版）
咳嗽に関するガイドライン第 2 版
夜間頻尿診療ガイドライン
頚椎後縦靱帯骨化症診療ガイドライン 2011
職業性アレルギー疾患診療ガイドライン 2013

EBM

より本質的で重要な問題は，エビデンスやガイドラインに基づく医療は本来の漢方医療と乖離しているという点である．前述した通り漢方医学では，四診によって患者をホーリズムの立場で総合的に把握し，寒熱，虚実，気血水といった漢方医学独特の概念を背景に考えながら，最終的に当該患者に最適な漢方方剤は何かという形で診断を下す．この診断は，現代医学的診断と直接の関係はなく，両者の関係は縦糸と横糸の関係になるため，現代医学的には画一的な集団ではあっても，漢方医学的にはさまざまな患者が存在することになる．現代医学的病名ごとに集積されたエビデンスをもとに，この多様な患者に対して一律な漢方医療を施すのは明らかに問題であろう．漢方医療においてはエビデンスを漢方方剤選択の根拠とするよりも，四診で得られた心身の総合的な情報をもとに適切な漢方方剤を選択すべきである．

あえて漢方診療における EBM の実践に意義を見いだすとすれば，種々の理由により何らかの科学的な根拠に基づいて医療を実践しなくてはならない場合や，簡易的に漢方医療を実践する場合に役立つ可能性があるというくらいであろう．もっとも今後漢方医学的診断（証）をベースにしたエビデンスが集積されれば，漢方医療領域における本来の意味での EBM の実践も現実味を帯びてくると考えられる．

以上，現状のエビデンスには漢方医療の客観化に寄与しているという功績は認められるが，これをもとに漢方医療を実践するレベルには達していない．

文献

1）日本東洋医学会：漢方治療エビデンスレポート（EKAT）Appendix 2016. https://www.jsom.or.jp/medical/ebm/index.html

2）日本東洋医学会：漢方製剤の記載を含む診療ガイドライン 2016. https://www.jsom.or.jp/medical/ebm/cpg/pdf/KCPG2016.pdf

3）馬場駿吉，他：小青竜湯の通年性鼻アレルギーに対する効果 二重盲検比較試験．耳鼻咽喉科臨床 88：389-405，1995

4）Odaguchi H, et al: The efficacy of goshuyuto, a typical Kampo (Japanese herbal medicine) formula, in preventing episodes of headache. Curr Med Res Opin 22: 1587-1597, 2006

（小田口浩）

医史学 その1

東洋医学の形成と発展

　医療の歴史は，中国で三千年，日本で千五百年といわれる．古代文字のころから継続して「漢字」が知識を保存・伝達し，東アジアに文化圏を形成した．各地域で多様な身体観が醸成されるなか，さまざまな環境下での検証を経て東洋医学は発展してきた．

　中国の漢代には三大医学古典の①『黄帝内経』（『素問』『霊枢』），②『神農本草経』，③『傷寒論』『金匱要略』が成立し，①解剖・生理・病理・鍼灸学，②本草学，③治療・処方学の高度な理論がまとめられた．その後，診脈法を整理した『脈経』，疾病単位を確立した『諸病源候論』，医論・処方を網羅した『千金方』『外台秘要方』など，唐代までに重要な医書が現れた．当時，書籍は写本として伝えられほとんどが亡失したが，日本では丹波康頼が984年に編集した『医心方』などに貴重な引用が残る．

　宋代には印刷術が発達し，医学知識が普及した．「薬局方」という呼称の元となった『和剤局方』は，標準治療としての頻用処方を載せている．金元四大家により疾病概念の議論は活性化し，明清に至るまで大陸で出版された主な医書は輸入され，秘匿されていた医術は公開されるようになった．安土桃山時代には曲直瀬道三が医学理論・処方を整理し門戸を開いて教育を始めた．曲直瀬流を中心とする，宋元明代の医学を重視する医流は後世（方）派と称される．

　江戸時代はさらに出版・教育の大衆化が進み，西洋科学の客観的な価値観も影響して，日本独自の実用的な医流である古方派が生まれた．一気留滞説を唱えた後藤艮山とその弟子・香川修庵は各地の生薬を選品し，温泉・灸治をも含んだ民間治療を取材する一方，多端を極めた中国医書を攻撃し，自由な討論を喚起した．万病一毒説を示した吉益東洞は『傷寒論』の症候を厳密に解析した治療体系を確立し，後世に影響を与えた．その嗣子，吉益南涯は気血水と病位を重視した医論を展開した．和漢蘭折衷の華岡青洲は漢方薬の全身麻酔下で乳癌摘出術を世界で初めて行った．この頃，日本独特の腹診法も研究が進んだ．処方単位に集積された知見は『類聚方広義』『勿誤薬室方函口訣』に結実した．文献研究では官立の江戸医学館で教育を行った多紀元簡・元堅父子や森立之などの考証学派が活躍し，その成果が明治以降は海外に紹介された．

　現在，世界人口の1/5を占める東アジアにおける伝統医学は歴史上最も活用されているともいえ，2019年には国際疾病分類（ICD-11）伝統医学の章に採択された．　　　　　　　　　（星野卓之）

358　生薬，鍼灸，EBM，医史学

医史学 その2

現代へ漢方をつないだ名医　浅田宗伯

　浅田宗伯(1815～1894年)は，幕末から明治に活躍した漢方の名医である．信州筑摩郡栗林村(現・長野県松本市)に，祖父から続く医家の3代目として生まれ，江戸で町医者として開業した．その高い臨床手腕は内外に聞こえ，幕末には第14代将軍徳川家茂の御典医(主治医)となり，大奥では和宮(家茂妻)や天璋院(家定妻)の主治医，また他国の外交官の治療も任せられた．明治維新後は西洋医学を修学したものでなければ，医師としての開業試験を受けられない時代となり漢方は衰退するが，宗伯の臨床実績は明治天皇に信頼され，明宮(のちの大正天皇)の主治医ともなる．宗伯亡き後も，大正・昭和には宗伯の弟子が漢方の命脈を守り，その影響は現代の漢方処方に息づいている．

　なぜ宗伯が，現在の漢方においてもその影響を保ち続けてきたのであろうか．考えられる大きな理由として，西洋医学に勝る臨床実績を残したこと，臨床に直結した著書を残したこと，持続可能な教育課程を残したことの3つがあげられよう．

　宗伯は文献を渉猟し，疾病の捉え方については漢方の古典である『傷寒論』『金匱要略』に依拠しながらも，使用する薬方は実際に効果のあるものを西洋薬も含めて使用した．参考書には，最新の西洋医学の漢訳版も含まれる．また，西洋医学的な解剖，生理の知識を臨床に応用しようとしていたことが著書からもうかがえる．夏目漱石の『吾輩は猫である』(1905年)第9章では，「浅田宗伯と云う漢法の名医があったが，この老人が病家を見舞うときには必ずかごに乗って」と「旧弊の亡者」と同列に扱われ，古いものの代表とされる宗伯である．しかし実際の姿は最新の医書に目を通し，日に300人もの患者を診察し，横浜には出張所を設けて汽車で通い，要人の往診もする，という驚異的な働きと臨床実績を残しているのである．

　宗伯の著書は80部200余巻といわれ膨大であるが，特に現在でも使用されるものとして，薬方集『勿誤薬室方函口訣』(1878年刊)，臨床治験集『橘窓書影』(1886年刊)がある．どちらも内容は現代的で，その記載の多くが現在の漢方エキス処方の使用目標として採用される．『勿誤薬室方函口訣』をもとにいくつか例をあげよう(筆者意訳)．

- 芍薬甘草湯「この処方は脚のひきつれを治すのが主要な働きだが，腹痛，両足や膝が痛んで曲げ伸ばしができないものにもよい．その

他，諸所の急な痛みに使える」（現在，こむら返りや筋肉の痙攣だけでなく，抗癌剤による筋肉痛などにも応用）

- 六君子湯「胃腸が弱くて食欲がないもの，長い間下痢するもの，内に熱がこもっているもの，食物が消化しにくくて便臭のあるものを治す．この処方は人参湯に生薬を4つ加えたもので胃腸の機能を助けて食欲を起こす作用がある．したがって，老人で胃腸が弱くなる，あるいは大きな病気の後に消化機能が弱くなり，食欲のない者に用いる．配合されている生薬の陳皮や半夏には，胸部で食欲不振の原因を解消する力があり，四君子湯と比べても活用の幅がある」（現在，食欲不振だけでなく，食道胃逆流症や機能性ディスペプシアなどにも応用）

- 大建中湯「寒冷による腹痛を治すのに，この処方に勝るものはない．強い腹痛で胸部にまで症状が及び嘔気がある，あるいは腹部全体が塊のようにこりかたまる状態が目標．したがって，腸管が攣縮して痛みが強く，腸管が下から上に向かってむくむくと持ち上がるような病態に用いると効果がある」（現在，腸閉塞や腹部膨満を起こす病態だけでなく，術後の腸管機能の回復などにも応用）

　病気を中心とした西洋医学的な病理・病名による解釈はないものの，宗伯は個々人の病状を主体とした処方の目標について，現代的な病態把握をすでに記載していたのである．また配合生薬の働きや他の処方との鑑別についても，病態あるいは処方を中心とした体系で十分理解している．この例を通して，『勿誤薬室方函口訣』が現在のエキス漢方処方の効能効果に採用されたのも理解されるであろう．

　弟子には，宗伯没後も各地で活躍し漢方を大正・昭和へと引き継いだものがいる．木村博昭（東京），中野康章（大阪），新妻荘五郎（京都）の3人である．宗伯は弟子たちへの漢方修学法として簡単なものから難しいものへと段階的にテキストを用意した．入門者には『医学智環』という『傷寒論』『金匱要略』のダイジェスト版を渡し，その後，漢方を学ぶうえで必要な科目として脈・病・証・治の4課を立て，この4課に精通するようにそれぞれの教科書を配し，基本の習得を徹底した．臨床に出てからも，塾中での輪読会，症例検討会を行い，独り立ちしたものには，『傷寒論』『金匱要略』の研究書や治験集の考究を勧めたのである．これらテキストの作成および教授法により，弟子の育成が進み，塾は活況を呈したという．

　浅田宗伯は，明治維新後に西洋医学を修学したものでなければ，医師国家試験を受けられない時代にあって，漢方医学を将来に残すために力を尽くしたのである．
　　　　　　　　　　　　　　　　　　　　　　　　　（渡辺浩二）

360　生薬，鍼灸，EBM，医史学

医史学 その3
養生の思想と治病の技術

養生と治病の源流

　医学は，大きく2つのベクトルがある．「治病（ちびょう）」と「養生（ようじょう）」である．病気の状態を出発点とし，病気のない状態にもっていって健康の回復を目指すのが「治病」であり，病気のない状態を出発点として，ひとはいかにして病に罹るのかを考え，病にならない方法を考えるのが「養生」である．この2つは車の両輪のように医の営みを推進するものであるが，矛盾したり，批判し合うこともある．

　東洋医学では「養生」に関する知識は黄帝という神話時代の指導者が最初に授けたことになっている．「養生」の立場からみた場合，病気は「失調」として捉えられる．「失調」したものはリバランスしてやればよい．何かを切除したり排除したりすることはなく，生命の全一性は損なわれない．異常と正常，病と健康に明確な境界はなく，それどころか生と死，自と他も曖昧模糊としている．

　「治病」は後からやってきた存在である（医学部のカリキュラムでも「生理学」を学んでから「病理学」の順番になっているはずである）．漢方では張仲景という中国後漢〜三国時代（紀元後2世紀頃）の人物が「治病」の祖とされる．いうなれば「養生」は神の子で，「治病」は人の子というわけだ．「治病」の立場から言うと，病はもともと身体にあるものではなく，外からやってきて人体をむしばむ悪魔のごとき存在（"邪"）である．可及的速やかに"邪"を排除しなければ命が失われてしまう．そのためには発汗させたり，下したり，吐かせたり，あるいはメスを入れて切除するなど，患者にとって一時辛い目に遭わせることもやむを得ない．厳しい治療行為のために不幸にして命を落とすこともあるが，それは天命だと思ってあきらめてほしい……温和な「養生」に比べると「治病」はかなり過激で危険な側面をもっている．

養生と治病の拡張と整理

　張仲景はその著書『傷寒論』において，寒冷刺激が"邪"となって身体に侵入し，発熱性疾患を起こした場合の治療について論述したが，身体に病をもたらす"邪"は寒冷だけではない．夏の暑さや，雨期の湿気，内陸地の乾燥なども病邪とみなされるようになった．さらに，強い感情の動きや生活習慣の乱れ・過労などによって起こる病も「治病」の対象とされるようになった．「養生」の側も，食事の仕方や衣服の調節など身近な事物が与える健康への影響から，季節や天候風

土，天体の運行といった巨視的レベルにまで研究の範囲を拡張していった．このように医学が森羅万象を扱う学問へと肥大すると，まとまりに欠け全体像を把握しにくくなってくる．中国では12世紀以降，「金元四大家」とよばれる4人の偉大な医学者が現れ，それぞれユニークな視点から「治病」と「養生」をまとめ直す作業を行い，現代に至る中医学の礎を築いた．

「治病」に重きを置いた日本漢方と医学の将来

　日本の医師が1つのプロフェッションとして宗教から独立したのは戦国時代の終わりの頃である．曲直瀬流とよばれた当時の医術は，金元四大家を受け継ぎ「養生」「治病」の双方をよいバランスで折衷したものであった．ところが江戸時代に入り「新興感染症」の梅毒が流行したのをきっかけに，日本の医師たちは漠然とした「養生」の思想と決別し，一気に「治病」の側へ舵を切った．明治期に入り，西洋医学が近代国家にふさわしい正統な医学とされ漢方が絶滅の淵に立った際も，抗菌薬も抗腫瘍剤もない当時の西洋医学は，「治病」の役に立たない代物であったため，カウンターパートの漢方に期待されたのは，またもや「治病」の役割であった．漢方はその期待にある程度応えることができ，昭和期に復活を果たし，現在健康保険にも収載される正当な医療としての地位を築いた．

　この半世紀で西洋医学の「治病」は格段に向上した．平均寿命も世界トップクラスとなり，人々の関心は「人生の長さ」から「人生の質」に移ってきている．人類の歴史でもほとんど例を見ない，ボーダーレス社会と少子高齢化の時代を迎え，医学が果たすべき役割も大きな変革を迫られつつある．東洋医学には「養生」にかかわる長い歴史の蓄積があり，これからの漢方医は江戸時代の医師たちが行ったように，再び大きく舵を切って人々の期待に応える必要がありそうである．今度は逆の方向へ，2世紀半ぶりに見たことのない海原に向かって，である．

（津田篤太郎）

◀ Note

漢方治療の現在

漢方の現状

　明治政府の医師免許制度の統一化(1895 年，漢医存続願否決)によって，日本の漢方は一時衰退した．しかし志の高い医師・薬剤師・鍼灸師などの努力により，徐々に漢方は復権した．

　現代の漢方は以下のような主な出来事を経て，日常診療に広く浸透し，医師の 8 割以上が漢方薬を日常的に処方する時代になっている．

　現在，医療保険の薬価に収載されている漢方方剤は 147(紫雲膏を入れると 148)種類であり，また生薬は約 200 種類である．

　1997 年，薬価収載の漢方製剤のすべてについて「漢方医学的な病態(証)に基づいて適正に使用すること」と明記され，漢方薬の適正使用が求められている．

1)多くの医療用漢方エキス製剤保険薬価収載(1976 年～)
　(最初のエキス剤はコタローより 1967 年に 4 処方出ている)
2)漢方専門医制度(1989 年～)
3)漢方薬・生薬認定薬剤師制度(2001 年～)
4)医学教育コアカリキュラムの時代(2001 年～)
　「和漢薬を概説できる」が卒業までの達成目標とされた
5)漢方専門医の標榜可(2005 年～)
6)「医学的処置」として「内科漢方」「漢方内科」「外科漢方」などの標榜可に(2008 年 4 月～　厚生労働省令による)
7)コアカリキュラム「和漢薬・漢方薬の特徴や仕様の現状について概説できる」と改訂(2011 年～)

漢方の特質と役割

1)患者さんの生活の質の向上を第一に考える
2)心と体を総合的にみる(全人的医療)
3)予防医学により重点を置く(「未病を治す」「プライマリケア」と親和性がある)
4)医療経済学的に無駄がない
5)西洋医学と東洋医学の役割分担がある

漢方の適応

1)いわゆる不定愁訴や自律神経失調症，冷え症には漢方がよい
2)感染症：かぜやインフルエンザには漢方と抗ウイルス剤の併用が
   勧められる
3)補剤(体力・免疫力を補う薬)の効果：肉芽の形成不全や褥瘡には
   漢方がよい
4)乾燥症候群には漢方がよい
5)婦人科疾患には漢方の適応が多い
6)精神科疾患，メンタルヘルスケアには漢方の適応が多い
7)慢性疼痛疾患には漢方の適応がある
8)現代医薬品と上手に併用する

漢方の課題

1)生薬・漢方製剤の安定供給・品質評価・安全性保証
2)卒前・卒後・大学院(研究)・専門医を対象とした教育の標準化，
   用語や所見の統一化
3)研究の手法・情報の共有化・産学共同研究体制の整備
4)効果の科学的検証と副作用機序の解明
5)方剤(処方)配合の合理性の根拠
6)有用性の検証：EBM の確立と証を考慮した臨床研究デザイン
7)治療ガイドラインの策定
8)公的研究費によるさらなる支援
9)文部科学省や厚生労働省における漢方専門部局の設置
10)国際化の中での日本漢方の果たす役割の明示(国際交流)

(花輪壽彦)

あとがきにかえて

処方の学び方～半夏厚朴湯を例に～

I．半夏厚朴湯は私が日常診療で最も頻用する処方である

　その理由の1つは漢方の勉強を始めて早い時期に後藤艮山の医説を弟子がまとめたとされる『師説筆記』（大塚敬節解説）[1]を読んだことによる．後藤艮山は「順気剤」（茯苓・半夏・枳実・厚朴・生姜・甘草，ただし甘草は少量にした？）を主とし，お灸や温泉なども勧めた．薬用人参など高貴な薬物は使わなかった．補剤は無用で真に気血を養うのは日々の「食事」であると説く．

　またもう1つの理由として，北里東医研の診療においては，メンタルストレスやいわゆる不定愁訴の患者さんが非常に多く，気剤を処方する機会が多いのが実情である．

　半夏厚朴湯は『金匱要略』の婦人雑病篇に見え，『和剤局方』と『易簡方』には四七湯，『三因方』では大七気湯（指迷七気湯ともいう），『医方集解』では七気湯などとさまざまによばれているが，半夏厚朴湯が古名で，一般的である．

　『三因方』で大七気湯というのは七気の病を治す，という意味で，七気は七情の気である．七情とは喜，怒，憂，思，悲，恐，驚である．『三因方』の七気の証治の内容は半夏厚朴湯がどのような病態を治すか，を知るうえで重要である[2,3]．

1) 喜：「夫れ喜びて心を傷る者は自汗し，疾く行くべからず，久しく立つべからず，故に経に曰く，喜ぶ時は則ち気散ずと」

2) 怒：「怒りて肝を傷る者は上気忍ぶべからず，熱来りて心を盪し，短気絶せんと欲して息することを得ず，故に経に曰く，怒る時は気撃つ（一に上るに作る）」

3) 憂：「憂ひて肺を傷る者は心系急に，上焦閉ぢ，栄衛通ぜず，夜臥安からず，故に経に曰く，憂ふる時は気聚ると」

4) 思：「思ひて脾を傷る者は，気留りて行かず，積聚，中脘に在りて飲食することを得ず，腹脹満し四肢怠惰す，故に経に曰く，思ふ時は気結すと」

5) 悲：「悲しみて心包を傷る者は，善（しばしば）忘れ，人を識らず，

置物の在る処, 還た取ることを得ず, 筋攣四肢浮腫あり, 故に経に曰く, 悲しむ時は気急なりと」

6)恐:「恐れて腎を傷る者は, 上焦の気閉ぢて行かず, 下焦回り還りて散せず, 猶予して決せず, 嘔逆悪心す, 故に経に曰く, 恐るる時は精却くと」

7)驚:「驚て胆を傷る者は, 神帰する所なく, 処定まる処なく, 物を説て意らずして迫る, 故に経に曰く, 驚く時は気乱ると」

「七つの者, 同じからずと雖も, 一気に本づく, 蔵気行ざれば鬱して涎を生じ, 気に随て積聚し, 堅大にして塊の如く, 心腹の中にある. 或は咽喉を塞ぎて粉絮の如く, 吐して出でず, 嚥みて下らず, 時に去り時に来り, 発する毎に死せんと欲す. 状神霊のなる所の如く, 飲食を逆害す. 皆七気の生ずる所, 成す所, 之を治するに各方あり」
とある.

　一般には『金匱要略』条文の「婦人, 咽中炙臠あるが如し」が有名であるが, 全身の種々の症状が「気滞」によって起こることが記載されており, 半夏厚朴湯が頭皮からつま先まで, 全身の種々の「気滞」の症状に応用できることが容易に理解される. また上記の七情の説明にある「状神霊のなる所の如く」は「婦人臓躁… 象 神霊の作す所の如く, …甘麦大棗湯之を 主 る」に対応するもので, 気が咽に結べば半夏厚朴湯, 気が下腹部に結べば甘麦大棗湯と上・下に呼応していることを知る. 半夏厚朴湯で無月経や月経不順を治すこと, 甘麦大棗湯で咽中炙臠様の症状を治しうること, 応用自在である. 『傷寒論』・『金匱要略』などは条文同士の関連が理解できると視野が広がる. なお半夏厚朴湯は婦人だけの薬ではないから, 吉益東洞(1702〜1773)は『類聚方』にて婦人を「婦人」と括弧に入れた(括弧は域ると読む). 東洞の見識が窺い知れる.

Ⅱ. 自験例:愁訴の改善をみた有効例からみえてくるもの
　筆者の 2004〜2014 年までのカルテの中から初診時に半夏厚朴湯を処方した, 361 例について検討した.

1)主訴の特徴
• 半夏厚朴湯証は「めまい」をしばしば訴える(耳鼻科では「異常

なし」といわれる）．このめまいは浮遊感を伴い，動悸や嘔気を伴うことが多い．過去に経験した「めまい恐怖」があり，再発したらどうしようと過敏に反応する．

体位変換性のめまいは多いが，動かずに立っているのがつらい，という言い方をする場合もある．耳鼻科ではしばしば「良性頭位変換性めまい症」と診断される．

「病名」がつくと安心する傾向がある．頑固な耳鳴を伴うこともあるが，耳鼻科検査では聴力などには問題なし，とされる場合が多い．

真武湯のめまい感と鑑別が難しいこともあるが，半夏厚朴湯は真武湯より，腹力が強く，おなかが張っていて，小腹不仁も顕著でないことが多い．

- 半夏厚朴湯証は「主訴」を言い漏らすことなくすべて語ろうとする．手持ちのメモや別紙にこれまでの経過を書いてきました，などと言う．「別紙」は時にノート1冊に及ぶこともまれでない．これを筆者は「メモの証」と呼んでいる．細字で筆圧が強く，「きれいに」愁訴を書いてくる．

- 半夏厚朴湯証は万事，「用意周到」で神経症．予期不安がある．外出のときに，「何かあったら困るので」，「免許証，保険証，常備薬」を持参している．典型的な狭心症ではないのに「ニトログリセリン」を携帯している人もいる．

- 半夏厚朴湯証は身内の病気，ニュースなどの報道による「症状」を自分自身の身に引き受けて，「同じ症状」を引き起こしたり，起こったら困る，と言う．

  例えば，父親が心筋梗塞で倒れる，というエピソードがあると，常に「心臓」のことが気になり，手遅れにならないうちに病院に来る．災害や犯罪のニュースをテレビでみると具合が悪くなり，「不安でじっとしていられない．テレビはみられない」などと言う．

- 発作性に胸が苦しくなって，救急車で病院に行き，3回異常なしとの診断は，半夏厚朴湯証である．

- 血圧過敏症．自動血圧計で何度も血圧を確認するタイプが多い．1日に何度も測定した血圧表を持参する．心房細動，洞性調律障害など頻脈性・徐脈性不整脈に有効な例がある．

- 「甘い」味の薬はイヤ．味にうるさい．

あとがきにかえて　　**367**

- 潜在性の甲状腺機能亢進症の傾向がある.

2)「咽喉頭異常感症」以外の病名
- 化学物質過敏症
- 線維筋痛症
- 乳腺症(大きな"しこり"で乳がんを強く疑った症例もある)
- 頭皮の異常感覚. チクチク痛む.
- 手足のしびれ
- 浮腫(心臓・肝臓・腎臓の機能には異常なし)
- 尿道不定愁訴
- 会陰部不定愁訴
- アレルギー素因のある人の目の周りの痒み・赤み
- じん麻疹・日光過敏症
- 口唇炎
- 逆流性食道炎(特に胸やけ・胸がジンジンと痛む・狭心症様の不快)
- 食事のときむせる(誤嚥性肺炎は経験がない).
- 不眠症
- 不整脈
- 掌蹠膿疱症(のどがヒリヒリしたあと,皮疹が出るという)
- 自律神経失調症としての寝汗,腋の下の汗(手掌異常発汗にはあまり効いた症例がない)
- 過敏性腸症候群(下痢にも便秘にも効く)
- 顎関節症
- 月経関連愁訴(PMS,むくみ,胸の張り,月経不順,月経痛,周囲の期待過度の不妊症)
- 交通事故外傷後不定愁訴
- 入眠困難タイプの不眠症(原典の服薬指示に「昼三,夜一服」とある),時差ぼけにもよいことがある.

3)診察室で
- 半夏厚朴湯証は几帳面な第一印象を受ける. 最初の挨拶で「話が少し長くなってもいいですか?」などと切り出す.
- 「付き添い」がいる. 心配そうな顔をしている人. 疲れきった顔をしている人が多い. 身内も多いが,「お手伝いさん」が来る.

お金に余裕がある感じ.

- 自分のことに注意がいっぱいで, 家族の心労を理解していない.

4) 診察所見

- 顔色は悪い人もいれば少しのぼせた感じの人もいる.
- 舌は淡紅で薄い白苔があり, 歯痕を認めることが多い. しかし, 舌が乾燥していたり, 白黄苔があっても有効な場合がある. その理由は半夏厚朴湯証の人は水毒傾向になると症状が悪化するので, 少し乾燥気味にバランスを調節したほうが調子がよい, という印象である.
- 脈は沈が多いが, 緊張のある脈(交感神経緊張性の脈状)も少なくない.
- 安定剤を服用している人は脈が沈・弱・遅になる.
- 腹診では腹力は中等度とやや虚が多い. 極端にやせている人には香蘇散のほうがよい.
  また虚証の腹満・鼓音を認めるものが多い. 心下痞鞕・中脘圧痛・膻中の圧痛を認める. 筆者の印象では心窩部振水音はあまり認めなくても使える.

加味方

1) 血圧の高い人, 血圧を気にする人, 不整脈, 性急な人
   半夏厚朴湯加釣藤鉤4g, 黄耆3g
   大塚敬節は七物降下湯を創作した. 大塚恭男は当初は七物降下湯合黄連解毒湯を使用した(温清飲加釣藤鉤・黄耆, 十物降下湯とわれわれは命名した. その後, 当帰芍薬散加釣藤4g, 黄耆3gが多くなった).

2) 冷えのぼせが強い人
   半夏厚朴湯加乾姜1g, 紫蘇子2〜3g(生姜, 蘇葉はそのまま入れておく)

3) 虚証の腹満(おなかの張りと便秘が強い人)
   大黄を加味すると下痢したり, 始終便意を催し下剤が合わないことが多い.
   半夏厚朴湯加山椒1〜1.5g(時に麻子仁5g程度)がよい.

4) 頭痛, のぼせなど気逆の強い人
   半夏厚朴湯加呉茱萸1〜2g.

5) 慢性疼痛
  半夏厚朴湯加烏薬 3 g（正気天香湯：香附子 4.0 g，陳皮・烏薬各 2.0 g，蘇葉・乾姜各 1.5 g，甘草 1.0 g を参考に）．
6) 咳喘息・気管支喘息
  麦門冬湯より半夏厚朴湯加麦門冬 10 g のほうがよいことがある．
7) 腹部動悸が強い人
  半夏厚朴湯合桂枝甘草竜骨牡蛎湯．
8) 胸脇苦満のある人
  以前は柴胡剤と合方したが，半夏厚朴湯だけでとれる胸脇苦満も少なくない．

半夏厚朴湯の「容」（かたち）
- 半夏・茯苓・生姜：「水道」（脾・肺・腎の津液の通り道）を導く，嘔気，痰飲，水毒をさばく
- 厚朴：鎮痛，鎮静，止喘．利尿・去痰，神経筋遮断作用（マグノロール，ホノキオールなど）
- 蘇葉：鎮咳・鎮静（ペリルアルデヒド，ロズマリン酸など）
- 生姜：健胃
- 腹満・腹痛・筋肉のこり・ひきつれなどがあっても「芍薬」と組まない理由は，本処方は「理気と利水」の生薬で構成されているので，補血・補陰の作用のある芍薬は基本として入っていない．したがって，津液不足の患者には慎重投与．筆者は半夏厚朴湯加麦門冬 6 g などとしている．

半夏厚朴湯証の成立過程
① 素因：先天的な気質・神経質・潔癖・完全主義
② 誘因：ショックな出来事，持続的緊張，ストレス
③ 症状：身体症状（自己防御的，過剰な自己防衛，理想の自我像に現状が届いていないジレンマ，時に他人を巻き込む）．脳が身体の危機を学習（察知）して，防御行動をとらせる？
  半夏厚朴湯証は自分の体調管理に精いっぱいで，ボランティア活動は決してしない，できない．

半夏厚朴湯に関する花輪の口訣

1. 不安神経症
2. 粘膜過敏
3. 予期不安
4. 用意周到

筆者の口訣は，同僚の齋藤，堀川，及川，森らによって追試されている[4]～[7]．

以上を要するに，処方の使い方をどう学ぶかといえば，原典・古典をよく読み，先賢の論説によくよく耳を傾け，実際に自分で多数例に使ってみて自家薬籠にしていくということになる．

文献

1）大塚敬節：師説筆記，近世科学思想（下）日本思想体系．pp376-413，岩波書店，1971
2）大塚敬節：大塚敬節著作集 第7巻．93-110，春陽堂，1981
　　初出は半夏厚朴湯について．漢方と漢薬5：1-13，1938
3）花輪壽彦：後藤艮山の一気留滞説について．矢数道明先生喜寿記念文集．563-571，温知会，1983
4）齋藤絵美，他：北里東医研診療録から（34）半夏厚朴湯が有効であった月経困難症の3例．漢方の臨床53：1360-1364，2006
5）堀川朋恵，他：北里東医研診療録から（78）半夏厚朴湯が有効であった不整脈症例2例．漢方の臨床57：928-933，2010
6）及川哲郎，他：北里東医研診療録から（96）腹痛や便通異常に半夏厚朴湯が有効であった4症例．漢方の臨床59：177-181，2012
7）森裕紀子，他：北里東医研診療録から（137）咽中炙臠は認めないが半夏厚朴湯が有効だった姉妹の症例．漢方の臨床62：1096-1000，2015

（花輪壽彦）

漢方
処方ハンドブック

付録

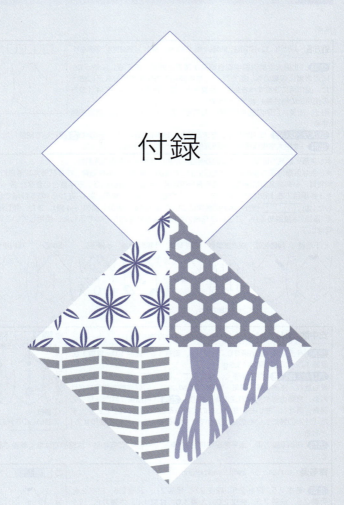

1 医療用漢方 148 処方解説 （五十音順）

凡例

処方名 よみがな ローマ字表記(東洋医学会, 2005年)／併音[*1] 医療用漢方製剤番号　□□□□ [*3]

（生薬）『北里大学東洋医学総合研究所漢方処方集　第7版』に依った．同処方集に収載のない処方[*2]は主な医療用漢方製剤の成分表示に依った．副作用に注意すべき生薬は色文字とした．副作用については「漢方の使用上の諸注意」参照(→45頁)．
附子，大黄，芒硝の量は(空欄)として示した．これらは医師が適宜調節する．

（選び方・使い方）使用目標などをまとめた．古典に言及のあるものは 古典 として紹介した．
（出典）『北里大学東洋医学総合研究所漢方処方集　第7版』に依った．

*1 併音：加減方に関しては検索の便宜のためにスペースを適宜入れた．
*2 主な医療用漢方製剤の成分表示に依った処方：黄芩湯，桔梗石膏，桂枝茯苓丸加薏苡仁，紫雲膏，小柴胡湯加桔梗石膏，猪苓湯合四物湯，当帰芍薬散加附子，茯苓飲合半夏厚朴湯．
*3 各項目の右上段には，腹力を「虚，やや虚，中間，やや実，実」(左から)の5段階で示した(虚□□□□□実)．腹力の虚実については「陰陽・虚実」参照(→4頁)．また，腹診所見(腹証)は諸説あるが，ここには花輪の見解により特徴的なものを示した．使用している記号は以下．

心下痞鞕　胸脇苦満　腹直筋攣急　腹部動悸　下腹部の圧痛　小腹不仁　正中芯　胃内停水

軽い時は点線で示す．

安中散 あんちゅうさん　anchusan／anzhongsan　[5]

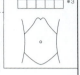

虚□■□□□実
上腕あたりの圧痛
小腹も力がない
虚証の月経痛
①喜按
②甘いものを好む

（生薬）桂皮 3.0，延胡策 3.0，牡蛎 3.0，茴香 1.5，縮砂 1.0，甘草 1.0，良姜 1.0．以上7品目 13.5g
（選び方・使い方）血色が悪く，痩せ型で，心窩部痛，胸やけ，げっぷ，胃もたれ，食欲不振，嘔気・嘔吐，腹部の冷感，月経痛等を伴う神経性胃炎，胃腸虚弱や胃食道逆流症に使う．古典 「胃拡張，幽門狭窄等で腹痛，嘔吐し，甘いものを好むものに用いると効果がある」とある．また「吐水の甚だしいものには効かず，痛みの甚だしいものに使用する」とある．
（出典）勿誤薬室方函．太平恵民和剤局方(巻三 一切気)の安中散では縮砂ではなく乾姜である．

胃苓湯 いれいとう　ireito／weilingtang　[115]

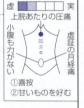

虚□□■□□実
口渇
下痢
消化不良

（生薬）蒼朮 2.5，厚朴 2.5，陳皮 2.5，猪苓 2.5，沢瀉 2.5，白朮 2.5，芍薬 2.5，茯苓 2.5，桂皮 2.0，大棗 1.0，甘草 1.0，生姜 0.5．以上12品目 24.5g
（選び方・使い方）平胃散と五苓散の合方．芍薬の入った胃苓湯，黄連・

付録1 医療用漢方148処方解説 373

縮砂の入った胃苓湯などもあったが，現在のエキス製剤の胃苓湯は芍薬を含まない．暴飲暴食，夏季の食あたり，食中毒の下痢などで泄瀉（腹痛を伴わず，しぶり腹でない下痢）するものに用いる．腹痛がある時には芍薬甘草湯を併用するとよい．「分利剤」と呼ばれるように，脾胃の働きが落ちて，尿道へ導く水分を分けることができないまま大便に下痢として出てしまう状態を改善する．下痢と尿量減少を目標に用いる．高温多湿の時期の関節痛にも応用される．
(出典) 古今医鑑（巻五　泄瀉）．丹渓心法付余は芍薬が入らない．

茵蔯蒿湯　いんちんこうとう　inchinkoto／yinchenhaotang [135]

(生薬) 茵蔯蒿 4.0，山梔子 3.0，大黄（ ）．以上 3 品目 7.0 g+大黄
(選び方・使い方) 黄疸の聖薬とされる．裏に瘀熱があり，上腹部が膨張し，みぞおちから胸中にかけて不快感があり，胸がふさがったようで悪心がある．口渇，尿量減少，便秘を目標に用いる．
(出典) 傷寒論（陽明病），金匱要略（黄疸病）

虚 □□■□ 実　軽い胸脇苦満／心下痞　腹満　黄疸／便秘

茵蔯五苓散　いんちんごれいさん　inchingoreisan／yinchenwulingsan [117]

(生薬) 沢瀉 6.0，猪苓 4.5，茯苓 4.5，白朮 4.5，茵蔯蒿 4.0，桂皮 3.0．以上 6 品目 26.5 g
(選び方・使い方) 茵蔯蒿湯に五苓散を加えたもので口渇，尿量減少があり肝障害や黄疸があるものに用いる．便秘を訴えることはない．茵蔯蒿湯証で浮腫を伴うものに使用する．肝炎，腎炎，ネフローゼ，腹水などに用いられしばしば小柴胡湯や大柴胡湯に合方されて用いられる．
(出典) 金匱要略（黄疸病）

虚 □□■□ 実　尿不利　黄疸

温経湯　うんけいとう　unkeito／wenjingtang [106]

(生薬) 半夏 4.0，麦門冬 4.0，当帰 3.0，川芎 2.0，芍薬 2.0，人参 2.0，桂皮 2.0，牡丹皮 2.0，甘草 2.0，呉茱萸 1.0，生姜 0.5，阿膠（2.0）．以上 12 品目 24.5 g+阿膠
(選び方・使い方) 手のひらのほてり感があり，手掌・足底の乾燥性皮膚炎，口唇乾燥，月経不順，冷え症，冷えによる下腹部痛，不妊症に使う．(古典)「婦人で下腹が冷え，妊娠しにくい人を治療する．月経の量が多すぎる人や月経がなかなか来ない人にも使用する」とある．また，山田業広は「当帰四逆加呉茱萸生姜湯，芎帰膠艾湯，炙甘草湯，麦門冬湯の四処方の方意を持つ処方」と解説している．腹証では臍下の周囲が瘀血のために硬結している(②)．
(出典) 金匱要略（婦人雑病）

虚 □■□□ 実　（津液不足）上熱／下寒（瘀血）　①口唇の乾燥　②馬蹄型の圧痛　③手掌のほてり

温清飲　うんせいいん　unseiin／wenqingyin [57]

(生薬) 当帰 4.0，地黄 4.0，芍薬 3.0，川芎 3.0，黄芩 3.0，山梔子 2.0，黄連 2.0，黄柏 1.5．以上 8 品目 23.0 g
(選び方・使い方) 血虚を治す温性の四物湯と血熱を治す寒性の黄連解毒湯の合方したもの．炎症反応が長引いて全身の栄養低下状態となったとき，本方で養血・清火する．皮膚の色が黄または黒褐色で，渋紙のように枯燥し，瘙痒感の強いものが多い．神経興奮の症状があり，脈は弱くはないが一定しない．湿疹，アトピー性皮膚炎，高血圧症，口内炎，尋常性乾癬，血管炎，自己免疫疾患などに体質治療的に用いられる．
(出典) 万病回春（巻六　血崩）．原典では地黄は熟地黄，芍薬は白芍である．

虚 □□■□ 実　全体に緊張　渋紙様の皮膚

越婢加朮湯　えっぴかじゅつとう　eppikajutsuto／yuebijiashutang [28]

虚 ▢▢▢■ 実

流涙／翼状片

生薬 石膏 8.0，麻黄 6.0，蒼朮 4.0，大棗 3.0，甘草 2.0，生姜 0.5．以上 6 品目 23.5 g

選び方・使い方 炎症性またはアレルギー性の浮腫を発汗ではなく，経利尿的に治す方剤．浮腫があり，尿量が減少するものに使用する．眼科領域の適応は眼の流涙をきたす疾患（急性結膜炎，フリクテン性結膜炎），緑内障，翼状片などに用いる．「脚弱」から下肢の麻痺（皮下膿瘍，筋炎，潰瘍，下肢麻痺，紅斑症，変形性膝関節症）にも応用される．浮腫をきたすネフローゼ症候群，心不全，脚気，リンパ管浮腫にも有用とされているが，和田東郭は実腫には越婢加朮湯，虚実中間腫には越婢加朮附湯がよいという．麻黄の分量が多いので血圧や胃部不快などに注意．

出典 金匱要略（中風歴節病・水気病）．原典では，蒼朮ではなく白朮，「悪風のするときは附子を加える」とある．越婢加朮附湯は越婢加朮湯に附子を加えたもの．

黄耆建中湯　おうぎけんちゅうとう　ogikenchuto／huangqijianzhongtang [98]

虚 ■▢▢▢ 実

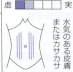

水気のある皮膚またはカサカサ

生薬 芍薬 6.0，黄耆 4.0，桂皮 4.0，大棗 4.0，甘草 2.0，生姜 0.5，膠飴 20.0．以上 7 品目 20.5 g＋膠飴

選び方・使い方 顔色が青白く疲労感があることが多いものの虚弱体質，寝汗，皮膚炎，腹痛，冷え症に使う．**古典** 虚労病とあり，「諸々不足する者を治す」とある．虚弱体質で疲れて体力がなくなり，腹が突っ張って痛み，動悸したり鼻血が出たり，手足がだるくて痛んだりする場合には小建中湯がよい．さらに疲れがひどい時は「小建中湯に黄耆を加味した黄耆建中湯で治療する」とある．

出典 金匱要略（血痺虚労病）．小建中湯に黄耆 4.0 を加えたもの

黄芩湯　おうごんとう　ogonto／huangqintang S-35

虚 ▢▢■▢ 実

感染性下痢

生薬 黄芩 4.0，大棗 4.0，甘草 3.0，芍薬 3.0．以上 4 品目 14.0 g

選び方・使い方 下痢（泥状便，粘血便），心窩部の痞え，臍部の腹痛，頭痛，悪寒，発熱がある場合に用いられる．急性胃腸炎，感染性大腸炎に用いられる．胃腸虚弱な体質的下痢には用いない．

出典 傷寒論（太陽病）

黄連解毒湯　おうれんげどくとう　orengedokuto／huanglianjiedutang [15]

虚 ▢■▢▢ 実

胸苦しい

生薬 黄芩 3.0，黄連 2.0，山梔子 2.0，黄柏 2.0．以上 4 品目 9.0 g

選び方・使い方 炎症と充血のために顔色が赤く，口渇，皮膚乾燥，のぼせ，出血症状を呈するものに使用する．イライラ，不眠，不安感等の精神症状にも用いる．熱状の強いものは石膏を加えて用いる．**古典**「急性熱性疾患に罹患して 6 半 7 日経過し，熱が極まり，心下煩悶，精神異常を起こすものに用いる」とある．

出典 外台秘要方．肘後備急方には処方名がないが，黄連解毒湯と同じ構成生薬の記載がある．万病回春（巻二　傷寒附傷風・火証，巻四　癲狂）は内容が異なる．

付録 1　医療用漢方 148 処方解説　**375**

黄連湯　おうれんとう　orento／huangliantang　120

生薬　半夏 6.0，黄連 3.0，人参 3.0，桂皮 3.0，大棗 3.0，甘草 2.0，乾姜 1.0．以上 7 品目 21.0 g

選び方・使い方　半夏瀉心湯の黄芩を去り桂枝を加味した構成になっている．黄連の分量が相対的に多いので苦みが強い．胸部に熱，胃に寒があって(上熱中寒)，その冷えのために腹痛と嘔吐が起こるものに用いる．
急性胃腸炎による腹痛，嘔吐，下痢，感冒または熱性病に伴う胃炎症状，腹痛，胆石症，蛔虫症，急性虫垂炎の初期，腹痛，嘔吐，二日酔い，口内炎，口角炎，神経症，歯痛，頭痛などに用いる．舌に厚い苔(多くは黄色苔)がつくことが多い．

出典　傷寒論(太陽病)

乙字湯　おつじとう　otsujito／yizitang　3

生薬　柴胡 6.0，当帰 6.0，黄芩 4.0，升麻 2.0，甘草 2.0，大黄( )．以上 6 品目 20.0 g＋大黄

選び方・使い方　痔核の疼痛，出血，肛門裂傷，脱肛の初期で軽症のものに用いられ，女性の陰部瘙痒感にも転用される．大黄が含まれており便秘のあるものに用いるとよい．原南陽(1752-1820)は自家薬籠 2 号方として，小柴胡湯の変方として創作したが，浅田宗伯(1815-1894)が補中益気湯により近い現在の形に変えた．

出典　勿誤薬室方函．叢桂亭医事小言(巻七 蔵方)は当帰が入らず大棗・生姜を加えて煎じる．

葛根加朮附湯　かっこんかじゅつぶとう
kakkonkajutsubuto／gegen jia shu fu tang　S-07，SG-141

生薬　葛根 8.0，麻黄 4.0，大棗 4.0，桂皮 3.0，芍薬 3.0，甘草 2.0，生姜 0.5，附子( )．以上 9 品目 28.5 g＋附子

選び方・使い方　葛根湯に蒼朮と附子が加味されたもので，慢性化した頭痛，副鼻腔炎，顔面神経痛，三叉神経痛，肩痛，腰痛，臀痛に用いられる．

出典　方機

葛根湯　かっこんとう　kakkonto／gegentang　1

生薬　葛根 8.0，麻黄 4.0，大棗 4.0，桂皮 3.0，芍薬 3.0，甘草 2.0，生姜 0.5．以上 7 品目 24.5 g

選び方・使い方　感冒等の初期症状で，頭痛・発熱・悪寒があって，自然発汗がない状態の時に使う．下痢，肩こり，頭痛等に用いる．　**古典**「汗がなく，小便もかえって少なく，気が上って胸を衝き，口噤して語ることができないものは葛根湯を用いる」とある．

出典　傷寒論(太陽病)，金匱要略(痙湿暍病)

葛根湯加川芎辛夷(葛根湯加辛夷川芎)
かっこんとうかせんきゅうしんい(かっこんとうかしんいせんきゅう)
kakkontokasenkyushin'i／gegentang jia chuanxiong xinyi　2

生薬　葛根 8.0，麻黄 4.0，大棗 4.0，桂皮 3.0，芍薬 3.0，辛夷 3.0，川芎 3.0，甘草 2.0，生姜 0.5．以上 9 品目 30.5 g

選び方・使い方　葛根湯に川芎，辛夷が加味されたものである．葛根湯の慢性疾患への応用は幅広い．川芎と辛夷を加えるのは鼻疾患への応用で，慢性副鼻腔炎，

肥厚性鼻炎,鼻茸などに用いる.『類聚方広義』頭註に葛根湯加川芎,『校正方輿輗』に葛根湯加辛夷の記載があるので,江戸時代にすでにこの加味方は試みられていたかもしれない.
(出典) 本朝経験方.葛根湯に辛夷・川芎各 3.0 を加えたもの.

加味帰脾湯　かみきひとう　kamikihito／jiaweiguipitang [137]

(生薬) 人参 3.0, 白朮 3.0, 茯苓 3.0, 酸棗仁 3.0, 竜眼肉 3.0, 柴胡 3.0, 山梔子 2.0, 当帰 2.0, 黄耆 2.0, 遠志 2.0, 大棗 2.0, 甘草 1.0, 木香 1.0, 生姜 0.5. 以上 14 品目 31.5 g

(選び方・使い方) 帰脾湯に柴胡,山梔子が加味されたもので,帰脾湯の証(胃腸の弱い虚弱体質のものが,心身過労によって,貧血や不眠などのメンタル症状を起こすもの)でイライラや精神不安の強いものに用いる.認知症,不安障害,悲哀感の強い不眠,原因不明の貧血,再生不良性貧血,悪性貧血などに使用される.

(出典) 薛氏医案(内科摘要).帰脾湯に山梔子 2.0・柴胡 3.0 を加えたもの.薛氏医案(口歯類要)は帰脾湯に山梔子・柴胡・牡丹皮を加えたもの.薛氏医案(保嬰撮要)は帰脾湯に山梔子・牡丹皮を加えたもの.

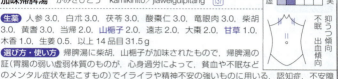

虚 — 実
不眠 / 出血傾向 / 抑うつ傾向

加味逍遙散　かみしょうようさん　kamishoyosan／jiaweixiaoyaosan [24]

(生薬) 当帰 3.0, 芍薬 3.0, 白朮 3.0, 茯苓 3.0, 柴胡 3.0, 甘草 2.0, 牡丹皮 2.0, 山梔子 2.0, 薄荷 1.0, 生姜 0.5. 以上 10 品目 22.5 g

(選び方・使い方) 自律神経失調症状,更年期症状,比較的華奢な女性で,神経質な印象があるものの自律神経失調症状,更年期症状に使う.肩こりや手の湿疹等にも用いる.(古典)「体の上部の熱感,ほてり,便秘と下痢を繰り返す,眼の下のクマ,精神不穏(イライラ・ヒステリー),血行不良(瘀血)の症状に効果がある」とある

(出典) 薛氏医案(内科摘要).原典では薄荷・生姜が入らない.万病回春(巻六 虚労)の逍遙散の項に加味方として牡丹皮・山梔子を加えたもの.

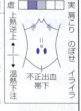

虚 — 実
上熱逆上 ↔ 温熱下注 / 肩こり・のぼせ / 不正出血帯下 / イライラ

甘草湯　かんぞうとう　kanzoto／gancaotang [KB-401] [EK-401]

(生薬) 生甘草 6.0. 以上 1 品目 6.0 g

(選び方・使い方)『薬徴』に甘草は急迫を治す,とある.甘草湯は甘草一味からなり,急迫症状を緩和するのに使用する.直接,平滑筋,皮膚,粘膜などに触れることで効果を発揮し発赤,腫脹などの炎症所見は軽度だが,疼痛が激しいものに効く.
急性咽頭炎,胃痙攣,反射性咳嗽,痔核,脱肛,癰疽,陰部の腫痛などの疼痛の強いものに甘草煎液を内服または局所を洗う.

(出典) 傷寒論(少陰病),金匱要略(肺痿肺癰咳嗽上気病),金匱要略では千金甘草湯と記載.

腹力問わず
急迫症状 / 時に腹直筋攣急

甘麦大棗湯　かんばくたいそうとう　kambakutaisoto／ganmaidazaotang [72]

(生薬) 小麦 20.0, 大棗 6.0, 甘草 5.0. 以上 3 品目 31.0 g

(選び方・使い方) 主に婦人で神経興奮の甚だしいもので,胃腸が弱くて疲れやすく,あくびを頻発するという場合に使用する.金匱要略に「婦人臟躁,喜悲傷,欲哭,象(かたち)如神霊所作,数々欠伸(あくび)甘麦大棗湯之を主る」とある.甘草,小麦,大棗の三味で激情を治し,神がかった異常行動や不随意運動を治すという.「喜」は一般に「しばしば」と読むが,喜んだり,悲傷したり,と解してもよい.過度に喜ぶと「心」を傷ると五臟論では考える.解離性障害,転換性障害,神経症,幼児の夜泣き,不眠症,てんかん,チック,躁うつ病,ノンレム睡眠からの覚醒障害,胃痙攣,月経前症候群による腹痛,咳嗽,腹痛など運用多端.

(出典) 金匱要略(婦人雑病)

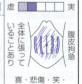

虚 — 実
全体に張っていることあり / 腹皮拘急 / 喜・悲傷・笑・泣・慟哭

付録 1　医療用漢方 148 処方解説　**377**

桔梗石膏　ききょうせっこう　kikyosekko／jiegengshigao　N324

生薬 桔梗 3.0，石膏 10.0．以上 2 品目 13.0 g

選び方・使い方 桔梗と石膏で主に他に小柴胡湯などと併用して用いられる．抗炎症作用，清熱作用がある．

出典 不明．『一本堂医事説約』（小児科・口瘡重舌）「一方　石膏・桔梗・甘草」に由来するとの説がある．

虚　　　　実
特別な腹証のないことが多い

桔梗湯　ききょうとう　kikyoto／jiegengtang　138

生薬 生甘草 3.0，桔梗 2.0．以上 2 品目 5.0 g

選び方・使い方 桔梗と甘草の二味からなり，消炎鎮痛，去痰排膿する．甘草湯で治らない急性咽頭痛で使用する．急性咽頭炎にも用いるが扁桃炎や扁桃周囲炎で悪寒や発熱のないものに用いる．甘草湯，桔梗湯，桔梗石膏の順に抗炎症作用が強くなる．

出典 傷寒論（少陰病），金匱要略（肺痿肺癰欬嗽上気病）．外台秘要方（巻十　肺癰）の「桔梗湯」の成分は，薏苡仁 8.0，地黄 4.0，当帰 4.0，桔梗 3.0，甘草 2.0，敗醤根 2.0，桑白皮 2.0，木香 1.0．以上 8 品目 26.0 g（原典では木香が入らず白朮が入る）であるが，こちらのエキス製剤はない．

虚　　　　実
特別な腹証のないことが多い

帰脾湯　きひとう　kihito／guipitang　65

生薬 黄耆 3.0，人参 3.0，白朮 3.0，茯苓 3.0，酸棗仁 3.0，竜眼肉 3.0，当帰 2.0，遠志 2.0，大棗 2.0，甘草 1.0，木香 1.0，生姜 0.5．以上 12 品目 26.5 g

選び方・使い方 胃腸の弱い虚弱体質の者が心身疲労によって，貧血や神経症状を生じたときに使用する．炎症や充血がないものによい．様々な出血による貧血，動悸，月経不順，神経症，遺精，食欲低下，健忘，不眠症などに用いる．「心脾両虚」の病態を治す．

出典 薛氏医案（内科摘要・口歯類要・明医雑著）．厳氏済生方（巻三　健忘論）の帰脾湯は当帰・遠志が入らない

虚　　　　実
出血傾向
不眠　胸さわぎ

芎帰膠艾湯　きゅうききょうがいとう　kyukikyogaito／xiongguijiaoaitang　77

生薬 地黄 6.0，当帰 4.0，芍薬 4.0，川芎 3.0，艾葉 3.0，甘草 2.0，阿膠（3.0）．以上 7 品目 22.0 g＋阿膠

選び方・使い方 虚証で冷えがりのものが出血した場合，貧血，瘀血がある場合，左腹直筋の攣急がありおなかに力がなくて下腹部の知覚鈍麻，疼痛，手足のほてりを呈する場合に使用する．特に下半身からの出血を止める目的で使用する．不正性器出血，血尿を伴う疾患，出血性腸炎，憩室炎や痔の出血などに用いられる．

出典 金匱要略（婦人妊娠病）．原典では地黄は乾地黄．

虚　　　　実
出血
下血
圧痛

芎帰調血飲　きゅうきちょうけついん
kyukichoketsuin／xiongguidiaoxueyin　TM-230　EK-230

生薬 当帰 2.0，川芎 2.0，地黄 2.0，白朮 2.0，茯苓 2.0，陳皮 2.0，烏薬 2.0，香附子 2.0，牡丹皮 2.0，益母草 1.5，大棗 1.5，甘草 1.0，乾姜 1.0．以上 13 品目 23.0 g

選び方・使い方 四君子湯と四物湯に気剤を入れた処方で，気・血・水の不調和を改善する生薬の組み合わせになっている．腹部の気の巡りをよくするために芍薬は除かれている．出産によって精神的にも肉体的にも疲労し，貧血や胃腸機能の衰え，産褥熱，乳汁不足などを呈する際に用いられる．元々は産後の処方であったが，産後に限らず月経不順やめまい，耳鳴り，動悸，頭痛，のぼせ，食欲不振等に応用される．腹部軟弱で，圧

虚　　　　実
特別な腹証のないことが多い

痛などを認めないことが多い．
出典 万病回春(巻六　産後)．原典ではさらに生姜が入り，地黄は熟地黄である．

九味檳榔湯　くみびんろうとう　kumibinroto／jiuweibinlangtang　N311

虚 ■■■■■ 実

生薬 檳榔子 4.0，厚朴 3.0，桂皮 3.0，陳皮 3.0，蘇葉 2.0，木香 1.0，甘草 1.0，生姜 0.5，大黄(　)．以上 9 品目 17.5 g＋大黄

選び方・使い方 脚気様症状(浮腫，動悸，呼吸困難，皮膚の感覚障害)があり水毒を有するものに使用される．便秘傾向や独特の浮腫様の皮膚が参考になる．心臓神経症，高血圧，バセドウ病，心筋炎，多発性神経炎，てんかん，関節リウマチ，肺結核，貧血，更年期障害，こむら返りなどに応用される．腓腹筋の握痛や肺性 II 音の亢進がある．BNP も高値のことが多い．細野史郎は浅田宗伯に倣って九味檳榔湯加呉茱萸・茯苓として逐水作用を増強して，浮腫，鬱血性心不全に応用した．

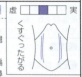

水気のある皮膚／腓腹筋の握痛／脚気症候群に呉茱萸・茯苓を加える

出典 勿誤薬室方函．原典では陳皮は橘皮，「或は去大黄，加呉茱萸・茯苓」とあり，家方と記載．エキス剤には呉茱萸 1 g，茯苓 3 g が加わる．

荊芥連翹湯　けいがいれんぎょうとう　keigairengyoto／jingjielianqiaotang　50

虚 ■■■■■ 実

生薬 柴胡 2.0，白芷 2.0，桔梗 2.0，当帰 1.5，川芎 1.5，芍薬 1.5，地黄 1.5，黄芩 1.5，黄連 1.5，黄柏 1.5，山梔子 1.5，荊芥 1.5，連翹 1.5，防風 1.5，薄荷 1.5，枳殻 1.5，甘草 1.5．以上 17 品目 27.0 g

くすぐったがる

選び方・使い方 『漢方一貫堂医学』(矢数格)によれば，幼少年期には扁桃炎，咽頭炎，鼻炎にかかりやすく，青年期には慢性中耳炎，慢性副鼻腔炎，肺結核に罹患しやすいものを「解毒症体質」といい，青年期の解毒症体質の改善に用いられる．幼少年期には柴胡清肝湯を使用する．また，中耳炎，上顎洞炎，肥厚性鼻炎にも用いられる．皮膚が暗褐色を示し，腹直筋が全体に緊張し，特に心下の抵抗と腹直筋の拘急を認めることが多い．

出典 漢方一貫堂医学．万病回春(巻五　耳病)にも同名処方があり(成分は荊芥 2.0，連翹 2.0，防風 2.0，当帰 2.0，川芎 2.0，芍薬 2.0，柴胡 2.0，枳殻 2.0，黄芩 2.0，山梔子 2.0，白芷 2.0，桔梗 2.0，甘草 1.5 以上 13 品目 25.5 g)，一般用エキス製剤(サンワ，トチモト)がある．

桂枝加黄耆湯　けいしかおうぎとう　keishikaogito／guizhijiahuangqitang　TY-026

虚 ■■■■■ 実

生薬 桂皮 4.0，芍薬 4.0，大棗 4.0，黄耆 3.0，甘草 2.0，生姜 0.5．以上 6 品目 17.5 g

自汗／水気のある皮膚

選び方・使い方 桂枝湯に黄耆を加えた処方で，皮膚に水気を含んで弾力に乏しく，盗汗，しびれ感のあるものに用いる．虚弱児の感冒，湿潤性の皮膚病，多汗症に用いる．

出典 金匱要略(水気病・黄疸病)．桂枝湯に黄耆 3.0 を加えたもの．

桂枝加葛根湯　けいしかかっこんとう　keishikakakkonto／guizhijiagegentang　TY-027

虚 ■■■■■ 実

生薬 葛根 6.0，桂皮 4.0，芍薬 4.0，大棗 4.0，甘草 2.0，生姜 0.5．以上 6 品目 20.5 g

自汗傾向／首筋のこり

選び方・使い方 桂枝湯に葛根を加味したもの．桂枝湯の証で項背部の緊張する者に用いる．

出典 傷寒論(太陽病・可発汗病)．桂枝湯に葛根 6.0 を加えたもの．

付録1 医療用漢方 148 処方解説

桂枝加厚朴杏仁湯 けいしかこうぼくきょうにんとう
keishikakobokukyoninto／guizhi jia houpoxingren tang TY-028

虚 ■ 実

生薬 桂皮 4.0, 芍薬 4.0, 大棗 4.0, 杏仁 4.0, 甘草 2.0, 厚朴 1.0, 生姜 0.5. 以上 7 品目 19.5 g

選び方・使い方 桂枝湯に厚朴, 杏仁を加味したもの. 桂枝湯の証で喘鳴を伴った咳がでるものや喘息患者で桂枝湯証（悪寒, 悪風, 発熱, 頭痛, 発汗, 関節痛）のあるものによい.

出典 傷寒論（太陽病・可発汗病・発汗吐下後病）. 原典では桂枝加厚朴杏子湯と記載. 桂枝湯に杏仁 4.0・厚朴 1.0 を加えたもの.

咳・痰

桂枝加芍薬大黄湯 けいしかしゃくやくだいおうとう
keishikashakuyakudaioto／guizhi jia shaoyao dahuang tang 134

虚 ■ 実

生薬 芍薬 6.0, 桂皮 4.0, 大棗 4.0, 甘草 2.0, 生姜 0.5, 大黄（ ）. 以上 6 品目 16.5 g＋大黄

選び方・使い方 桂枝加芍薬湯に大黄を加味したもの. 桂枝加芍薬湯で便秘するものや左下腹部に索状物と硬結を触れ圧痛がある結腸炎に使用する.

出典 傷寒論（太陰病）. 桂枝加芍薬湯に大黄を加えたもの. 原典では桂枝加大黄湯と記載.

腹痛 / 便秘

桂枝加芍薬湯 けいしかしゃくやくとう
keishikashakuyakuto／guizhijiashaoyaotang 60

虚 ■ 実

生薬 芍薬 6.0, 桂皮 4.0, 大棗 4.0, 甘草 2.0, 生姜 0.5. 以上 5 品目 16.5 g

選び方・使い方 体力中等度以下で, 腹部膨満感があるものの渋り腹, 腹痛, 下痢, 便秘に使う. 過敏性腸症候群や大黄含有処方の適さない便秘にも有効である. 芍薬の量が多く桂枝湯よりも薬効は内臓に向かう. **古典**「桂枝湯の中の芍薬の量を増量して, 腹直筋緊張が甚だしいものに用い, 腹部膨満, 時に腹痛があるものによい」とある. また, 腹中の「しこり」や感染性下痢（腸炎）による腹痛に用いる, とある

出典 傷寒論（太陰病・発汗吐下後病）. 桂枝湯の芍薬を 6.0 にしたもの. 桂枝加芍薬大黄湯は桂枝加芍薬湯に大黄を加えたもの.

腹痛

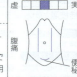

桂枝加朮附湯 けいしかじゅつぶとう
keishikajutsubuto／guizhijiashufutang 18

虚 ■ 実

生薬 桂皮 4.0, 芍薬 4.0, 大棗 4.0, 蒼朮 4.0, 甘草 2.0, 生姜 0.5, 附子（ ）. 以上 7 品目 18.5 g＋附子

選び方・使い方 桂枝湯に蒼朮と附子を加えたものである. 脳出血後の半身不随, 関節炎, 関節リウマチ, 神経痛等に用いる.

出典 方廱. 桂枝湯に蒼朮 4.0・附子を加えたもの.

桂枝加竜骨牡蛎湯（桂枝加竜骨牡蠣湯） けいしかりゅうこつぼれいとう
keishikaryukotsuboreito／guizhi jia longgu muli tang 26

虚 ■ 実

生薬 桂皮 4.0, 芍薬 4.0, 大棗 4.0, 竜骨 3.0, 牡蛎 3.0, 甘草 2.0, 生姜 0.5. 以上 7 品目 20.5 g

選び方・使い方 桂枝湯に鎮静, 強壮作用のある竜骨, 牡蛎を加えたものである. 虚弱な患者で興奮しやすく疲れやすいものに用いる. 臍部の動悸が亢進していることが多い. 性的過労, 陰萎, 遺精や小児の夜尿症, チックに使用される.

出典 金匱要略（血痺虚労病）. 桂枝湯に竜骨 3.0・牡蛎 3.0 を加えたもの.

強い腹部動悸 / 小腹弦急

桂枝加苓朮附湯　けいしかりょうじゅつぶとう
keishikaryojutsubuto／guizhi jia ling shu fu tang　KB-18、EK-18

生薬 桂皮 4.0，芍薬 4.0，大棗 4.0，蒼朮 4.0，茯苓 4.0，甘草 2.0，生姜 0.5，附子（　）．以上 8 品目 22.5 g＋附子

選び方・使い方 桂枝湯に茯苓，蒼朮，附子を加えたもので，桂枝湯＋真武湯の方意である．桂枝加朮附湯にめまい，筋肉がびくびくするような症状がある場合に用いる．慢性の頭痛，頸部痛，上腕痛，肩背痛，腰痛，下肢痛など風・寒・湿によって悪化する病態に用いる．胃腸を丈夫にしながら痛みをとるので応用範囲が広い．

出典 方機．桂枝湯に蒼朮 4.0・茯苓 4.0・附子を加えたもの．

右図説明：虚 / 実　肩こり　下肢痛　腰痛　下肢の冷え

桂枝湯　けいしとう　keishito／guizhitang　45

生薬 桂皮 4.0，芍薬 4.0，大棗 4.0，甘草 2.0，生姜 0.5．以上 5 品目 14.5 g

選び方・使い方 平素からやや虚弱の体質で，皮膚の抵抗力が弱いものに用いる．悪寒，発熱，頭痛，発汗，関節痛などの症状がある．風邪症候群，神経痛，関節リウマチ，頭痛，自律神経失調症，虚弱体質などに応用される．

出典 傷寒論（太陽病・陽明病・太陰病），金匱要略（腹満寒疝宿食病・嘔吐噦下利病・婦人妊娠病・婦人産後病）．別名：陽旦湯（金匱要略）

右図説明：虚 / 実　自汗傾向　酒客（酒飲み）には使わない　時に腹皮攣急

桂枝人参湯　けいしにんじんとう　keishininjinto／guizhirenshentang　82

生薬 桂皮 4.0，人参 3.0，白朮 3.0，甘草 2.0，乾姜 1.0．以上 5 品目 13.0 g

選び方・使い方 人参湯に桂枝の入った方剤である．冷え性で下痢しやすく，発熱，頭痛があり心下痞鞕するものに使用する．消化器感冒や急性胃腸炎，動悸，頭痛などに応用される．

出典 傷寒論（太陽病・発汗吐下後病）．人参湯に桂枝 4.0 を加えたもの．

右図説明：虚 / 実　頭痛　正中芯　動悸　腹痛　下痢

桂枝茯苓丸　けいしぶくりょうがん　keishibukuryogan／guizhifulingwan　25

生薬 桂皮 4.0，茯苓 4.0，牡丹皮 4.0，桃仁 4.0，芍薬 4.0．以上 5 品目 20.0 g

選び方・使い方 比較的体力があり，時に下腹部痛，肩こり，頭重，めまい，のぼせて足冷え等を訴える者の月経不順，月経異常，月経痛，更年期障害，血の道症，肩こり，めまい，頭重，打撲，しもやけ，湿疹・皮膚炎に使う．男性にも使用可能．**古典**「子宮筋腫のようなしこりが腹部にあり，妊娠の障害になっているもの，不正出血が続く者によい」とある．また「めまい，腹部動悸，筋肉のぴくつき，浮腫，手足のほてり，尿量の少ないものによい」とある．

出典 金匱要略（婦人妊娠病）．別名：催生湯（済陰綱目）・奪命丹（婦人大全良方・万病回春）．原典では煉蜜で和して丸とする．

右図説明：虚 / 実　顔はのぼせ　下腹部全般に堅い　下肢はむくみやすい

桂枝茯苓丸加薏苡仁　けいしぶくりょうがんかよくいにん
keishibukuryogankayokuinin／guizhifulingwan jia yiyiren　125

生薬 薏苡仁 10.0，桂皮 4.0，芍薬 4.0，桃仁 4.0，茯苓 4.0，牡丹皮 4.0．以上 6 品目 30.0 g

選び方・使い方 桂枝茯苓丸に薏苡仁を加味したものでニキビ，肝斑，手掌角化症，いぼ等に用いられる．

出典 経験方．桂枝茯苓丸『金匱要略』に，薏苡仁を加えた経験方．『叢桂亭医事小言』甲字湯（桂枝茯苓丸加甘草生姜）に「腸癰には薏苡仁を加う」とある．

右図説明：虚 / 実　イボ　帯下

桂枝芍薬知母湯(桂芍知母湯) けいししゃくやくちもとう(けいしゃくちもとう)
keishishakuyakuchimoto／guizhishaoyaozhimutang S-10, EK-180

生薬 蒼朮 4.0, 桂皮 3.0, 芍薬 3.0, 知母 3.0, 防風 3.0, 麻黄 3.0, 甘草 2.0, 生姜 0.5, 附子( ). 以上 9 品目 21.5 g+附子

選び方・使い方 膝関節が腫れて筋肉が萎縮し鶴の膝のようになったもの,下肢の運動,知覚麻痺したものに用いる.関節リウマチ,関節炎で腫脹,疼痛のあるものに使用される.

出典 金匱要略(中風歴節病).原典では蒼朮ではなく白朮である.

軽い小腹不仁

啓脾湯 けいひとう keihito／qipitang 128

生薬 蒼朮 4.0, 茯苓 3.0, 人参 3.0, 蓮肉 3.0, 山薬 3.0, 山楂子 2.0, 陳皮 2.0, 沢瀉 2.0, 甘草 1.0. 以上 9 品目 24.0 g

選び方・使い方 四君子湯に山薬・蓮肉・山楂子・陳皮・沢瀉を加味したもので,滋養強壮薬,消導薬(消化不良を治す),理気薬が配合されている.虚証で貧血があり腹部が軟弱で食欲不振,水様性下痢が続くものに用いる.成人の慢性胃腸炎,腸内異常発酵症,腸結核,病後の食欲不振,小児の消化不良などに用いる.

出典 医学入門(巻六).原典では煉蜜で丸として米湯で服用する.原典では蒼朮ではなく白朮である.摂生衆妙方(小児啓脾丸),医方集宜,古今医鑑,万病回春にも記載がある.

消化不良 腹痛・下痢

桂麻各半湯(桂枝麻黄各半湯) けいまかくはんとう(けいしまおうかくはんとう)
keimakakuhanto／guimagebantang TY-037

生薬 桂皮 3.5, 杏仁 2.5, 麻黄 2.0, 芍薬 2.0, 甘草 2.0, 大棗 2.0, 生姜 0.5. 以上 7 品目 14.5 g

選び方・使い方 桂枝湯と麻黄湯の合剤である.急性疾患では太陽病で頭痛,発熱,咽痛,咳嗽があり,熱の出ている時間が長く,悪寒の間が短く,その発作が 1 日に 2〜3 回もあって,汗が出ないために身体のかゆいものを目標とする.慢性疾患では皮膚のかゆみ,慢性じんま疹などで皮疹が出るとき「皮膚に熱感はあるが汗はでない」という場合に用いる.

出典 傷寒論(太陽病・発汗吐下後病)

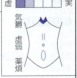
特別な腹証のないことが多い

香蘇散 こうそさん kososan／xiangsusan 70

生薬 香附子 4.0, 陳皮 3.0, 蘇葉 2.0, 甘草 2.0, 生姜 0.5. 以上 5 品目 11.5 g

選び方・使い方 胃腸虚弱者や高齢者の軽症の感冒,食事性蕁麻疹に使用する.また,胃腸虚弱を基盤とした種々の心気症やアレルギー性疾患に対して長期的に使用する.食物アレルギーや化学物質過敏症にも用いられる.**古典**「軽症の感冒には老若男女を問わずまず香蘇散を用いる」とあり,また「魚毒によると思われる食あたりに用いる」とある.さらに「婦人等の気うつの症によい」とある.

出典 太平恵民和剤局方(巻二 傷寒).原典では生姜が入らない.寿世保元(四時感冒)では薑・葱が入る.

気鬱 虚弱 薬煩

五虎湯 ごことう gokoto／wuhutang 95

生薬 石膏 10.0, 麻黄 4.0, 杏仁 4.0, 甘草 2.0, 桑白皮 2.0. 以上 5 品目 22.0 g

選び方・使い方 麻杏甘石湯に桑白皮を加えた処方であり,粘稠な痰がからみ咳き込みがあり,口渇や自汗傾向を認め,発熱や身体痛がないという,麻杏甘石湯と同じ目標に用いられる.気管支炎,気管支喘息,気

特別な腹証のないことが多い

管支拡張症などに使用される．桑白皮は降気作用，鎮咳作用がある．五虎二陳湯として用いることが多い．
(出典) 勿誤薬室方函．麻杏甘石湯に桑白皮 2.0 を加えたもの．仁斎直指方論(巻八)，古今医鑑(巻四 喘息)，万病回春(巻二 喘急)では内容が異なる．

五積散　ごしゃくさん　goshakusan／wujisan [63]

(生薬) 蒼朮 2.0, 陳皮 2.0, 茯苓 2.0, 白朮 2.0, 半夏 2.0, 当帰 2.0, 厚朴 1.0, 芍薬 1.0, 川芎 1.0, 白芷 1.0, 枳殻 1.0, 桔梗 1.0, 乾姜 1.0, 桂皮 1.0, 麻黄 1.0, 甘草 1.0, 大棗 1.0. 以上 17 品目 23.0 g

(選び方・使い方) 胃腸炎，腰痛，神経痛，関節痛，月経痛，頭痛，更年期障害，感冒等に使用する．腰，股，下腹部が冷えて痛み，上半身に熱感があって下半身が冷えるものによい．平胃散，二陳湯の方意で胃腸を整え，風・寒・湿をさばく処方．顔色不良で便秘ぎみの肥満に用いる．難産の時の催生剤，稽留流産にも用いる．(古典)「腰が冷えて痛む，腰から股へかけて筋が張る，上半身が熱く下半身が冷える，下腹部痛の四症状を使用目標にあげる．寒冷，湿気にあたって起きた諸病には全て用いてよい」とある．

虚 □□■□ 実
気・血・痰・寒・食の五積を治す
①腰冷痛
②腰股攣急
③上熱下冷
④小腹痛

(出典) 太平恵民和剤局方(巻二 傷寒)．原典では白朮・大棗は入らず，生姜を加えて煎じる．

牛車腎気丸　ごしゃじんきがん　goshajinkigan／niucheshenqiwan [107]

(生薬) 地黄 6.0, 沢瀉 3.0, 茯苓 3.0, 山薬 3.0, 山茱萸 3.0, 牡丹皮 3.0, 牛膝 3.0, 車前子 3.0, 桂皮 1.0, 附子（ ）．以上 10 品目 28.0 g ＋附子

(選び方・使い方) 八味地黄丸に牛膝と車前子を加え，附子の量を増量したもので，下肢のむくみやしびれ，強い冷えを訴えるものに用いる．

(古典)「この処方は八味地黄丸の適応で腰重，脚腫，痿弱(足が萎えて歩けなくなる状態)を治す，脚気に用いる」とある．

(出典) 厳氏済生方(巻五 水腫)．原典では地黄は熟地黄，加味腎気圜と記載．八味丸料に牛膝・車前子各 3.0 を加えたもの．

虚 □■□□ 実
足のしびれ
冷え
むくみ

呉茱萸湯　ごしゅゆとう　goshuyuto／wuzhuyutang [31]

(生薬) 大棗 4.0, 呉茱萸 3.0, 人参 2.0, ひね生姜(4.0)．以上 4 品目 9.0 g＋ひね生姜

(選び方・使い方) 寒冷が引き金となり発作性の痛みを起こす症状に対して用いる．頭痛に対して最もよく用いられ，吃逆，胃痛，呑酸等胃腸症状を伴うことが多い．しばしば手足の冷えや肩こり，時にみぞおちの膨満感も伴う．(古典)「嘔吐，下痢があって手足が冷え，死ぬかと思われるほどにもだえ苦しむ人や，嘔気があって，食べものは吐かないが胃液や唾液を吐き頭痛がする人に用いる」とある．

虚 ■□□□ 実
嘔気
胸苦しい
片頭痛
頸すじのこり
肩こり

(出典) 傷寒論(陽明病・少陰病・厥陰病)，金匱要略(嘔吐噦下利病)

五淋散　ごりんさん　gorinsan／wulinsan [56]

(生薬) 茯苓 6.0, 当帰 3.0, 黄芩 3.0, 芍薬 2.0, 山梔子 2.0, 甘草 2.0. 以上 6 品目 18.0 g

(選び方・使い方) 泌尿器系の冷えると再発を繰り返す慢性炎症に対して，利尿しながら消炎する薬方である．冷え症の傾向があり，竜胆瀉肝湯ほど実証ではなく清心蓮子飲ほど虚証でもない場合に用いられる．頻尿，残尿感，排尿痛，尿道炎，膀胱炎，前立腺炎，尿路結石などに使用される．『万病回春』の五淋散とさらに地黄・沢瀉・木通・滑石・車前子を加味したものがあり，構成生薬に議論のある方剤である．北里では五淋散料と五淋散料(加味)で使い分けて

虚 □□■□ 実
時に熱感
排尿時痛

いる．
出典 万病回春（巻四 淋症）．原典では芍薬ではなく赤芍．太平恵民和剤局方（巻六 積熱）の五淋散は黄芩が入らない．

五苓散 ごれいさん goreisan／wulingsan [17]

生薬 沢瀉 6.0, 猪苓 4.5, 茯苓 4.5, 白朮 4.5, 桂皮 3.0．以上 5 品目 22.5 g
選び方・使い方 水様性下痢，急性胃腸炎，暑気あたり，頭痛，むくみ，二日酔等に使用する．喉が渇いて尿量が少ないもので，めまい，嘔気，嘔吐，腹痛，頭痛，むくみ等を伴うことが多い．天候の変化する時に症状が増悪する傾向がある．水バランス是正の基本方剤．**古典**「下痢，嘔吐のある急性胃腸症状で，頭痛，発熱，身体が痛み，熱が多く水を飲みたがるものを治療する」とあり，また「喉が渇き水を飲みたがり，水を飲むとすぐ嘔吐してしまうものを治療する」とある．
出典 傷寒論（太陽病・陽明病・霍乱病他），金匱要略（痰飲欬嗽病・消渇小便利淋病・黄疸病）

柴陥湯 さいかんとう saikanto／chaixiantang [73]

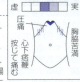

生薬 柴胡 5.0, 半夏 5.0, 黄芩 3.0, 大棗 3.0, 栝楼仁 3.0, 人参 2.0, 甘草 1.5, 黄連 1.5, 生姜 0.5．以上 9 品目 24.5 g
選び方・使い方 小柴胡湯と小陥胸湯の合方であり，小柴胡湯加黄連・栝楼仁で寒性の消炎作用の加味がなされているので，呼吸器系の咳嗽，喀痰，胸痛を緩和する作用が小柴胡湯より増強されている．胃炎，胃腸炎にも用いられる．「小結胸」は「誤下し邪気が虚に乗じて心下に聚まり，胸中の熱邪が心下の水と結んで心窩部が痞鞕し之を按じて痛む」状態である．気管支炎，肺炎，胸膜炎，肋膜炎などで発熱，咳嗽，粘稠痰があり，咳をすると胸痛が起こる者に用いられる．特にかつては胸膜炎・肋膜炎に用いられた．
出典 医学入門（巻二 傷寒用薬）．原典に小柴胡湯合小陥胸湯と記載．

柴胡加竜骨牡蛎湯（柴胡加竜骨牡蠣湯）
さいこかりゅうこつぼれいとう
saikokaryukotsuboreito／chaihu jia longgu muli tang [12]

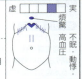

生薬 柴胡 5.0, 半夏 4.0, 桂皮 3.0, 茯苓 3.0, 黄芩 2.5, 人参 2.5, 竜骨 2.5, 牡蛎 2.5, 大棗 2.5, 生姜 0.5, 大黄（ ）．以上 11 品目 28.0 g＋大黄
選び方・使い方 高血圧の随伴症状（動悸，不安，不眠），神経症，更年期神経症，小児夜泣き等に使用する．動悸，不眠，不安を伴うことが多い．**古典**「胸満，煩驚」とあり，神経過敏で不安になったり，驚いたりする時に用いる，とある．胸がつまった感じで，神経過敏で驚きやすく，季肋部の抵抗や腹部動悸を目標にする．
出典 傷寒論（太陽病）．原典では鉛丹を入れる．

柴胡桂枝乾姜湯 さいこけいしかんきょうとう
saikokeishikankyoto／chaihuguizhiganjiangtang [11]

生薬 柴胡 6.0, 桂皮 3.0, 栝楼根 3.0, 黄芩 3.0, 牡蛎 3.0, 甘草 2.0, 乾姜 1.0．以上 7 品目 21.0 g
選び方・使い方 体力中等度以下の人の更年期障害，不眠症，神経症，動悸，息切れ，こじれた風邪，気管支炎等に使用する．寝汗，口乾，自律神経症状等を伴う．**古典**「胸脇満微結」とあり，軽度の季肋部の不快がある．首から上の頭だけに汗をかく，性格的に几帳面で，神経質，神経過敏の傾向があり，疲れやすく，のぼせ，足冷，腹部動悸をふれる等を目標として用いる．
出典 傷寒論（太陽病・発汗吐下後病），金匱要略（瘧病）．別名：柴胡姜桂湯（玉機微義）

柴胡桂枝湯　さいこけいしとう　saikokeishito／chaihuguizhitang　10

虚 ☐☐■☐ 実

中脘圧痛

（生薬）柴胡 5.0，半夏 4.0，桂皮 2.0，黄芩 2.0，人参 2.0，芍薬 2.0，大棗 2.0，甘草 1.5，生姜 0.5．以上 9 品目 21.0 g

（選び方・使い方）胃潰瘍，十二指腸潰瘍，胆石症，胆嚢炎等で痛みのあるものや，風邪がこじれて食欲不振，微熱等あるもので頭痛を伴うもの等に用いる．（古典）「心下支結」とあり，心窩部の痞えをとる，とある．また「心腹が突然に痛む人を治療する」とある．柴胡桂枝湯は小柴胡湯と桂枝湯の証を併せ持つ処方で適応範囲が広い．

（出典）傷寒論（太陽病・可発汗病・発汗後病），金匱要略（腹満寒疝宿食病）

柴胡清肝湯　さいこせいかんとう　saikoseikanto／chaihuqinggantang　80

虚 ☐☐■☐ 実

（生薬）柴胡 2.0，当帰 1.5，川芎 1.5，芍薬 1.5，地黄 1.5，黄連 1.5，黄芩 1.5，黄柏 1.5，山梔子 1.5，連翹 1.5，桔梗 1.5，牛蒡子 1.5，栝楼根 1.5，薄荷 1.5，甘草 1.5．以上 15 品目 23.0 g

（選び方・使い方）温清飲を基本にした処方で，黄連解毒湯の清熱作用と四物湯の栄養低下状態予防作用により，血熱症状を瀉し，かつ血虚を補うが，全体のベクトルを「耳」「側頸部」「側頭部」「咽喉」「肺」などの慢性炎症に向くようにつくられた方剤である．一般にやせ型もしくは筋肉質で，皮膚の色が浅黒いか青白く，汚くくすんでいるものが多い．腹診上は腹直筋の攣急があり，腹診するとくすぐったがりで腹診ができないことがしばしばある．小児腺病体質の改善薬として用いられ，肺門リンパ腺腫・頸部リンパ腺腫・慢性扁桃炎・咽喉炎・アデノイド・皮膚病・微熱・麻疹後の不調和・いわゆる疳証・神経質・神経症等に使用される．

（出典）漢方一貫堂医学．原方は外科正宗（髪疱門）の柴胡清肝湯．薛氏医案〔外科枢要（癧瘍），明医雑著（火証）〕にもある．

柴朴湯　さいぼくとう　saibokuto／chaipotang　96

虚 ☐☐■☐ 実

ガス

（生薬）柴胡 7.0，半夏 5.0，茯苓 5.0，黄芩 3.0，人参 3.0，大棗 3.0，厚朴 3.0，蘇葉 2.0，甘草 2.0，生姜 0.5．以上 10 品目 34.5 g

（選び方・使い方）アレルギー体質の体質改善や，心身症に広く用いられる．気分がふさいで，咽喉・食道部に異物感があり，時に動悸，めまい，嘔気等を伴う．小柴胡湯と半夏厚朴湯の合方で昭和の経験方．小柴胡湯の適応に神経過敏・ノイローゼ，発作がおきないかと気にしすぎる等，精神的な要素のある気管支喘息や呼吸器疾患，消化器症状等に広く用いられる．

（出典）本朝経験方．小柴胡湯合半夏厚朴湯に同じ．

柴苓湯　さいれいとう　saireito／chailingtang　114

虚 ☐☐■☐ 実

（生薬）柴胡 5.0，半夏 4.0，沢瀉 4.0，黄芩 2.5，大棗 2.5，人参 2.5，猪苓 2.5，茯苓 2.5，白朮 2.5，桂皮 2.0，甘草 2.0，生姜 0.5．以上 12 品目 32.5 g

（選び方・使い方）口渇，尿量減少や嘔気，食欲不振を伴う水様性下痢，急性胃腸炎，暑気あたり，むくみに使用する．また，慢性腎炎や種々原因による浮腫，アレルギー性疾患等に長期使用する．小柴胡湯と五苓散の合方で，水様性下痢，急性胃腸炎で熱が多く，口の渇きが強く，頭痛がして，小便がでないものに用いられる．

（出典）世医得効方（巻二　瘰癧）．原典では麦門冬・地骨皮を加えると記載．内容は小柴胡湯合五苓散料であるが分量が異なる．

三黄瀉心湯　さんおうしゃしんとう　san'oshashinto／sanhuangxiexintang [113]

虚 ▭▭▭▮ 実
顔の赤み　のぼせ

生薬 黄連 1.0，黄芩 1.0，大黄（　）．以上 3 品目 2.0 g＋大黄

選び方・使い方 実証に属し，いわゆるのぼせ気味で，気分がいらいらして落ち着かず，脈に力があって，便秘の傾向があり，驚きやすく，不安を呈するものを目的とし，鎮静的に用いる．高血圧，皮膚病，神経症，更年期障害，火傷，打撲，便秘，口内炎，難聴などに使用される．『傷寒論』の「大黄黄連瀉心湯」は振り出しで，顔ののぼせ，いらいら，高血圧を除く．『金匱要略』の三黄瀉心湯はじっくり煎じて，便秘，心気不足（不定の解釈もあり），瘀血病態に鎮静的作用する．エキス製剤ではメーカーによって分量や用法が異なるので要注意．

出典 金匱要略（驚悸吐衄下血胸満瘀血病・婦人雑病）．原典では瀉心湯と記載．傷寒論（太陽病・発汗吐下後病）に大黄黄連瀉心湯で記載．

酸棗仁湯　さんそうにんとう　sansoninto／suanzaorentang [103]

虚 ▭▭▮▭ 実
胸苦しい　胸がもやもやする

生薬 酸棗仁 10.0，茯苓 5.0，知母 3.0，川芎 3.0，甘草 2.0．以上 5 品目 23.0 g

選び方・使い方 体力中等度以下で，心身が疲労衰弱して，不眠，精神神経症状を来したものに用いる．酸棗仁は不眠には炒って用い，嗜眠には生で用いる．**古典**「体力の消耗による熱が煩わしくて眠れないものに用いる」とあり，また「虚弱者や老人，慢性的に病気がちの人で，とかく夜分になると目がさえて眠れないものに用いる」とある．

出典 金匱要略（血痺虚労病）．原典では酸棗湯（suanzaotang）と記載．

三物黄芩湯　さんもつおうごんとう　sammotsuogonto／sanwuhuangqintang [121]

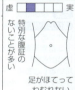
虚 ▭▭▮▭ 実
特別な腹証のないことが多い
足がほてってねむれない

生薬 地黄 6.0，黄芩 3.0，苦参 3.0．以上 3 品目 12.0 g

選び方・使い方 「四肢苦煩熱」（煩熱に苦しむ）とある．手足が火照って苦しいというものが目標である．手足を布団から外に出して冷たいものに触れるのを好むような，気持ちの悪い熱感を血条と呼ぶ．黄芩・苦参は実熱に用いるが地黄は滋陰や虚熱も除く．したがって，本方は実熱を治し，煩熱・咽乾・盗汗など虚熱にも有効．昔は産褥熱や肺結核に用いられた．今日では不眠症，更年期障害，ノイローゼ，口内炎，レストレスレッグズ症候群，火傷，蕁麻疹，白癬症，尋常性乾癬，頭痛などに用いられる．方後に「多く虫を吐下す」とある．苦参には駆虫作用がある．

出典 金匱要略（婦人産後病）．原典では地黄は乾地黄，千金三物黄芩湯と記載．

滋陰降火湯　じいんこうかとう　jiinkokato／ziyinjianghuotang [93]

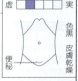
虚 ▭▮▭▭ 実
色黒　皮膚乾燥　便秘

生薬 当帰 3.0，芍薬 3.0，地黄 3.0，天門冬 3.0，麦門冬 3.0，陳皮 3.0，白朮 3.0，知母 1.5，黄柏 1.5，甘草 1.5．以上 10 品目 25.5 g

選び方・使い方 泌尿器あるいは呼吸器における高熱疾患のため津液枯燥した場合に，腎水の欠乏を滋潤することで解熱する方剤である．乾痰，喀痰，少なく切れ難く，胸部の聴診上乾性ラ音の場合に奏功する．肺結核，肋膜炎，気管支炎，腎盂炎，糖尿病などに使用される．矢数有道は肺結核に本方を用いる口訣を「①皮膚浅黒きこと，②大便秘すること，③呼吸音に乾性ラ音を聴取」を適応症とし，本方の禁忌を「①皮膚青白きこと，②大便下痢のもの，軟便で服薬して下痢してしまうもの，③湿性ラ音を聴取するもの」とした．

出典 万病回春（巻四　虚労）．原典では地黄は生地黄・熟地黄が入り，大棗・生姜を加えて煎じる．

滋陰至宝湯 じいんしほうとう jiinshihoto／ziyinzhibaotang 92

虚 ■□□ 実

生薬 当帰 3.0, 芍薬 3.0, 白朮 3.0, 茯苓 3.0, 陳皮 3.0, 知母 3.0, 香附子 3.0, 地骨皮 3.0, 麦門冬 3.0, 貝母 2.0, 薄荷 1.0, 柴胡 1.0, 甘草 1.0. 以上 13 品目 32.0 g

選び方・使い方 本方は元来, 肺結核の薬であった. 逍遙散に知母・貝母・麦門冬など「滋陰清熱薬」が配合されている. 不明の微熱, 咳, 痰が長引き, 衰弱の傾向があるものに用いられる. 虚弱の女性に多い. 女性の生理機能を調節し, 抑うつ気分を治し, 慢性消耗状態を改善する. 気管支炎, 気管支拡張症, 気管支喘息, 肺気腫, 肺線維症などに使用される.

加味逍遙散の呼吸器加減

出典 古今医鑑 (巻一一 虚労). 原典では芍薬は白芍, 生姜を加えて煎じる. 万病回春 (巻六 婦人虚労) にも記載.

紫雲膏 しうんこう shiunko／ziyungao 501

生薬 胡麻油 100.0 g, 紫根 10.0 g, 当帰 10.0 g, 上記の割合で得た油製エキス 71.2 g と晒蜜蝋 27.0 g, 豚脂 1.8 g を含有する.

選び方・使い方 よく肌を潤し, 肉を平らかにするという処方である. 肌の乾燥, 荒れ, 潰瘍, 増殖性の皮膚異常を目的とするが, しかし, 必ずしも乾燥したものに限ることはない. 湿疹, 乾癬, 角皮症, 鶏眼 (うおのめ), 胼胝 (たこ), 膿痂疹, 面皰 (にきび), 水疱, 疣贅 (いぼ), ひび, あかぎれ, あせも, かぶれ, わきが, 円形脱毛症, 白癬 (みずむし), 褥瘡, 外傷 (切傷, 擦過傷, 打撲傷), 火傷, 下腿潰瘍などに使用される.

出典 春林軒膏方. 潤肌膏 (『外科正宗』) を華岡青洲が工夫創製した軟膏剤.

四逆散 しぎゃくさん shigyakusan／sinisan 35

虚 □□■□ 実

生薬 柴胡 5.0, 芍薬 4.0, 枳実 2.0, 甘草 2.0. 以上 4 品目 13.0 g

選び方・使い方 体力が中等度以上で, 心窩部から季肋部にかけて重苦しさがあり, 不安, 不眠, 抑うつ, 手足の冷え, 咳, 動悸, 腹痛, 胃・十二指腸潰瘍, 胆石症, 胃腸炎, 下痢, しぶり腹等に用いる. **古典**「手足が冷え, 咳, 動悸, 尿量が少なく, 腹痛, しぶり腹を伴う下痢に用いる」とある. 下痢等の四逆散の使用目標は真武湯の使用目標と間違えやすいので, 腹証等で鑑別する.

二本棒

力強い腹直筋

出典 傷寒論 (少陰病)

四君子湯 しくんしとう shikunshito／sijunzitang 75

虚 □■□□ 実

生薬 人参 4.0, 白朮 4.0, 茯苓 4.0, 大棗 2.0, 甘草 2.0, 生姜 0.5. 以上 6 品目 16.5 g

選び方・使い方 気虚の基本処方. 脾胃の働きが衰えたもの, 胃腸の虚弱と貧血を目標とし, 種々の疾患に用いる. 脈は軟弱, 腹証も弛緩性, アトニー性で軟弱である. 食欲不振, 全体に元気のなくなったものを目標とする. 胃腸虚弱, 食欲不振, 貧血・嘔吐・下痢などに用い, その他老人や虚弱者の出血甚だしく貧血のもの, 四肢の無力症・痔疾・脱肛・半身不随・遺尿症・夜尿症等に応用される. **古医** 古人は貧血気味で顔面蒼白, 言語に力がなく, 手足倦怠で, 脈に力がないという 5 つの症があれば四君子湯の目標がそろっているとした. また津田玄仙 (1737-1809) の口訣に「唇白きは四君子湯」がある.

顔色不良 口唇の貧血傾向

出典 太平恵民和剤局方 (巻三 一切気). 原典では大棗・生姜が入らない. 聖済総録に順気湯で記載.

梔子柏皮湯 ししはくひとう shishihakuhito／zhizibaipitang N314

生薬 山梔子 3.0，黄柏 2.0，甘草 1.0．以上 3 品目 6.0 g

選び方・使い方 清熱消炎作用，利胆作用，黄疸を治す方剤で，茵蔯蒿湯よりも軽症の黄疸に用いられる．腹満，便秘，小便不利を認めない．皮膚の瘙痒や蕁麻疹，肝臓疾患，二日酔などに使用される．また結膜炎・眼験炎など眼の充血・炎症に本方を外用で用いたが現在は行われていない．

出典 傷寒論（陽明病）

特別な腹証のないことが多い　もやもや感

七物降下湯 しちもつこうかとう shichimotsukokato／qiwujiangxiatang 46

生薬 釣藤鈎 4.0，当帰 3.0，川芎 3.0，芍薬 3.0，地黄 3.0，黄耆 3.0，黄柏 2.0．以上 7 品目 21.0 g

選び方・使い方 大塚敬節経験方．自身の高血圧を治すために，血管をしなやかにする四物湯に釣藤鈎・黄耆・黄柏を加えた．体力やや虚弱で，最低血圧の高いもの，尿中に蛋白を証明し，腎硬化症の疑いのあるものに用いられる．易疲労感，下半身の冷え，頻尿傾向，高血圧（特に腎性のもの）が目標となり，高血圧に伴うのぼせ，肩こり，耳鳴，頭重などに使用される．構成生薬から皮膚疾患にも用いる．矢数道明は本方に杜仲を加えて八物降下湯と命名．大塚恭男は本方に黄連解毒湯を合方して十物降下湯と命名．その後当帰芍薬散料加釣藤鈎・黄耆・黄柏を頻用．

出典 大塚敬節 経験方

四物湯 しもつとう shimotsuto／siwutang 71

生薬 当帰 3.0，川芎 3.0，芍薬 3.0，地黄 3.0．以上 4 品目 12.0 g

選び方・使い方 血虚の基本処方である．月経異常（特に過少月経・無月経）・不妊症・産前産後の諸病（歩行困難，舌びらん，貧血）・皮膚病（乾燥性）・下肢運動麻痺・動脈硬化・思考力の低下・視力低下・眼が疲れる・下肢の筋肉痙攣・爪が脆い・肝斑・冷え症・栄養障害などを「血虚」の兆候とする．この病態を治す基本処方が四物湯であるが，通常は四物湯単独で処方することは少なく，芎帰膠艾湯・七物降下湯・十全大補湯・疎経活血湯・温清飲・当帰飲子などとして使用される．脈は沈んで弱く，腹は軟弱で臍上に動悸を触れるものが多い．口唇が蒼白となるほど高度の貧血があるもの，および胃腸虚弱で泄瀉しやすいものは「気虚」が主体なのでこの処方は使用されない．

出典 太平恵民和剤局方（巻九 婦人諸疾）．原典では地黄は熟地黄，芍薬は白芍薬．

皮膚や爪につやがない　集中力の欠如

炙甘草湯 しゃかんぞうとう shakanzoto／zhigancaotang 64

生薬 地黄 6.0，麦門冬 6.0，甘草 4.0，桂皮 3.0，麻子仁 3.0，大棗 3.0，人参 3.0，生姜 0.5，阿膠（2.0）．以上 9 品目 28.5 g＋阿膠

選び方・使い方 本来，熱病による脱水によって「上焦」（横隔膜から上）の「陰虚」（津液不足）が起こり，循環障害や不整脈が起こる虚労の病態を治す方剤．体力のないもので，栄養衰え，口乾き，皮膚枯燥し，疲労しやすく，手掌の煩熱，便秘がちで，心悸亢進，あるいは脈の結滞，不整脈と息切れを訴えるものを目標とする．肺炎などの熱性疾患で解熱後，動悸・虚損・不眠があり，慢性消耗状態にあるものを治す．また外台の炙甘草湯は「肺痿にて涎唾多く，心中温温液液たるものを治す」とあり，呼吸器疾患にも使われる．一般に心悸亢進，不整脈，交感神経緊張症，バセドウ病，産褥熱，肺結核などに用いられる．

出典 傷寒論（太陽病），金匱要略（血痺虚労病・肺痿肺癰欬嗽上気病）．原典では地黄は生地黄．別名：復脈湯（傷寒論・金匱要略）．

動悸　上焦の津液不足

肺炎のこじれた時にも使う　血圧が高くなく，虚労で不整脈のあるもの

芍薬甘草湯 しゃくやくかんぞうとう shakuyakukanzoto／shaoyaogancaotang 68

腹力問わず

生薬 芍薬 6.0, 甘草 4.0. 以上 2 品目 10.0 g

選び方・使い方 体力に関係なく使用でき, こむらがえりや筋痙攣, 腰痛, 腹痛, 月経痛, 吃逆, 小児の夜泣き等に用いる. 骨格筋・平滑筋の両方の筋肉痛を治す. **古典**「腹部の攣急, 腹痛, 小児の夜泣きに有効」とある. また「脚の攣急, 腹痛, 下肢痛に使用する」とある.

出典 傷寒論(太陽病・発汗後病). 別名：去杖湯(朱氏集験方)

芍薬甘草附子湯 しゃくやくかんぞうぶしとう
shakuyakukanzobushito／shaoyaogancaofuzitang S-05 , SG-146

腹力問わず

生薬 芍薬 6.0, 甘草 4.0, 附子( ). 以上 3 品目 10.0 g+附子

選び方・使い方 芍薬甘草湯は, 急迫性の激しい筋肉の攣急と疼痛が主目標であるが, 本方はそれに附子を加えたもので, 芍薬甘草湯の証で悪寒するもの, 四肢の厥冷があるものに用いられる. 腓腹筋痙攣, 坐骨神経痛, 腰痛, 五十肩, 脚気, 胃痙攣, 胆石発作, 寝違えによる筋痛等に使用される.

出典 傷寒論(太陽病・発汗後病)

十全大補湯 じゅうぜんたいほとう juzentaihoto／shiquandabutang 48

虚 ■ 実 全体に軟

生薬 当帰 4.0, 地黄 4.0, 白朮 4.0, 茯苓 4.0, 川芎 3.0, 芍薬 3.0, 人参 3.0, 桂皮 3.0, 黄耆 3.0, 甘草 2.0. 以上 10 品目 33.0 g

選び方・使い方 体力は虚弱で, 顔色不良の, 病後・術後の体力低下, 疲労倦怠, 食欲不振, 口内炎, 寝汗, 手足の冷え, 貧血, 出血傾向, 慢性副鼻腔炎, 慢性中耳炎, 潰瘍性大腸炎, 痔瘻等に用いる. **古典**「体力の低下があり, 発熱悪寒, 寝汗, 四肢倦怠, 頭痛, めまい, 口渇, 咳嗽, 食欲低下, 下血, 便秘, 産後の体調不良に用いる」とあり, また「潰瘍, 膿瘍, 瘻孔に有効」とある.

出典 太平恵民和剤局方(巻五 諸虚). 原典では地黄は熟乾地黄, 芍薬は白芍薬, 大棗・生姜を加えて煎じる.

十味敗毒湯 じゅうみはいどくとう jumihaidokuto／shiweibaidutang 6

虚 ■ 実

生薬 柴胡 3.0, 桔梗 3.0, 川芎 3.0, 土骨皮 3.0, 茯苓 3.0, 防風 2.0, 独活 2.0, 荊芥 2.0, 甘草 2.0, 生姜 0.5. 以上 10 品目 23.5 g

選び方・使い方 体力は中等度で, 化膿性皮膚疾患, 初期の急性皮膚疾患, 蕁麻疹, 湿疹, 皮膚炎, 白癬等に用いる. **古典**「毛包炎や臀癰等の皮膚病変があり, 悪寒, 発熱, 疼痛を伴うものに有効」とある.

出典 瘍科方筌(癰疽門). 原典では土骨皮ではなく桜皮, 独活でなく羌活. 原典では十味敗毒散と記載.

潤腸湯 じゅんちょうとう junchoto／runchangtang 51

生薬 地黄 5.0, 当帰 3.0, 麻子仁 2.0, 桃仁 2.0, 杏仁 2.0, 枳殻 2.0, 厚朴 2.0, 黄芩 2.0, 甘草 1.5, 大黄( ). 以上 10 品目 21.5 g+大黄

選び方・使い方 体液枯燥により, 腸内に熱をかもし, 腸管が乾いて潤いを失い, 常習性の便秘を来たしたもので, 皮膚枯燥や腹壁の弛緩, 便塊の触知などを目標とする. 麻子仁・桃仁・杏仁など潤腸作用のある生薬, 当帰・地黄など膨張性下剤を含むことから, 特に高齢者の慢性便秘症に使われる.

出典 万病回春(巻四 大便閉). 原典ではさらに熟地黄が入る. 丹渓心法付余(巻一)の潤腸丸とは内容が異なる.

付録1 医療用漢方148処方解説

小建中湯　しょうけんちゅうとう　shokenchuto／xiaojianzhongtang 99

虚 □□■□□ 実

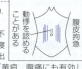
動悸を認めることがある／腹皮拘急

生薬 芍薬 6.0, 桂皮 4.0, 大棗 4.0, 甘草 2.0, 生姜 0.5, 膠飴 20.0. 以上 6品目 16.5g＋膠飴

選び方・使い方 体力は虚弱で，易疲労，慢性胃腸炎，腹痛，顔色不良，気管支喘息，アトピー性皮膚炎，動悸，手足のほてり，冷え，寝汗，鼻血，頻尿，夜尿，小児の夜泣き等に用いる．**古典**「腹痛，鼻出血，下血，手足のほてり，口や喉の渇きに使用する」とある．また「黄疸，腹痛にも有効」とある．

出典 傷寒論(太陽病)，金匱要略(血痺虚労病・黄疸病・婦人雑病)．桂枝加芍薬湯に膠飴 20.0 を加えたもの．

小柴胡湯　しょうさいことう　shosaikoto／xiaochaihutang 9

虚 □□□■□ 実

生薬 柴胡 7.0, 半夏 5.0, 黄芩 3.0, 人参 3.0, 大棗 3.0, 甘草 2.0, 生姜 0.5. 以上 7品目 23.5g

選び方・使い方 体力は中等度で，時に季肋部が苦しく，易疲労，食欲不振，口の苦み，吐き気，胃炎，胃腸虚弱，腹痛，悪寒，微熱，頭痛，動悸，咳嗽，手足のほてり等に用いる．**古典** 胸脇苦満(きょうきょうくまん)を使用目標にするとあり，江戸時代以降，柴胡剤を使う主要目標とされている．尾台榕堂『類聚方広義』頭註には，季肋部が苦しく，弛張熱があり，口や喉が渇くものを治すとある．また「耳鳴，耳聾，手足のほてり，頭痛，感冒，慢性咳嗽等に用いる」とある．

出典 傷寒論(太陽病・陽明病・少陽病他)，金匱要略(嘔吐噦下利病・黄疸病・婦人産後病)．別名：三禁湯(此事難知)

小柴胡湯加桔梗石膏　しょうさいことうかききょうせっこう
shosaikotokakikyosekko／xiaochaihutang jia jiegeng shigao 109

虚 □□□□□ 実

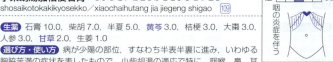
咽の炎症を伴う

生薬 石膏 10.0, 柴胡 7.0, 半夏 5.0, 黄芩 3.0, 桔梗 3.0, 大棗 3.0, 人参 3.0, 甘草 2.0, 生姜 1.0

選び方・使い方 病が少陽の部位，すなわち半表半裏に進み，いわゆる胸脇苦満の症状を表したもので，小柴胡湯の適応で特に，咽喉，鼻，耳などの炎症性の疾患に用いられる．咽頭炎，扁桃炎，耳下腺炎，顎下腺炎，中耳炎，鼻炎，副鼻腔炎，気管支炎などに使用される．

出典 本朝経験方．小柴胡湯に桔梗と石膏を加えた本朝経験方．

小青竜湯　しょうせいりゅうとう　shoseiryuto／xiaoqinglongtang 19

虚 □□■□□ 実

心下に水気あり

生薬 半夏 6.0, 麻黄 3.0, 桂皮 3.0, 芍薬 3.0, 五味子 3.0, 細辛 3.0, 甘草 2.0, 乾姜 1.0. 以上 8品目 24.0g

選び方・使い方 体力は中等度またはやや虚弱で，水様の薄い痰を伴う咳や鼻水などの感冒，咳嗽，気管支炎，気管支喘息，アレルギー性鼻炎，浮腫，花粉症等に用いる．大柴胡湯に近いがっちりした腹症にも有効．**古典**「からえずき，発熱，咳嗽，喘息，涎沫に有効」とある．また「喘咳，胸痛，頭痛，悪寒，臭汗を認めたものに有効であった」とある．

虚 □□□□□ 実

がっちりした腹証でも使う

出典 傷寒論(太陽病・可発汗病)，金匱要略(痰飲欬嗽病・婦人雑病)

小半夏加茯苓湯　しょうはんげかぶくりょうとう
shohangekabukuryoto／xiaobanxiajiafulingtang　[21]

生薬 半夏 6.0，茯苓 5.0，ひね生姜(4.0)．以上 3 品目 11.0 g＋ひね生姜

選び方・使い方 胃内に停水があって，嘔吐を発するものに用いられる．尿量減少，心悸亢進，嘔吐を伴うものが多く，甚だしく衰弱せぬものによい．貧血や厥冷などの症候のないものに用いられる．口渇はひどくなく五苓散のような「水逆の嘔吐」はない．最もしばしば用いられるのは妊娠嘔吐（つわり）であるが，その他急性胃腸炎や蓄膿症などの嘔吐のやまないものにも使用される．

出典 金匱要略（痰飲欬嗽病）

虚 □□■□□ 実

消風散　しょうふうさん　shofusan／xiaofengsan　[22]

生薬 石膏 5.0，当帰 3.0，地黄 3.0，防風 2.0，蒼朮 2.0，牛蒡子 2.0，木通 2.0，荊芥 2.0，知母 2.0，胡麻 2.0，蝉退 1.5，苦参 1.5，甘草 1.0．以上 13 品目 29.0 g

選び方・使い方 胃がもたれやすい等の胃腸症状のない人で，湿疹，皮膚炎，蕁麻疹，水虫，あせも，アトピー性皮膚炎．分泌物，痂皮，地肌が赤く熱状が強く，夏に悪化する傾向のもの．**古典**「風湿（風や湿気が多い環境）で，瘡疥（できもの）を生じ，瘙痒が絶えないものを治す．風熱（風や温度の高い環境：夏）で蕁麻疹が全身に，急に出たり消えたりするものに使う」とある．

出典 外科正宗（巻四　疥瘡）．原典では地黄は生地黄．厳氏済生方，太平恵民和剤局方は内容が異なる．

腹力問わず　特別な腹証のないことが多い

升麻葛根湯　しょうまかっこんとう　shomakakkonto／shengmagegentang　[101]

生薬 葛根 5.0，芍薬 3.0，甘草 1.5，升麻 1.0，生姜 0.5．以上 5 品目 11.0 g

選び方・使い方 発疹を伴う熱性疾患の初期，または流感の頭痛甚だしいものに用いられる．この時，眼痛，鼻乾き，鼻出血，不眠などを伴うことがある．流行性感冒，麻疹，猩紅熱，水痘，皮膚病，扁桃腺炎などに使用される．

出典 万病回春（巻二　傷寒　巻七　痘瘡・麻疹）．原典では芍薬は白芍薬．万病回春（巻三斑疹），太平恵民和剤局方（巻二傷寒）の升麻葛根湯，小児斑疹備急方論（升麻散）は生姜が入らない．

虚 □□■□□ 実

特別な腹証のないことが多い

四苓湯　しれいとう　shireito／silingtang　SG-140

生薬 沢瀉 4.0，茯苓 4.0，白朮 4.0，猪苓 4.0．以上 4 品目 16.0 g

選び方・使い方 五苓散から桂皮を去った方剤である．五苓散証で表証がないのに，咽が乾き，大量に水を飲むか，尿量が少なく，吐き気，嘔吐，腹痛，むくみがある場合に用いられる．暑気あたり，急性胃腸炎などに使用される．

出典 丹溪心法付余（巻七　泄瀉）．原典では四苓散と記載．内外傷弁惑論には去桂五苓散で記載．

腹力問わず　特別な腹証のないことが多い

辛夷清肺湯　しんいせいはいとう　shin'iseihaito／xinyiqingfeitang　[104]

生薬 麦門冬 5.0，石膏 5.0，知母 3.0，百合 3.0，黄芩 3.0，山梔子 3.0，辛夷 2.0，枇杷葉 2.0，升麻 1.0．以上 9 品目 27.0 g

選び方・使い方 鼻閉，鼻茸，後鼻漏．鼻に「熱を持つ感じ」のものに特によい．**古典**「肺熱（熱邪が肺を侵し），鼻茸が初めはざくろの実のようで，次第に大きくなり鼻腔を閉鎖して鼻呼吸が困難となるものを治

虚 □□□■□ 実

特別な腹証のないことが多い

す」とある．
出典 勿誤薬室方函．外科正宗(巻四 鼻痔)では辛夷清肺飲と記載され甘草が入る．

参蘇飲　じんそいん　jinsoin／shensuyin　66　　　　　　　　　　虚 □□■□□ 実

生薬 半夏 3.0，茯苓 3.0，桔梗 2.0，陳皮 2.0，葛根 2.0，前胡 2.0，人参 1.5，大棗 1.5，蘇葉 1.0，枳殻 1.0，木香 1.0，**甘草** 1.0，生姜 0.5．以上 13 品目 21.5 g

選び方・使い方 胃の弱い人で，葛根湯や桂枝湯が胸に痞えるという，感冒に咳嗽を兼ねたものを目標とする．この場合，微熱，軽度の頭痛，咳嗽，痰の喀出などがあり，心窩部膨満感，時に悪心，嘔吐，不安等を伴うこともある．感冒，気管支喘息，肺炎，気鬱，悪阻などに使用される．感冒が長引いて，すっきり治らない時によい．

出典 太平恵民和剤局方(巻二 傷寒)．万病回春(巻二 咳嗽)にも記載．三因極一病証方論には「嗽するには乾葛を加える」とある．

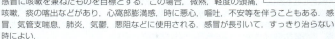

神秘湯　しんぴとう　shimpito／shenmitang　85　　　　　　　　　虚 □■□□□ 実

生薬 麻黄 5.0，杏仁 4.0，厚朴 3.0，陳皮 2.5，**甘草** 2.0，柴胡 2.0，蘇葉 1.5．以上 7 品目 20.0 g

選び方・使い方 一般に腹力中等度で，心下もそれほど緊張せず，わずかに胸脇苦満を認め，喀痰は少ないが，咳嗽，喘鳴，呼吸困難を訴え，神経症を加味したものを目標とする．気管支喘息，肺気腫などに使用される．痰の多いタイプではなく，呼吸困難を主とするタイプに用いる．疲労やストレスで悪化することが多い．『外台秘要方』に「麻黄・蘇葉・橘皮・柴胡・杏仁」の五味からなる処方があり，浅田宗伯(1815-1894)が「厚朴・甘草」を加味して現在の処方構成になった．

出典 勿誤薬室方函．原典では，陳皮は橘皮．外台秘要方(巻九)では処方名ではく備急久欬奔喘坐臥不得并喉裏呀聲氣絶方として記載され，厚朴・甘草が入らない．

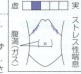

真武湯　しんぶとう　shimbuto／zhenwutang　30　　　　　　　　　虚 ■□□□□ 実

生薬 茯苓 5.0，芍薬 3.0，蒼朮 3.0，生姜 0.5，**附子**（　）．以上 5 品目 11.5 g＋**附子**

選び方・使い方 新陳代謝が衰えて冷えが強く，消化機能も減退しているものの全身状態の改善に使う．顔色が悪く下痢や，体がなんとなく「フワフワ」する，クラッとする，等めまい感を訴えるもの．冷えると下痢するものにより．**古典** 「頭痛・発熱・悪寒を伴う状態で，発汗治療したが，汗が出たのに治らず，また発熱し，動悸がして，めまいがあり，体がびくびくと痙攣し，ゆらゆらと揺れて倒れそうになるものは真武湯がよい」とある．

出典 傷寒論(太陽病・少陰病・発汗後病)．原典では蒼朮ではなく白朮である．別名：玄武湯(傷寒論)．

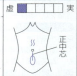

清上防風湯　せいじょうぼうふうとう　seijobofuto／qingshangfangfengtang　58　　虚 □□□■□ 実

生薬 川芎 2.0，黄芩 2.0，連翹 2.0，防風 2.0，白芷 2.0，桔梗 2.0，山梔子 2.0，**甘草** 1.5，枳殻 1.5，荊芥 1.0，黄連 1.0，薄荷 1.0．以上 12 品目 20.0 g

選び方・使い方 上衝の実熱というのが目標で，上部(顔面や頭部)に血熱が鬱滞し，瘡を発し，顔面が赤く，熱を訴える場合に用いられる．尋常性痤瘡，湿疹，結膜充血，酒皶などに使用される．

出典 万病回春(巻五 面病)．原典では竹瀝が加わる．

清暑益気湯　せいしょえっきとう　seishoekkito／qingshuyiqitang [136]

虚 ■■□□□ 実

生薬 人参 3.0，白朮 3.0，麦門冬 3.0，当帰 3.0，黄耆 3.0，五味子 2.0，陳皮 2.0，甘草 2.0，黄柏 2.0．以上 9 品目 23.0 g

選び方・使い方 易疲労，食欲不振，口渇のあるものの次の諸症：夏やせ，暑さによる食欲不振，下痢，全身倦怠感，慢性疾患による体力低下．シェーグレン症候群，慢性肝炎に用いることもある．夏季の熱中症の予防にもよい．**古典**「長い夏や湿潤した気候に適応できずに四肢の重だるさや，体熱感や胸苦しさを感じ，小便が少なく大便には下痢を認め，口渇がある場合とない場合があり，食欲が低下し，発汗傾向の病態を治療する」とある．

出典 医学六要(巻四　暑門)．原典では近世清暑益気湯と記載され，人に随って姜棗を加減．内外傷弁惑論では東垣清暑益気湯とも呼ばれ内容が異なる．

清心蓮子飲　せいしんれんしいん　seishinrenshiin／qingxinlianziyin [111]

虚 ■■□□□ 実

無菌性膀胱炎

生薬 蓮肉 4.0，麦門冬 4.0，茯苓 4.0，人参 3.0，車前子 3.0，黄芩 3.0，黄耆 2.0，地骨皮 2.0，甘草 1.5．以上 9 品目 26.5 g

選び方・使い方 胃腸の弱いタイプの尿意頻数，尿意切迫の症状のあるもの．不安や不眠等の精神症状と尿意頻数，尿混濁，遺精，遺尿，残尿感のあるもの．陰萎や愁訴の多い糖尿病．無菌性膀胱炎によい．**古典**「心労が蓄積して抑うつ状態になると，尿の白濁，遺精，排尿時痛，血尿が起こる(中略)病後に気の衰えが回復せず，何となく心が煩わしく騒ぎ，体全体に不快な熱感があるものに清心蓮子飲は有効である」とある．

出典 太平恵民和剤局方(巻五　痼冷　巻八　雑病)

清肺湯　せいはいとう　seihaito／qingfeitang [90]

虚 ■■■□□ 実

特別な腹証のないことが多い

生薬 茯苓 3.0，当帰 3.0，麦門冬 3.0，黄芩 2.0，桔梗 2.0，陳皮 2.0，桑白皮 2.0，貝母 2.0，杏仁 2.0，山梔子 2.0，天門冬 2.0，大棗 2.0，竹葉 2.0，五味子 1.5，甘草 1.0，生姜 0.5．以上 16 品目 31.5 g

選び方・使い方 比較的体力の低下した人で，胸部に熱が残り，咳嗽，喀痰が長引き，なかなか止まないものに用いられる．この場合，痰が多く，激しい咳が続き，しかも痰は粘稠で切れにくい．長引くと咽が痛んだり，声が嗄れたり，ムズムズしたりする．痰が出るまで激しい咳が続くことが多い．慢性気管支炎，慢性咽頭炎，肺炎，肺結核，気管支拡張症，気管支喘息などに使用される．近年，非結核性抗酸菌症や MAC 症が痩せた高齢女性に増えている．長期の薬物療法が困難な場合が多いので，清肺湯は試みる価値がある．長期に使用する場合は黄芩・山梔子の副作用に注意．一貫堂医学では清肺湯去五味子・杏仁・貝母・桔梗，加竹葉・地黄・紫菀・阿膠を「紅痰加減」として血痰を伴うものに用いている(北里東医研の煎じ薬も同様)．

出典 万病回春(巻二　咳嗽)．原典では竹葉の記載はなく症状により竹瀝を加える．万病回春(巻三喘急　巻四失血)は内容が異なる．

川芎茶調散　せんきゅうちゃちょうさん
senkyuchachosan／chuanxiongchadiaosan [124]

虚 ■■□□□ 実

特別な腹証のないことが多い

生薬 川芎 3.0，香附子 3.0，白芷 2.0，羌活 2.0，荊芥 2.0，防風 2.0，薄荷 2.0，甘草 1.5，細辛 1.5．以上 9 品目 19.0 g

選び方・使い方 感冒など外感病の頭痛薬．頭頸部の炎症性疾患に用いられ，頭痛，頭重感，鼻閉などが目標となる．このとき筋肉痛などを伴うことがある．血の道症の適応もあるので，更年期障害などで，気鬱，頭痛を訴えるものにも使われる．細茶が入っている散剤なので，お茶で服用するとよい．

出典 太平恵民和剤局方(巻一　諸風　巻二　傷寒)．原典では香附子は入らず細辛が入るが，「細辛無し香附子有り」という記載もある．

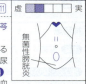
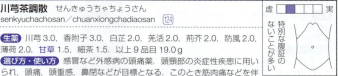

疎経活血湯　そけいかっけつとう　sokeikakketsuto／shujinghuoxietang　53

虚 □□■□ 実

生薬 当帰 2.0, 地黄 2.0, 蒼朮 2.0, 川芎 2.0, 桃仁 2.0, 茯苓 2.0, 芍薬 2.0, 牛膝 1.5, 威霊仙 1.5, 防已 1.5, 羌活 1.5, 防風 1.5, 竜胆 1.5, 陳皮 1.5, 白芷 1.0, 甘草 1.0, 生姜 0.5. 以上 17 品目 27.0g

選び方・使い方 体力中等度の人で, 瘀血と水毒と風寒を兼ね, 筋肉・関節・神経に疼痛を発し, 特に腰より下に発した痛みが目標となる. 冷えにより痛みが増悪することが多い. また瘀血の痛みは血流の低下する夜間に増悪する. 腰痛, 神経痛, 筋肉リウマチ, 痛風, 変形性膝関節症, 坐骨神経痛, 脳卒中後遺症などに使用される.

出典 万病回春 (巻五　痛風). 原典では地黄は生地黄である. 古今医鑑 (巻一〇　痛風) では疎筋活血湯と記載.

大黄甘草湯　だいおうかんぞうとう　daiokanzoto／dahuanggancaotang　84

腹力問わず

特別な腹証のないことが多い

生薬 甘草 2.0, 大黄 (　). 以上 2 品目 2.0g＋大黄

選び方・使い方 体格を問わず, 習慣性の便秘に広く使用される. 大黄の瀉下作用を甘草が緩和する. 気虚, 気滞, 血虚などの諸候はあまり伴わない. 腹力問わず便秘症に用いる.

出典 金匱要略 (嘔吐噦下利病)

大黄牡丹皮湯　だいおうぼたんぴとう　daiobotampito／dahuangmudanpitang　33

虚 □□□■ 実

虫垂炎の初期／便秘／小腹鞕満

生薬 冬瓜子 6.0, 牡丹皮 4.0, 桃仁 4.0, 大黄 (　), 芒硝 (　). 以上 5 品目 14.0g＋大黄・芒硝

選び方・使い方 本来, 腸癰すなわち虫垂炎の初期に用いられる薬方であった. 今日では抗炎症作用とともに駆瘀血作用を持つ薬方と位置付けられている. 実証で便秘の傾向があり, 下腹部に緊張性の炎症性化膿症があり, 腫脹・疼痛・発熱がある場合に使用される. 虫垂炎・痔核・肛門周囲炎・淋毒性副睾丸炎・結膜炎・直腸炎・赤痢・子宮および付属器の炎症・卵巣炎・卵管炎・骨盤腹膜炎等に用いられる. また, 腎盂炎・腎臓結石・尿閉・前立腺炎・直腸腟瘻・尿道炎・産褥熱・産後諸病・帯下・腹部や下肢の癰瘡, 皮下膿瘍, 骨髄骨膜炎, 乳腺炎・皮膚病等に広く応用される. 実証で右腸骨窩の圧痛を目標に駆瘀血剤として使われる.

出典 金匱要略 (瘡癰腸癰浸淫病). 原典では頓服となっている.

大建中湯　だいけんちゅうとう　daikenchuto／dajianzhongtang　100

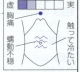

虚 ■□□□□ 実
胸痛／蠕動不穏／触って冷たい

生薬 人参 3.0, 乾姜 3.0, 山椒 2.0, 膠飴 20.0. 以上 4 品目 8.0g＋膠飴

選び方・使い方 手足, 腹部が冷え, 比較的強い腹痛を訴え, 腹部膨満, 鼓腸を呈している場合に用いられる. 回復術後の癒着等による通過障害, または大黄, 芒硝等の瀉下剤で腹痛, 下痢をおこすタイプの便秘に使用される. 蠕動不穏やガスの停滞, 亜イレウスの状態, またはイレウスの予防に使う. 昔は寄生虫疾患に使用していた. 現在では狭心症様の痛みや難聴などに応用することもある. **古典**「腹から胸が非常に冷えて痛み, 吐き気が強くて飲食ができない. 腹の皮が盛り上がってむくむくと動き, 頭や足があるように上下する. 腹痛が激しく触れることもできないような状態には大建中湯がよい」とある.

出典 金匱要略 (腹満寒疝宿食病)

大柴胡湯　だいさいことう　daisaikoto／dachaihutang [8]

虚／実
心下急

生薬 柴胡 6.0, 半夏 4.0, 黄芩 3.0, 芍薬 3.0, 大棗 3.0, 枳実 2.0, 生姜 0.5, 大黄（　）．以上 8 品目 21.5g＋大黄

選び方・使い方 がっちりした体格で，肥満，肩こり，便秘，脂質異常症等があるものの体質改善や肝炎，高血圧症，糖尿病等の改善．胆石症，胆嚢炎，腹痛，神経症等の発作時．**古典**「心下急」とあり，心窩部が硬く張っていると述べている．また，「押さえてみてみぞおちが張って痛い場合は，下した方がよい」とあり，季肋部や心窩部の抵抗・圧痛を目標に用いる．

出典 傷寒論（太陽病・発汗後病・可下病），金匱要略（腹満寒疝宿食病）．原典（傷寒論）では加方量として大黄を加える．

大柴胡湯去大黄　だいさいことうきょだいおう
daisaikotokyodaio／dachaihutang qu dahuang [N319]

虚／実

生薬 柴胡 6.0, 半夏 4.0, 黄芩 3.0, 芍薬 3.0, 大棗 3.0, 枳実 2.0, 生姜 0.5．以上 7 品目 21.5g

選び方・使い方 実証で症状がすべて激しく，体質的には肥満あるいは筋骨たくましく，胸脇苦満が強いが，便秘がないものに用いられる．肺炎などの感染症，気管支喘息などの呼吸器疾患，心臓弁膜症・高血圧症などの循環器疾患，腎炎などの泌尿器疾患，肥満や脚気などの生活習慣病，結膜炎・難聴などの眼科や耳鼻科疾患，蕁麻疹などの皮膚科疾患など広く応用される．

出典 傷寒論（太陽病・発汗後病・可下病），金匱要略（腹満寒疝宿食病）．原典（傷寒論）では加方量として大黄を加える．

大承気湯　だいじょうきとう　daijokito／dachengqitang [133]

虚／実
実満

生薬 厚朴 5.0, 枳実 3.0, 大黄（　）, 芒硝（　）．以上 4 品目 8.0g＋大黄・芒硝

選び方・使い方 腹部が充実し，膨満して堅く（実満），脈にも力があって，便秘するものを目標とする．臍を中心として膨満するものが多い．急性肺炎，腸チフス，流感・麻疹・脳炎などの経過中に用いることがあり，また，高血圧症，破傷風，小児ひきつけ，脚気衝心，精神病，狂躁，食事中毒，赤痢，疫痢，眼科疾患，喘息，常習便秘，吃逆，尿閉，痔疾，月経閉止，産褥熱，頭痛，歯痛，片頭痛，肩こり，腰脚麻痺症など応用される．

出典 傷寒論（陽明病・少陰病・発汗後病），金匱要略（痙湿暍病・腹満寒疝宿食病・嘔吐噦下利病）

大防風湯　だいぼうふうとう　daibofuto／dafangfengtang [97]

虚／実
（小腹不仁）

生薬 当帰 3.0, 芍薬 3.0, 地黄 3.0, 黄耆 3.0, 防風 3.0, 杜仲 3.0, 蒼朮 3.0, 川芎 2.0, 人参 1.5, 羌活 1.5, 牛膝 1.5, 甘草 1.5, 大棗 1.5, 乾姜 1.0, 附子（　）．以上 15 品目 31.5g＋附子

選び方・使い方 慢性に経過して体力が衰え，貧血性となり，熱状なく，下肢の運動障害を起こし，栄養も障害されて体重減少し，歩行困難となるか，あるいは関節強直を起こして年月を経たものに用いる．関節リウマチ，脊髄癆，脊髄炎，半身不随，脚気，産後の歩行障害等に使用される．関節リウマチに使われる機会が多いが，免疫抑制剤や生物学的製剤の単剤または MTX との併用がガイドライン治療となる中で，自己の免疫力が低下して陳旧性の病変が再燃する例が出てきた．関節リウマチの早期から現代医薬品と大防風湯のような補剤の併用が考慮されるべき時代にあると思われる．

出典 (是斎)百一選方(巻三)．原典では蒼朮ではなく白朮，地黄は熟地黄，芍薬は白芍薬，乾姜が入らず生姜を加えて煎じる．太平恵民和剤局方(巻一　諸風)にも記載．

竹筎温胆湯　ちくじょうんたんとう　chikujountanto／zhuruwendantang 91　虚 ☐☐■☐☐ 実

感冒などが治らず，
痰が出て不眠のもの
神経過敏になって
いるもの

生薬 半夏 5.0，柴胡 3.0，竹筎 3.0，茯苓 3.0，麦門冬 3.0，香附子 2.0，桔梗 2.0，陳皮 2.0，枳実 2.0，黄連 1.0，甘草 1.0，人参 1.0，生姜 0.5．以上 13 品目 28.5 g

選び方・使い方 二陳湯，温胆湯を基本に柴胡や麦門冬，桔梗，黄連などを含む．少陽病の遷延した状態で，咳や痰をさばくとともに，特に不眠・易驚・多夢・気鬱など精神状態への配慮がなされた薬方である．ここでいう痰は sputum だけでなく「痰涎（たんぜん）心に沃（そそ）ぐ」といわれるように脾胃の低下による「心」への影響を温散する方意である．比較的体力の低下した人で，急性上気道炎などの呼吸器症状を伴う疾患に罹患した後，咳，痰などの症状が持続した場合に用いる．不眠や心悸亢進などの神経症状に応用される．

出典 寿世保元（巻二　傷寒）．原典では大棗を加えて煎じる．万病回春は麦門冬が入らず大棗が加わる．

治打撲一方　ぢだぼくいっぽう　jidabokuippo／zhidapuyifang 89　腹力問わず

生薬 桂皮 3.0，川芎 3.0，川骨 3.0，土骨皮 3.0，甘草 1.5，丁子 1.0，大黄（　）．以上 7 品目 14.5 g＋大黄

選び方・使い方 体力に関係なく使用でき，打撲，捻挫などで身体が痛む場合に用いられる．受傷直後に服用するのが望ましい．受傷数日以上を経たものに用いることが多く，打撲による腫脹や筋骨の疼痛が長期間にわたるものに用いる．受傷直後に用いるときには大黄を加味し，打撲後に痛みだけが残るときは附子を加えて用いる．高齢社会を迎えて，「転倒予防」に使うことも試みている．川骨には骨を丈夫にする作用や血行をよくする作用がある．

出典 勿誤薬室方函．原典では香川方と記載．（一本堂）医事説約，一本堂経験奇効方にもある．

治頭瘡一方　ぢづそういっぽう　jizusoippo／zhitouchuangyifang 59　腹力問わず

生薬 連翹 3.0，川芎 3.0，蒼朮 3.0，防風 2.0，忍冬 2.0，荊芥 1.0，甘草 1.0，紅花 1.0，大黄（　）．以上 9 品目 16.0 g＋大黄

選び方・使い方 頭部の湿疹に用いる代表的な処方である．元々は乳幼児の頭部の湿疹に頻用されたが，大人の顔面，頸部，腋窩，陰部等の発疹，丘疹，水疱，糜爛，結痂で，実証のものにも奏効する．清上防風湯は清熱を主とするのに対し，この処方は解毒の力が強い．特に「瘡皮」のあるものに「化膿性病変」があるものに有効．

出典 勿誤薬室方函．原典では一名大芎黄湯と記載．

調胃承気湯　ちょういじょうきとう　choijokito／diaoweichengqitang 74　虚 ☐☐■☐☐ 実

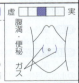
腹満・便秘・ガス

生薬 甘草 1.0，大黄（　），芒硝（　）．以上 3 品目 1.0 g＋大黄・芒硝

選び方・使い方 大黄甘草湯に芒硝を加えたもので，緩和な下剤であるが，承気湯の名前通り，便秘の改善と精神的な異常を「気を巡らせて」治す．多食・るいそう・便秘に用いられる．大承気湯中の枳実・厚朴の代わりに甘草を用いた処方とみなすことができ，甘草には，大黄・芒硝の働きを調整してマイルドに効力を発揮させる作用がある．後世派の潤腸湯を用いるような病態に古方では本方をもちいる．老人の便秘で，精神的な訴えのあるものに用いる．

出典 傷寒論（太陽病・陽明病・発汗後病）

釣藤散　ちょうとうさん　chotosan／diaotengsan　47

生薬 石膏 5.0、釣藤鉤 3.0、陳皮 3.0、半夏 3.0、麦門冬 3.0、茯苓 3.0、防風 2.0、人参 2.0、菊花 2.0、**甘草** 1.0、生姜 0.5．以上 11 品目 27.5 g

選び方・使い方 体力中等度で，慢性に経過する頭痛，めまい，肩こり等の症状のある慢性頭痛，神経症，高血圧，緑内障に使う．脳動脈硬化性の認知症にも用いる．**古典**「平素から興奮気味でイライラしている人のめまい，頭痛を治す処方」とある．

出典 普済本事方（巻二　頭痛頭暈諸方）．原典ではさらに茯神も入る．

腸癰湯　ちょうようとう　choyoto／changyongtang　N320

生薬 薏苡仁 9.0、冬瓜子 6.0、桃仁 5.0、牡丹皮 4.0．以上 4 品目 24.0 g

選び方・使い方 本方は大黄牡丹皮湯去大黄・芒硝加薏苡仁で，薏苡附子敗醬散を念頭に，大黄牡丹皮湯を加減したものである．腸癰は，大腸癰（右下腹部の反跳痛）と小腸癰（腹部の慢性疼痛，慢性炎症）の総称であり，大腸癰は急性虫垂炎に当たる．腸癰湯は，回盲部や下腹部の疼痛を伴う骨盤内の炎症で，大黄牡丹皮湯より炎症や化膿転帰が軽く，便秘がない場合に用いる．また化膿性皮膚疾患や掌蹠膿疱症などにも用いられることがある．桂枝茯苓丸より軽い臍傍の圧痛があり，下肢の浮腫も冷え症もない 20 代の女性の「にきび」「脂性の顔」に本方が有効だった例がある．

出典 千金要方（巻二三　腸癰）．原典では腸癰湯の又方として記され，冬瓜子でなく瓜瓣人と記載．

猪苓湯　ちょれいとう　choreito／zhulingtang　40

生薬 猪苓 3.0、茯苓 3.0、滑石 3.0、沢瀉 3.0、阿膠 (3.0)．以上 5 品目 12.0 g ＋阿膠

選び方・使い方 尿路の炎症を鎮め，利尿を円滑にするため，泌尿器感染症や前立腺疾患などに対して用いられる．五苓散より少し病態が遷延化した場合で，汗の有無（五苓散は多汗，猪苓湯は無汗）が鑑別となる．また，猪苓・茯苓・沢瀉には，利尿とともに鎮静作用がある．血尿，下痢，不眠などに用いられるが阿膠が重要な役割をもつ．

出典 傷寒論（陽明病・少陰病），金匱要略（消渇小便利淋病）

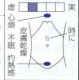

猪苓湯合四物湯　ちょれいとうごうしもつとう
choreitogoshimotsuto／zhulingtang he siwutang　112

生薬 猪苓 3.0、茯苓 3.0、滑石 3.0、沢瀉 3.0、当帰 3.0、川芎 3.0、芍薬 3.0、**地黄** 3.0、阿膠 (3.0)．以上 9 品目 24.0 g ＋阿膠

選び方・使い方 猪苓湯証で胃腸障害がなく，皮膚の乾燥などの血虚の症状が強い場合や腎・膀胱結石で出血傾向がある場合に用いる．猪苓湯の止血作用を強めた処方．

出典 本朝経験方．猪苓湯（傷寒論，金匱要略）と四物湯（太平恵民和剤局方）を合わせた本朝経験方．

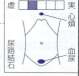

付録1 医療用漢方148処方解説

通導散 つうどうさん tsudosan／tongdaosan [106]

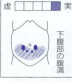
虚　実
下腹部の腹満

生薬 当帰 3.0，枳殻 3.0，厚朴 2.0，陳皮 2.0，木通 2.0，紅花 2.0，蘇木 2.0，甘草 2.0，大黄（　），芒硝（　）．以上10品目 18.0g＋大黄・芒硝

選び方・使い方 原典では外傷による内出血とそれによる瘀血，腹部膨満，便秘のあるものに使用するとされているが，森道伯らにより実証の瘀血病態の改善薬として，様々な疾患に応用されるようになった．脳血管障害，喘息，肺結核，動脈硬化，便秘，痔疾患，神経性疾患，歯痛，腰痛，バセドウ病，子宮出血などに用いる．

出典 古今医鑑（巻一六　折傷門）．理傷続断方では大成湯として記載．

桃核承気湯 とうかくじょうきとう tokakujokito／taohechengqitang [61]

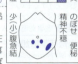
虚　実
少（小）腹急結　精神不穏　のぼせ　便秘

生薬 桃仁 5.0，桂皮 4.0，甘草 1.5，大黄（　），芒硝（　）．以上5品目 10.5g＋大黄・芒硝

選び方・使い方 実熱の瘀血症で，少腹急結と呼ばれる左腸骨部の圧痛・抵抗があり，上逆の甚だしいものを目標とする．頭痛・めまい・耳鳴り・不眠・動悸・腹痛などの瘀血症状や，上逆・精神不安・冷えのぼせ・しびれなどの血管運動神経症状に対して用いられる．**古典** 必ずしも左腸骨部に限局せず，広く下腹部の圧痛・抵抗と気逆を目標とするものもある．

出典 傷寒論（太陽病・可下病）

当帰飲子 とうきいんし tokiinshi／dangguiyinzi [86]

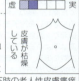
虚　実
皮膚が枯燥している

生薬 当帰 5.0，地黄 4.0，芍薬 3.0，川芎 3.0，蒺藜子 3.0，防風 3.0，何首烏 2.0，荊芥 1.5，黄耆 1.5，甘草 1.0．以上10品目 27.0g

選び方・使い方 四物湯に瘙疹を治す薬剤を配したもので，血虚・血燥・風熱に対する処方である．虚証体質者や高齢者で，皮膚が枯燥し，分泌物が少ない発疹を生じ，発赤や発起が少なく，痒感を訴えるものによく奏効する．消風散や温清飲との鑑別は，熱状がないことである．下肢の老人性皮膚瘙痒症に頻用されるが，下肢だけでなく広く応用できる．

出典 厳氏済生方（巻六　瘡疥）．原典では生姜を加えて煎じる．

当帰建中湯 とうきけんちゅうとう tokikenchuto／dangguijianzhongtang [123]

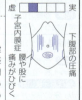
虚　実
子宮内膜症　下腹部の圧痛　痛みが腰や股にひびく

生薬 芍薬 6.0，当帰 4.0，桂皮 4.0，大棗 4.0，甘草 2.0，生姜 0.5．以上6品目 20.5g

選び方・使い方 小建中湯の膠飴の代わりに当帰を入れたもので，血虚の甚だしい場合に用いる．婦人科疾患による下腹痛，子宮出血，月経困難症，子宮内膜症，産後の腹痛などに用いることが多いが，男女を問わず，虚証体質者の神経痛，腰痛，慢性腹膜炎，腹部手術後の腹痛にも有効である．「痛みが下腹部だけでなく，腰や背中に引き（つれる）」ものによい．

出典 金匱要略（婦人産後病）．桂枝加芍薬湯に当帰 4.0 を加えたもの．大虚の時は膠飴 20.0 を加える．原典では内補当帰建中湯と記載．

当帰四逆加呉茱萸生姜湯 とうきしぎゃくかごしゅゆしょうきょうとう tokishigyakukagoshuyushokyoto／dangguisinijiawuzhuyushengjiangtang [38]

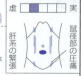
虚　実
肝系の緊張　鼠径部の圧痛

生薬 大棗 5.0，当帰 3.0，桂皮 3.0，芍薬 3.0，木通 3.0，細辛 2.0，呉茱萸 2.0，甘草 2.0，生姜 0.5．以上9品目 23.5g

選び方・使い方 体力中等度以下で，手足の冷えを感じ，下肢の冷えが強く，下肢または下腹部が痛くなりやすいものに，冷え症，しもやけ，

頭痛，下腹部痛，腰痛，下痢，月経痛に使う．**古典**「疝気」(冷えると腹痛や神経痛をおこす)に用いる，とある．長く寒冷刺激に曝され，腰腹の冷痛が陰部に放散し，脈沈細のものに効果がある．寒い時期だけでなく，クーラー刺激による疼痛にも使われる．

出典 傷寒論(厥陰病)．当帰四逆湯に呉茱萸 2.0・生姜 0.5 を加えたもの．

当帰芍薬散　とうきしゃくやくさん　tokishakuyakusan／dangguishaoyaosan [23]

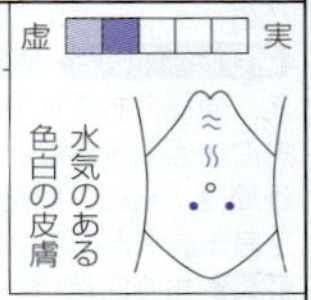

生薬 芍薬 4.0，茯苓 4.0，蒼朮 4.0，沢瀉 4.0，当帰 3.0，川芎 3.0 以上 6 品目 22.0 g

選び方・使い方 体力虚弱で，冷え症で貧血の傾向があり疲労しやすく，時に下腹部痛，頭重，めまい，肩こり，耳鳴，動悸等を訴えるもので，月経異常，月経痛，更年期障害，腰痛，足腰の冷え症，しもやけ，耳鳴等に使う．色白で浮腫傾向のものに用いる．**古典**「婦人が妊娠し，腹中㽲痛(絶えず痛むこと)するものを治す」とある．また「血気痛(月経痛等)で小便不利するものには，この方が効くものがある」とある．

出典 金匱要略(婦人妊娠病・婦人雑病)．原典では蒼朮ではなく白朮である．

当帰芍薬散加附子　とうきしゃくやくさんかぶし　tokishakuyakusankabushi／dangguishaoyaosan jia fuzi [S-29]，[SG-143]

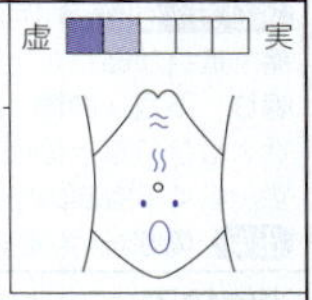

生薬 当帰 3.0，川芎 3.0，芍薬 6.0，茯苓 4.5，白朮 4.5，沢瀉 3.5，(加工)附子 1.0 以上 7 品目 25.5 g

選び方・使い方 当帰芍薬散に附子を加味した処方であり，冷えによる痛み，疝気に用いる．出典は金古景山の『古方括要』で「膝頭腫大にして疼痛し，其の人常に疝あり，少腹攣急するによろし」とあり，変形性関節症にも応用できる．必ずしも附子を入れなくても有効．**古典** 吉益南涯『方庸』には「当帰芍薬散，腹中の血滞り，気急不循の者を治す，其の症に曰く，腹中拘急，是れ血滞り気急なり，…当帰建中湯は下より迫る故に，脚攣急或は腰背に引きて痛む，…此方(当帰芍薬散)は腹より起こって胸背に迫る，故に胸背強痛して攣急腰痛なし」とあって当帰建中湯と当帰芍薬散の腹痛はその放散の仕方が違うと述べている．また吉益南涯は脚攣急にも当帰芍薬散を用いている．『鍼灸秘要』には「耳孔より臭膿を出し，音声出で難きを治す，方内に猪苓を加え或は散となし，酒にて服すること尤も妙なり」とあり，慢性中耳炎にて膿水の止まらないものに応用できる．当帰芍薬散加附子は「足冷が強いもの」と解してよいが，広く当帰芍薬散証で，病気が遷延している場合に試みるとよい．

出典 類聚方広義・頭注に「悪寒する者は，附子を加え，若し下痢せず，大便秘する者は大黄を加う」とある．

当帰湯　とうきとう　tokito／dangguitang [102]

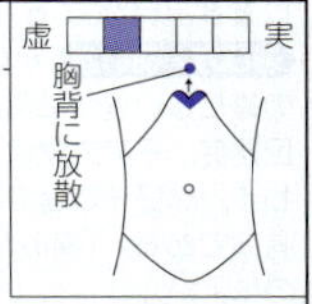

生薬 当帰 5.0，半夏 5.0，芍薬 3.0，厚朴 3.0，桂皮 3.0，人参 3.0，黄耆 1.5，山椒 1.5，甘草 1.0，乾姜 1.0．以上 10 品目 27.0 g

選び方・使い方 狭心症様の症状を呈し，胸がしめつけられるように痛み，その痛みが背に徹るものに用いる．この場合，腹から左脇部に何物が衝きあがるように感じ，呼吸が苦しく，腹・胸・背などに冷感を訴える傾向がある．上腹部は膨満しているが，軟弱で強い抵抗がなく，ガスの充満を認める(漢方診療医典)．

出典 小品方(一巻)．千金要方(巻一三　心腹痛)にも記載．

二朮湯　にじゅつとう　nijutsuto／ershutang　[88]

生薬 半夏 2.0，白朮 1.5，天南星 1.5，陳皮 1.5，茯苓 1.5，香附子 1.5，黄芩 1.5，威霊仙 1.5，蒼朮 1.5，羌活 1.5，甘草 1.5，生姜 0.5．以上 12 品目 17.5 g

選び方・使い方 水毒体質で，筋緊張が弱いものの四十肩・五十肩，肩関節周囲炎に用いる．上腕の痺れや痛みにも用いる．頸椎症や頸の凝りにも用いる．麻黄が入っていない処方であるため，胃腸が丈夫でない場合にも使用できる．

出典 万病回春(巻五　臂痛)

二陳湯　にちんとう　nichinto／erchentang　[81]

生薬 半夏 5.0，茯苓 5.0，陳皮 4.0，甘草 1.0，生姜 0.5．以上 5 品目 15.5 g

選び方・使い方 脾胃の痰飲をさばく基本処方．小半夏加茯苓湯に陳皮と甘草を加えたもので，胃内停水があって悪心・嘔吐を発するものに用いられる．痰飲による諸病に広く用いられ，めまい，頭痛，悪阻，気うつ，心悸亢進，胃部不快等の症状や，二日酔い，気管支喘息，鼻アレルギーなどにも用いられる．

出典 太平恵民和剤局方(巻四　痰飲)．原典では陳皮は橘皮，烏梅が入る．

女神散(安栄湯)　にょしんさん（あんえいとう）
nyoshinsan／nushensan(anrongtang)　[67]

生薬 当帰 4.0，香附子 4.0，川芎 3.0，桂皮 3.0，白朮 3.0，木香 2.0，黄連 2.0，黄芩 2.0，檳榔子 2.0，人参 1.5，甘草 1.5，丁子 0.5，大黄(　)．以上 13 品目 28.5 g＋大黄

選び方・使い方 気を巡らし，血熱を冷ます剤で，安栄湯と名づけ，軍中の神経症を治すものとしていた．浅田家で婦人に用いて特験ありとし，更年期障害や血の道症にも用いられるようになった．目標はのぼせとめまいで，比較的実証のものによい．産前・産後の神経症にも用いられる．振り出しとして用いられ即効性があることから「如神散」の方がよいと考えている．小山誠次によれば原典は「山田の振り出し加減」で，「日本の伝統薬」として種々の類方があるという．いわゆる「血の道症」に用いられるが，「血の道」→「金瘡」(金刃傷)→産後の出血→女人の血症→女人の気病へ変遷したと述べ，女神散は血症と気症に適応となる，と述べている．

出典 勿誤薬室方函．原典では「家方，元は安栄湯と名づけた」と記載．

人参湯(理中丸)　にんじんとう（りちゅうがん）
ninjinto／renshentang(lizhongwan)　[32]

生薬 人参 3.0，白朮 3.0，甘草 2.0，乾姜 1.0．以上 4 品目 9.0 g

選び方・使い方 虚弱体質で冷え性の人の，胃の痛み，嘔気嘔吐，食欲不振，下痢等に用いる．小児の周期性嘔吐症や悪阻，化学療法の副作用の悪心にも用いられる．顔色が悪い，口に生唾がたまる，手足が冷たい，頻尿，めまい，頭痛等を目標とする．**古典**「みぞおちがつまり，突きあがって胸が締めつけられるように痛むような胸部の症状にも使われる」とある．

出典 傷寒論(太陽病・霍乱病・陰陽易差後労復病)，金匱要略(胸痺心痛短気病)．傷寒論では理中丸として記載．

人参養栄湯 にんじんようえいとう ninjin'yoeito／renshenyangrongtang [108]

虚 ☐☐■☐☐ 実

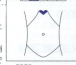

生薬 地黄 4.0，当帰 4.0，白朮 4.0，茯苓 4.0，人参 3.0，桂皮 2.5，芍薬 2.0，遠志 2.0，陳皮 2.0，黄耆 2.0，甘草 1.0，五味子 1.0．以上 12 品目 31.5 g

選び方・使い方 黄耆建中湯の変方とみなすことができる．呼吸器・消化器ともに障害されて，疲労が甚だしい場合に用いて体力を補う処方である．津田玄仙は，①「毛髪脱落（脱毛），②顔色無澤（顔につやがない），③忽々健忘（もの忘れ），④只淡不食（無気力・食欲不振），⑤心悸不眠，⑥周身枯渋（皮膚の乾燥），⑦爪枯筋瘈（爪がもろく筋萎縮）の七証を目標として用いた．本方は下痢よりもかえって津液が枯れて便秘する場合に用いられる．大黄の合わない高齢者の便秘やもの忘れ，呼吸器症状・不眠など全般的体力低下に用いられる．

出典 三因極一病証方論（巻一三　虚損）．原典では養栄湯，地黄は熟地黄，芍薬は白芍薬，大棗・生姜を加えて煎じる．太平恵民和剤局方（巻五　痼冷）にも記載がある．聖済総録は内容が異なる．

排膿散及湯 はいのうさんきゅうとう hainosankyuto／painongsanjitang [122]

虚 ☐☐☐■☐ 実

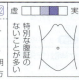

特別な腹証のないことが多い

生薬 桔梗 4.0，生甘草 3.0，大棗 3.0，芍薬 3.0，枳実 3.0，生姜 0.5．以上 6 品目 16.5 g

選び方・使い方 フルンケル，カルブンケルなど化膿性皮膚炎の急性・亜急性期に用いる．浅田宗伯の『雑病論識』によれば，排膿散は大柴胡湯，排膿湯は小柴胡湯に相応するという．吉益東洞以降，両処方を合方した排膿散及湯として使用されるようになった．

出典 東洞先生投剤証録．原典では排膿散及湯合方と記載．

麦門冬湯 ばくもんどうとう bakumondoto／maimendongtang [29]

虚 ☐■☐☐☐ 実

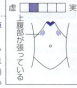

上腹部が張っている

生薬 麦門冬 10.0，半夏 5.0，粳米 5.0，大棗 3.0，人参 2.0，甘草 2.0．以上 6 品目 27.0 g

選び方・使い方 呼吸器感染症の回復期になって，痰がのどにからまって切れず，顔を赤くして強く咳き込み，声がかすれる場合に用いられる．津液を補う作用があるため，皮膚の乾燥や，眼乾燥症状・口腔乾燥症状を伴うシェーグレン症候群などにも広く用いられる．気道過敏症や気管支喘息，高齢者の咽喉乾燥にも用いられる．

出典 金匱要略（肺痿肺癰欬嗽上気病）

八味丸（八味地黄丸） はちみがん（はちみじおうがん） hachimigan (hachimijiogan), baweiwan (baweidihuangwan) [7]

虚 ☐■☐☐☐ 実

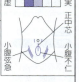

正中芯　小腹弦急　小腹不仁

生薬 地黄 6.0，沢瀉 3.0，茯苓 3.0，山薬 3.0，山茱萸 3.0，牡丹皮 3.0，桂皮 1.0，附子（　）．以上 8 品目 22.0 g＋附子

選び方・使い方 加齢に伴って起こる下半身の衰え，目のかすみ，口渇，陰萎，多尿乏尿，腰痛，手足の冷えや火照り等に用いる．基本的には胃腸障害のないものに使用し，加齢に伴い血管から老化していくタイプに使用する，と覚えるとよい．**古典**「足のしびれが上の方まであがってきて下腹部まで知覚麻痺する人を治療する」とある．また，非常に疲れていて腰が痛く，下腹が突っ張って小便の出がよくない人やかえって多尿になる人には八味腎気丸が有効である」とある．

出典 金匱要略（中風歴節病・婦人雑病・血痺虚労病他）．原典の中風歴節病では崔氏八味丸，血痺虚労病では八味腎気丸，婦人雑病では腎気丸と記載．原典では「煉蜜で丸として酒で服用」と記載．

付録1 医療用漢方148処方解説

半夏厚朴湯　はんげこうぼくとう　hangekobokuto／banxiahoupotang　16

(生薬) 半夏 6.0, 茯苓 5.0, 厚朴 3.0, 蘇葉 2.0, 生姜 0.5. 以上 5 品目 16.5g

(選び方・使い方) 咽喉頭異常感を目標に使用される. 不安, 不眠等抑うつ神経症的訴えに消化器症状, 呼吸器症状, 心悸亢進等を伴うことが多い. ストレスに過敏に反応しやすい人の, 種々の愁訴が心気的な要素によると判断される神経質症に用いる. めまい, 予期不安, 粘膜過敏症を目標に用いる. (古典) 婦人の「咽中炙臠」(いんちゅうしゃれん：咽にあぶった肉の切れがあるように思う)は半夏厚朴湯の主治, とある.

(出典) 金匱要略(婦人雑病). 別名：四七湯(易簡方), 大七気湯(三因極一病証方論)

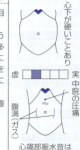

虚 ■ 実　心下が硬いことあり
虚 ■ 実　中脘の圧痛
腹満(ガス)
心窩部振水音はないこともある

半夏瀉心湯　はんげしゃしんとう　hangeshashinto／banxiaxiexintang　14

(生薬) 半夏 5.0, 黄芩 2.5, 人参 2.5, 大棗 2.5, 甘草 2.0, 黄連 1.0, 乾姜 1.0. 以上 7 品目 16.5g

(選び方・使い方) 腹鳴と口内炎, 口角炎を目標に消化器疾患に用いる. その名のごとく, みぞおちとところの心身両面のうっ屈したつかえ(心窩部のつかえがあって, しばしば同部に抵抗を認め, 悪心嘔吐, 食欲不振を訴える)を取り除く作用がある. (古典) 「急性熱性疾患にかかって 5, 6 日が経ち, 嘔気と発熱がある人は(小)柴胡湯の症が備わっているが, (中略)ただ心窩部が張っている(心下痞鞕)だけで痛みがない場合は柴胡(剤)ではなく半夏瀉心湯を用いるのがよい」とある.

(出典) 傷寒論(太陽病), 金匱要略(嘔吐噦下利病)

虚 ■ 実
腹鳴

半夏白朮天麻湯　はんげびゃくじゅつてんまとう
hangebyakujutsutemmato／banxiabaizhutianmatang　37

(生薬) 半夏 3.0, 白朮 3.0, 蒼朮 3.0, 陳皮 3.0, 茯苓 3.0, 天麻 2.0, 麦芽 2.0, 神麴 2.0, 黄耆 1.5, 人参 1.5, 沢瀉 1.5, 黄柏 1.0, 生姜 0.5, 乾姜 0.5. 以上 14 品目 27.5g

(選び方・使い方) 体力中等度以下で, 胃腸が弱く下肢が冷えるものの頭痛, 頭重, 立ちくらみ, めまい, 慢性副鼻腔炎等に用いる. 老人や虚弱者で足が冷えてめまいがある, 天候悪化時に頭痛が増悪するというところが目標となる. (古典) 「眼前が黒くなり, 頭が回り, 目を開いていることができず, まるでからだが風雲の中にいるような感じがする」というのを主目的とする, とある.

(出典) 脾胃論(巻三　調理脾胃治験). 原典では陳皮は橘皮, 生姜は入らない.

虚 ■ 実

白虎加人参湯　びゃっこかにんじんとう　byakkokaninjinto／baihujiarenshentang　34

(生薬) 石膏 15.0, 粳米 8.0, 知母 5.0, 人参 2.0, 甘草 2.0. 以上 5 品目 32.0g

(選び方・使い方) 慢性疾患において体内の熱を冷まし, 中枢性興奮を抑制し, 組織液を潤すことを目標に, 糖尿病, 精神疾患, アトピー性皮膚炎等に使用される(咽の渇き, ほてり, 湿疹・皮膚炎, 皮膚のかゆみ).

(古典) 「桂枝湯を服用させた後, 汗が大量に出て大いに口が渇いて治らず, 脈が大である人は, 白虎加人参湯で治療する」とある.

(出典) 傷寒論(太陽病・陽明病・発汗後病他), 金匱要略(痓湿暍病・消渇小便利淋病). 白虎湯に人参 2.0 を加えたもの.

虚 ■ 実
口渇
発汗

茯苓飲　ぶくりょういん　bukuryoin／fulingyin [69]

生薬 茯苓 5.0，白朮 4.0，人参 3.0，陳皮 3.0，枳実 1.5，生姜 0.5．以上 6 品目 17.0 g

選び方・使い方 腹にも脈にも比較的力があって，悪心，噯気，心窩部停滞感・胃部疼痛，心窩部振水音があり，胃液の逆流や尿利減少等の症状を伴う場合によい．

出典 金匱要略(痰飲欬嗽病)．原典では外台茯苓飲と記載され，陳皮は橘皮である．

茯苓飲合半夏厚朴湯　ぶくりょういんごうはんげこうぼくとう
bukuryoingohangekobokuto／fulingyin he banxiahoupotang [116]

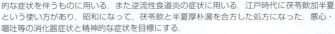

生薬 半夏 6.0，茯苓 5.0，白朮 4.0，厚朴 3.0，陳皮 3.0，人参 3.0，蘇葉 2.0，枳実 1.5，生姜 0.5．以上 9 品目 28.0 g

選び方・使い方 茯苓飲の諸症状に加えてさらに悪心嘔吐の強いもの，抑うつ傾向や咽喉部異物感，めまい，たちくらみ，動悸等のやや神経症的な症状を伴うものに用いる．また逆流性食道炎の症状に用いる．江戸時代に茯苓飲加半夏という使い方があり，昭和になって，茯苓飲と半夏厚朴湯を合方した処方になった．悪心・嘔吐等の消化器症状と精神的な症状を目標にする．

出典 本朝経験方．茯苓飲(『金匱要略』)と半夏厚朴湯(『金匱要略』)を合した本朝経験方．

附子理中湯　ぶしりちゅうとう　bushirichuto／fuzilizhongtang [S-09] [EK-410]

生薬 人参 3.0，白朮 3.0，甘草 2.0，乾姜 1.0，附子( )．以上 5 品目 9.0 g＋附子

選び方・使い方 人参湯に附子を加えた処方で，人参湯の証(虚証で胃腸が弱く，痩せていて疲れやすい)で手足厥冷，悪寒，脈微弱のものに用いる．胃腸虚弱で食欲不振であり，全体に活気がなく，不安，めまい，不眠などのある場合にもよい．

出典 太平恵民和剤局方(巻五 瘕冷)．人参湯に附子を加えたもの．原典では附子理中圓と記載．仁斉直指方論では附子理中湯，生姜を加えて煎じると記載．

平胃散　へいいさん　heiisan／pingweisan [79]

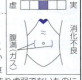

生薬 蒼朮 4.0，厚朴 3.0，陳皮 3.0，大棗 2.0，甘草 1.0，生姜 0.5．以上 6 品目 13.5 g

選び方・使い方 脾胃すなわち消化器に水毒，食毒のあるものを均しく平らかにするという意味で，この名が付いた．消化が悪く，心下につかえのあるため水食の二毒胃腸に停滞し，食欲不振や心下痞塞を訴え，食後腹が鳴り，下痢すると反って快いというものによい．脈腹ともにあまり虚弱でないものに用いる．

出典 太平恵民和剤局方(巻三 一切気)

防已黄耆湯　ぼういおうぎとう　boiogito／fangjihuangqitang [20]

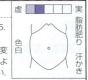

生薬 防已 5.0，黄耆 5.0，蒼朮 3.0，大棗 3.0，甘草 1.5，生姜 0.5．以上 6 品目 18.0 g

選び方・使い方 汗が出やすく水・脂肪太りの傾向のものの関節痛(変形性膝関節症)や多汗症，肥満症，むくみ，尿量減少，月経不順等によい．筋肉のトーヌスが高く，熱性が強い枯れた感じの者には用いない．

古典 「風と湿気の病で，脈が表面に浮いており，体が重だるく，汗が出るのに肌寒く感じる人は，防已黄耆湯で治療する」とある．

出典 金匱要略(痙湿暍病・水気病)．原典では蒼朮ではなく白朮である．

付録 1　医療用漢方 148 処方解説　**403**

防風通聖散　ぼうふうつうしょうさん　bofutsushosan／fangfengtongshengsan ［62］

生薬 滑石 3.0，白朮 2.0，桔梗 2.0，黄芩 2.0，石膏 2.0，甘草 2.0，当帰 1.5，芍薬 1.5，川芎 1.5，山梔子 1.5，連翹 1.5，薄荷 1.5，荊芥 1.5，防風 1.5，麻黄 1.5，生姜 0.5，大黄（　），芒硝（　）．以上 18 品目 27.0 g＋大黄・芒硝

選び方・使い方 肥満したいわゆる卒中体質者の体質改善と随伴症状に用いる．高血圧症とその随伴症状（動悸，肩こり，のぼせ等），肥満症，常習便秘，脳出血後遺症，糖尿病，痔核，乾癬や湿疹等の皮膚疾患に用いられる．黄芩による肝障害に注意する．**古典** 「中風（脳血管障害による麻痺）やあらゆる熱証で，便秘し，小便が濃くて快利せず，顔に湿疹を生じ，目が充血して傷む人や，熱のために舌がこわばり口が動かしにくい，鼻に酒さ様の皮疹がある時に使用する」とある．

出典 黄帝素問宣明論方（巻三　風論）

充実性腹満（太鼓腹）

補中益気湯　ほちゅうえっきとう　hochuekkito／buzhongyiqitang ［41］

生薬 黄耆 4.0，人参 4.0，白朮 4.0，当帰 3.0，陳皮 2.0，大棗 2.0，柴胡 2.0，甘草 1.5，升麻 1.5，生姜 0.5．以上 10 品目 24.0 g

選び方・使い方 体力がなく胃腸の働きが衰えている人の疲労，倦怠感，食欲不振，寝汗，風邪ひきやすさに用いる．**古典** 「手足の倦怠感，眼光に勢いがない，言葉に力がない，口の中に白沫が出る，食べられるがおいしくない，口が渇いて熱いものを好む，脈が散大で無力，臍の動悸が強い」を使用目標にするとよい，とある．

出典 内外傷弁惑論（巻一　飲食労倦論）．原典では陳皮は橘皮であり，大棗・生姜は入らない．脾胃論にも記載．別名：医王湯（勿誤薬室方函）

臍の上の動悸

麻黄湯　まおうとう　maoto／mahuangtang ［27］

生薬 麻黄 5.0，杏仁 5.0，桂皮 4.0，甘草 1.5．以上 4 品目 15.5 g

選び方・使い方 風邪やインフルエンザ等急性熱性疾患の初期に，発熱，ゾクゾクとした悪寒，まだ汗をかいておらず，首から頭へのコリのような痛みや節々の痛み，腰痛を伴う人に用いる．**古典** 「頭痛，発熱があり，身体疼痛，腰痛，節々の痛みがあり，悪寒し，汗が無く苦しく喘ぐ場合に麻黄湯で治療する」とある．

出典 傷寒論（太陽病・陽明病・可発汗病）

特別な腹証のないことが多い

麻黄附子細辛湯　まおうぶしさいしんとう
maobushisaishinto／mahuangfuzixixintang ［127］

生薬 麻黄 4.0，細辛 3.0，附子（　）．以上 3 品目 7.0 g＋附子

選び方・使い方 元々体力がない人で，風邪やインフルエンザ等の急性熱性疾患に罹患し，強い悪寒があり，発熱してぐったりしている場合に用いる．咽がチクチク痛む風邪によい．体力のない人，冷え症，高齢者の感冒や花粉症等に用いる．日光過敏症にもよい．**古典** 「発熱が現れ，橈骨部の脈が沈んでいる者は麻黄附子細辛湯で治療する」とある．

出典 傷寒論（少陰病）

特別な腹証のないことが多い

麻杏甘石湯　まきょうかんせきとう　makyokansekito／maxingganshitang ［55］

生薬 石膏 10.0，麻黄 4.0，杏仁 4.0，甘草 2.0．以上 4 品目 20.0 g

選び方・使い方 喘咳があって，自汗，口渇があり，大熱なく，尿利少なく，面目浮腫状を呈し，上逆・煩躁等の症状を目標とする．脈は多くは浮・数である．本方の熱状は一般に悪寒を伴わず，激しい高熱を示すことはない．無熱のときにも用いてよい．腹証は特定のものはない．

特別な腹証のないことが多い

- **古典** 痔によい，という記載もある．
- **出典** 傷寒論(太陽病・発汗後病・発汗吐下後病)，金匱要略(水気病)．傷寒論では麻黄杏子甘草石膏湯と記載．金匱要略では杏子湯と記載．

麻杏薏甘湯 まきょうよくかんとう makyoyokukanto／maxingyigantang [78]

虚 □□□■□ 実

特別な腹証のないことが多い

- **生薬** 薏苡仁 10.0，麻黄 4.0，杏仁 4.0，甘草 2.0．以上 4 品目 20.0 g
- **選び方・使い方** 冷えが原因で発熱し，諸筋肉痛，または諸関節痛を訴えるものが目標，急激の症より，やや緩症の場合に有効である．汗が出て，浮腫があり，皮膚は枯燥して艶のないことが多い．頭にふけが多いというのも処方の目標の 1 つになる．
- **出典** 金匱要略(痓湿暍病)．原典では麻黄杏仁薏苡甘草湯(mahuangxingrenyiyigancaotang)と記載．

麻子仁丸 ましにんがん mashiningan／mazirenwan [126]

虚 □■□□□ 実

腹満ガス

- **生薬** 麻子仁 5.0，芍薬 2.0，枳実 2.0，厚朴 2.0，杏仁 2.0，大黄( )．以上 6 品目 13.0+大黄
- **選び方・使い方** 胃腸に熱があって，水分欠乏し，大便乾燥して硬く，塊状をなし，尿頻数のものによい．虚寒証の便秘に大黄・芒硝剤を用いると腹痛強く，水様下痢を起こし不快となる．このような状態には蜀椒，乾姜，附子等の温剤が必要である．この処方は，その中間に位置するものである．虚証の人や老人の常習性便秘に用いられる．甘草が入っておらず，丸剤は作用がマイルドで用いやすい．
- **出典** 傷寒論(陽明病)，金匱要略(五臟風寒積聚病)

木防已湯 もくぼういとう mokuboito／mufangjitang [36]

虚 □□□□■ 実

心下痞堅

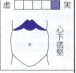

- **生薬** 石膏 10.0，防已 4.0，桂皮 3.0，人参 3.0．以上 4 品目 20.0 g
- **選び方・使い方** 心窩部が痞えて堅く(心下堅)，顔面は蒼黒く，喘息・動悸・呼吸促迫・腹満があるのを目標とする．また，激しいときは横臥不能となり，起坐姿勢をとり，浮腫や尿利減少の症状が現れる．脈は多くは沈緊で，しばしば口渇を訴える．身体が甚だしく衰弱したものには用いられない．心窩部がそれほど堅くなくとも，胸苦しいという場合には用いてよい．
- **出典** 金匱要略(痰飲欬嗽病)

薏苡仁湯 よくいにんとう yokuininto／yiyirentang [52]

虚 □□■□□ 実

特別な腹証のないことが多い

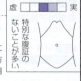

- **生薬** 薏苡仁 8.0，麻黄 4.0，当帰 4.0，蒼朮 4.0，桂皮 3.0，芍薬 3.0，甘草 2.0．以上 7 品目 28.0 g
- **選び方・使い方** 関節リウマチの亜急性期および慢性期に入った場合に多く用いる．麻黄加朮湯，麻杏薏甘湯よりもやや重症で，これらの処方を用いても治らず，熱感・腫痛が去らず，慢性に移行せんとするのが目標である．外来を訪れる程度の亜急性の症状によく効く．
- **出典** 明医指掌図(巻七)．勿誤薬室方函の同名処方は内容が異なり(薏苡仁 8.0，冬瓜子 6.0，牡丹皮 4.0，桃仁 4.0，芍薬 3.0．以上 5 品目 25.0 g．さらに，外科正宗は冬瓜子ではなく栝楼仁)，エキス製剤はない．

抑肝散 よくかんさん yokukansan／yigansan 54

生薬 蒼朮 4.0, 茯苓 4.0, 当帰 3.0, 釣藤鈎 3.0, 川芎 3.0, 柴胡 2.0, 甘草 1.5. 以上 7 品目 20.5 g

選び方・使い方 体力中等度の症例の易刺激性, 苛立ち, 不眠に用いる. 元々は疳の強い小児に頻用されたが, 近年高齢者の認知症の周辺症状にも広く用いられる. 腹診では季肋部と上腹部の腹直筋の緊張がみられる. **古典**「小児がひきつけを起こしたり, 発熱して歯ぎしりをしたり, 驚いて動悸がしたり, 不眠の人に用いる」との記載がある.「子母同服」とあり, 母親も一緒に服用すると相互に効果的と記されている.「多怒・性急・不眠」を目標にするとよい.
出典 薛氏医案(保嬰撮要 巻一 肝症). 原典では蒼朮ではなく白朮である. 原典では母子同服の服用指示が記載.

- 腹直筋の緊張は左に多いとするが一概に言えない
- 腹直筋の緊張のない場合もある

多罪的・多怒・性急・不眠

抑肝散加陳皮半夏 よくかんさんかちんぴはんげ
yokukansankachimpihange／yigansan jia chenpi banxia 83

生薬 蒼朮 4.0, 茯苓 4.0, 当帰 3.0, 釣藤鈎 3.0, 川芎 3.0, 陳皮 3.0, 半夏 3.0, 柴胡 2.0, 甘草 1.5. 以上 9 品目 26.5 g

選び方・使い方 抑肝散よりやや虚弱な体質の人で, 神経がたかぶり, 苛立ち・不眠・易刺激性がある上にさらに悪心・嘔吐・腹部膨満感が加わった人に用いる. 腹診上, 臍上・下の腹部動悸と腹直筋の攣急(腹診すると腹直筋が硬く触れる所見)が指標となる. **古典**「やせて腹部動悸の強いものに用いる」とある. 抑肝散証が慢性化し, 体力が低下した人に用いる.
出典 浅井腹診録. 原典には北山人の方と記載. 抑肝散料に陳皮・半夏各 3.0 を加えたもの.

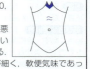

に似た腹症 — 桂枝加竜骨牡蛎湯 — 疲弊・抑うつ

六君子湯 りっくんしとう rikkunshito／liujunzitang 43

生薬 人参 4.0, 白朮 4.0, 茯苓 4.0, 半夏 4.0, 陳皮 2.0, 大棗 2.0, 甘草 1.0, 生姜 0.5. 以上 8 品目 21.5 g

選び方・使い方 元々胃腸の弱い人の食後の胃もたれ, 食欲不振, 悪心, 嘔吐や心窩部の痞え感, 疲労感, 食後の腹部膨満感や眠気に用いる. 腹診上心窩部の抵抗や圧痛, 振水音を聴取することが指標となる. 胃もたれ, 機能性ディスペプシアに用いる. **古典**「虚弱体質で食が細く, 軟便気味であったり, 消化不良がある人, 過労で消化器系に不調を来した人に用いる」とある.
出典 医学正伝(巻三 飯逆). 世医得効方(巻五)は内容が異なる.

立効散 りっこうさん rikkosan／lixiaosan 110

生薬 細辛 2.0, 升麻 2.0, 防風 2.0, 甘草 1.5, 竜胆 1.0. 以上 5 品目 8.5 g

選び方・使い方 歯痛や抜歯後の疼痛が甚だしく, 歯根や歯肉の痛みに用いて即効がある. 一口ずつ口中にしばらく含んでから呑み下すのがよい. 口内炎や口腔内の腫脹疼痛にも応用でき, 化学療法後の口内不快症状にも使われる.『衆方規矩』にある東垣の処方で, 牙歯疼痛を治す神方とある.
出典 蘭室秘蔵(巻三 口歯咽喉)

竜胆瀉肝湯　りゅうたんしゃかんとう　ryutanshakanto／longdanxiegantang [76]

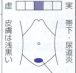

帯下・尿道炎
皮膚は浅黒い
下腹部に圧痛や熱感のあるものあり

生薬 当帰 5.0, 地黄 5.0, 木通 5.0, 黄芩 3.0, 沢瀉 3.0, 車前子 3.0, 竜胆 1.5, 山梔子 1.5, 甘草 1.5. 以上9品目 28.5g

選び方・使い方 膀胱と尿道, 子宮腟部など, 下焦における炎症に用いるもので, 実証に属する. 主に急性または亜急性の尿道炎・膀胱炎・バルトリン腺炎・帯下・陰部痒痛・腟炎に用いられる. 鼠径リンパ節炎・陰嚢炎・トリコモナス症などにも用いられる. 医療用エキス製剤ではツムラなど4社がこちらの処方を採用.

出典 薛氏医案(女科撮要). 漢方一貫堂医学は内容が異なる. 蘭室秘蔵(巻五　陰萎陰汗門)にも記載されているが内容は異なる.

竜胆瀉肝湯　りゅうたんしゃかんとう　ryutanshakanto／longdanxiegantang [N76]

帯下・尿道炎
皮膚は浅黒い　陰部痒痛
下腹部に圧痛や熱感のあるものあり
肝経湿熱
湿熱下注(尿不利を伴う熱)

生薬 当帰 1.5, 川芎 1.5, 芍薬 1.5, 地黄 1.5, 黄連 1.5, 黄芩 1.5, 黄柏 1.5, 山梔子 1.5, 連翹 1.5, 薄荷 1.5, 木通 1.5, 防風 1.5, 車前子 1.5, 竜胆 1.5, 沢瀉 1.5, 甘草 1.5. 以上16品目 24.0g

選び方・使い方 膀胱と尿道, 子宮腟部など, 下焦における炎症に用いるもので, 実証に属する. 主に急性または亜急性の尿道炎・膀胱炎・バルトリン腺炎・帯下・陰部痒痛・腟炎に用いられる. 鼠径リンパ節炎・陰嚢炎・トリコモナス症などにも用いられる. このような症状をくりかえす解毒体質の改善にもともと使われていた. 医療用エキス製剤ではコタローがこちらの処方を採用.

出典 漢方一貫堂医学. 薛氏医案は内容が異なる.

苓甘姜味辛夏仁湯　りょうかんきょうみしんげにんとう　ryokankyomishingeninto／lingganjiangweixinxianrentang [119]

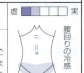

生薬 茯苓 4.0, 半夏 4.0, 杏仁 4.0, 五味子 3.0, 甘草 2.0, 細辛 2.0, 乾姜 1.0. 以上7品目 20.0g

選び方・使い方 主に急性または亜急性の尿道炎・膀胱炎・バルトリン腺炎・帯下・陰部痒痛・腟炎に用いられる, 鼠径リンパ節炎・陰嚢炎・トリコモナス症などにも用いられる. 小青竜湯証のように喘鳴・咳嗽・水腫に使用されるが, 本処方は麻黄は含ます, 脈は沈んで弱く, 冷え症で手足が冷え, 発熱・悪寒・頭痛・身体疼痛の表証症状はすでになく, 慢性化して虚証に移行し, 水毒の症状としての胃内停水・心悸亢進・喘咳・尿利減少・浮腫等のあるものを目標とする. 小青竜湯には表証があるが, 本処方は気道や肺内の裏の水滞を治す.

出典 金匱要略(痰飲欬嗽病). 原典では苓甘五味加姜辛半夏杏仁湯(lingganwuweijiajiang-xinbanxiaxingrentang)と記載.

苓姜朮甘湯　りょうきょうじゅつかんとう　ryokyojutsukanto／lingjiangshugantang [118]

腰回りの冷感

生薬 茯苓 6.0, 乾姜 3.0, 白朮 3.0, 甘草 2.0. 以上4品目 14.0g

選び方・使い方 腰部または腰以下に冷感を訴え, 「水中に坐せるがごとく, また五千金を帯ぶるがごとし」という表現のとおりである. また, 冷えばかりでなく, 五千金を帯ぶるごとく重く感じる. あるいは冷痛する. 脈は沈んで細く微で, 舌苔や口渇はなく, 一般に腹壁は軟らかいことが多い. 小便不利や頻尿がある. また, 冷湿, 陰下湿とあるように, 湿疹のときには薄い分泌物をともなう. 「腎着病」といわれ「水毒」が下焦に滞って起こる諸症状に用いる. **古典** 山脇東洋は「交腸病」(大腸と尿道が交通していて大便と小便がどちらかも出る)に苓姜朮甘湯が奇効あり, とある.

出典 金匱要略(五臓風寒積聚病). 原典では甘草乾姜茯苓白朮湯(gancaoganjiangfulingbaishutang)と記載.

苓桂朮甘湯 りょうけいじゅつかんとう　ryokeijutsukanto／lingguishugantang 39

生薬 茯苓 6.0, 桂皮 4.0, 白朮 3.0, 甘草 2.0. 以上 4 品目 15.0 g

選び方・使い方 体力が虚弱傾向の人のめまい, 立ちくらみや動悸があり, 尿量が減少する人の頭痛や耳鳴, 不定愁訴, 動悸, 息切れに用いる. 腹診上臍上に動悸を触れることを指標とする. 本方をもとに加味した処方が多い(連珠飲, 鍼砂湯, 定悸飲, 明朗湯). **古典**「起きればめまいがして, 発汗させれば体が揺れる人は苓桂朮甘湯で治療する」とある.

出典 傷寒論(太陽病・発汗吐下後病), 金匱要略(痰飲欬嗽病). 原典では茯苓桂枝白朮甘草湯と記載.

六味丸(六味地黄丸) ろくみがん(ろくみじおうがん)
rokumigan／liuweiwan(liuweidihuangwan) 87

生薬 地黄 6.0, 沢瀉 3.0, 茯苓 3.0, 山薬 3.0, 山茱萸 3.0, 牡丹皮 3.0. 以上 6 品目 21.0 g

選び方・使い方 これは金匱八味丸(または崔氏八味丸)から桂枝・附子を去った処方であるから, 八味丸の「陽虚」のない状態に用いられる. 小児の「腎」の発達障害や骨の発達障害, 脆弱性に用いられる. ステロイド長期使用者に用いられる. 腎虚のため疲労感があり, 特に精力弱く, 陰萎, 遺精, 腰痛等を訴え, 多尿, 耳鳴, 弱視, 口渇等を伴うものに用いる. 脾虚, 下痢の傾向ある場合は注意して用いる. 一般に「丸剤」は胃腸障害を起こしにくい.

出典 小児薬証直訣(巻五). 原典では地黄は熟地黄, 地黄圓と記載.

（小林義典, 遠藤大輔, 森　瑛子, 丸山泰貴, 花輪壽彦）

408

2 薬局用 患者説明に用いる処方解説

凡例

処方名 よみがな 医療用漢方製剤番号	出典*1
解説 *2	

*1 出典：処方が2種類ある場合，出典を併記した．
*2 解説：漢方処方を求めて来院する患者のなかには，「風邪には葛根湯」「頭痛には呉茱萸湯」などのようにある程度の知識を持っているが，異病同治・同病異治などの治療原則については知らないことがある．そのために，「冷えのある胃炎」に呉茱萸湯が処方された患者が，「自分は頭痛ではないのに何故？」と疑問を抱くこともある．そのため，薬剤師が証と構成生薬に関する知識をもとに説明することが必要である．北里東医研薬剤部では，処方された漢方薬を患者にわかりやすく説明するために，「基本的な使用目標と応用」という表現で解説をまとめている．

● ここでは医療用漢方148処方を五十音に解説する．

(北里大学東洋医学総合研究所薬剤部作成)

安中散 あんちゅうさん [5]

解説 冷えによる消化不良や腹部の痛みなどに用いる．胃炎，胃下垂，胃・十二指腸潰瘍，月経痛などに応用される．

胃苓湯 いれいとう [115]

解説 消化機能の低下によるむくみや水様性下痢などに用いる．夏ばて，食中毒，胃炎，大腸炎，浮腫，腎炎などに応用される．

茵蔯蒿湯 いんちんこうとう [135]

解説 皮膚のかゆみや黄疸，胸やけなどに用いる．肝炎，胆嚢炎，胆石症，蕁麻疹，皮膚瘙痒症，不眠，自律神経失調症などに応用される．

茵蔯五苓散 いんちんごれいさん [117]

解説 口の渇きやむくみ，黄疸などに用いる．急性・慢性肝炎，浮腫，蕁麻疹，腎炎，腹水，胆嚢炎，胆石，肝硬変，口内炎などに応用される．

温経湯 うんけいとう [106]

解説 冷えや体力の低下による婦人科系疾患などに用いる．不正出血，更年期障害，月経不順，不妊症，習慣性流産，手掌角化症，凍傷などに応用される．

温清飲 うんせいいん [57]

解説 血液を補い，皮膚の炎症などに用いる．アトピー性皮膚炎，皮膚瘙痒症，湿疹，高血圧症，不正出血，痔出血などに応用される．

越婢加朮湯 えっぴかじゅつとう [28]

解説 痛みや咳，むくみなどに用いる．風邪，神経痛，関節痛，関節リウマチ，腎炎，眼疾患，皮膚疾患などに応用される．

付録 2　薬局用　患者説明に用いる処方解説　**409**

黄耆建中湯　おうぎけんちゅうとう　98

解説　体力の衰えた皮膚疾患や寝汗などに用いる．アトピー性皮膚炎や湿疹などの皮膚疾患，虚弱体質，疲労などに応用される．

黄芩湯　おうごんとう　S-35

解説　胃腸の炎症による下痢や消化不良などに用いる．胃炎，大腸炎などに応用される．

黄連解毒湯　おうれんげどくとう　15

解説　炎症やのぼせなどに用いる．胃炎，皮膚疾患，高血圧症，出血などに応用される．

黄連湯　おうれんとう　120

解説　みぞおちや腹部の痛み，悪心嘔吐，下痢などに用いる．胃腸炎，口内炎，頭痛などに応用される．

乙字湯　おつじとう　3

解説　粘膜の炎症などに用いる．肛門周囲炎，痔疾などに応用される．

葛根加朮附湯　かっこんかじゅつぶとう　S-07，SG-141

解説　冷えを伴う項背部のこりや発熱，悪寒，関節の痛みなどに用いる．頭痛，肩こり，神経痛，関節リウマチなどに応用される．

葛根湯　かっこんとう　1

解説　項背部のこりや発熱，悪寒などに用いる．風邪，頭痛，肩こり，蕁麻疹などに応用される．

葛根湯加川芎辛夷（葛根湯加辛夷川芎）　かっこんとうかせんきゅうしんい（かっこんとうかしんいせんきゅう）　2

解説　項背部のこりや発熱，悪寒，鼻づまりなどに用いる．風邪，頭痛，鼻炎，肩こり，鼻閉，花粉症などに応用される．

加味帰脾湯　かみきひとう　137

解説　胃腸の虚弱による体力の低下や貧血，疲労などに用いる．不眠症，神経症などに応用される．

加味逍遙散　かみしょうようさん　24

解説　イライラやのぼせ，発汗，動悸，不眠などに用いる．更年期障害，自律神経失調症，神経症，慢性肝炎，肝硬変などに応用される．

甘草湯　かんぞうとう　KB-401，EK-401

解説　咽の炎症による痛みや咳などに用いる．咽頭炎，扁桃炎，気管支炎などに応用される．

甘麦大棗湯　かんばくたいそうとう　72

解説　緊張や興奮，イライラ，神経衰弱，不安，無気力などに用いる．神経症，夜泣き，不眠症，痙攣，筋肉痛などに応用される．

桔梗石膏　ききょうせっこう　N324

解説　咽の炎症や口の乾き，痰などに用いる．咽頭炎，扁桃炎，気管支炎などに応用される．

桔梗湯 ききょうとう [138] 傷寒論, 金匱要略

解説 咽の炎症による痛みや痰などに用いる. 咽頭炎, 扁桃炎, 気管支炎などに応用される.

桔梗湯 ききょうとう エキス製剤なし 外台秘要方

解説 胸部や気管支の炎症になどに用いる. 咽頭炎, 扁桃炎, 気管支炎, 肺炎などに応用される.

帰脾湯 きひとう [65]

解説 胃腸の虚弱による体力の低下や貧血などに用いる. 不眠症, 疲労, 貧血, 神経症などに応用される.

芎帰膠艾湯 きゅうききょうがいとう [77]

解説 体内の冷えによる出血疾患などに用いる. 痔出血, 不正出血, 血尿, 月経困難症, 子宮内膜症, 貧血などに応用される.

芎帰調血飲 きゅうきちょうけついん [TM-230], [EK-230]

解説 体内の血液や気の不足による婦人科疾患などに用いる. 自律神経失調症, 月経困難症, 子宮内膜症などに応用される.

九味檳榔湯 くみびんろうとう [N311]

解説 下肢のむくみ, 動悸, 呼吸困難などに用いる. 脚気, 高血圧症, 神経症, 更年期障害などに応用される.

荊芥連翹湯 けいがいれんぎょうとう [50] 漢方一貫堂医学

解説 耳や鼻の炎症や皮膚疾患などに用いる. 湿疹, アトピー性皮膚炎, 中耳炎, 鼻炎, 蓄膿症, 扁桃炎などに応用される.

荊芥連翹湯 けいがいれんぎょうとう 一般用エキス製剤のみ(サンワ, トチモト) 万病回春(巻五 耳病)

解説 耳の炎症や皮膚疾患などに用いる. 湿疹, アトピー性皮膚炎, 中耳炎, 鼻炎, 蓄膿症, 扁桃炎などに応用される.

桂枝加黄耆湯 けいしかおうぎとう [TY-026]

解説 のぼせや汗かき, 痒み, 寝汗などに用いる. 風邪, 多汗症, 皮膚疾患, 関節リウマチなどに応用される.

桂枝加葛根湯 けいしかかっこんとう [TY-027]

解説 項背部のこりが強い場合などに用いる. 風邪, 頭痛, 肩こり, 筋肉痛などに応用される.

桂枝加厚朴杏仁湯 けいしかこうぼくきょうにんとう [TY-028]

解説 寒気を伴った咳などに用いる. 風邪, 気管支炎, 気管支喘息などに応用される.

桂枝加芍薬大黄湯 けいしかしゃくやくだいおうとう [134]

解説 便秘を伴った腹部の緊張や痛み, 腹部の膨満感などに用いる. 便秘症, 過敏性腸症候群, 胃炎, 大腸炎などに応用される.

桂枝加芍薬湯 けいしかしゃくやくとう [60]

解説 腹部の緊張や腹痛, 腹部の膨満感などに用いる. 過敏性腸症候群, 胃炎, 大腸炎など

付録 2　薬局用 患者説明に用いる処方解説　**411**

に応用される.

桂枝加朮附湯　けいしかじゅつぶとう　18

解説 関節の痛みやしびれなどに用いる. 神経痛, 関節痛, 関節リウマチなどに応用される.

桂枝加竜骨牡蛎湯(桂枝加竜骨牡蠣湯)　けいしかりゅうこつぼれいとう(同)　26

解説 体力の低下による不安やイライラ, 神経過敏, 動悸, 心悸亢進などに用いる. 神経症, 不眠症などに応用される.

桂枝加苓朮附湯　けいしかりょうじゅつぶとう　KB-18, EK-18

解説 冷えやむくみのある関節の痛み, しびれなどに用いる. 神経痛, 関節痛, 関節リウマチ, 腰痛症などに応用される.

桂枝湯　けいしとう　45

解説 寒気, 頭痛, のぼせなどに用いる. 風邪, 腹痛, 筋肉痛, 自律神経失調症などに応用される.

桂枝人参湯　けいしにんじんとう　82

解説 身体の冷えによる下痢や腹痛, 頭痛, 嘔吐, のぼせなどに用いる. 胃炎, 胃潰瘍, 大腸炎, 疲労, 病後の体力低下などに応用される.

桂枝茯苓丸　けいしぶくりょうがん　25

解説 血液循環の悪化による痛みや炎症, 冷えのぼせなどに用いる. 冷え症, 月経不順, 月経痛, 子宮筋腫, 更年期障害, 皮膚疾患, 打撲症, 筋肉痛などに応用される.

桂枝茯苓丸加薏苡仁　けいしぶくりょうがんかよくいにん　125

解説 血液循環の悪化によるニキビ, 肝斑, 手掌角化症, いぼなどに用いる.

桂枝芍薬知母湯(桂芍知母湯)　けいししゃくやくちもとう(けいしゃくちもとう)　S-10, EK-180

解説 炎症の強い関節の腫れや痛み, しびれなどに用いる. 神経痛, 関節痛, 関節リウマチなどに応用される.

啓脾湯　けいひとう　128

解説 胃腸機能の低下によるむくみや腹痛, 食欲不振, 消化不良, 下痢などに用いる. 胃炎, 大腸炎などに応用される.

桂麻各半湯(桂枝麻黄各半湯)　けいまかくはんとう(けいしまおうかくはんとう)　TY-037

解説 風邪による頭痛や発熱, 皮膚の炎症, 痛みなどに用いる. 皮膚瘙痒症, 蕁麻疹などに応用される.

香蘇散　こうそさん　70

解説 胃腸の虚弱な人の体力の低下, 腹痛, 抑うつ, 食欲不振, 不安などに用いる. 風邪, 自律神経失調症, 更年期障害, 不眠症, 皮膚疾患, アレルギー疾患などに応用される.

五虎湯　ごことう　95

解説 喘息発作などに用いる. 気管支喘息, 風邪, 気管支炎などに応用される.

五積散　ごしゃくさん　63

解説 冷えや循環障害による種々の痛みなどに用いる. 腰痛症, 冷え症, 胃腸炎, 神経痛,

関節痛，関節リウマチ，頭痛，月経困難症，更年期障害などに応用される.

牛車腎気丸　ごしゃじんきがん　107

解説　体力の衰えによる腰や膝の痛み，冷え，しびれ，むくみ，頻尿などに用いる．腰痛症，坐骨神経痛，下肢筋力低下，前立腺肥大，末梢神経障害などに応用される.

呉茱萸湯　ごしゅゆとう　31

解説　冷えを伴った痛みや嘔吐などに用いる．片頭痛，胃炎，月経痛などに応用される.

五淋散　ごりんさん　56

解説　利尿作用があり，泌尿器の炎症などに用いる．膀胱炎，膀胱結石，尿道炎，尿路結石，腎結石，前立腺炎などに応用される.

五苓散　ごれいさん　17

解説　体内の水分代謝異常による口の渇き，むくみ，嘔吐，のぼせ，めまいなどに用いる．胃炎，腸炎，乗り物酔い，腎炎，頭痛，風邪，二日酔いなどに応用される.

柴陥湯　さいかんとう　73

解説　咳や痰，胸の痛みなどに用いる．気管支炎，胸膜炎，肺炎，気管支喘息，嚥下困難症などに応用される.

柴胡加竜骨牡蛎湯（柴胡加竜骨牡蠣湯）　さいこかりゅうこつぼれいとう(同)　12

解説　胸脇部に不快感があり，微熱や食欲不振，イライラなどに用いる．不眠症，高血圧症，自律神経失調症，胃・十二指腸潰瘍などに応用される.

柴胡桂枝乾姜湯　さいこけいしかんきょうとう　11

解説　胸脇部に不快感があり，微熱や食欲不振，冷え，動悸などに用いる．風邪，気管支炎，気管支喘息，肺炎，不眠症，更年期障害などに応用される.

柴胡桂枝湯　さいこけいしとう　10

解説　胸脇部に不快感があり，微熱や食欲不振，腹痛などに用いる．風邪，気管支炎，肺炎，胃潰瘍，胆石症，肝炎，腎炎などに応用される.

柴胡清肝湯　さいこせいかんとう　80

解説　炎症性疾患や皮膚疾患などに用いる．湿疹，アトピー性皮膚炎，中耳炎，鼻炎，蓄膿症，扁桃炎などに応用される.

柴朴湯　さいぼくとう　96

解説　咽喉部や胸脇部に不快感があり，免疫力の低下による咳や呼吸困難などに用いる．気管支炎，気管支喘息，肝炎，腎炎，風邪，神経症などに応用される.

柴苓湯　さいれいとう　114

解説　免疫力の低下や胸脇部の不快感，微熱，むくみ，下痢などに用いる．腎炎，肝炎，胃炎，大腸炎，下痢，暑気あたりなどに応用される.

三黄瀉心湯　さんおうしゃしんとう　113

解説　のぼせや興奮，炎症などに用いる．高血圧症，動脈硬化症，出血性疾患，耳鳴り，神経症，顔面紅潮，口内炎，結膜炎，不眠症などに応用される.

付録 2　薬局用　患者説明に用いる処方解説　**413**

酸棗仁湯　さんそうにんとう　[103]

解説 体力の低下による不眠などに用いる．不眠症，神経症，自律神経失調症などに応用される．

三物黄芩湯　さんもつおうごんとう　[121]

解説 手足のほてりやのぼせなどに用いる．湿疹，手掌角化症，掌蹠膿疱症，不眠症，高血圧症，更年期障害などに応用される．

滋陰降火湯　じいんこうかとう　[93]

解説 疲労により，夜間の咳がひどい場合などに用いる．気管支炎，気管支喘息，腎炎，消耗性発熱などに応用される．

滋陰至宝湯　じいんしほうとう　[92]

解説 体力の低下による慢性の咳や微熱などに用いる．気管支炎，気管支喘息などに応用される．

紫雲膏　しうんこう　[501]

解説 皮膚の炎症やひび，あかぎれなどに用いる．乾燥肌，アトピー性皮膚炎，火傷，切傷，凍瘡，褥瘡，痔疾などに応用される．

四逆散　しぎゃくさん　[35]

解説 胸脇部や腹直筋の緊張などに用いる．肋間神経痛，胃炎，肩こり，神経症などに応用される．

四君子湯　しくんしとう　[75]

解説 体力や胃腸機能の低下による脱力感，食欲不振，下痢などに用いる．貧血，疲労，胃炎，胃下垂などに応用される．

梔子柏皮湯　ししはくひとう　[N314]

解説 皮膚の痒みや軽度の黄疸などに用いる．皮膚疾患，蕁麻疹，肝炎などに応用される．

七物降下湯　しちもつこうかとう　[46]

解説 のぼせや頭痛などに用いる．高血圧症，動脈硬化症，肩こりなどに応用される．

四物湯　しもつとう　[71]

解説 血液の不足による疾患などに用いる．冷え症，月経不順，月経痛，更年期障害，自律神経失調症，皮膚疾患などに応用される．

炙甘草湯　しゃかんぞうとう　[64]

解説 動悸や息切れなどに用いる．不整脈，心臓神経症，高血圧症，不眠症などに応用される．

芍薬甘草湯　しゃくやくかんぞうとう　[68]

解説 筋肉のけいれんや痛みなどに用いる．坐骨神経痛，こむら返り，腰痛症，胃痙攣，胆石や尿管結石発作，月経困難症などに応用される．

芍薬甘草附子湯　しゃくやくかんぞうぶしとう　[S-05]，[SG-146]

解説 冷えを伴った筋肉のけいれんや痛みなどに用いる．坐骨神経痛，こむら返り，腰痛症，胃痙攣，胆石や尿管結石発作，月経困難症などに応用される．

十全大補湯 じゅうぜんたいほとう 48

解説 体力や免疫力の低下による疾患，疲労などに用いる．貧血，低血圧症，皮膚疾患，術後の体力増強や免疫力の向上などに応用される．

十味敗毒湯 じゅうみはいどくとう 6

解説 化膿性疾患や皮膚疾患，アレルギー体質などに用いる．湿疹，蕁麻疹，中耳炎，ニキビなどに応用される．

潤腸湯 じゅんちょうとう 51

解説 腸内の乾燥による便秘などに用いる．常習便秘，便秘による肌荒れなどに応用される．

小建中湯 しょうけんちゅうとう 99

解説 体力の低下による腹部の痛み，食欲不振，疲労などに用いる．虚弱体質，小児の夜泣き，風邪，夜尿症などに応用される．

小柴胡湯 しょうさいことう 9

解説 胸脇部に不快感があり，免疫力の低下による微熱や食欲不振などに用いる．肝炎，肺炎，気管支炎，風邪，腎炎，リンパ節炎，発熱性疾患などに応用される．

小柴胡湯加桔梗石膏 しょうさいことうかききょうせっこう 109

解説 胸脇部に不快感があり食欲がすぐれない場合の，咽喉，鼻，耳などの炎症に用いる．咽頭炎，扁桃炎，耳下腺炎，顎下腺炎，中耳炎，鼻炎，気管支炎などに応用される．

小青竜湯 しょうせいりゅうとう 19

解説 くしゃみや鼻水，咳などに用いる．アレルギー性鼻炎，花粉症，風邪，気管支炎，気管支喘息などに応用される．

小半夏加茯苓湯 しょうはんげかぶくりょうとう 21

解説 消化不良による悪心や嘔吐，胃部不快感などに用いる．つわりなどに応用される．

消風散 しょうふうさん 22

解説 分泌物の多い皮膚疾患などに用いる．湿疹，アトピー性皮膚炎，蕁麻疹，あせも，皮膚瘙痒症などに応用される．

升麻葛根湯 しょうまかっこんとう 101

解説 のぼせなどによるくびや背中の痛み，かゆみなどに用いる．風邪，麻疹，蕁麻疹などに応用される．

四苓湯 しれいとう SG-140

解説 尿量の減少やむくみ，めまいなどに用いる．腎炎などに応用される．

辛夷清肺湯 しんいせいはいとう 104

解説 鼻の乾燥や炎症，鼻づまりなどに用いる．鼻炎，蓄膿症，花粉症などに応用される．

参蘇飲 じんそいん 66

解説 胃腸の虚弱な感冒や咳などに用いる．風邪，気管支炎，気管支喘息，肺炎，神経症などに応用される．

付録2 薬局用 患者説明に用いる処方解説　　**415**

神秘湯　しんぴとう　[85]

解説 発作性の呼吸困難や咳などに用いる．気管支喘息，小児喘息，気管支炎，肺気腫などに応用される．

真武湯　しんぶとう　[30]

解説 冷えによる下痢や腹痛，めまい，ふらつきなどに用いる．胃炎，腸炎，低血圧症，腎炎などに応用される．

清上防風湯　せいじょうぼうふうとう　[58]

解説 炎症の強いニキビなどに用いる．頭部や顔面の湿疹，中耳炎，蓄膿症などに応用される．

清暑益気湯　せいしょえっきとう　[136]

解説 夏バテによる疲労倦怠感や食欲不振，下痢などに用いる．夏やせ，肝炎などに応用される．

清心蓮子飲　せいしんれんしいん　[111]

解説 胃腸の虚弱や冷えによる排尿異常などに用いる．尿道炎，膀胱炎，前立腺炎，前立腺肥大，糖尿病，口内炎，神経症などに応用される．

清肺湯　せいはいとう　[90]

解説 体力の衰えた咳などに用いる．気管支炎，肺炎，肺結核，気管支喘息などに応用される．

川芎茶調散　せんきゅうちゃちょうさん　[124]

解説 悪寒や発熱，頭痛，筋肉の緊張などに用いる．片頭痛，鼻炎，筋肉痛などに応用される．

疎経活血湯　そけいかっけつとう　[53]

解説 血液の循環障害による筋肉や関節の痛みなどに用いる．坐骨神経痛，腰痛症，変形性膝関節症，関節リウマチなどに応用される．

大黄甘草湯　だいおうかんぞうとう　[84]

解説 便秘や腹痛などに用いる．常習便秘などに応用される．

大黄牡丹皮湯　だいおうぼたんぴとう　[33]

解説 体力の充実した下腹部の炎症などに用いる．子宮内膜炎，子宮筋腫，尿道炎，膀胱炎，虫垂炎，月経困難症などに応用される．

大建中湯　だいけんちゅうとう　[100]

解説 体力が低下し，冷えによる腹痛や便秘，腹部の膨満などに用いる．胃下垂，弛緩性便秘，腹部膨満，大腸炎，胆石症，腸閉塞などに応用される．

大柴胡湯　だいさいことう　[8]

解説 体力の充実した胸脇部の緊張感や痛みなどに用いる．高血圧症，胃・十二指腸潰瘍，胆石症，肝炎，腎炎，常習便秘，糖尿病，肥満症などに応用される．

大柴胡湯去大黄　だいさいことうきょだいおう　[N319]

解説 体力の充実した胸脇部の緊張感や痛みなどに用いる．高血圧症，胃・十二指腸潰瘍，

胆石症，肝炎，腎炎，常習便秘，糖尿病，肥満症などに応用される．

大承気湯　だいじょうきとう　133

解説 体力の充実した便秘や腹部の膨満などに用いる．高血圧症，常習便秘，頭痛，肩こりなどに応用される．

大防風湯　だいぼうふうとう　97

解説 体力の衰えた下肢の運動麻痺や痛みなどに用いる．神経痛，関節炎，関節リウマチ，運動障害，半身不随などに応用される．

竹筎温胆湯　ちくじょうんたんとう　91

解説 微熱の伴った慢性の咳などに用いる．風邪，気管支炎，気管支喘息，肺炎，不眠症などに応用される．

治打撲一方　ぢだぼくいっぽう　89

解説 打撲による腫れや痛みなどに用いる．打撲や骨折の後遺症などに応用される．

治頭瘡一方　ぢづそういっぽう　59

解説 分泌物の多い皮膚疾患などに用いる．頭瘡，湿疹，脂漏性湿疹，アトピー性皮膚炎などに応用される．

調胃承気湯　ちょういじょうきとう　74

解説 体力の衰えた便秘などに用いる．胃部不快感，下腹部痛，腹部膨満などに応用される．

釣藤散　ちょうとうさん　47

解説 のぼせ感のある頭痛や頭重，めまいなどに用いる．高血圧症，肩こり，不眠症，更年期障害，自律神経失調症などに応用される．

腸癰湯　ちょうようとう　N320

解説 炎症による腹痛などに用いる．虫垂炎，子宮内膜炎，下腹部痛などに応用される．

猪苓湯　ちょれいとう　40

解説 口の渇きがみられる排尿障害や排尿痛などに用いる．腎炎，腎結石，尿道炎，膀胱炎，膀胱結石，前立腺炎などに応用される．

猪苓湯合四物湯　ちょれいとうごうしもつとう　112

解説 冷えや貧血がみられる排尿障害などに用いる．腎炎，腎結石，尿道炎，膀胱炎，膀胱結石，前立腺炎，更年期障害，皮膚疾患などに応用される．

通導散　つうどうさん　105

解説 打撲による内出血や下腹部の炎症などに用いる．更年期障害，腰痛症，便秘症，月経不順，月経痛などに応用される．

桃核承気湯　とうかくじょうきとう　61

解説 冷えのぼせを伴った下腹部の圧痛や便秘などに用いる．月経困難症，更年期障害，痔疾，常習便秘，肩こりなどに応用される．

当帰飲子　とうきいんし　86

解説 皮膚の乾燥による痒みなどに用いる．老人性皮膚瘙痒症，アトピー性皮膚炎などに応

付録 2　薬局用 患者説明に用いる処方解説　**417**

用される.

当帰建中湯　とうきけんちゅうとう　[123]

解説 体力の衰えた冷えや貧血による腹痛などに用いる. 産後の腹痛, 虚弱体質, 脱肛, 腰痛症, 病後の体力低下などに応用される.

当帰四逆加呉茱萸生姜湯　とうきしぎゃくかごしゅゆしょうきょうとう　[38]

解説 身体の冷えによる痛みや頭痛, 腹痛, 下痢, 腰痛, 月経痛などに用いる. 冷え症, 低体温, 月経困難症, レイノー症候群, しもやけなどに応用される.

当帰芍薬散　とうきしゃくやくさん　[23]

解説 身体の冷えやむくみ, めまい, 月経痛などに用いる. 月経不順, 貧血, 更年期障害, 自律神経失調症, 不妊症, 流産予防, 腎炎, 高血圧症, 皮膚疾患などに応用される.

当帰芍薬散加附子　とうきしゃくやくさんかぶし　[S-29], [SG-143]

解説 冷えによる痛み, 疝気に用いる.

当帰湯　とうきとう　[102]

解説 体力の衰えた冷えによる腹痛などに用いる. 肋間神経痛, 心臓神経痛, 狭心症, 膵炎などに応用される.

二朮湯　にじゅつとう　[88]

解説 腕や肩の痛み, むくみなどに用いる. 肩こり, 五十肩などに応用される.

二陳湯　にちんとう　[81]

解説 消化機能の低下による吐き気や嘔吐, めまい, 頭痛などに用いる. つわり, 車酔いなどに応用される.

女神散(安栄湯)　にょしんさん(あんえいとう)　[67]

解説 のぼせやめまい, イライラなどに用いる. 更年期障害, 不眠症, 神経症などに応用される.

人参湯(理中丸)　にんじんとう(りちゅうがん)　[32]

解説 胃腸機能が衰弱し, 体力の低下による冷えや腹痛, 嘔吐, 倦怠感などに用いる. 胃炎, 腸炎, 胃潰瘍などに応用される.

人参養栄湯　にんじんようえいとう　[108]　　　　　　　　　　　　　　　　　和剤局方

解説 栄養状態が悪く, 体力の低下した諸症状や咳などに用いる. 疲労, 倦怠感, 気管支炎, 貧血, 慢性肝炎, 消耗性疾患などに応用される.

排膿散及湯　はいのうさんきゅうとう　[122]

解説 痛みを伴う化膿性疾患などに用いる. 腫れ物, 鼻炎, 中耳炎, 歯周囲炎, 化膿性リンパ節炎, 乳腺炎, 副鼻腔炎, 扁桃炎, 肛門周囲炎などに応用される.

麦門冬湯　ばくもんどうとう　[29]

解説 咽の乾燥による発作性の咳などに用いる. 気管支炎, 気管支喘息, シェーグレン症候群, 声がれなどに応用される.

八味丸(八味地黄丸)　はちみがん(はちみじおうがん)　[7]

解説 老化に伴う諸疾患や水分代謝障害, 頻尿, 腰痛などに用いる. 腎炎, 前立腺肥大症,

尿失禁，高血圧症，糖尿病，末梢神経障害，白内障，耳鳴などに応用される．

半夏厚朴湯　はんげこうぼくとう　16

解説 咽喉部や胸部の不快感を伴った疾患や腹部膨満，むくみなどに用いる．気管支炎，気管支喘息，嚥下困難症，高血圧症，神経症などに応用される．

半夏瀉心湯　はんげしゃしんとう　14

解説 みぞおちのつかえや痛み，下痢，食欲不振などに用いる．神経性胃炎，口内炎，十二指腸潰瘍，二日酔いなどに応用される．

半夏白朮天麻湯　はんげびゃくじゅつてんまとう　37

解説 胃腸の虚弱による頭痛やめまいなどに用いる．胃下垂，メニエール病，自律神経失調症などに応用される．

白虎加人参湯　びゃっこかにんじんとう　34

解説 体液の不足による口の渇きや煩躁感などに用いる．糖尿病，皮膚炎，湿疹，蕁麻疹，肺炎，風邪などに応用される．

茯苓飲　ぶくりょういん　69

解説 胃腸の虚弱による腹部の膨満感，食欲不振，吐き気などに用いる．胃炎，胃下垂，胃拡張症などに応用される．

茯苓飲合半夏厚朴湯　ぶくりょういんごうはんげこうぼくとう　116

解説 咽喉部や胸部の不快感を伴った腹部膨満感，食欲不振，吐き気などに用いる．胃炎，嚥下困難症，神経症などに応用される．

附子理中湯　ぶしりちゅうとう　S-09　EK-410

解説 冷えが強く，消化機能の低下や腹痛，頻尿，不眠，嘔吐，倦怠感などに用いる．胃炎，胃・十二指腸潰瘍，病後の体力低下などに応用される．

平胃散　へいいさん　79

解説 胃部不快感や消化不良などに用いる．食欲不振，悪心嘔吐，胃炎，胃下垂などに応用される．

防已黄耆湯　ぼういおうぎとう　20

解説 汗をかきやすく，むくみや関節の痛み，体重増加などに用いる．多汗症，変形性膝関節症，腎炎，浮腫などに応用される．

防風通聖散　ぼうふうつうしょうさん　62

解説 体力の充実した便秘や皮膚疾患などに用いる．高血圧症，糖尿病，脂質異常症，アトピー性皮膚炎，肥満症などに応用される．

補中益気湯　ほちゅうえっきとう　41

解説 消化機能の低下や体力の衰え，食欲不振，倦怠感，疲労などに用いる．胃下垂，脱肛，痔疾，風邪，肝炎，腎炎，皮膚疾患，免疫力低下などに応用される．

麻黄湯　まおうとう　27

解説 発熱や悪寒などに用いる．インフルエンザ，肺炎，気管支炎，気管支喘息，神経痛，関節痛，関節リウマチなどに応用される．

付録 2　薬局用　患者説明に用いる処方解説　**419**

麻黄附子細辛湯　まおうぶしさいしんとう　127

解説　冷えが強い風邪や咽の痛み，倦怠感などに用いる．風邪，冷え症，頭痛，神経痛，関節痛，関節リウマチ，花粉症，鼻炎などに応用される．

麻杏甘石湯　まきょうかんせきとう　55

解説　咳や喘息の発作，呼吸困難などに用いる．風邪，気管支炎，気管支喘息などに応用される．

麻杏薏甘湯　まきょうよくかんとう　78

解説　筋肉痛や関節痛などに用いる．神経痛，関節痛，関節リウマチ，手掌角化症などに応用される．

麻子仁丸　ましにんがん　126

解説　体力の衰えや腸内の乾燥による排便障害，腹痛などに用いる．常習便秘，痔疾などに応用される．

木防已湯　もくぼういとう　36

解説　呼吸困難やむくみ，排尿困難などに用いる．心臓弁膜症，心不全，不整脈，気管支炎，気管支喘息，腎炎などに応用される．

薏苡仁湯　よくいにんとう　52　　　　　　　　　　　　　　　　　　　　明医指掌図

解説　関節や筋肉の痛み，むくみなどに用いる．神経痛，関節痛，関節リウマチなどに応用される．

薏苡仁湯　よくいにんとう　エキス製剤なし　　　　　　　　　　　　　　勿誤薬室方函

解説　腹部の痛みや炎症などに用いる．虫垂炎，大腸炎などに応用される．

抑肝散　よくかんさん　54

解説　ストレスによるイライラや気分の高ぶりなどに用いる．神経症，緊張症，不眠症，小児の夜泣き，皮膚疾患などに応用される．

抑肝散加陳皮半夏　よくかんさんかちんぴはんげ　83

解説　ストレスによる吐き気や胃部不快感などに用いる．胃炎，胃・十二指腸潰瘍，神経症，不眠症，小児の夜泣き，皮膚疾患などに応用される．

六君子湯　りっくんしとう　43

解説　胃腸機能の低下による疲れ，貧血，食欲不振，悪心，嘔吐，胃もたれなどに用いる．胃炎，胃下垂，逆流性食道炎，胃・十二指腸潰瘍，消化不良などに応用される．

立効散　りっこうさん　110

解説　歯の痛みなどに用いる．抜歯後の疼痛，口内炎，三叉神経痛などに応用される．

竜胆瀉肝湯　りゅうたんしゃかんとう　76　　　　　　　　　　　　　　　薛師医案

解説　泌尿器の炎症などに用いる．尿道炎，膀胱炎，前立腺炎，子宮内膜症，皮膚疾患などに応用される．

竜胆瀉肝湯　りゅうたんしゃかんとう　N76　　　　　　　　　　　　漢方一貫堂医学

解説　泌尿器や皮膚の炎症などに用いる．尿道炎，膀胱炎，前立腺炎，子宮内膜症，皮膚疾患などに応用される．

苓甘姜味辛夏仁湯 りょうかんきょうみしんげにんとう 119

解説 消化機能が衰え，冷えやむくみを伴った咳などに用いる．気管支炎，気管支喘息，鼻炎，腎炎，花粉症などに応用される．

苓姜朮甘湯 りょうきょうじゅつかんとう 118

解説 冷えによる腰痛などに用いる．坐骨神経痛などに応用される．

苓桂朮甘湯 りょうけいじゅつかんとう 39

解説 めまいや動悸，ふらつき，立ちくらみなどに用いる．自律神経失調症，メニエール病などに応用される．

六味丸（六味地黄丸） ろくみがん（ろくみじおうがん） 87

解説 腎の機能低下による排尿異常や腰痛などに用いる．小児発育不良，夜尿症，糖尿病，高血圧症，腎炎，膀胱炎，耳鳴などに応用される．

（小林義典）

生薬の名前

地黄（乾地黄，生地黄）と熟地黄

　『神農本草経』には「乾地黄」が収載されているが，「生の者尤も良し」ともあり乾地黄はナマの代用品と考えていたような記載である．また『神農本草経集注』の陶弘景の注では当時から蒸して作る地黄の存在もあったようだ．本草拾遺 739 年では地黄には「蒸して乾燥したものは温補」，「そのまま乾燥したものは平」と記載され，使い分けされていたことがわかる．宋代では蒸したものは熟地黄，そのまま乾燥したものは生地黄（乾地黄のこと）とよばれ使い分けが定着していった．さて現代中国では温補・補血・滋陰の熟地黄，清熱涼血，養陰生津の生地黄（乾地黄）のように使い分けし，日本でもおおむね同様の考え方をする．ところで日本市場には熟地黄そっくりな真っ黒な乾地黄が存在する．乾地黄に色むらがあることを嫌った結果，日本独自の乾地黄ができてしまったのかもしれないが，色だけでなく味も熟地黄に近い．さらに味も薄いものも存在する．

（佐橋佳郎）

421

3 漢方エキス製剤情報

凡例

処方名	よみがな	医療用漢方製剤番号（※※一般用エキス剤の場合，本文参照項目）主なメーカー名
生薬	メーカー名，組成．色字は副作用に注意すべき生薬（→22，45 頁参照）．	
適応	メーカー名，添付文書に依った．	

- ここでは本書で用いた漢方エキス製剤を五十音順にまとめる．医療用エキス製剤 147 処方と，一般用エキス製剤 25 処方（医療用エキス製剤のない）である．
- 医療用エキス製剤には製剤番号を，一般用エキス製剤には本文参照項目を付記した．
- 各処方の構成生薬，適応はメーカーにより異なることがあるので，参照した添付文書のメーカー名を付記した．
- 表中のメーカー名略記：ツ）ツムラ，コ）小太郎，ク）クラシエ，オ）大杉，テ）帝國，サ）三和，ト）東洋，タ）太虎精堂，ウ）内田．

安中散　あんちゅうさん　⑤ ツ）コ）ク）オ）テ）ト）

生薬 ツ）桂皮，延胡索，牡蛎，茴香，縮砂，甘草，良姜
適応 ツ）やせ型で腹部筋肉が弛緩する傾向にあり，胃痛または腹痛があって，ときに胸やけ，げっぷ，食欲不振，嘔気などを伴うもの：神経性胃炎，慢性胃炎，胃アトニー

胃苓湯　いれいとう　⑪⑮ ツ）

成分 ツ）蒼朮，厚朴，陳皮，猪苓，沢瀉，白朮，茯苓，桂皮，大棗，甘草，生姜
適応 ツ）水瀉性の下痢，嘔吐があり，口渇，尿量減少を伴う：食あたり，暑気あたり，冷え腹，急性胃腸炎，腹痛

茵蔯蒿湯　いんちんこうとう　⑬⑤ KB-402 EK-402 ツ）コ）ク）オ）テ）

生薬 ツ）茵蔯蒿，山梔子，大黄
適応 ツ）尿量減少，やや便秘がちで比較的体力のあるもの：黄疸，肝硬変症，ネフローゼ，蕁麻疹，口内炎

茵蔯五苓散　いんちんごれいさん　⑪⑦ ツ）

生薬 ツ）沢瀉，猪苓，茯苓，蒼朮，茵蔯蒿，桂皮
適応 ツ）のどが渇いて，尿が少ないもの：嘔吐，蕁麻疹，二日酔のむかつき，むくみ

温経湯　うんけいとう　⑩⑥ ツ）コ）

生薬 ツ）半夏，麦門冬，当帰，川芎，芍薬，人参，桂皮，牡丹皮，甘草，呉茱萸，生姜，阿膠
適応 ツ）手足がほてり，唇がかわくもの：月経不順，月経困難，こしけ，更年期障害，不眠，神経症，湿疹，足腰の冷え，しもやけ

温清飲　うんせいいん　㊹ ツ）コ）ク）オ）テ）ト）

生薬 ツ）当帰，地黄，芍薬，川芎，黄芩，山梔子，黄連，黄柏
適応 ツ）皮膚の色つやが悪く，のぼせるもの：月経不順，月経困難，血の道症，更年期障害，神経症

越婢加朮湯 えっぴかじゅつとう 28　　　　　　　　　　　　　　　ツ)コ)

生薬 ツ)石膏, 麻黄, 蒼朮, 大棗, 甘草, 生姜
適応 ツ)浮腫と汗が出て小便不利のあるもの：腎炎, ネフローゼ, 脚気, 関節リウマチ, 夜尿症, 湿疹

黄耆建中湯 おうぎけんちゅうとう 98　　　　　　　　　　　　　　　　ツ)ト)

生薬 ツ)芍薬, 黄耆, 桂皮, 大棗, 甘草, 生姜, 膠飴
適応 ツ)身体虚弱で疲労しやすいもの：虚弱体質, 病後の衰弱, 寝汗

黄芩湯 おうごんとう S-35　　　　　　　　　　　　　　　　　　　　　サ)

生薬 サ)黄芩, 大棗, 甘草, 芍薬
適応 サ)腸カタル, 消化不良, 嘔吐, 下痢

黄連阿膠湯 おうれんあきょうとう ※※ 基I, IV　　　　　　　　　　　　コ)ク)

生薬 ク)黄連, 阿膠, 芍薬, 黄芩, 卵黄末, ゼラチン
適応 ク)体力中等度以下で, 冷えやすくのぼせ気味で胸苦しく不眠の傾向のあるもの：不眠症, 鼻血, かさかさした湿疹・皮膚炎, 皮膚のかゆみ

黄連解毒湯 おうれんげどくとう 15　　　　　　　ツ)コ)ク)オ)テ)サ)ト)タ)

生薬 ツ)黄芩, 黄連, 山梔子, 黄柏
適応 ツ)比較的体力があり, のぼせ気味で顔色赤く, いらいらする傾向のあるもの：鼻出血, 高血圧, 不眠症, ノイローゼ, 胃炎, 二日酔, 血の道症, めまい, 動悸, 湿疹・皮膚炎, 皮膚瘙痒症

黄連湯 おうれんとう 120　　　　　　　　　　　　　　　　ツ)コ)ト)タ)

生薬 ツ)半夏, 黄連, 甘草, 桂皮, 大棗, 人参, 乾姜
適応 ツ)胃部の停滞感や重圧感, 食欲不振のあるもの：急性胃炎, 二日酔, 口内炎

乙字湯 おつじとう 3　　　　　　　　　　　　　ツ)コ)ク)オ)テ)サ)タ)

生薬 ツ)当帰, 柴胡, 黄芩, 甘草, 升麻, 大黄
適応 ツ)病状がそれほど激しくなく, 体力が中位で衰弱していないもの：キレ痔, イボ痔

葛根加朮附湯 かっこんかじゅつぶとう S-07, SG-141　　　　　　　　　サ)

生薬 サ)葛根, 麻黄, 桂皮, 甘草, 芍薬, 大棗, 蒼朮, 生姜, 附子
適応 サ)悪寒発熱して, 頭痛があり, 項部・肩背部に緊張感あるもの：肩こり, 肩甲部の神経痛, 上半身の関節リウマチ

葛根湯 かっこんとう 1　　　　　　　　　　ツ)コ)ク)オ)テ)サ)ト)タ)

生薬 ツ)葛根, 大棗, 麻黄, 甘草, 桂皮, 芍薬, 生姜
適応 ツ)自然発汗がなく頭痛, 発熱, 悪寒, 肩こり等を伴う比較的体力のあるもの：感冒, 鼻かぜ, 熱性疾患の初期, 炎症性疾患(結膜炎, 角膜炎, 中耳炎, 扁桃腺炎, 乳腺炎, リンパ腺炎), 肩こり, 上半身の神経痛, 蕁麻疹

葛根湯加川芎辛夷(葛根湯加辛夷川芎) かっこんとうかせんきゅうしんい(かっこんとうかしんいせんきゅう) 2　　　　　　　　　　　　　　　　　　　　　　　ツ)コ)ク)オ)テ)ト)

生薬 ツ)葛根, 大棗, 麻黄, 甘草, 桂皮, 芍薬, 辛夷, 川芎, 生姜
適応 ツ)鼻づまり, 蓄膿症, 慢性鼻炎

付録3 漢方エキス製剤情報 **423**

加味温胆湯 かみうんたんとう ※※ 基IV 処15 ク)

生薬 ク)半夏，竹筎，枳実，茯苓，陳皮，甘草，遠志，玄参，人参，地黄，酸棗仁，大棗，生姜
適応 ク)体力中等度以下で，胃腸が虚弱なもの：神経症，不眠症

加味帰脾湯 かみきひとう 137 KB-49 EK-49 EKT-49 ツ)ク)コ)オ)ト)タ)

生薬 ツ)黄耆，柴胡，酸棗仁，蒼朮，人参，茯苓，竜眼肉，遠志，山梔子，大棗，当帰，甘草，生姜，木香
適応 ツ)虚弱体質で血色の悪いもの：貧血，不眠症，精神不安，神経症

加味逍遙散 かみしょうようさん 24 ツ)コ)ク)オ)テ)ト)タ)

生薬 ツ)柴胡，芍薬，当帰，茯苓，蒼朮，山梔子，牡丹皮，甘草，生姜，薄荷
適応 ツ)体質虚弱な婦人で肩がこり，疲れやすく，精神不安等の精神神経症状，時に便秘の傾向のあるもの：冷え症，虚弱体質，月経不順，月経困難，更年期障害，血の道症

甘草瀉心湯 かんぞうしゃしんとう ※※ 基III，IV 処16 ト)

生薬 ト)半夏，甘草，黄芩，竹節人参，大棗，黄連，乾姜
適応 ト)みぞおちがつかえた感じのあるもの：胃・腸炎，口内炎，口臭，不眠症，神経症

甘草湯 かんぞうとう KB-401 EK-401 ク)

生薬 ク)甘草
適応 ク)激しい咳，咽喉痛の緩和

甘麦大棗湯 かんばくだいそうとう 72 ツ)コ)

生薬 ツ)小麦，大棗，甘草
適応 ツ)夜泣き，ひきつけ

桔梗石膏 ききょうせっこう N324 コ)

生薬 コ)石膏，桔梗
適応 コ)咳嗽あるいは化膿するもの

桔梗湯 ききょうとう 138 ツ)

生薬 ツ)甘草，桔梗
適応 ツ)咽喉がはれて痛むもの：扁桃炎，扁桃周囲炎

帰脾湯 きひとう 65 ツ)

生薬 ツ)黄耆，酸棗仁，人参，白朮，茯苓，竜眼肉，遠志，大棗，当帰，甘草，生姜，木香
適応 ツ)虚弱体質で血色の悪いもの：貧血，不眠症

芎帰膠艾湯 きゅうききょうがいとう 77 ツ)コ)

生薬 ツ)地黄，芍薬，当帰，甘草，川芎，艾葉，阿膠
適応 ツ)痔出血

芎帰調血飲 きゅうきちょうけついん TM-230 EK-230 タ)

生薬 タ)当帰，川芎，地黄，白朮，茯苓，陳皮，香附子，牡丹皮，大棗，生姜，甘草，烏薬，益母草
適応 タ)産後の神経症，体力低下，月経不順

玉屏風散　ぎょくへいふうさん　※※ 基IV
コ)

生薬 コ)黄耆，白朮，防風
適応 コ)身体虚弱で疲労しやすいもの：虚弱体質，疲労倦怠感，寝汗

九味檳榔湯　くみびんろうとう　N311
コ)

生薬 コ)檳榔子，厚朴，桂皮，茯苓，橘皮，蘇葉，大黄，木香，甘草，呉茱萸，生姜
適応 コ)心悸亢進，肩こり，倦怠感があって，便秘の傾向があるもの：脚気，高血圧，動脈硬化，およびこれらに伴う頭痛

荊芥連翹湯　けいがいれんぎょうとう　50
ツ)オ)テ)タ)

生薬 ツ)黄芩，黄柏，黄連，桔梗，枳実，荊芥，柴胡，山梔子，地黄，芍薬，川芎，当帰，薄荷，白芷，防風，連翹，甘草
適応 ツ)蓄膿症，慢性鼻炎，慢性扁桃炎，にきび

桂枝加黄耆湯　けいしかおうぎとう　TY-026
ト)

生薬 ト)桂枝，芍薬，大棗，生生姜，甘草，黄耆
適応 ト)体力が衰えているものの寝汗，あせも

桂枝加葛根湯　けいしかかっこんとう　TY-027
ト)

生薬 ト)葛根，桂枝，芍薬，大棗，生生姜，甘草
適応 ト)身体虚弱なもののかぜの初期で，肩こりや頭痛のあるもの

桂枝加厚朴杏仁湯　けいしかこうぼくきょうにんとう　TY-028
ト)

生薬 ト)桂枝，芍薬，大棗，生生姜，厚朴，杏仁，甘草
適応 ト)身体虚弱なものの咳

桂枝加芍薬大黄湯　けいしかしゃくやくだいおうとう　134
ツ)

生薬 ツ)芍薬，桂枝，大棗，甘草，大黄，生姜
適応 ツ)比較的体力のないもので，腹部膨満し，腸内の停滞感あるいは腹痛などを伴うもの：1. 急性腸炎，大腸カタル，2. 常習便秘，宿便，しぶり腹

桂枝加芍薬湯　けいしかしゃくやくとう　60
ツ)コ)ク)オ)テ)ト)

生薬 ツ)芍薬，桂皮，大棗，甘草，生姜
適応 ツ)腹部膨満感のあるもの：しぶり腹，腹痛

桂枝加朮附湯　けいしかじゅつぶとう　18
ツ)コ)テ)サ)

生薬 ツ)桂皮，芍薬，蒼朮，大棗，甘草，生姜，附子末
適応 ツ)関節痛，神経痛

桂枝加竜骨牡蛎湯　けいしかりゅうこつぼれいとう　26
ツ)コ)ク)オ)テ)

生薬 ツ)桂皮，芍薬，大棗，牡蛎，竜骨，甘草，生姜
適応 ツ)下腹直腹筋に緊張のある比較的体力の衰えているもの：小児夜尿症，神経衰弱，性的神経衰弱，遺精，陰萎

桂枝加苓朮附湯　けいしかりょうじゅつぶとう　KB-18，EK-18，EKT-18
ク)オ)

生薬 ク)桂皮，芍薬，大棗，白朮，茯苓，甘草，生姜，附子末
適応 ク)関節痛，神経痛

付録3　漢方エキス製剤情報　**425**

桂枝湯　けいしとう　45　　　　　　　　　　　　　　　　　　　　　ツ)コ)オ)テ)

生薬 ツ)桂皮，芍薬，大棗，甘草，生姜
適応 ツ)体力が衰えたときのかぜの初期

桂枝人参湯　けいしにんじんとう　82　　　　　　　　　　　　　　　　　　ツ)ク)

生薬 ツ)桂皮，甘草，蒼朮，人参，乾姜
適応 ツ)胃腸の弱いもの：頭痛，動悸，慢性胃腸炎，胃アトニー

桂枝茯苓丸　けいしぶくりょうがん　25　　　　　　ツ)コ)ク)オ)テ)サ)ト)タ)

生薬 ツ)桂皮，芍薬，桃仁，茯苓，牡丹皮
適応 ツ)体格はしっかりしていて赤ら顔が多く，腹部は大体充実，下腹部に抵抗のあるもの：子宮並びにその付属器の炎症，子宮内膜炎，月経不順，月経困難，帯下，更年期障害（頭痛，めまい，のぼせ，肩こり等），冷え症，腹膜炎，打撲症，痔疾患，睾丸炎

桂枝茯苓丸加薏苡仁　けいしぶくりょうがんかよくいにん　125　　　　　　　ツ)

生薬 ツ)薏苡仁，桂皮，芍薬，桃仁，茯苓，牡丹皮
適応 ツ)比較的体力があり，ときに下腹部痛，肩こり，頭重，めまい，のぼせて足冷えなどを訴えるもの：月経不順，血の道症，にきび，しみ，手足のあれ

桂枝芍薬知母湯(桂芍知母湯)　けいししゃくやくちもとう(けいしゃくちもとう)　S-10，EK-180　サ)

生薬 サ)白朮，桂皮，知母，浜防風，芍薬，麻黄，甘草，生姜，附子
適応 サ)関節痛み，身体やせ，脚部腫張し，めまい，悪心あるもの：神経痛，関節リウマチ

啓脾湯　けいひとう　128　　　　　　　　　　　　　　　　　　　　　　ツ)ト)

生薬 ツ)蒼朮，茯苓，山薬，人参，蓮肉，陳皮，沢瀉，山楂子，甘草
適応 ツ)やせて，顔色が悪く，食欲がなく，下痢の傾向があるもの：胃腸虚弱，慢性胃腸炎，消化不良，下痢

桂麻各半湯(桂枝麻黄各半湯)　けいまかくはんとう(けいしまおうかくはんとう)　TY-037　ト)

生薬 ト)桂枝，杏仁，芍薬，生生姜，甘草，麻黄，大棗
適応 ト)感冒，咳，痒み

甲字湯　こうじとう　※※　処34　　　　　　　　　　　　　　　　　　　　コ)

生薬 コ)桂皮，茯苓，牡丹皮，桃仁，芍薬，甘草，生姜
適応 コ)比較的体力があり，ときに下腹部痛，肩こり，頭重，めまい，のぼせて足冷えなどを訴えるもの：月経不順，月経異常，月経痛，更年期障害，血の道症，肩こり，打ち身（打撲症），めまい，頭重，しみ，しもやけ

香砂六君子湯　こうしゃりっくんしとう　※※　基IV　　　　　　　　　　　コ)

生薬 コ)人参，白朮，茯苓，半夏，陳皮，香附子，大棗，縮砂，藿香，甘草，生姜
適応 コ)体力中程度以下で，気分が沈みがちで頭が重く，胃腸が弱く，食欲がなく，みぞおちがつかえて疲れやすく，貧血性で手足が冷えやすいもの：胃炎，胃腸虚弱，胃下垂，消化不良，食欲不振，胃痛，嘔吐

香蘇散　こうそさん　70　　　　　　　　　　　　　　　　　　　　ツ)コ)テ)

生薬 ツ)香附子，蘇葉，陳皮，甘草，生姜
適応 ツ)胃腸虚弱で神経質のものの風邪の初期

杞菊地黄丸 こぎくじおうがん ※※ 基Ⅰ   コ)ク)

生薬 コ)地黄，枸杞子，山茱萸，山薬，沢瀉，茯苓，牡丹皮，菊花
適応 コ)体力中程度以下で，疲れやすく胃腸障害がなく，尿量減少または多尿で，ときに
手足のほてりや口渇があるもの：かすみ目，つかれ目，のぼせ，頭重，めまい，排尿困難，
頻尿，むくみ，視力低下

五虎湯 ごことう 95   ツ)ク)オ)

生薬 ツ)石膏，杏仁，麻黄，桑白皮，甘草
適応 ツ)咳，気管支喘息

五積散 ごしゃくさん 63   ツ)コ)テ)

生薬 ツ)蒼朮，陳皮，当帰，半夏，茯苓，甘草，桔梗，枳実，桂皮，厚朴，芍薬，生姜，
川芎，大棗，白芷，麻黄
適応 ツ)慢性に経過し，症状の激しくないもの：胃腸炎，腰痛，神経痛，関節痛，月経痛，
頭痛，冷え症，更年期障害，感冒

牛車腎気丸 ごしゃじんきがん 107   ツ)

生薬 ツ)地黄，牛膝，山茱萸，山薬，車前子，沢瀉，茯苓，牡丹皮，桂皮，附子末
適応 ツ)疲れやすくて，四肢が冷えやすく尿量減少または多尿で時に口渇があるもの：下
肢痛，腰痛，しびれ，老人のかすみ目，痒み，排尿困難，頻尿，むくみ

呉茱萸湯 ごしゅゆとう 31   ツ)コ)タ)

生薬 ツ)大棗，呉茱萸，人参，生姜
適応 ツ)手足の冷えやすい中等度以下の体力のもの：習慣性偏頭痛，習慣性頭痛，嘔吐，
脚気衝心

五淋散 ごりんさん 56   ツ)ト)

生薬 ツ)茯苓，黄芩，甘草，地黄，車前子，沢瀉，当帰，木通，滑石，山梔子，芍薬
適応 ツ)頻尿，排尿痛，残尿感

五苓散 ごれいさん 17   ツ)コ)ク)テ)サ)ト)タ)

生薬 ツ)沢瀉，猪苓，蒼朮，茯苓，桂皮
適応 ツ)口渇，尿量減少するもの：浮腫，ネフローゼ，二日酔，急性胃腸カタル，下痢，
悪心，嘔吐，めまい，胃内停水，頭痛，尿毒症，暑気あたり，糖尿病

柴葛解肌湯 さいかつげきとう ※※ 処1   コ)

生薬 コ)柴胡，葛根，半夏，麻黄，桂皮，黄芩，芍薬，生姜，甘草，石膏
適応 コ)体力中等度以上で，激しい感冒様症状を示すもの：発熱，悪寒，頭痛，四肢の痛
み，全身倦怠，口渇，食欲不振，はきけ，鼻腔乾燥，不眠

柴陥湯 さいかんとう 73   ツ)コ)タ)

生薬 ツ)柴胡，半夏，黄芩，大棗，栝楼仁，人参，黄連，甘草，生姜
適応 ツ)咳，咳による胸痛

柴胡加竜骨牡蛎湯 さいこかりゅうこつぼれいとう 12   ツ)コ)ク)オ)テ)タ)

生薬 ツ)柴胡，半夏，桂皮，茯苓，黄芩，大棗，人参，牡蛎，竜骨，生姜
適応 ツ)比較的体力があり，心悸亢進，不眠，いらだち等の精神症状のあるもの：高血圧
症，動脈硬化症，慢性腎臓病，神経衰弱症，神経性心悸亢進症，てんかん，ヒステリー，小
児夜啼症，陰萎

付録3　漢方エキス製剤情報　**427**

柴胡桂枝乾姜湯　さいこけいしかんきょうとう　[11]　　　　　　　　　　ツ)コ)テ)タ)

生薬　ツ)柴胡，黄芩，栝楼根，桂皮，牡蛎，甘草，乾姜
適応　ツ)体力が弱く，冷え症，貧血気味で，動悸，息切れがあり，神経過敏のもの：更年期障害，血の道症，神経症，不眠症

柴胡桂枝湯　さいこけいしとう　[10]　　　　　　　　　　ツ)コ)ク)オ)テ)サ)タ)

生薬　ツ)柴胡，半夏，黄芩，甘草，桂皮，芍薬，大棗，人参，生姜
適応　ツ)発熱汗出て，悪寒し，身体痛み，頭痛，吐き気のあるもの：感冒・流感・肺炎・肺結核等の熱性疾患，胃潰瘍・十二指腸潰瘍・胆嚢炎・胆石・肝障害・膵臓炎等の心下部緊張疼痛

柴胡清肝湯　さいこせいかんとう　[80]　　　　　　　　　　ツ)コ)テ)

生薬　ツ)柴胡，黄芩，黄柏，黄連，栝楼根，甘草，桔梗，山梔子，地黄，芍薬，川芎，当帰，薄荷，連翹，牛蒡子
適応　ツ)かんの強い傾向のある小児：神経症，慢性扁桃腺炎，湿疹

柴胡疎肝湯　さいこそかんとう　※※ 基Ⅴ 処8　　　　　　　　　　コ)

生薬　コ)柴胡，芍薬，香附子，川芎，枳実，甘草，青皮(医学統旨の処方)
適応　コ)体力中等度で，胸腹部に重苦しさがあり，ときに頭痛や肩背がこわばるもの：腹痛，側胸部痛，神経痛

柴朴湯　さいぼくとう　[96]　　　　　　　　　　ツ)ク)

生薬　ツ)柴胡，半夏，茯苓，黄芩，厚朴，大棗，人参，甘草，蘇葉，生姜
適応　ツ)気分がふさいで，咽喉，食道部に異物感があり，時に動悸，めまい，嘔気等を伴うもの：小児喘息，気管支喘息，気管支炎，咳，不安神経症

柴苓湯　さいれいとう　[114]　　　　　　　　　　ツ)ク)

生薬　ツ)柴胡，沢瀉，半夏，黄芩，蒼朮，大棗，猪苓，人参，茯苓，甘草，桂皮，生姜
適応　ツ)嘔気，食欲不振，喉のかわき，排尿が少ないなど：水瀉性下痢，急性胃腸炎，暑気あたり，むくみ

三黄瀉心湯　さんおうしゃしんとう　[113]，KB-13，EK-13　　　　　　ツ)コ)ク)オ)テ)タ)

生薬　ツ)黄芩，黄連，大黄
適応　ツ)比較的体力があり，のぼせ気味で，顔面紅潮し，精神不安で，便秘の傾向のあるもの：高血圧の随伴症状(のぼせ，肩こり，耳鳴り，頭重，不眠，不安)，鼻血，痔出血，便秘，更年期障害，血の道症

酸棗仁湯　さんそうにんとう　[103]　　　　　　　　　　ツ)オ)

生薬　ツ)酸棗仁，茯苓，川芎，知母，甘草
適応　ツ)心身が疲れ弱って眠れないもの

三物黄芩湯　さんもつおうごんとう　[121]　　　　　　　　　　ツ)

生薬　ツ)地黄，苦参，黄芩
適応　ツ)手足のほてり

滋陰降火湯　じいんこうかとう　[93]　　　　　　　　　　ツ)

生薬　ツ)蒼朮，地黄，芍薬，陳皮，天門冬，当帰，麦門冬，黄柏，甘草，知母
適応　ツ)のどにうるおいがなく痰の出なくてせきこむもの

滋陰至宝湯　じいんしほうとう　92

生薬 ツ)香附子，柴胡，芍薬，知母，陳皮，当帰，麦門冬，白朮，茯苓，地骨皮，貝母，甘草，薄荷
適応 ツ)虚弱なものの慢性の咳・痰

四逆散　しぎゃくさん　35　　ツ)

生薬 ツ)柴胡，芍薬，枳実，甘草
適応 ツ)比較的体力のあるもので，大柴胡湯証と小柴胡湯証との中間証を表すもの：胆嚢炎，胆石症，胃炎，胃酸過多，胃潰瘍，鼻カタル，気管支炎，神経質，ヒステリー

四君子湯　しくんしとう　75　　ツ)オ)ト)

生薬 ツ)蒼朮，人参，茯苓，甘草，生姜，大棗
適応 ツ)やせて顔色が悪くて，食欲がなく，疲れやすいもの：胃腸虚弱，慢性胃炎，胃のもたれ，嘔吐，下痢

紫根牡蛎湯　しこんぼれいとう　※※　処39　　コ)

生薬 コ)当帰，牡蛎，芍薬，川芎，紫根，升麻，黄耆，大黄，忍冬，甘草
適応 コ)体力中程度以上のもので，消耗性疾患などに伴うもの：乳腺の痛み，痔の痛み，湿疹・皮膚炎，貧血，疲労倦怠

梔子柏皮湯　ししはくひとう　N314　　コ)

生薬 コ)山梔子，黄柏，甘草
適応 コ)肝臓部に圧迫感があるもの，黄疸，皮膚瘙痒症，宿酔

滋腎通耳湯　じじんつうじとう　※※　基IV　　コ)

生薬 コ)当帰，川芎，芍薬，知母，地黄，黄柏，黄芩，柴胡，白芷，香附子
適応 コ)体力虚弱なもの：耳鳴り，聴力低下，めまい

七物降下湯　しちもつこうかとう　46　　ツ)オ)ト)

生薬 ツ)芍薬，当帰，黄耆，地黄，川芎，釣藤鈎，黄柏
適応 ツ)身体虚弱の傾向のあるもの：高血圧に伴う随伴症状（のぼせ，肩こり，耳鳴り，頭重）

四物湯　しもつとう　71　　ツ)コ)ク)テ)タ)

生薬 ツ)地黄，芍薬，川芎，当帰
適応 ツ)皮膚が枯燥し，色つやの悪い体質で胃腸障害のないもの：産後あるいは流産後の疲労回復，月経不順，冷え症，しもやけ，しみ，血の道症

炙甘草湯　しゃかんぞうとう　64　　ツ)コ)

生薬 ツ)地黄，麦門冬，桂皮，大棗，人参，麻子仁，炙甘草，阿膠，生姜
適応 ツ)体力が衰えて，疲れやすいものの動悸，息切れ

芍薬甘草湯　しゃくやくかんぞうとう　68　　ツ)コ)ク)テ)ト)

生薬 ツ)芍薬，甘草
適応 ツ)急激におこる筋肉の痙攣を伴う疼痛，筋肉・関節痛，胃痛，腹痛

芍薬甘草附子湯　しゃくやくかんぞうぶしとう　S-05　SG-146　　サ)

生薬 サ)芍薬，甘草，附子
適応 サ)冷症で関節や筋肉が痛み，麻痺感があって四肢の屈伸が困難なもの：慢性神経痛，

付録3　漢方エキス製剤情報　**429**

慢性関節炎，関節リウマチ，筋肉リウマチ，五十肩，肩こり

十全大補湯　じゅうぜんたいほとう　48　　　　　ツ)コ)ク)オ)テ)サ)ト)

生薬　ツ)黄耆，桂皮，地黄，芍薬，蒼朮，川芎，当帰，人参，茯苓，甘草
適応　ツ)病後の体力低下，疲労倦怠，食欲不振，寝汗，手足の冷え，貧血

十味敗毒湯　じゅうみはいどくとう　6　　　　　ツ)コ)ク)オ)テ)サ)ト)タ)

生薬　ツ)桔梗，柴胡，川芎，茯苓，樸樕，防風，独活，甘草，荊芥，生姜
適応　ツ)化膿性皮膚疾患・急性皮膚疾患の初期，蕁麻疹，急性湿疹，水虫

潤腸湯　じゅんちょうとう　51　　　　　ツ)タ)

生薬　ツ)地黄，当帰，黄芩，枳実，杏仁，厚朴，大黄，桃仁，麻子仁，甘草
適応　ツ)便秘

小建中湯　しょうけんちゅうとう　99　　　　　ツ)コ)オ)

生薬　ツ)芍薬，桂皮，大棗，甘草，生姜
適応　ツ)体質虚弱で疲労しやすく，血色がすぐれず，腹痛，動悸，手足のほてり，冷え，頻尿および多尿等のいずれかを伴うもの：小児虚弱体質，疲労倦怠，神経質，慢性胃腸炎，小児夜尿症，夜泣き

小柴胡湯　しょうさいことう　9　　　　　ツ)コ)ク)オ)テ)サ)ト)タ)

生薬　ツ)柴胡，半夏，黄芩，大棗，人参，甘草，生姜
適応　ツ)体力中等度で上腹部がはって苦しく，舌苔を生じ，口中不快，食欲不振，時により微熱，悪心等のあるもの：諸種の急性熱性病，肺炎，気管支炎，気管支喘息，感冒，リンパ腺炎，慢性胃腸障害，産後回復不全，慢性肝炎における肝障害の改善

小柴胡湯加桔梗石膏　しょうさいことうかききょうせっこう　109　　　　　ツ)

生薬　ツ)石膏，柴胡，半夏，黄芩，桔梗，大棗，人参，甘草，生姜
適応　ツ)咽喉がはれて痛むもの：扁桃炎，扁桃周囲炎

小青竜湯　しょうせいりゅうとう　19　　　　　ツ)コ)ク)オ)テ)サ)タ)

生薬　ツ)半夏，甘草，桂皮，五味子，細辛，芍薬，麻黄，乾姜
適応　ツ)次の疾患における水様の痰，水様鼻汁，鼻閉，くしゃみ，喘鳴，咳嗽，流涙：気管支炎，気管支喘息，鼻炎，アレルギー性鼻炎，アレルギー性結膜炎，感冒

小半夏加茯苓湯　しょうはんげかぶくりょうとう　21　　　　　ツ)コ)ク)オ)テ)

生薬　ツ)半夏，茯苓，生姜
適応　ツ)次の疾患に起こるものまたは体力中等度のもの：妊娠嘔吐(つわり)，そのほかの諸病の嘔吐(急性胃腸炎，湿性胸膜炎，水腫性脚気，蓄膿症)

消風散　しょうふうさん　22　　　　　ツ)コ)オ)

生薬　ツ)石膏，地黄，当帰，牛蒡子，蒼朮，防風，木通，知母，胡麻，甘草，苦参，荊芥，蟬退
適応　ツ)分泌物が多く，痒みの強い慢性の皮膚病(湿疹，蕁麻疹，水虫，あせも，皮膚瘙痒症)

升麻葛根湯　しょうまかっこんとう　101　　　　　ツ)

生薬　ツ)葛根，芍薬，升麻，甘草，生姜
適応　ツ)感冒の初期，皮膚炎

生脈散　しょうみゃくさん　※※ 基I 処10　コ)

生薬 コ)人参，麦門冬，五味子
適応 コ)次の場合の滋養強壮：虚弱体質，肉体疲労，病中病後，胃腸虚弱，食欲不振，血色不良，冷え症，発育期

四苓湯　しれいとう　SG-140　オ)

生薬 オ)沢瀉，茯苓，蒼朮，猪苓
適応 オ)のどが渇いて水を飲んでも尿量が少なく，嘔気，嘔吐，腹痛，むくみなどのいずれかを伴う：暑気あたり，急性胃腸炎，むくみ

辛夷清肺湯　しんいせいはいとう　104　ツ)コ)ク)オ)

生薬 ツ)石膏，麦門冬，黄芩，山梔子，知母，百合，辛夷，枇杷葉，升麻
適応 ツ)鼻づまり，慢性鼻炎，蓄膿症

参蘇飲　じんそいん　66　ツ)タ)

生薬 ツ)半夏，茯苓，葛根，桔梗，陳皮，前胡，大棗，人参，甘草，枳実，蘇葉，生姜
適応 ツ)感冒，咳

神秘湯　しんぴとう　85　ツ)コ)ク)オ)ト)

生薬 ツ)麻黄，杏仁，厚朴，陳皮，甘草，柴胡，蘇葉
適応 ツ)小児喘息，気管支喘息，気管支炎

真武湯　しんぶとう　30　S-02　ツ)コ)サ)

生薬 ツ)茯苓，芍薬，蒼朮，生姜，附子末
適応 ツ)新陳代謝の沈衰しているもの：胃腸疾患，胃腸虚弱症，慢性腸炎，消化不良，胃アトニー症，胃下垂症，ネフローゼ，腹膜炎，脳溢血，脊髄疾患による運動ならびに知覚麻痺，神経衰弱，高血圧症，心臓弁膜症，心不全で心悸亢進，半身不随，リウマチ，老人性瘙痒症

参苓白朮散(料)　じんりょうびゃくじゅつさん(りょう)　※※ 基IV 処29　コ)ク)

生薬 コ)薏苡仁，茯苓，白朮，人参，山薬，扁豆，蓮肉，桔梗，縮砂，甘草
適応 コ)やせて顔色が悪く，食欲がなく下痢が続く傾向があるもの：食欲不振，慢性下痢，病後の体力低下，疲労倦怠

清湿化痰湯　せいしつけたんとう　※※ 基IV, V 処11　ト)

生薬 ト)半夏，茯苓，蒼朮，天南星，黄芩，陳皮，羌活，白芷，白芥子，甘草，生姜
適応 ト)背中に寒冷をおぼえるもの：神経痛，関節痛，筋肉痛

清上蠲痛湯　せいじょうけんつうとう　※※ 処14　コ)

生薬 コ)麦門冬，黄芩，羌活，独活，防風，蒼朮，当帰，川芎，白芷，蔓荊子，菊花，細辛，甘草，生姜
適応 コ)体力にかかわらず使用でき，慢性化した痛みのあるもの：頭痛，顔面痛

清上防風湯　せいじょうぼうふうとう　58　ツ)オ)

生薬 ツ)黄芩，桔梗，山梔子，川芎，浜防風，白芷，連翹，黄連，甘草，枳実，荊芥，薄荷
適応 ツ)にきび

付録 3　漢方エキス製剤情報　**431**

清暑益気湯　せいしょえっきとう　136　　　　　　　　　　　ツ)

生薬 ツ)蒼朮，人参，麦門冬，黄耆，陳皮，当帰，黄柏，甘草，五味子
適応 ツ)暑気あたり，暑さによる食欲不振・下痢・全身倦怠，夏やせ

清心蓮子飲　せいしんれんしいん　111　　　　　　　　　　　ツ)ト)

生薬 ツ)麦門冬，茯苓，蓮肉，黄芩，車前子，人参，黄耆，地骨皮，甘草
適応 ツ)全身倦怠感があり，口や舌が乾き，尿が出しぶるもの：残尿感，頻尿，排尿痛

清肺湯　せいはいとう　90　　　　　　　　　　　　　　　　ツ)

生薬 ツ)当帰，麦門冬，茯苓，黄芩，桔梗，杏仁，山梔子，桑白皮，大棗，陳皮，天門冬，貝母，竹筎，甘草，五味子，生姜
適応 ツ)痰の多く出る咳

折衝飲　せっしょういん　※※　処31　　　　　　　　　　　コ)ト)

生薬 ト)桃仁，当帰，牡丹皮，川芎，勺薬，桂枝，延胡索，牛膝，紅花
適応 ト)体力中程度以上で，下腹部痛があるもの：月経不順，月経痛，月経困難，神経痛，腰痛，肩こり

洗肝明目湯　せんかんめいもくとう　※※　処10　　　　　　　コ)

生薬 コ)石膏，当帰，川芎，勺薬，地黄，黄芩，山梔子，連翹，防風，決明子，黄連，荊芥，薄荷，羌活，蔓荊子，菊花，桔梗，蒺藜子，甘草
適応 コ)体力中等度のもの：目の充血，目の痛み，目の乾燥

川芎茶調散　せんきゅうちゃちょうさん　124　　　　　　　　ツ)

生薬 ツ)香附子，川芎，羌活，荊芥，薄荷，白芷，防風，甘草，茶葉
適応 ツ)かぜ，血の道症，頭痛

千金内托散(料)　せんきんないたくさん(りょう)　※※　基Ⅳ　処24　　コ)

生薬 コ)黄耆，川芎，防風，桔梗，厚朴，桂皮，金銀花，当帰，人参，白芷，甘草
適応 コ)体力虚弱で，患部が化膿するもの：化膿性皮膚疾患の初期，痔，軽いとこずれ

続命湯　ぞくめいとう　※※　基Ⅴ　処19　　　　　　　　　コ)

生薬 コ)石膏，杏仁，麻黄，桂皮，当帰，人参，川芎，甘草，生姜
適応 コ)体力中等度以上のもの：しびれ，筋力低下，高血圧に伴う症状(めまい，耳鳴り，肩こり，頭痛，頭重，頭部圧迫感)，気管支炎，気管支喘息，神経痛，関節のはれや痛み，頭痛，むくみ

疎経活血湯　そけいかっけつとう　53　　　　　　　　　ツ)オ)タ)

生薬 ツ)勺薬，地黄，川芎，蒼朮，当帰，桃仁，茯苓，威霊仙，羌活，牛膝，陳皮，防已，防風，竜胆，甘草，白芷，生姜
適応 ツ)関節痛，神経痛，腰痛，筋肉痛

蘇子降気湯　そしこうきとう　※※　基Ⅳ　処1　　　　　　　コ)

生薬 コ)半夏，紫蘇子，陳皮，厚朴，前胡，桂皮，当帰，大棗，甘草，生姜
適応 コ)体力虚弱で，足冷えや顔ののぼせがあり，息苦しさのあるもの：慢性気管支炎，気管支喘息

大黄甘草湯　だいおうかんぞうとう　84　　　　　　　　　ツ)オ)

生薬 ツ)大黄，甘草

適応 ツ)便秘症

大黄牡丹皮湯 だいおうぼたんぴとう ③③ ツ)コ)テ)

生薬 ツ)冬瓜子, 桃仁, 牡丹皮, 大黄, 無水芒硝
適応 ツ)比較的体力があり, 下腹部痛があって, 便秘しがちなもの：月経不順, 月経困難, 便秘, 痔疾

大建中湯 だいけんちゅうとう ⑩⓪ ツ)コ)

生薬 ツ)乾姜, 人参, 山椒, 膠飴
適応 ツ)腹が冷えて痛み, 腹部膨満感のあるもの

大柴胡湯 だいさいことう ⑧ ツ)コ)ク)オ)テ)サ)ト)タ)

生薬 ツ)柴胡, 半夏, 黄芩, 芍薬, 大棗, 枳実, 生姜, 大黄
適応 ツ)比較的体力のあるもので, 便秘がちで, 上腹部が張って苦しく, 耳鳴り, 肩こり等を伴うもの：胆石症, 胆嚢炎, 黄疸, 肝障害, 高血圧症, 脳溢血, 蕁麻疹, 胃酸過多症, 急性胃腸カタル, 悪心, 嘔吐, 食欲不振, 痔疾, 糖尿病, ノイローゼ, 不眠症

大柴胡湯去大黄 だいさいことうきょだいおう N319 コ)

生薬 コ)柴胡, 半夏, 黄芩, 芍薬, 大棗, 枳実, 生姜
適応 コ)みぞおちが硬く張って, 胸や脇腹あるいは肝臓部などに痛みや圧迫感があるもの. 耳鳴り, 肩こり, 疲労感, 食欲減退などを伴うこともあり, 便秘しないもの. 高血圧, 動脈硬化, 胃腸病, 気管支喘息, 黄疸, 胆石症, 胆嚢炎, 不眠症, 神経衰弱, 陰萎, 肋膜炎, 痔疾, 半身不随

大承気湯 だいじょうきとう ⑬③ ツ)コ)

生薬 ツ)厚朴, 枳実, 大黄, 無水芒硝
適応 ツ)腹部がかたくつかえて, 便秘するもの, あるいは肥満体質で便秘するもの. 常習便秘, 急性便秘, 高血圧, 神経症, 食当たり

大防風湯 だいぼうふうとう ⑨⑦ ツ)サ)

生薬 ツ)黄耆, 地黄, 芍薬, 蒼朮, 当帰, 杜仲, 防風, 川芎, 甘草, 牛膝, 大棗, 人参, 羌活, 乾姜, 附子末
適応 ツ)関節がはれて痛み, 麻痺, 強直して屈伸しがたいもの：下肢の関節リウマチ, 慢性関節炎, 痛風

沢瀉湯 たくしゃとう ※※ 基Ⅳ 処 12, 22 コ)

生薬 コ)沢瀉, 白朮
適応 コ)(体力にかかわらず)めまい, 頭重

竹筎温胆湯 ちくじょうんたんとう ⑨① ツ)

生薬 ツ)半夏, 柴胡, 麦門冬, 茯苓, 竹筎, 桔梗, 枳実, 香附子, 陳皮, 黄連, 甘草, 生姜, 人参
適応 ツ)インフルエンザ, 風邪, 肺炎などの回復期に熱が長びいたり, また平熱になっても, 気分がさっぱりせず, 咳や痰が多くて安眠ができないもの

竹葉石膏湯 ちくようせっこうとう ※※ 処 1 コ)

生薬 コ)竹葉, 甘草, 石膏, 半夏, 麦門冬, 人参, 粳米
適応 コ)体力虚弱で, かぜが治りきらず, 痰が切れにくく, ときに熱感, 強い咳こみ, 口が渇くもの：から咳, 気管支炎, 気管支喘息, 口渇, 軽い熱中症

付録3 漢方エキス製剤情報　**433**

治打撲一方　ぢだぼくいっぽう　[89]　　　ツ)

生薬 ツ)桂皮，川芎，川骨，樸樕，甘草，大黄，丁子
適応 ツ)打撲によるはれおよび痛み

治頭瘡一方　ぢづそういっぽう　[59]　　　ツ)

生薬 ツ)川芎，蒼朮，連翹，防風，忍冬，甘草，荊芥，紅花，大黄
適応 ツ)湿疹，くさ，乳幼児の湿疹

調胃承気湯　ちょういじょうとう　[74]　　　ツ)

生薬 ツ)大黄，甘草，無水芒硝
適応 ツ)便秘

釣藤散　ちょうとうさん　[47]　　　ツ)

生薬 ツ)石膏，釣藤鈎，陳皮，麦門冬，半夏，茯苓，菊花，人参，防風，甘草，生姜
適応 ツ)慢性に続く頭痛で中年以降，または高血圧の傾向のあるもの

腸癰湯　ちょうようとう　[N320]　　　コ)

生薬 コ)薏苡仁，冬瓜，桃仁，牡丹皮
適応 コ)盲腸部に急性または慢性の痛みがあるもの，あるいは月経痛のあるもの

猪苓湯　ちょれいとう　[40]　　　ツ)コ)ク)オ)テ)サ)ト)タ)

生薬 ツ)沢瀉，猪苓，茯苓，阿膠，滑石
適応 ツ)尿量減少，小便難，口渇を訴えるもの：尿道炎，腎臓炎，腎石症，淋炎，排尿痛，血尿，腰以下の浮腫，残尿感，下痢

猪苓湯合四物湯　ちょれいとうごうしもつとう　[112]　　　ツ)

生薬 ツ)地黄，芍薬，川芎，沢瀉，猪苓，当帰，茯苓，阿膠，滑石
適応 ツ)皮膚が枯燥し，色つやの悪い体質で胃腸障害のないもの：排尿困難，排尿痛，残尿感，頻尿

通導散　つうどうさん　[105]　　　ツ)コ)タ)

生薬 ツ)枳実，大黄，当帰，甘草，紅花，厚朴，陳皮，木通，蘇木，無水芒硝
適応 ツ)比較的体力があり下腹部に圧痛があって便秘しがちなもの：月経不順，月経痛，更年期障害，腰痛，便秘，打ち身(打撲)，高血圧の随伴症状(頭痛，めまい，肩こり)

桃核承気湯　とうかくじょうきとう　[61]　　　ツ)コ)ク)オ)テ)

生薬 ツ)桃仁，桂皮，大黄，甘草，無水芒硝
適応 ツ)比較的体力があり，のぼせて便秘しがちなもの：月経不順，月経困難症，月経時や産後の精神不安，腰痛，便秘，高血圧の随伴症状(頭痛，めまい，肩こり)

当帰飲子　とうきいんし　[86]　　　ツ)

生薬 ツ)当帰，地黄，芍薬，川芎，蒺藜子，防風，何首烏，黄耆，荊芥，甘草
適応 ツ)冷え症のもの：慢性湿疹(分泌物の少ないもの)，痒み

当帰建中湯　とうきけんちゅうとう　[123]　　　ツ)

生薬 ツ)芍薬，桂皮，大棗，当帰，甘草，生姜
適応 ツ)疲労しやすく，血色のすぐれないもの：月経痛，下腹部痛，痔，脱肛の痛み

当帰四逆加呉茱萸生姜湯　とうきしぎゃくかごしゅゆしょうきょうとう　38　　ツ)コ)ク)オ)

生薬 ツ)大棗, 桂皮, 芍薬, 当帰, 木通, 甘草, 呉茱萸, 細辛, 生姜
適応 ツ)手足の冷えを感じ, 下肢が冷えると下肢または下腹部が痛くなりやすいもの：しもやけ, 頭痛, 下腹部痛, 腰痛

当帰芍薬散　とうきしゃくやくさん　23　　ツ)コ)ク)オ)テ)サ)ト)タ)

生薬 ツ)芍薬, 沢瀉, 蒼朮, 茯苓, 川芎, 当帰
適応 ツ)筋肉が一体に軟弱で疲労しやすく, 腰脚の冷えやすいもの：貧血, 倦怠感, 更年期障害（頭重, 頭痛, めまい, 肩こり等）, 月経不順, 月経困難, 不妊症, 動悸, 慢性腎炎, 妊娠中の諸病（浮腫, 習慣性流産, 痔, 腹痛）, 脚気, 半身不随, 心臓弁膜症

当帰芍薬散加附子　とうきしゃくやくさんかぶし　S-29　SG-143　　サ)

生薬 サ)芍薬, 茯苓, 白朮, 沢瀉, 当帰, 川芎, 附子
適応 サ)血色悪く貧血性で足腰が冷えやすく, 頭痛, 頭重で小便頻数を訴え時にめまい, 肩こり, 耳鳴り, 動悸あるもの：婦人の冷え症, 月経痛, 神経痛, 慢性腎炎, 更年期障害, 妊娠中の障害（浮腫, 習慣性流産の予防, 痔疾, 腹痛）, 産後の肥立不良

当帰湯　とうきとう　102　　ツ)

生薬 ツ)当帰, 半夏, 桂皮, 厚朴, 芍薬, 人参, 黄耆, 山椒, 乾姜, 甘草
適応 ツ)背中に寒冷を覚え, 腹部膨満感や腹痛のあるもの

二朮湯　にじゅつとう　88　　ツ)

生薬 ツ)半夏, 蒼朮, 威霊仙, 黄芩, 香附子, 陳皮, 白朮, 茯苓, 甘草, 生姜, 天南星, 和羌活
適応 ツ)五十肩

二陳湯　にちんとう　81　　ツ)ト)

生薬 ツ)半夏, 茯苓, 陳皮, 甘草, 生姜
適応 ツ)悪心, 嘔吐

女神散　にょしんさん　67　　ツ)

生薬 ツ)香附子, 川芎, 蒼朮, 当帰, 黄芩, 桂皮, 人参, 檳榔子, 黄連, 甘草, 丁子, 木香
適応 ツ)のぼせとめまいのあるもの：産前産後の神経症, 月経不順, 血の道症

人参湯　にんじんとう　32　　ツ)コ)ク)オ)テ)ト)タ)

生薬 ツ)人参, 蒼朮, 甘草, 乾姜
適応 ツ)体質虚弱の人, あるいは虚弱により体力低下したもの：急性・慢性胃腸カタル, 胃アトニー症, 胃拡張, 悪阻（つわり）, 萎縮腎

人参養栄湯　にんじんようえいとう　108　　ツ)コ)ク)オ)

生薬 ツ)地黄, 当帰, 白朮, 茯苓, 人参, 桂皮, 遠志, 芍薬, 陳皮, 黄耆, 甘草, 五味子
適応 ツ)病後の体力低下, 疲労倦怠, 食欲不振, 寝汗, 手足の冷え, 貧血

排膿散及湯　はいのうさんきゅうとう　122　　ツ)コ)

生薬 ツ)桔梗, 甘草, 枳実, 芍薬, 大棗, 生姜
適応 ツ)患部が発赤, 腫脹して疼痛を伴った化膿症, 瘍, 癤, 面疔, その他癤腫症

付録3　漢方エキス製剤情報　**435**

麦門冬湯　ばくもんどうとう　29　　　　　　　　　　　　　　　ツ)コ)テ)

生薬　ツ)麦門冬，半夏，粳米，大棗，甘草，人参
適応　ツ)痰の切れにくい咳，気管支炎，気管支喘息

八味地黄丸(八味丸)　はちみじおうがん(はちみがん)*　　7　　　ツ)コ)ク)オ)テ)サ)

*ツムラでは八味地黄丸，他メーカーでは八味丸と称する．
生薬　ツ)地黄，山茱萸，山薬，沢瀉，茯苓，牡丹皮，桂皮，附子末
適応　ツ)疲労，倦怠感著しく，尿利減少または頻数，口渇し，手足に交互的に冷感と熱感のあるもの：腎炎，糖尿病，陰萎，坐骨神経痛，腰痛，脚気，膀胱カタル，前立腺肥大，高血圧

半夏厚朴湯　はんげこうぼくとう　16　　　　　　　　ツ)コ)ク)オ)テ)サ)ト)タ)

生薬　ツ)半夏，茯苓，厚朴，蘇葉，生姜
適応　ツ)気分がふさいで，咽喉，食道部に異物感があり，時に動悸，めまい，嘔気等を伴うもの：不安神経症，神経性食道狭窄症，つわり，咳，嗄声，神経性食道狭窄症，不眠症

半夏瀉心湯　はんげしゃしんとう　14　　　　　　　　ツ)コ)ク)オ)テ)サ)ト)タ)

生薬　ツ)半夏，黄芩，甘草，大棗，人参，乾姜，黄連
適応　ツ)みぞおちがつかえ，時に悪心，嘔吐があり食欲不振で腹が鳴って軟便または下痢の傾向のあるもの：急・慢性胃腸カタル，醗酵性下痢，消化不良，胃下垂，神経性胃炎，胃弱，二日酔，げっぷ，胸やけ，口内炎，神経症

半夏白朮天麻湯　はんげびゃくじゅつてんまとう　37　　　　　　ツ)コ)ク)サ)

生薬　ツ)陳皮，半夏，白朮，茯苓，天麻，麦芽，黄耆，沢瀉，人参，黄柏，乾姜，生姜
適応　ツ)胃腸虚弱で下肢が冷え，めまい，頭痛等があるもの

白虎加人参湯　びゃっこかにんじんとう　34　　　　　　　　　ツ)コ)ク)テ)

生薬　ツ)石膏，粳米，知母，甘草，人参
適応　ツ)喉の渇きとほてりのあるもの

茯苓飲　ぶくりょういん　69　　　　　　　　　　　　　　　　　ツ)コ)

生薬　ツ)茯苓，蒼朮，陳皮，人参，枳実，生姜
適応　ツ)嘔気や胸やけがあり尿量が減少するもの：胃炎，胃アトニー，溜飲

茯苓飲合半夏厚朴湯　ぶくりょういんごうはんげこうぼくとう　116　　　　ツ)

生薬　ツ)半夏，茯苓，蒼朮，厚朴，陳皮，人参，蘇葉，枳実，生姜
適応　ツ)気分がふさいで，咽喉，食道部に異物感があり，時に動悸，めまい，嘔気，胸やけ等があり，尿量の減少するもの：不安神経症，神経性胃炎，つわり，溜飲，胃炎

茯苓沢瀉湯　ぶくりょうたくしゃとう　※※　基IV　処30　　　　　　　サ)

生薬　サ)茯苓，沢瀉，蒼朮，桂皮，甘草，生姜
適応　サ)体力中等度以下で，胃のもたれ，悪心，嘔吐のいずれかがあり，渇きを覚えるもの：胃炎，胃腸虚弱

附子理中湯　ぶしりちゅうとう　S-09，EK-410　　　　　　　　　　サ)

生薬　サ)人参，甘草，白朮，乾姜，附子
適応　サ)胃腸虚弱で血色悪く，顔に生気なく，尿量多く手足に冷感あり，下痢の傾向あり，しばしば嘔気，めまい，頭重，胃痛をうったえるもの：慢性の胃腸カタル，胃アトニー症

付録3　漢方エキス製剤情報

平胃散　へいいさん　[79]　　　　　　　　　　　　　ツ)コ)ク)オ)テ)

生薬　ツ)蒼朮，厚朴，陳皮，大棗，甘草，生姜
適応　ツ)胃がもたれて消化不良の傾向のあるもの：急・慢性胃カタル，胃アトニー，消化不良，食欲不振

防已黄耆湯　ぼういおうぎとう　[20]　　　　　　　　　　ツ)コ)ク)オ)テ)タ)

生薬　ツ)黄耆，防已，蒼朮，大棗，甘草，生姜
適応　ツ)色白で筋肉軟らかく水ぶとりの体質で疲れやすく，汗が多く，小便不利で下肢に浮腫を来し，膝関節の腫痛するもの：腎炎，ネフローゼ，妊娠腎，陰囊水腫，肥満症，関節炎，癰，癤，筋炎，浮腫，皮膚病，多汗症，月経不順

防風通聖散　ぼうふうつうしょうさん　[62]　　　　ツ)コ)ク)オ)テ)タ)ト)サ)

生薬　ツ)滑石，黄芩，甘草，桔梗，石膏，白朮，大黄，荊芥，山梔子，芍薬，川芎，当帰，薄荷，防風，麻黄，連翹，無水芒硝，生姜
適応　ツ)腹部に皮下脂肪が多く，便秘がちなもの：高血圧の随伴症状(動悸，肩こり，のぼせ)，肥満症，むくみ，便秘

補中益気湯　ほちゅうえっきとう　[41]　　　　ツ)コ)ク)オ)テ)タ)ト)サ)

生薬　ツ)黄耆，人参，蒼朮，当帰，柴胡，大棗，陳皮，甘草，升麻，生姜
適応　ツ)消化機能が衰え，四肢倦怠感著しい虚弱体質のもの：夏やせ，病後の体力増強，結核症，食欲不振，胃下垂，感冒，痔，脱肛，子宮下垂，陰萎，半身不随，多汗症

麻黄湯　まおうとう　[27]　　　　　　　　　　　　　　　ツ)コ)ク)テ)

生薬　ツ)杏仁，麻黄，桂皮，甘草
適応　ツ)悪寒，発熱，頭痛，腰痛，自然に汗の出ないもの：感冒，インフルエンザ(初期のもの)，関節リウマチ，喘息，乳児の鼻閉塞，哺乳困難

麻黄附子細辛湯　まおうぶしさいしんとう　[127]　　　　　ツ)コ)サ)

生薬　ツ)麻黄，細辛，附子末
適応　ツ)悪寒，微熱，全身倦怠，低血圧で頭痛，めまいあり，四肢に疼痛冷感あるもの：感冒，気管支炎

麻杏甘石湯　まきょうかんせきとう　[55]　　　　　　　ツ)コ)オ)テ)

生薬　ツ)石膏，杏仁，麻黄，甘草
適応　ツ)小児喘息，気管支喘息

麻杏薏甘湯　まきょうよくかんとう　[78]　　　　　　ツ)コ)ク)オ)サ)

生薬　ツ)薏苡仁，麻黄，杏仁，甘草
適応　ツ)関節痛，神経痛，筋肉痛

麻子仁丸　ましにんがん　[126]　　　　　　　　　　　　　ツ)コ)オ)

生薬　ツ)麻子仁，大黄，枳実，杏仁，厚朴，芍薬
適応　ツ)便秘

味麦地黄丸　みばくじおうがん　※※ 基I 処10,25　　　　コ)ク)

生薬　コ)麦門冬，牡丹皮，沢瀉，茯苓，五味子，地黄，山茱萸，山薬
適応　コ)体力中等度以下で，疲れやすく胃腸障害がなく，ときに咳，口渇があるもの：から咳，息切れ，下肢痛，腰痛，しびれ，排尿困難，頻尿，むくみ，高齢者のかすみ目，痒み

付録3　漢方エキス製剤情報　**437**

木防已湯　もくぼういとう　36　　　　　　　　　　　　　　　ツ)コ)サ)

生薬　ツ)石膏，防已，桂皮，人参
適応　ツ)顔色がさえず，咳を伴う呼吸困難があり，心臓下部に緊張圧重感があるものの心臓，あるいは，腎臓にもとづく疾患，浮腫，心臓性喘息

薏苡仁湯　よくいにんとう　52　　　　　　　　　　　　　　　ツ)ク)ト)

生薬　ツ)薏苡仁，当帰，蒼朮，麻黄，桂皮，芍薬，甘草
適応　ツ)関節痛，筋肉痛

抑肝散　よくかんさん　54　　　　　　　　　　　　　　　　　　ツ)オ)

生薬　ツ)蒼朮，茯苓，川芎，釣藤鈎，当帰，柴胡，甘草
適応　ツ)虚弱な体質で神経がたかぶるもの：神経症，不眠症，小児夜泣き，小児疳症

抑肝散加陳皮半夏　よくかんさんかちんぴはんげ　83　　　　　　ツ)コ)ク)

生薬　ツ)半夏，茯苓，蒼朮，川芎，釣藤鈎，陳皮，当帰，柴胡，甘草
適応　ツ)虚弱な体質で神経がたかぶるもの：神経症，不眠症，小児夜泣き，小児疳症

六君子湯　りっくんしとう　43　　　　　　　　　ツ)コ)ク)オ)テ)サ)ト)

生薬　ツ)人参，半夏，茯苓，蒼朮，大棗，陳皮，甘草，生姜
適応　ツ)胃腸の弱いもので，食欲がなく，みぞおちがつかえ，疲れやすく，貧血性で手足が冷えやすいもの：胃炎，胃アトニー，胃下垂，消化不良，食欲不振，胃痛，嘔吐

立効散　りっこうさん　110　　　　　　　　　　　　　　　　　　ツ)

生薬　ツ)細辛，升麻，防風，甘草，竜胆
適応　ツ)抜歯後の疼痛，歯痛

竜胆瀉肝湯　りゅうたんしゃかんとう　76　　　　　　　ツ)コ)サ)ト)タ)

生薬　ツ)地黄，当帰，木通，黄芩，車前子，沢瀉，甘草，山梔子，竜胆
適応　ツ)比較的体力があり，下腹部筋肉が緊張する傾向があるもの：排尿痛，残尿感，尿の濁り，こしけ

苓甘姜味辛夏仁湯　りょうかんきょうみしんげにんとう　119　　　　ツ)コ)

生薬　ツ)杏仁，半夏，茯苓，五味子，甘草，細辛，乾姜
適応　ツ)貧血，冷え症で喘鳴を伴う喀痰の多い咳嗽があるもの：気管支炎，気管支喘息，心臓衰弱，腎臓病

苓姜朮甘湯　りょうきょうじゅつかんとう　118　　　　　　　　ツ)コ)サ)

生薬　ツ)茯苓，白朮，乾姜，甘草
適応　ツ)腰に冷えと痛みがあって，尿量が多いもの：腰痛，腰の冷え，夜尿症

苓桂甘棗湯　りょうけいかんそうとう　※※　基Ⅰ，Ⅲ，Ⅳ　処4, 30, 35　　コ)

生薬　コ)茯苓，桂皮，大棗，甘草
適応　コ)体力中等度以下で，のぼせや動悸があり神経がたかぶるもの：動悸，精神不安

苓桂朮甘湯　りょうけいじゅつかんとう　39　　　　　ツ)コ)ク)サ)ト)タ)

生薬　ツ)茯苓，桂皮，蒼朮，甘草
適応　ツ)めまい，ふらつきがあり，または動悸があり尿量が減少するもの：神経質，ノイローゼ，めまい，動悸，息切れ，頭痛

連珠飲 れんじゅいん ※※ [処4,25]   コ)

生薬 コ)当帰, 白朮, 川芎, 芍薬, 地黄, 甘草, 茯苓, 桂皮
適応 コ)体力中等度またはやや虚弱で, ときにのぼせ, ふらつきがあるもの：更年期障害,
立ちくらみ, めまい, 動悸, 息切れ, 貧血

六味丸(六味地黄丸) ろくみがん(ろくみじおうがん) [87]   ツ)ク)ト)

＊ツムラとクラシエでは六味丸, 他メーカーでは六味地黄丸と称する.
生薬 ツ)地黄, 山茱萸, 山薬, 沢瀉, 茯苓, 牡丹皮
適応 ツ)疲れやすくて尿量減少または多尿で, 時に口渇があるもの：排尿困難, 頻尿, む
くみ, 痒み

439

4 煎剤の構成生薬と出典

凡例

処方名 よみがな **出典**[*1]	本文参照項目

生薬[*1] 色字は副作用に注意すべき生薬.
〈参考〉調製法などを記した.

*1 構成生薬と出典：主に花輪壽彦・小曽戸洋監修，北里大学東洋医学総合研究所薬剤部編集『北里大学東洋医学総合研究所　漢方処方集』（第7版，2012年）に依った．同書に収載されていない処方は，藤平健・山田光胤監修，日本漢方協会編集『改訂三版　実用漢方処方集』（じほう，2006年）を参考にした．

- ここでは本書で用いた煎剤の構成生薬と出典を五十音順にまとめる．
- 「料」について：原典で散剤または丸剤と指示されている処方を，煎剤として使用する際には「料」を加えて呼ぶ．例えば，五苓散料，桂枝茯苓丸料，など．

痿証方 いしょうほう **出典** 勿誤薬室方函　　　　　　　　　　　　　　　　処10

生薬 当帰 4.0，地黄 4.0，芍薬 3.0，牛膝 3.0，蒼朮 3.0，地母 3.0，黄耆 3.0，杜仲 2.0，黄柏 2.0．以上9品目 27.0 g．

胃風湯 いふうとう **出典** 太平恵民和剤局方　　　　　　　　　　　　　　処6

生薬 茯苓 4.0，当帰 3.0，芍薬 3.0，川芎 3.0，人参 3.0，白朮 3.0，桂皮 2.0，粟 2.0．以上8品目 23.0 g．

烏頭桂枝湯 うずけいしとう **出典** 金匱要略　　　　　　　　　　　　　　　　　処11

生薬 桂皮 4.0，芍薬 4.0，大棗 4.0，甘草 2.0，生姜 0.5，烏頭（　）．以上6品目 14.5 g＋烏頭
〈参考〉水 300 ml と蜂蜜 40 ml に薬を入れ，30〜40分で約 150 ml にする．

烏頭湯 うずとう **出典** 金匱要略　　　　　　　　　　　　　　　　　基Ⅳ 処11

生薬 麻黄 3.0，芍薬 3.0，黄耆 3.0，甘草 2.0，烏頭（　）．以上5品目 12.0 g＋烏頭
〈参考〉水 300 ml と蜂蜜 40 ml に薬を入れ，30〜40分で約 150 ml にする．

烏梅丸 うばいがん **出典** 傷寒論　　　　　　　　　　　　　　　　　　基Ⅰ, Ⅲ

生薬 烏梅 3.0，細辛 3.0，炮附子 3.0，桂皮 3.0，人参 3.0，黄柏 3.0，当帰 2.0，蜀椒 2.0，乾生姜 2.0，黄連 7.0．以上10品目 31.0g．

温胆湯 うんたんとう **出典** 三因極一病証方論　　　　　　　　　　　　　基Ⅰ, Ⅳ

生薬 半夏 6.0，茯苓 6.0，陳皮 3.0，竹筎 2.0，枳実 1.0，甘草 1.0，生姜 0.5．以上7品目 19.5 g．

越婢加半夏湯 えっぴかはんげとう **出典** 金匱要略　　　　　　　　　　　　　　　処1

生薬 麻黄 6.0，石膏 8.0，生姜 3.0，大棗 3.0，甘草 2.0，半夏 4.0．以上6品目 26.0 g．

越婢湯 えっとう **出典** 金匱要略　　　　　　　　　　　　　　　　　　処12

生薬 石膏 8.0，麻黄 6.0，大棗 3.0，甘草 2.0，生姜 0.5．以上5品目 19.5 g

黄耆桂皮五物湯 おうぎけいしごもつとう **出典** 金匱要略 処10

生薬 黄耆 3.0, 桂皮 3.0, 芍薬 3.0, 大棗 3.0, 生姜 0.5. 以上 5 品目 12.5 g.

解急蜀椒湯 かいきゅうしょくしょうとう **出典** 勿誤薬室方函 基Ⅲ

生薬 粳米 8.0, 半夏 5.0, 大棗 3.0, 山椒 2.0, 人参 1.5, 甘草 1.5, 乾姜 1.0, 附子( ). 以上 8 品目 22.0 g＋附子
〈参考〉小品方は人参が入らない. 大建中湯合附子粳米湯の方意.

加味四物湯 かみしもつとう **出典** 医学正伝 処10

生薬 麦門冬 5.0, 当帰 3.0, 川芎 3.0, 芍薬 3.0, 地黄 3.0, 蒼朮 3.0, 人参 2.0, 牛膝 2.0, 黄柏 1.5, 五味子 1.5, 黄連 1.5, 知母 1.5, 杜仲 1.5. 以上 13 品目 31.5 g

栝薤白白酒湯 かろうがいはくはくしゅとう **出典** 金匱要略 処5

生薬 薤白 6.0, 栝楼実 2.0. 以上 2 品目 8.0 g.
〈参考〉水 250 ml と清酒 250 ml を合わせて約 40 分で 200 ml に煎じる

栝楼薤白半夏湯 かろうがいはくはんげとう **出典** 金匱要略 処5

生薬 栝楼実 3.0, 薤白 4.0, 半夏 6.0. 以上 3 品目 13.0 g.
〈参考〉酢 40 ml と水 400 ml を合わせて 200 ml に煎じる.

括楼桂枝湯 かろうけいしとう **出典** 金匱要略 基Ⅳ

生薬 桂枝 4.0, 芍薬 4.0, 大棗 4.0, 生姜 4.0, 甘草 2.0, 括楼根 2.0. 以上 6 品目 20.0 g.

乾姜附子湯 かんきょうぶしとう **出典** 傷寒論 基Ⅳ

生薬 乾姜 2.0, 附子 1.0. 以上 2 品目 3.0 g.

甘草乾姜湯 かんぞうかんきょうとう **出典** 傷寒論 基Ⅳ 処1, 11, 13, 27

生薬 甘草 4.0, 乾姜 2.0. 以上 2 品目 6.0 g.

甘草附子湯 かんぞうぶしとう **出典** 傷寒論, 金匱要略 基Ⅳ 処19

生薬 蒼朮 6.0, 桂皮 3.5, 甘草 3.0, 附子( ). 以上 4 品目 12.5 g＋附子

甘草麻黄湯 かんぞうまおうとう **出典** 金匱要略 処12

生薬 麻黄 3.0, 甘草 1.5(1 回量). 以上 2 品目 4.5 g.

寛中湯 かんちゅうとう **出典** 和田東郭経験方 処17

生薬 半夏 6.0, 茯苓 6.0, 厚朴 2.0, 紫蘇子 1.5, 甘草 1.5, 乾姜 1.0. 以上 6 品目 18.0 g.

枳実薤白桂枝湯 きじつがいはくけいしとう **出典** 金匱要略 処5

生薬 枳実 2.0, 厚朴 2.0, 薤白 6.0, 桂枝 1.0, 括楼実 1.0 g. 以上 5 品目 12.0 g.

耆芍桂枝苦酒湯 ぎしゃくけいしくしゃくとう **出典** 金匱要略 処12

生薬 黄耆 5.0, 芍薬 3.0, 桂枝 3.0. 以上 3 品目 11.0 g.

九味柴胡湯 くみさいことう **出典** 外科枢要 処10

生薬 柴胡 5 分, 半夏 3 分, 黄芩 5 分, 山梔子 3 分, 竜胆 3 分, 当帰 3 分, 芍薬 3 分, 甘草 2 分. 以上 9 品目 30 分

付録 4　煎剤の構成生薬と出典　**441**

九味清脾湯　くみせいひとう　**出典** 厳氏済生方　[基Ⅲ]

生薬 青皮 2.0，厚朴 2.0，柴胡 3.0，黄芩 3.0，半夏 3.0，朮 3.0，茯苓 4.0，大棗 1.5，草果 1.5，乾生姜 1.0，甘草 1.0．以上 11 品目 25.0 g．

九味半夏湯　くみはんげとう　**出典** 飲病論　[処9]

生薬 沢瀉 4.0，茯苓 4.0，半夏 3.0，陳皮 3.0，甘草 3.0，柴胡 3.0，猪苓 3.0，升麻 1.0，生姜 0.5．以上 9 品目 24.5 g．

桂姜棗草黄辛附湯　けいきょうそうそうおうしんぶとう　**出典** 金匱要略　[処23, 24]

生薬 桂皮 3.0，大棗 3.0，甘草 2.0，麻黄 2.0，細辛 2.0，生姜 0.5，附子（　）．以上 7 品目 12.5 g＋附子

桂枝加桂湯　けいしかけいとう　**出典** 傷寒論　[処35]

生薬 桂枝湯の桂皮を 6.0 g とする．

桂枝甘草湯　けいしかんぞうとう　**出典** 傷寒論　[基Ⅰ][処19, 35]

生薬 桂枝 4.0，甘草 2.0．以上 2 品目 6.0 g

桂枝去桂加茯苓白朮湯　けいしきょけいかぶくりょうびゃくじゅつとう　**出典** 傷寒論　[基Ⅳ]

生薬 芍薬 4.0，茯苓 4.0，白朮 4.0，大棗 4.0，甘草 2.0，生姜 0.5．以上 6 品目 18.5 g．

桂枝去芍薬湯　けいしきょしゃくやくとう　**出典** 傷寒論　[処23, 24]

生薬 桂枝 4.0，大棗 4.0，生姜 4.0，甘草 2.0．以上 4 品目 14.0 g

桂枝二越婢一湯　けいしにえっぴいっとう　**出典** 傷寒論　[処1, 10]

生薬 石膏 3.0，大棗 3.0，桂皮 2.5，芍薬 2.5，麻黄 2.5，甘草 2.0，生姜 0.5．以上 7 品目 16.0 g

桂枝二麻黄一湯　けいしにまおういっとう　**出典** 傷寒論　[処1]

生薬 桂皮 4.5，芍薬 3.0，生姜 3.0，大棗 3.0，麻黄 1.5，杏仁 1.5，甘草 2.5．以上 7 品目 19 g．

桂枝附子湯　けいしぶしとう　**出典** 傷寒論　[基Ⅳ][処19]

生薬 桂皮 4.0，大棗 3.0，甘草 2.0，生姜 0.5，附子（　）．以上 5 品目 9.5 g＋附子．

厚朴生姜半夏甘草人参湯　こうぼくしょうきょうはんげかんぞうにんじんとう　**出典** 傷寒論　[基Ⅲ, Ⅳ][処10]

生薬 半夏 4.0，厚朴 3.0，甘草 2.0，人参 1.5，生姜 0.5．以上 5 品目 11.0 g

犀角地黄湯　さいかくじおうとう　**出典** 千金方　[処10]

生薬 犀角 1.0，乾地黄 8.0，芍薬 3.0，牡丹皮 2.0．以上 4 品目 14.0 g．

三和散　さんわさん　**出典** 太平恵民和剤局方　[基Ⅰ]

生薬 沈香 2.0，蘇葉 2.0，大腹皮 2.0，木香 1.5，陳皮 1.5，檳榔 1.5，木瓜 1.5，白朮 3.0，川芎 3.0，乾生姜 1.0，甘草 1.0．以上 11 品目 20.0 g．

四逆湯　しぎゃくとう　**出典** 傷寒論，金匱要略　[基Ⅰ, Ⅳ][処1, 11, 31]

生薬 甘草 3.0，乾姜 2.0，附子（　）．以上 3 品目 5.0 g＋附子．

栀子豉湯 ししとう **出典** 傷寒論，金匱要略 　　　　　　　　　　　　　[基IV][処11]

生薬 香豉 4.0，山梔子 3.0．以上 2 品目 7.0g．

十棗湯 じっそうとう **出典** 傷寒論，金匱要略 　　　　　　　　　　　　　　　　　[処12]

生薬 芫花，甘遂，大戟．

十味剉散(料) じゅうみざさん(りょう) **出典** 薛氏録験方 　　　　　　　　　　[処19]

生薬 当帰 3.0，川芎 3.0，芍薬 3.0，地黄 3.0，白朮 3.0，桂皮 3.0，防風 3.0，黄耆 3.0，茯苓 3.0，附子( )．以上 10 品目 27.0g＋附子．

生姜瀉心湯 しょうきょうしゃしんとう **出典** 傷寒論 　　　　　　　　　　　　　　[処6]

生薬 半夏 5.0，黄芩 2.5，人参 2.5，大棗 2.5，甘草 2.0，黄連 1.0，乾姜 0.5，ひね生姜( )．以上 8 品目 16.0g＋ひね生姜

小承気湯 しょうじょうきとう **出典** 傷寒論 　　　　　　　　　　　　　　[基I][処6]

生薬 厚朴 3.0，枳実 2.0，大黄( )．以上 3 品目 5.0g＋大黄

小青竜湯加石膏 しょうせいりゅうとうかせっこう **出典** 金匱要略 　　　　　　[処1]

生薬 麻黄 3.0，芍薬 3.0，乾姜 2.0-3.0，甘草 2.0-3.0，桂皮 3.0，細辛 2.0-3.0，五味子 2.0-3.0，半夏 6.0-8.0，石膏 2.0-5.0．以上 9 品目 25.0-34.0g．

小続命湯 しょうぞくめいとう **出典** 千金方(巻八 諸風) 　　　　　　　　　　[基V]

生薬 杏仁 3.5，防風 2.0，芍薬 2.0，防已 2.0，麻黄 2.0，川芎 2.0，黄芩 2.0，桂皮 2.0，甘草 1.0，人参 1.0，生姜 0.5，附子( )．以上 12 品目 20.0g＋附子．
〈参考〉千金方(巻八 諸風)に内容が異なる小続命湯もある．

小半夏湯 しょうはんげとう **出典** 金匱要略 　　　　　　　　　　　　　[基IV][処12]

生薬 半夏 7.0，生姜 7.0．以上 2 品目 14.0g

舒筋立安散(湯) じょきんりつあんさん(とう) **出典** 万病回春 　　　　　　[処19]

生薬 防風 1.2，独活 1.2，茯苓 1.2，羌活 1.2，川芎 1.2，白芷 1.2，地黄 1.2，蒼朮 1.2，木通 1.2，紅花 1.2，桃仁 1.2，天南星 1.2，陳皮 1.2，半夏 1.2，芍薬 1.2，威霊仙 1.2，牛膝 1.2，竜胆 1.2，木瓜 1.2，防已 1.2，黄芩 1.2，連翹 1.2，甘草 1.2，附子( )．以上 24 品目 27.6g＋附子．

辛夷散 しんいさん **出典** 厳氏済生方 　　　　　　　　　　　　　　　　　[処24]

生薬 辛夷 1.5，細辛 1.5，藁本 1.5，川芎 2.5，白芷 2.5，木通 2.5，防風 2.5，羌活 2.5，升麻 1.0，甘草 1.0．以上 10 品目 19.0g

清中安蛔湯 せいちゅうあんかいとう **出典** 観聚方要補 　　　　　　　　　　[基III]

生薬 黄連 2.0，黄柏 2.0，枳実 2.0，山椒 2.0，烏梅 3.0．以上 5 項目 11.0g．

清熱解鬱湯 せいねつげうつとう **出典** 万病回春 　　　　　　　　　　[基IV][処7]

生薬 山梔子 3.0，蒼朮 3.0，川芎 2.0，香附子 2.0，陳皮 2.0，黄連 1.0，甘草 1.0，枳殻 1.0，乾姜 0.5，生姜 0.5．以上 10 品目 16.0g．

清熱補気湯 せいねつほきとう **出典** 薛氏医案 　　　　　　　　　[基I][処10,25]

生薬 白朮 3.5，茯苓 3.5，人参 3.0，当帰 3.0，麦門冬 3.0，升麻 1.5，五味子 1.0，玄参 1.0，甘草 1.0．以上 10 品目 23.0g．

付録 4　煎剤の構成生薬と出典　　**443**

清熱補血湯　せいねつほけつとう　**出典** 薛氏医案　　　　　　　　　　　基Ⅰ

生薬 当帰 3.0，川芎 3.0，芍薬 3.0，地黄 3.0，玄参 1.5，知母 1.5，五味子 1.5，黄柏 1.5，麦門冬 1.5，柴胡 1.5，牡丹皮 1.5．以上 11 品目 22.5 g.

赤丸料　せきがんりょう　**出典** 金匱要略　　　　　　　　　　　　　基Ⅳ 処11

生薬 茯苓 4.0，半夏 4.0，細辛 1.0，烏頭 2.0，蜂蜜 40 ml．以上 5 品目 11.0＋40 ml.

選奇湯　せんきとう　**出典** 万病回春　　　　　　　　　　　　　　　基Ⅳ 処25

生薬 半夏 5.0，羌活 4.0，防風 4.0，黄芩 2.0，甘草 2.0．以上 5 品目 17.0 g.

旋覆花代赭石湯　せんぷくかたいしゃせきとう　**出典** 傷寒論　　　　　　　基Ⅳ

生薬 半夏 5.0，旋覆花 3.0，大棗 3.0，代赭石 3.0，甘草 2.0，人参 2.0，生姜 0.5．以上 7 品目 18.5 g.

大黄䗪虫丸　だいおうしゃちゅうがん　**出典** 金匱要略　　　　　　　　　　基Ⅱ

生薬 大黄 20.0，黄芩 12.0，甘草 24.0，桃仁 65.0，杏仁 65.0，芍薬 32.0，地黄 80.0，乾漆 8.0，虻虫 107.0，蟅蟲 107.0，水蛭 166.0，䗪虫 71.0．以上 12 品目 757.0 g.

大陥胸湯　だいかんきょうとう　**出典** 傷寒論　　　　　　　　　　　　　基Ⅲ

生薬 大黄 1.6，芒硝 1.0，甘遂 0.3．以上 3 品目 2.9 g.

大青竜湯　だいせいりゅうとう　**出典** 傷寒論　　　　　　　　　　　基Ⅳ 処1, 12

生薬 石膏 10.0，麻黄 6.0，杏仁 5.0，桂皮 3.0，大棗 3.0，甘草 2.0，生姜 0.5．以上 7 品目 29.5 g.

断痢湯　だんりとう　**出典** 勿誤薬室方函　　　　　　　　　　　　　　　　処6

生薬 半夏 4.0，茯苓 3.0，大棗 3.0，人参 2.0，黄連 2.0，甘草 1.5，乾姜 1.0，附子（　）．以上 8 品目 16.5 g＋附子

通脈四逆湯　つうみゃくしぎゃくとう　**出典** 傷寒論　　　　　　　　　基Ⅰ 処11

生薬 甘草 3.0，乾姜 3.0，附子 1.0．以上 3 品目 6.0 g.

抵当湯　ていとうとう　**出典** 傷寒論，金匱要略　　　　　　　　　　基Ⅱ 処10, 31

生薬 水蛭 1.0，虻虫 1.0，桃仁 1.0，大黄（　）．以上 4 品目 3.0 g＋大黄．
〈参考〉抵当湯の処方を蜂蜜にて丸剤とする．北里東医研では丸散剤として使用する．

葶藶大棗瀉肺湯　ていれきたいそうしゃはいとう　**出典** 金匱要略　　　　　処1, 12

生薬 葶藶 2.0，大棗 12.0．以上 2 品目 14.0 g.

天麻鉤藤飲　てんまこうとういん　**出典** 雑病証治新義　　　　　　　　　　基Ⅳ

生薬 天麻 9.0，釣藤鉤 15.0（後下），石決明 24.0（先煎），山梔子 9.0，黄芩 9.0，杜仲 12.0，牛膝 12.0，桑寄生 24.0，益母草 12.0，茯神 15.0，夜交藤 30.0．以上 11 品目 171.0 g.

当帰四逆湯　とうきしぎゃくとう　**出典** 傷寒論　　　　　　　　　　基Ⅳ 処20, 34

生薬 大棗 5.0，当帰 3.0，桂皮 3.0，芍薬 3.0，木通 3.0，細辛 1.0，甘草 2.0．以上 7 品目 21.0 g.

当帰散(料) とうきさん(りょう) **出典** 金匱要略　　　　　　　　　　　　　　　　　　基V

生薬 当帰 3.0，芍薬 3.0，川芎 3.0，黄芩 3.0，朮 1.5．以上 5 品目 13.5 g．

当帰拈痛湯 とうきねんつうとう **出典** 蘭室秘蔵　　　　　　　　　　　　　　　処19

生薬 当帰 3.0，羌活 3.0，葛根 3.0，防風 3.0，蒼朮 3.0，人参 2.0，白朮 2.0，猪苓 2.0，沢瀉 2.0，知母 2.0，黄芩 2.0，茵蔯蒿 1.0，甘草 1.0，苦参 0.5，升麻 0.5．以上 15 品目 30.0 g．

当帰六黄湯 とうきりくおうとう **出典** 聖恵　　　　　　　　　　　　　　　　　　基IV

生薬 当帰 4.0，乾地黄 4.0，熟地黄 4.0，黄柏 1.5，黄連 1.5，黄芩 2.0，黄耆 2.0．以上 7 品目 19.0 g．

独活寄生湯 どっかつきせいとう **出典** 太平恵民和剤局方　　　　　　　　　　　　処19

生薬 独活 3.0，桑寄生 2.0，杜仲 2.0，牛膝 2.0，細辛 2.0，秦艽 2.0，茯苓 2.0，桂皮 2.0，防風 2.0，川芎 2.0，地黄 2.0，人参 2.0，当帰 2.0，芍薬 2.0，甘草 2.0．以上 15 品目 31.0 g．

白通加猪胆汁湯 はくつうかじゅたんじゅうとう **出典** 傷寒論　　　　　　　　　　　処11

生薬 葱白 2.5，乾姜 1.0，附子 1.0，猪胆 0.5．以上 4 品目 5.0 g．

麦門冬飲子 ばくもんどういんし **出典** 衛生宝鑑　　　　　　　　　　　　　　　　基IV

生薬 麦門冬 7.0，茯苓 6.0，地黄 4.0，知母 3.0，葛根 3.0，人参 2.0，栝楼根 2.0，五味子 1.0，竹葉 1.0，甘草 1.0．以上 10 品目 30.0 g．

白朮散(料) びゃくじゅつさん(りょう) **出典** 金匱要略　　　　　　　　　　　　　　　基V

生薬 白朮 4.0，川芎 4.0，山椒 2.0，牡蛎 2.0．以上 4 品目 12.0 g．

白虎湯 びゃっことう **出典** 傷寒論　　　　　　　　　　　　　基IV 処10, 11, 19

生薬 石膏 15.0，粳米 8.0，知母 5.0，甘草 2.0．以上 4 品目 30.0 g．

風引湯 ふういんとう **出典** 金匱要略　　　　　　　　　　　　　　　　　　基IV

生薬 大黄 4 分，乾姜 4 分，竜骨 4 分，桂枝 3 分，甘草 2 分，牡蛎 2 分，寒水石 6 分，滑石 6 分，赤石脂 6 分，紫石英 6 分，石膏 6 分．以上 11 品目 49 分．

茯苓甘草湯 ぶくりょうかんぞうとう **出典** 傷寒論　　　　　　　　　　　　　基III, IV

生薬 茯苓 6.0，桂皮 4.0，甘草 1.0，生姜 0.5．以上 4 品目 11.5 g．

茯苓杏仁甘草湯 ぶくりょうきょうにんかんぞうとう **出典** 金匱要略　　　　　　　処1, 5

生薬 茯苓 6.0，杏仁 4.0，甘草 1.0．以上 3 品目 11.0 g．

茯苓四逆湯 ぶくりょうしぎゃくとう **出典** 傷寒論　　　　　　　基I 処1, 11, 26, 39

生薬 茯苓 4.0，人参 2.0，甘草 2.0，乾姜 1.0，附子（　）．以上 5 品目 9.0 g＋附子．

茯苓補心湯 ぶくりょうほしんとう **出典** 万病回春　　　　　　　　　　　　　　　　基IV

生薬 茯苓 4.0，地黄 4.0，麦門冬 4.0，酸棗仁 4.0，人参 3.0，白朮 3.0，当帰 3.0，芍薬 3.0，陳皮 3.0，黄連 3.0，烏梅 2.0，甘草 1.0．以上 12 品目 37.0 g．

附子粳米湯 ぶしこうべいとう **出典** 金匱要略　　　　　　　　　　　　　　　　　基III

生薬 粳米 7.0，半夏 5.0，大棗 3.0，甘草 1.5，附子（　）．以上 5 品目 16.5 g＋附子．

付録 4　煎剤の構成生薬と出典　**445**

附子瀉心湯　ぶししゃしんとう　**出典** 傷寒論　　　　　　　　　　処6

生薬 黄連 0.5，黄芩 0.5，大黄（　），附子（　）．以上 4 品目 1.0 g＋大黄・附子

附子湯　ぶしとう　**出典** 傷寒論　　　　　　　　　　基Ⅳ 処11, 31

生薬 蒼朮 5.0，茯苓 4.0，芍薬 4.0，人参 3.0，附子（　）．以上 5 品目 16.0 g＋附子．

分心気飲　ぶんしんきいん　**出典** 太平恵民和剤局方　　　　　　基Ⅳ 処17

生薬 桑白皮 2.0，青皮 2.0，陳皮 2.0，大腹皮 2.0，羌活 2.0，茯苓 2.0，蘇葉 2.0，橙皮 1.5，桂皮 1.5，芍薬 1.5，木通 1.5，半夏 1.5，甘草 1.5，大棗 1.5，生姜 0.5．以上 15 品目 25.0 g．

変製心気飲　へんせいしんきいん　**出典** 勿誤薬室方函　　　　　　処17

生薬 茯苓 5.0，半夏 5.0，桂皮 3.0，木通 3.0，檳榔子 3.0，紫蘇子 2.0，別甲 2.0，枳実 2.0，桑白皮 1.0，甘草 1.0，呉茱萸 1.0．以上 11 品目 28.0 g．

防已茯苓湯　ぼういぶくりょうとう　**出典** 金匱要略　　　　　　　処12

生薬 茯苓 4.0，防已 3.0，黄耆 3.0，桂皮 3.0，甘草 1.5．以上 5 品目 14.5 g．

奔豚湯　ほんとんとう　**出典** 金匱要略　　　　　　　　基Ⅰ, Ⅳ 処4

生薬 葛根 5.0，李根皮 5.0，半夏 4.0，甘草 2.0，当帰 2.0，川芎 2.0，黄芩 2.0，芍薬 2.0，生姜 0.5．以上 9 品目 24.5 g．
〈参考〉肘後備急方もある．

麻黄加朮湯　まおうかじゅつとう　**出典** 金匱要略　　　　　　処10, 19

生薬 麻黄 5.0，杏仁 5.0，桂枝 4.0，朮 4.0，甘草 1.5．以上 5 品目 19.5 g．

麻黄附子甘草湯　まおうぶしかんぞうとう　**出典** 金匱要略　　　　処12

生薬 麻黄 3.0，甘草 3.0，附子 1.0．以上 3 品目 7.0 g．

蔓荊子散料　まんけいしさんりょう　**出典** 仁斎直指方論　　　　　基Ⅳ

生薬 蔓荊子 2.0，升麻 2.0，木通 2.0，芍薬 2.0，麦門冬 2.0，地黄 2.0，菊花 2.0，前胡 2.0，茯苓 2.0，桑白皮 2.0，甘草 1.5，大棗 1.5，乾姜 1.0．以上 13 品目 24.0 g．

味麦益気湯　みばくえっきとう　**出典** 脾胃論　　　　　　　　処2

生薬 麦門冬 5.0，黄耆 4.0，人参 4.0，白朮 4.0，当帰 3.0，陳皮 2.0，大棗 2.0，柴胡 2.0，五味子 2.0，甘草 1.5，升麻 1.0，生姜 0.5．以上 12 品目 31.0 g．

明朗飲　めいろういん　**出典** 和田東郭経験方　　　　　　　処25

生薬 茯苓 6.0，桂皮 4.0，白朮 3.0，甘草 2.0，車前子 2.0，細辛 2.0，黄連 2.0．以上 7 品目 21.0 g．

木香流気飲　もっこうりゅうきいん　**出典** 太平恵民和剤局方　　基Ⅰ 処17

生薬 陳皮 3.0，青皮 3.0，厚朴 3.0，蘇葉 3.0，香附子 3.0，木通 3.0，檳榔子 3.0，麦門冬 3.0，白朮 3.0，茯苓 3.0，半夏 3.0，甘草 3.0，桂皮 2.0，莪朮 2.0，大腹皮 2.0，藿香 2.0，木瓜 2.0，菖蒲根 2.0，大棗 2.0，乾生姜 1.0，丁皮 1.0，木香 1.0，草果 1.0，白芷 1.0，人参 3.0．以上 25 品目 57.0 g．

薏苡附子敗醤散(料)　よくいぶしはいしょうさん(りょう)　**出典** 金匱要略　　基Ⅲ

生薬 薏苡仁 10.0，敗醤根 3.0，附子（　）．以上 3 品目 13.0 g＋附子．

| **竜骨湯** りゅうこつとう | **出典** 外台秘要方 | | 処3, 17 |

生薬 茯苓 4.0，竜骨 3.0，牡蛎 3.0，桂皮 3.0，遠志 3.0，麦門冬 3.0，甘草 1.5，生姜 0.5．以上 8 品目 21.0 g．

| **苓桂味甘湯** りょうけいみかんとう | **出典** 金匱要略 | | 基IV 処11, 22 |

生薬 茯苓 6.0，桂皮 4.0，五味子 3.0，甘草 2.0．以上 4 品目 15.0 g．

| **六鬱湯** ろくうつとう | **出典** 医学入門 | | 処17 |

生薬 香附子 3.0，蒼朮 3.0，川芎 3.0，山梔子 3.0，半夏 3.0，橘紅 3.0，茯苓 3.0，縮砂 3.0，甘草 3.0．以上 9 品目 27.0 g．

🌿 生薬の名前

生姜・乾姜
しょうきょう・かんきょう

　生姜はナマが一番！　生姜と処方される場合はナマのショウガを使うのが一番良いことは誰もが認める通り．しかし日本薬局方（日局）の「ショウキョウ」は乾生姜で，ナマのショウガをそのままの形で温風乾燥（60〜70℃）したもの．その結果ナマにはほとんどない6-ショーガオール（6-S）が生成される．ナマのショウガに含有する6-ギンゲロールが加熱加水分解したものである．日局ショウキョウでは6-Sができるだけ少ないものが良品である．日局「カンキョウ」はナマのショウガを蒸した後乾燥したもの．6-Sを日局ショウキョウよりも多く含有したものでなければ日局カンキョウとはいえない．しかし，蒸したものであっても蒸し時間が2，3時間と短いためか日局ショウキョウよりも6-Sが少ない市場品も存在する．一方，中には9，10時間蒸したものも存在する．こちらはショウキョウもどきのカンキョウではなく，カンキョウたるカンキョウといえる．刻み生薬・エキス製剤のメーカー選びは大事である．　　　　　　　　（佐橋佳郎）

447

5 医療用漢方製剤に用いる124生薬解説

凡例

生薬名〔日本の対応生薬〕（中国薬典名称）　よみがな　ローマ字表記*1／拼音表記	薬性*2
分類 伊田喜光，根本幸夫，鳥居塚和生『傷寒金匱薬物辞典』（万来舎，2006年）に基づく薬能分類を示した．ただし祛風薬は本書で追加した分類である．**帰経**『中華人民共和国药典2015年版』（中国薬典）を参照した．	

薬能 矢數道明『増補改訂版　臨床応用漢方處方解説』（創元社，2007年）より．記載のないものは中国薬典，『中薬大辞典』も参照した．

薬効 山田陽城，花輪壽彦，金成俊，小林義典編『薬学生のための漢方医薬学　改訂第3版』（南江堂，2017年）348-406頁（分担執筆：坂田幸治，清原寛章，小林義典）を参考にした．

説明 患者説明に用いる生薬解説（北里大学東洋医学総合研究所薬剤部作成）．

- 掲出順は日本の生薬名の五十音順を基本とした．
*1 ローマ字表記：「漢方処方名ローマ字表記法」（東洋医学会，2005年）を参考にした．
*2 薬性：矢數道明『増補改訂版　臨床応用漢方處方解説』（創元社，2007年）より．記載のないものは中国薬典，『中薬大辞典』も参照した．性質により以下のように色分けした．

熱を冷ます性質 ←――――――――――――――――――→ 冷えを温める性質

■大寒　■寒　■微寒　□涼　□平　□微温　■温　■熱　■大熱

阿膠　あきょう　akyo／ejiao	平
分類 補血薬　**帰経** 肺，肝，腎．	
薬能 味甘平・よく血液を滋潤し，地黄と同じく血分の要薬となす．	
薬効 鎮痛，止血，排膿作用があり，血液を補う働きがある．	
説明 滋養作用があり，出血や体力の低下などに用いる．	

威霊仙　いれいせん　ireisen／weilingxian	温
分類 気薬（行気薬）　**帰経** 膀胱．	
薬能 辛鹹温・気を行らし，風を袪り，五臓を宣通す．	
薬効 利尿，鎮痛作用があり，血行を促し浮腫や痛みを取り除く．	
説明 血行障害によるむくみや痛みなどに用いる．	

茵蔯蒿〔茵陳蒿〕（茵陳）　いんちんこう　inchinko／yinchen	微寒
分類 利水・去湿薬　**帰経** 脾，胃，肝，胆．	
薬能 甘苦平・よく瘀熱を通利し，黄疸の主薬となす．	
薬効 消炎，利尿，解熱作用があり，浮腫や黄疸などの症状に用いる．	
説明 むくみや黄疸，痒みなどに用いる．日本語では茵陳蒿とも書く．	

茴香（小茴香）　ういきょう　uikyo／xiaohuixiang	温
分類 気薬（行気薬）　**帰経** 肝，腎，脾，胃．	
薬能 辛平・気を理り，胃を開き食を下し寒疝を治す．	
薬効 芳香性健胃，去痰，鎮痛作用があり，消化を助け，冷えによる痛みを取り除く．	
説明 健胃作用があり，冷えによる腹部の痛みなどに用いる．	

付録5　医療用漢方製剤に用いる124生薬解説

烏薬 うやく uyaku／wuyao	温

分類 活血駆瘀血薬(駆瘀血薬) **帰経** 肺, 脾, 腎, 膀胱.

薬能 辛温・気を順らし, 風を散じ, 血凝気滞を治す.
薬効 芳香健胃, 鎮痛作用があり, 気の巡りをよくすることにより痛みを取り除く.
説明 身体や筋肉の痛みなどに用いる.

延胡索 えんごさく engosaku／yanhusuo	温

分類 活血駆瘀血薬(駆瘀血薬) **帰経** 肝, 脾.

薬能 辛苦温・血中の気滞, 気中の血滞を行らし, 内外の諸痛を治す.
薬効 鎮痛, 通経作用があり, 胃や関節の痛みを取り除く.
説明 胃痛や血行障害による痛みなどに用いる

黄耆 おうぎ ogi／huangqi	微温

分類 補気強壮薬(補気薬) **帰経** 肺, 脾.

薬能 甘温・表を固め, 脾胃を補い, 元気を増し, 膿を排し, 内托す.
薬効 止汗, 利尿, 強壮作用があり, 気力を補い皮膚を丈夫にして蘇生する働きがある.
説明 体力や免疫力の低下, 発汗過多, 高血圧, 皮膚疾患などに用いる.

黄芩 おうごん ogon／huangqin	寒

分類 清熱薬 **帰経** 肺, 胆, 脾, 大腸, 小腸.

薬能 苦寒・裏熱を清解する. 火を瀉し, 湿を除き, 黄疸を去り, 熱利を止める.
薬効 消炎, 解熱作用があり, 肝臓や胃の機能を改善する.
説明 胃腸の炎症や消化不良などに用いる.

黄柏 おうばく obaku／huangbo	寒

分類 清熱薬 **帰経** 腎, 膀胱.

薬能 苦寒・火を降し, 熱を清め, 湿を去り, 黄疸を除き, 腎燥を潤す.
薬効 消炎, 健胃, 整腸作用があり, 高血圧や高ぶった気分を鎮め, 止血の働きもある.
説明 身体の炎症やほてり, 痒み, 高血圧などに用いる.

桜皮 おうひ ohi／yingpi	(—)

分類 清熱薬 **帰経** (—)

薬能 本朝経験方(日本の経験方)にて皮膚病に用いて, 解熱, 収斂.
薬効 解熱, 止咳, 去痰, 収斂作用があり, 魚の中毒, 蕁麻疹, 腫れ物などにも用いる.
説明 消炎作用があり, 皮膚の炎症や打撲などに用いる.

黄連 おうれん oren／huanglian	寒

分類 清熱薬 **帰経** 心, 脾, 胃, 肝, 胆, 大腸.

薬能 苦寒・心に入り, 火を瀉し, 肝を鎮め血を涼まし, 湿熱を清め, 鬱を散ず.
薬効 消炎, 苦味健胃, 鎮痛作用があり, 高血圧や高ぶった気分を鎮め, 止血の働きもある.
説明 身体の炎症やほてり, 痒み, 高血圧, 出血などに用いる.

遠志 おんじ onji／yuanzhi	温

分類 気薬(降気精神安定薬) **帰経** 心, 腎, 肺.

薬能 苦辛温・心腎を補い, 志を強くし, 智を益し, 健忘驚悸を治す.
薬効 強壮, 鎮静, 去痰作用があり, 不安や不快な気分を取り除く.
説明 不安や不眠, 物忘れなどに用いる.

付録 5　医療用漢方製剤に用いる 124 生薬解説　**449**

艾葉　がいよう　gaiyo／aiye　　温

分類 止血薬　**帰経** 肝，脾，腎．

薬能 苦温・気血を理し，寒湿を逐い，子宮を暖む，諸出血を止める．
薬効 収斂，止血作用があり，身体を温め，痛みを取り除き，子宮出血や下血に用いる．
説明 子宮出血や下血などに用いる．

何首烏　かしゅう　kashu／heshouwu　　温

分類 活血駆瘀血薬（駆瘀血薬）　**帰経** 肝，心，腎．

薬能 苦甘渋，微温・肝を補う，腎を益す，血を養う，風を去る，喉を潤し，便を通す．
薬効 緩下，強精，強壮作用があり，血行を促す働きがある．
説明 血行障害による痛みや皮膚の乾燥，痒みなどに用いる．

葛根　かっこん　kakkon／gegen　　涼

分類 発汗解表薬　**帰経** 脾，胃，肺．

薬能 甘平・大熱をつかさどり，肌を解し，腠理を開き，津液を生じ，筋脈を舒ぶ．
薬効 発汗，解熱，緩解作用があり，悪寒・頭痛・首筋の強ばり・肩こり・筋肉の痛みなどに用いる．
説明 悪寒や頭痛，項背部のこわばりや肩こり，筋肉の痛みなどに用いる．

滑石　かっせき　kasseki／huashi　　寒

分類 利水・去湿薬　**帰経** 膀胱，肺，胃．

薬能 寒鹹・邪気を除き，小便を通利し，血を破り，堅結を破散し，黄疸を治す．
薬効 消炎，利尿，止渇作用があり，泌尿器系の炎症性疾患に用いる．
説明 利尿作用があり，患部の炎症などに用いる．

栝楼根（天花粉）　かろこん　karokon／tianhuafen　　微寒

分類 補津薬（潤燥薬）　**帰経** 肺，胃．

薬能 甘苦寒・火を降じ，燥を潤し，痰を開き，渇を止め，津液を行らす．
薬効 止渇，解熱作用があり，身体を潤し咽の渇きを取り除く．
説明 身体の乾燥や炎症などに用いる．

栝楼仁（栝楼子）　かろにん　karonin／gualouzi　　寒

分類 鎮咳去痰薬　**帰経** 肺，胃，大腸．

薬能 甘寒・潤下，胸中の鬱熱を除き，痰を消し，津を生じ，滞結を散ず．
薬効 解熱，鎮咳，去痰，鎮痛作用があり，身体を潤して胸部の痛みを取り除く．
説明 去痰作用があり，咽の炎症や胸の痛みなどに用いる．

乾姜（炮姜）　かんきょう　kankyo／paojiang　　熱

分類 温補薬　**帰経** 脾，胃，腎．

薬能 辛温・裏寒を温め，水飲を散じ，吐逆厥冷，下痢清穀，小便数，遺尿を治す．
薬効 健胃，鎮嘔，鎮咳作用があり，冷えによる痛みや下痢などに用いる．『神農本草経』中の「乾姜」は乾生姜，すなわち日本の「生姜」に相当（→446 頁）．
説明 身体を温めて，冷えによる下痢や吐き気，痛みなどに用いる．

甘草　かんぞう　kanzo／gancao　　平

分類 気薬（降気精神安定薬）　**帰経** 心，肺，脾，胃．

薬能 甘平・毒を解し，中を温め，気を下し，渇を止め経脈を通じ，急迫，咽痛を治す．
薬効 緩和，緩解，鎮痛，去痰作用があり，矯味薬としても用いる．急迫症状を緩め，痛みや筋肉の緊張を取り除き，咽の炎症にも用いる．
説明 咽や歯茎の炎症や痛みなどに用いる．

付録 5　医療用漢方製剤に用いる 124 生薬解説

灸甘草 しゃかんぞう shakanzo／zhigancao	平
分類 気薬(降気精神安定薬)　**帰経** 心，肺，脾，胃.	
薬能 甘平・毒を解し，中を温め，気を下し，渇を止め経脈を通じ，急迫，咽痛を治す. **薬効** 緩和，緩解，鎮痛，去痰作用があり，矯味薬としても用いる. 急迫症状を緩め，痛みや筋肉の緊張を取り除く. **説明** 滋養や健胃作用があり，腹部の痛みや筋肉の緊張などに用いる.	

桔梗 ききょう kikyo／jiegeng	微温
分類 鎮咳去痰薬　**帰経** 肺.	
薬能 苦平・肺に入り，熱を瀉し，痰を除き，咳を治し，頭目を清め，咽喉を利し，滞気を散ず. **薬効** 鎮咳，去痰，排膿作用があり，咽の痛みに用いる. **説明** 咽の痛みや痰，咳，患部の炎症などに用いる.	

菊花 きくか，きっか kikuka または kikka／juhua	微寒
分類 発汗解表薬　**帰経** 肺，肝.	
薬能 甘苦・火を制し，熱を除き，目血を養い，翳膜を去り，頭目眩暈を治す. **薬効** 清涼，鎮静作用があり，めまいや頭痛，視力障害に用いる. **説明** めまいや視力障害，頭痛などに用いる.	

菊花(野菊花) きくか，きっか kikuka または kikka／yejuhua	微寒
分類 発汗解表薬　**帰経** 肝，心，肺，肝.	
薬能 甘苦・火を制し，熱を除き，目血を養い，翳膜を去り，頭目眩暈を治す. **薬効** 清涼，鎮静作用があり，めまいや頭痛，視力障害に用いる. **説明** めまいや視力障害，頭痛などに用いる.	

枳殻 きこく kikoku／zhiqiao	微寒
分類 気薬(行気薬)　**帰経** 脾，胃.	
薬能 苦寒・気滞を利し，結実を破る. 脹満を消し，心下急痞痛をつかさどる. **薬効** 芳香性健胃作用があり，胸腹満や胸腹部痛に用いる. 皮膚疾患にも応用される. **説明** 胸脇部や腹部の膨満感，痛みなどに用いる.	

枳実 きじつ kijitsu／zhishi	微寒
分類 気薬(行気薬)　**帰経** 脾，胃.	
薬能 苦寒・気滞を利し，結実を破る. 脹満を消し，心下急痞痛をつかさどる. **薬効** 芳香性健胃作用があり，胸腹満や胸腹部痛に用いる. **説明** 胸脇部や腹部の膨満感，痛みなどに用いる.	

橘皮(陳皮) きっぴ kippi／chenpi	温
分類 気薬(行気薬)　**帰経** 肺，脾.	
薬能 辛温・中を調え，膈を快くし，滞を導き，痰を消し，気を理し，湿を燥かす. **薬効** 芳香性健胃，鎮嘔，鎮咳，去痰作用がある. **説明** 健胃作用があり，消化不良や嘔吐などに用いる.	

羌活 きょうかつ kyokatsu／qianghuo	温
分類 祛風薬　**帰経** 膀胱，腎.	
薬能 苦甘・風を逐い，湿に勝ち，関節を利し，諸痛を和す. 頭旋，項強を治す. **薬効** 発汗，解熱，鎮痛，鎮痙作用があり，関節や筋肉の痛みに用いる. **説明** 関節や筋肉の痛みなどに用いる.	

付録 5　医療用漢方製剤に用いる 124 生薬解説　**451**

和羌活　わきょうかつ　wakyokatsu／heqianghuo　温
分類 祛風薬　**帰経** 膀胱，腎.
薬能 苦甘・風を逐い，湿に勝ち，関節を利し，諸痛を和す. 頭旋，項強を治す.
薬効 発汗，解熱，鎮痛，鎮痙作用があり，関節や筋肉の痛みに用いる.
説明 関節や筋肉の痛みなどに用いる.

杏仁　きょうにん　kyonin／xingren　温
分類 鎮咳去痰薬　**帰経** 肺，大腸.
薬能 甘温・気を下し，痰を行らし，燥を潤し，喘咳を治し，結を散じ，狗毒を制す.
薬効 鎮咳，去痰，利尿作用があり，呼吸器疾患の咳嗽や浮腫に用いる.
説明 咳やむくみ，便秘などに用いる.

苦参　くじん　kujin／kushen　寒
分類 清熱薬　**帰経** 心，肝，胃，大腸，膀胱.
薬能 苦寒・湿を燥かし，火を瀉し，熱を除き，風を去り，虫を殺し，痒みを去る.
薬効 健胃，解熱，利尿，駆虫作用があり，皮膚瘙痒を取り除く. 汗疹や陰部瘙痒に煎液を洗浄剤として用いる.
説明 湿疹やあせも，皮膚の痒みなどに用いる.

荊芥　けいがい　keigai／jingjie　温
分類 発汗解表薬　**帰経** 肺，肝.
薬能 辛苦温・風湿を散じ，頭目を清め，血脈を通じ，斑疹瘡疥を治す.
薬効 発汗，解熱，解毒作用があり，皮膚の炎症やかゆみを取り除く.
説明 悪寒，発熱，頭痛などの風邪症状や皮膚の炎症などに用いる.

桂皮(桂枝，肉桂)　けいひ　keihi／guizhi, rougui　大熱
分類 発汗解表薬　**帰経** 腎，脾，心，肝.
薬能 辛甘温・経を温め，脈を通じ，汗を発し，肌を解し，陽を益し，陰を消し，百薬を宣導す.
薬効 健胃，駆風，解熱，鎮痛，去痰作用があり，悪寒悪風や関節の痛み，血行障害，のぼせなどに用いる.
説明 悪寒や冷え，痛み，のぼせ，かゆみなどに用いる.

膠飴(飴糖)　こうい　koi／yitang　温(微温)
分類 補益強壮薬(補気薬)　**帰経** 脾，胃，肺
薬能 甘温・気を益し，中を暖め，脾を健にし，肺を潤す. 甘草や蜂蜜に似る.
薬効 滋養，緩和作用があり，過労や虚弱による体力低下や胃腸機能を改善する.
説明 滋養作用があり，体力や胃腸機能の低下などに用いる.

紅花　こうか　koka／honghua　温
分類 活血駆瘀血薬(駆瘀血薬)　**帰経** 心，肝.
薬能 辛苦甘温・血を行らし，血を破り，血を活し，腫を消し，痛みを止む.
薬効 駆瘀血薬として血行を促し，月経痛や下腹部の痛みを取り除く.
説明 血液の循環障害による痛みや炎症，月経不順などに用いる.

香附子(香附)　こうぶし　kobushi／xiangfu　平
分類 気薬(行気薬)　**帰経** 肝，脾，三焦.
薬能 甘苦平・一切の気疾をつかさどり，十二経を通行し，血を順らし，胎産百病を治す.
薬効 芳香性健胃作用があり，気の流れを促し，新陳代謝を高め神経性の症状を改善する.
説明 胃腸機能の低下や腹痛，痛み，不安感などに用いる.

粳米 こうべい kobei／jingmi 涼

分類 補津薬(潤燥薬) **帰経** 脾, 胃.

薬能 甘平・煩を止め, 胃気を和し, 血脈を通じ, 中を温む.

薬効 滋養強壮, 緩和, 止渇剤として口渇や煩躁, 咽の乾燥に用いる.

説明 滋養作用があり, 口渇や下痢などに用いる.

厚朴 こうぼく koboku／houpo 温

分類 気薬(行気薬) **帰経** 脾, 胃, 肺, 大腸.

薬能 苦温・気逆を降し, 膨脹を散ず. 痰を消し, 結水を去り, 宿血を破り, 水穀を消化す.

薬効 健胃, 整腸作用があり, 気の流れを促し胸満, 腹満, 筋肉の緊張などに用いる.

説明 胸腹部の不快感や膨満感, 痛みなどに用いる.

牛膝 ごしつ goshitsu／niuxi 平

分類 活血駆瘀血薬(駆瘀血薬) **帰経** 肝, 腎.

薬能 苦酸平・肝腎を補い, 筋骨を強め, 悪血を散じ, 諸薬を引いて下行す.

薬効 利尿, 鎮痛作用があり, 駆瘀血薬として月経痛や関節痛, 老化による脚腰の痛みに用いる.

説明 血行障害による関節や腰脚の痛み, むくみなどに用いる.

呉茱萸 ごしゅゆ goshuyu／wuzhuyu 大熱

分類 温補薬 **帰経** 肝, 脾, 胃, 腎.

薬能 辛温・中を温め, 気を下し, 痛みを止め, 鬱を開き, 呕逆, 吞酸, 頭痛を治す.

薬効 温性の健胃, 利尿, 鎮痛薬として, 冷えや水毒による頭痛, 嘔吐, 生理痛, 腹痛などに用いる.

説明 冷えによる嘔吐, 頭痛, 月経痛などに用いる.

牛蒡子 ごぼうし goboshi／niubangzi 寒

分類 清熱薬 **帰経** 肺, 胃.

薬能 辛平・熱を解し, 肺を潤し, 咽喉を利し, 瘡毒を散ず.

薬効 解熱, 解毒作用があり, 扁桃腺や皮膚の炎症に用いる.

説明 扁桃炎や咳嗽, 湿疹などに用いる.

胡麻(黒芝麻) ごま goma／heizhima 平

分類 補津薬(潤燥薬) **帰経** 肝, 腎, 大腸.

薬能 甘平・肝腎を補い, 糟と血を増す陽の燥を潤す.

薬効 緩和, 粘滑作用があり, 皮膚を潤す働きがある.

説明 皮膚の乾燥や便秘などに用いる.

胡麻油 ごまあぶら gomaabura／humayou (一)

分類 (一) **帰経** (一)

薬能 (一)

薬効 乾燥性便秘, 回虫による腹痛, 食積腹痛, できもの, 潰瘍, 疥癬, ひびわれ, あかぎれに用いる.

説明 紫雲膏の材料に用いられる.

五味子 ごみし gomishi／wuweizi 温

分類 鎮咳去痰薬 **帰経** 肺, 心, 腎.

薬能 酸温(甘酸苦辛鹹の五つの味を備う)・肺を斂め, 腎を滋し, 津を生じ, 嗽を安んじ, 咳逆を治す.

付録5 医療用漢方製剤に用いる124生薬解説 **453**

薬効 収斂，鎮咳，去痰，止渇作用があり，咽を潤し，乾燥による咽喉痛や咳嗽に用いる．
説明 滋潤作用があり，乾燥による咽の痛みや咳などに用いる．

柴胡 さいこ saiko／chaihu 　　　微寒
分類 清熱薬 **帰経** 肝，胆，肺．
薬能 苦微寒・少陽胸部の邪を発し，熱を退け，結気を散じ，経血を調え，瘧を治す．
薬効 解熱，健胃，鎮痛作用があり，免疫力を高め，胸脇部の張った感じや不快感，微熱や炎症を取り除く．
説明 免疫力を高め，胸腹部の不快感や種々の炎症，微熱などに用いる．

細辛 さいしん saishin／xixin 　　　温
分類 温補薬 **帰経** 心，肺，腎．
薬能 辛温・風邪を疎散し，寒気を駆逐し中を温め，気を下し，停水を行らし，咳逆頭痛を治す．
薬効 解熱，鎮咳，鎮痛作用があり，咽喉痛や鼻炎，歯痛，冷えによる腹部の痛みを取り除く．
説明 冷えによる腹部の痛みや咳，鼻炎などに用いる．

細茶(茶葉) さいちゃ saicha／chaye 　　　微寒
分類 利水・去湿薬 **帰経** 心，肺，肝，腎，脾，胃．
薬能 苦甘．
薬効 利尿，強心，鎮痛，止瀉作用があり，感冒の頭痛に用いる．
説明 利尿作用があり，眼の疲れや頭痛などに用いる．

山楂子(山楂) さんざし sanzashi／shanzha 　　　微温
分類 気薬(行気薬) **帰経** 脾，胃，肝．
薬能 酸温・気を行らし，痰を化し，食を消し，瘀を散じ，肉積を磨す．
薬効 健胃，整腸，止瀉作用があり，消化機能を高める．
説明 健胃作用があり，下痢などに用いる．

山梔子(梔子) さんしし sanshishi／zhizi 　　　寒
分類 清熱薬(清熱徐煩薬) **帰経** 心，肺，三焦．
薬能 (梔子として)苦寒・熱を排し，煩を除く，三焦の鬱火を瀉し，心痛，吐血，衄血を治す．
薬効 消炎，解熱，止血作用があり，腹部や皮膚の炎症を取り除き，気分を鎮める働きがある．
説明 鎮静や消炎作用があり，腹部や皮膚の炎症などに用いる．

山茱萸 さんしゅゆ sanshuyu／shanzhuyu 　　　微温
分類 補益強壮薬(補気薬) **帰経** 肝，腎．
薬能 辛酸温・腎を補い，肝を温め，精を固め，気を秘す．腰膝を温め，老人尿不調を治す．
薬効 滋養強壮，収斂薬として，老化による陰萎，遺精，尿利頻数に用いる．
説明 滋養強壮作用があり，腰の疲れや痛みなどに用いる．

山椒(花椒) さんしょう sansho／huajiao 　　　温
分類 温補薬 **帰経** 脾，胃，腎．
薬能 (蜀椒として)辛熱・胃を開き，中を温む．寒を散じ，飲を逐い，魚毒を解し，食を消化す．
薬効 健胃，整腸，駆虫作用があり，腸の働きを活発にして排便を促す働きがある．
説明 健胃整腸作用があり，冷えによる腹痛や便秘などに用いる．

酸棗仁 さんそうにん sansonin／suanzaoren	平
分類 気薬(精神安定薬) **帰経** 肝, 胆, 心.	

薬能 酸平・心を安んじ, 汗を斂め, 胆虚不眠を治す. 虚煩眠りを得ざるを治す.
薬効 鎮静, 催眠作用があり, 虚弱やストレスによる不眠に用いる.
説明 鎮静作用があり, 不眠などに用いる.

山薬 さんやく san'yaku／shanyao	平
分類 補益強壮薬(補気薬) **帰経** 脾, 肺, 腎.	

薬能 (薯蕷として)甘温・脾胃を補い, 腸を固め, 精を濇り, 瀉を止む. 精気を滋し, 虚熱を清す.
薬効 滋養強壮, 止渇, 止瀉作用があり, 消化機能を高める.
説明 滋養強壮作用があり, 消化や体力の低下などに用いる.

地黄〔乾地黄〕(地黄) じおう〔かんじおう〕 jio〔kanjio〕／dihuang	寒
分類 補血薬 **帰経** 心, 肝, 腎.	

薬能 甘寒・血を生じ, 血熱を涼まし, 経を調え胎を安んず, 滋潤, 血分の主薬.
薬効 補血, 強壮, 解熱, 止血作用があり, 乾地黄は抗炎症作用が熟地黄に比べて強い. また, 熟地黄は滋養強壮作用が乾地黄に比べて強い.
説明 滋養強壮作用があり, 体力の低下や貧血などに用いる.

地黄〔熟地黄〕(熟地黄) じおう〔じゅくじおう〕 jio〔jyukujio〕／shudihuang	微温
分類 補血薬 **帰経** 肝, 腎.	

薬能 甘・血を生じ, 血熱を涼まし, 経を調え胎を安んず, 滋潤, 血分の主薬.
薬効 補血, 強壮, 解熱, 止血作用があり, 乾地黄は抗炎症作用が熟地黄に比べて強い. また, 熟地黄は滋養強壮作用が乾地黄に比べて強い.
説明 滋養強壮作用があり, 体力の低下や貧血などに用いる.

地骨皮 じこっぴ jikoppi／digupi	寒
分類 補血薬 **帰経** 肝, 腎.	

薬能 甘淡寒・肺中の伏火を瀉し, 血熱を涼まし, 虚熱を除く.
薬効 清涼, 解熱, 強壮作用があり, 炎症を取り除く.
説明 利尿作用があり, 炎症などに用いる.

紫根(紫草) しこん shikon／zicao	寒
分類 清熱薬 **帰経** 肺, 肝, 腎.	

薬能 甘鹹寒・血を涼まし, 血を活かし, 熱を清め肉芽発生を促す. 瘟疹を治す.
薬効 解熱, 解毒, 利尿作用があり, 皮膚を蘇生する働きがある.
説明 消炎や皮膚の蘇生作用があり, 皮膚の炎症などに用いる.

蒺藜子(蒺藜) しつりし shitsurishi／jili	温
分類 活血化瘀薬(駆瘀血薬) **帰経** 肝.	

薬能 苦温・肝腎を補い, 精を益し, 目を明らかにす. 悪血をつかさどる.
薬効 強壮作用があり, また皮膚瘙痒に用いる.
説明 消炎作用があり, 眼や皮膚の炎症などに用いる.

芍薬(白芍) しゃくやく shakuyaku／baishao, shaoyao	微寒
分類 補血薬 **帰経** 肝.	

薬能 苦平・血痺を除き, 堅積を破り, 痛みを止め, 中を緩め, 悪血を散じ, 産前後諸疾.
薬効 収斂, 緩和, 鎮痙作用があり, 血液のうっ滞や筋肉の痙攣による痛みを取り除く.
説明 筋肉の痛みや痙攣などに用いる.

付録 5　医療用漢方製剤に用いる 124 生薬解説　　455

車前子　しゃぜんし　shazenshi／cheqianzi　【寒】
分類 利水・去湿薬　**帰経** 肝，脾．
薬能 甘寒・水を行らし，熱を瀉し，血を涼まし，精を固む．
薬効 消炎，利尿，鎮咳，去痰，止瀉作用があり，水毒症状を取り除く．
説明 消炎利尿作用があり，炎症やむくみなどに用いる．

縮砂〔砂仁〕　しゅくしゃ　shukusha／sharen　【温】
分類 気薬（行気薬）　**帰経** 肝，腎，肺，小腸．
薬能 辛温・脾胃を和し，滞気を通じ，食を消し，胎を安んじ，呕を止む．
薬効 芳香健胃薬として消化機能を高める．
説明 健胃作用があり，消化不良などに用いる．

生姜〔乾生姜〕〔乾姜〕　しょうきょう〔かんしょうきょう〕　shokyo〔kanshokyo〕／ganjiang　【熱】
分類 発汗解表薬　**帰経** 脾，胃，腎，心，肺．
薬能 辛温・胃を開き，呕を止む．表を発し，寒を散じ，痰を去る．
薬効 芳香性辛味健胃薬として消化力を高め，また多くの方剤に少量含み，薬物相互の働きを助ける作用がある．
説明 健胃作用があり，冷えによる腹部の痛みや嘔吐などに用いる．

生姜〔ひね生姜〕　しょうきょう〔ひねしょうが〕　shokyo〔hineshoga〕／shengjiang　【微温】
分類 発汗解表薬　**帰経** 肺，脾，胃．
薬能 辛温・胃を開き，呕を止む．表を発し，寒を散じ，痰を去る．
薬効 芳香性辛味健胃薬として消化力を高め，また多くの方剤に少量含み，薬物相互の働きを助ける作用がある．
説明 健胃作用があり，冷えによる腹部の痛みや嘔吐などに用いる．

小麦〔浮小麦〕〔浮小麦〕　しょうばく〔ふしょうばく〕　shobaku〔fushobaku〕／fuxiaomai　【寒】
分類 気薬（補気精神安定薬）　**帰経** 肺，脾，胃．
薬能 甘微寒・心を養い，煩を除き，渇を止め，津液を滋し，中気を和す．
薬効 緩和，滋養，鎮静作用があり，緊張を緩める．
説明 滋養作用があり，筋肉の緊張などに用いる．

升麻　しょうま　shoma／shengma　【微寒】
分類 発汗解表薬　**帰経** 肺，脾，胃，大腸．
薬能 苦寒・熱を清し，毒を解す．風邪を解散し，一切の熱毒，咽痛，口瘡を治す．
薬効 解熱，発汗，解毒作用があり，虚弱による脱肛や胃下垂などに用いる．
説明 消炎作用があり，虚弱による内臓下垂などに用いる．

辛夷　しんい　shin'i／xinyi　【温】
分類 気薬（行気薬）　**帰経** 肺，脾，胃，大腸．
薬能 辛温・肺を温め，竅を通じ，風寒，頭面，耳鼻，歯牙の湿を除く．
薬効 解熱，発散，鎮痛薬で，気剤として，鼻閉（鼻づまり），頭痛に用いる．
説明 くしゃみや鼻炎，鼻づまりなどに用いる．

晋耆〔紅耆〕〔紅耆〕　しんぎ〔こうぎ〕　singi〔kougi〕／hongqi　【微温】
分類 補益強壮薬（補気薬）　**帰経** 肺，脾．
薬能 甘温・表を固め，脾胃を補い，元気を増し，腠を排し，内托す．
薬効 止汗，利尿，強壮作用があり，気力を補い皮膚を丈夫にして蘇生する働きがある．
説明 体力や免疫力の低下，発汗過多，高血圧，皮膚疾患などに用いる．

神麹（神曲） しんぎく shingiku／shenqu

分類 気薬（行気薬） **帰経** 脾, 胃.

薬能 辛甘温・胃を開き, 穀を化し, 積を消散する.

薬効 健胃薬として消化を助ける.

説明 健胃作用があり, 消化不良などに用いる.

温

石膏 せっこう sekko／shigao

分類 清熱薬 **帰経** 肺, 胃.

薬能 辛寒・熱を清くし, 心を寧らげ, 火を降し, 津を生じ, 渇を止む.

薬効 収斂, 解熱薬で, 体内部の熱による口渇を除く.

説明 消炎作用があり, 口の渇きやほてりなどに用いる.

大寒

川芎 せんきゅう senkyu／chuanxiong

分類 活血駆瘀血薬（駆瘀血薬） **帰経** 肝, 胆, 心包.

薬能 辛温・血分に走り, 風湿脳に入り, 頭疼寒痺を治し, 血を補い, 燥を潤す.

薬効 補血, 鎮静, 鎮痛薬として血行を促し, 身体を温め冷えによる痛みや頭痛, 鼻閉を取り除く.

説明 冷えによる頭痛や鼻づまり, 筋肉の痛みなどに用いる.

温

前胡 ぜんこ zenko／qianhu

分類 発汗解表薬 **帰経** 肺.

薬能 辛平・表を解し, 気を下し, 風気を治す, 柴胡とその効近し.

薬効 解熱, 鎮痙, 去痰作用が, 咳嗽に用いる.

説明 解熱作用があり, 咳や痰などに用いる.

微寒

川骨（萍蓬草根） せんこつ senkotsu／pingpengcaogen

分類 活血駆瘀血薬（駆瘀血薬） **帰経** 肝.

薬能 甘, 寒・虚を補う, 健胃する, 調経する.

薬効 鎮痛, 消炎, 駆瘀血作用があり, 打撲による痛みを取り除く.

説明 打撲や筋肉の痛みなどに用いる.

寒

蟬退 せんたい sentai／chantui

分類 清熱薬 **帰経** 肺, 肝.

薬能 甘寒・軽浮, 風熱を除き, 目翳を退く.

薬効 解熱薬として, 皮膚のかゆみや炎症に用いる.

説明 皮膚の炎症や痒みなどに用いる.

寒

蒼朮 そうじゅつ sojutsu／cangzhu

分類 利水・去湿薬 **帰経** 脾, 胃, 肝.

薬能 苦温・胃を燥し, 湿を除き, 鬱を散じ, 痰を逐う.

薬効 健胃, 鎮痛, 利尿薬として, 関節部や体内の水分を取り除く.

説明 健胃作用があり, むくみや患部の腫れなどに用いる.

温

桑白皮 そうはくひ sohakuhi／sangbaipi

分類 止血薬 **帰経** 肺.

薬能 甘辛寒・肺を瀉し, 気を下し, 水を行らし, 嗽を止む.

薬効 消炎, 利尿, 鎮咳作用があり, 咳嗽による浮腫を取り除く.

説明 咳やむくみなどに用いる.

寒

付録 5　医療用漢方製剤に用いる 124 生薬解説　**457**

蘇木　そぼく　soboku／sumu　　平
分類 止血薬　**帰経** 心，肝，脾.
薬能 甘鹹辛・血を行らし，瘀を去り，表を解す.
薬効 収斂，止血薬として，血液のうっ滞による痛みを取り除く.
説明 血液の循環障害による痛みなどに用いる.

蘇葉(紫蘇葉)　そよう　soyo／zisuye　　温
分類 気薬(降気精神安定薬)　**帰経** 肺，脾.
薬能 辛温・汗を発し，中を寛め，魚毒を解す.
薬効 発汗，解熱，鎮咳，解毒，鎮静薬で，気剤として気鬱症に用いる.
説明 鎮静や健胃作用があり，咽や胸腹部の不快感などに用いる.

大黄　だいおう　daio／dahuang　　寒
分類 瀉下薬　**帰経** 脾，胃，大腸，肝，心包.
薬能 苦大寒・腸胃を盪浄し，燥結を下し瘀熱を除き，陳を排し，新を致す.
薬効 消化性健胃，抗菌整腸，緩下作用があり，また鎮静，清熱，抗炎症の目的でも用いる.
説明 消炎や整腸作用があり，便秘などに用いる.

大棗　たいそう　taiso／dazao　　温
分類 気薬(補気精神安定薬)　**帰経** 脾，胃，心.
薬能 甘温・脾胃を滋し，心肺を潤し，百薬を利す．咳逆，上気，裏急，腹痛を治す.
薬効 緩和，滋養強壮作用があり，また筋肉や身体の緊張を緩める.
説明 滋養健胃作用があり，疲労や腹痛などに用いる.

沢瀉　たくしゃ　takusha／zexie　　寒
分類 利水・去湿薬　**帰経** 腎，膀胱.
薬能 甘淡平・膀胱に入り，小便を利し，湿熱を除き，消渇，嘔吐，瀉利を治す.
薬効 利尿作用があり，水分の代謝を促し浮腫を取り除く.
説明 利尿作用があり，むくみやめまいなどに用いる.

丹参　たんじん　tanjin／danshen
分類 活血駆瘀血薬(駆瘀血薬)　**帰経** 心，肝.
薬能 苦，微温，血を活かし瘀を去る，神を安らげ心を寧んずる，膿を排しのける.
薬効 駆瘀血，止痛作用があり，腸鳴・腹満を止め，瘀血を除き，煩満を止め，気を益す.
説明 滋養作用があり，血行障害などに用いる.

竹筎(竹茹)　ちくじょ　chikujyo／zhuru　　微寒
分類 清熱薬　**帰経** 肺，胃，心，胆.
薬能 甘微寒・清熱し痰を化す，煩を除き，止嘔する.
薬効 解熱，鎮咳，去痰，鎮吐，清涼薬として高齢の慢性咳嗽に用いる.
説明 鎮静作用があり，咳や不眠などに用いる.

知母　ちも　chimo／zhimu　　寒
分類 清熱薬　**帰経** 肺，胃，腎.
薬能 苦寒・肺胃の熱を瀉し，陰気を滋し腎燥を潤し，消渇，煩熱を治す.
薬効 解熱，止渇，利尿，鎮咳作用があり，関節や皮膚などの炎症，疲労による気分の高ぶりに清熱目的で用いる.
説明 鎮静作用があり，炎症や口の渇きなどに用いる.

付録 5　医療用漢方製剤に用いる 124 生薬解説

丁子(丁香) ちょうじ choji／dingxiang	温
分類 気薬(行気薬) **帰経** 脾, 胃, 肺, 腎.	

薬能 辛温・胃を温め, 陽事を壮にし, 陰戸を暖め, 奔豚疝癖を治す.
薬効 芳香性健胃としての消化を助け, また気の巡りを促し, 痛みを取り除き, 気分を鎮める働きがある.
説明 健胃作用があり, 消化不良や痛みなどに用いる.

釣藤鈎(鈎藤) ちょうとうこう chotoko／gouteng	微寒
分類 気薬(降気精神安定薬) **帰経** 肝, 心包.	

薬能 甘寒・心熱を除き, 肝気を平らかにし, 風を去り, 驚を定む.
薬効 鎮痙, 鎮静, 鎮痛作用があり, 身体の緊張を緩め頭痛や痛みを取り除き, また黄耆と組み合わせて血圧を下げる目的で用いる.
説明 鎮静作用があり, 頭痛や筋肉の痛み, 高血圧などに用いる.

猪苓 ちょれい tyorei／zhuling	平
分類 利水・去湿薬 **帰経** 腎, 膀胱.	

薬能 甘淡平・湿気を滲し, 水道を利し, 表裏を分解し, 渇を除く.
薬効 利尿作用があり, 下腹部の炎症や浮腫に用いる.
説明 利尿作用があり, むくみや炎症などに用いる.

陳皮(橘皮) ちんぴ chinpi／chenpi, jupi	温
分類 気薬(行気薬) **帰経** 肺, 脾.	

薬能 辛温・中を調え, 膈を快くし, 滞を導き, 痰を消し, 気を理し, 湿を燥かす.
薬効 芳香性健胃, 鎮嘔, 鎮咳, 去痰作用があり, 胃部不快感を取り除く.
説明 健胃作用があり, 消化不良や嘔吐などに用いる.

天南星 てんなんしょう ten'nansho／tiannanxing	温
分類 鎮咳去痰薬 **帰経** 肺, 肝, 脾.	

薬能 辛苦温・風湿に勝ち, 痰を化し, 結を破り, 血を散ず.
薬効 鎮痙, 鎮痛, 去痰作用があり, めまいや麻痺, 痙攣などに用いる.
説明 筋肉の痛みや麻痺, 痙攣などに用いる.

天麻 てんま tamma／tianma	平
分類 気薬(行気薬) **帰経** 肝.	

薬能 辛温・肝に入り, 痰を疎し, 諸飲眩暈, および小児驚癇を治す.
薬効 鎮痙, 鎮静, 鎮痛作用があり, 主に頭痛を取り除く.
説明 頭痛やめまいなどに用いる.

天門冬(天冬) てんもんどう temmondo／tiandong	大寒
分類 補津薬(潤燥薬) **帰経** 肺, 腎.	

薬能 甘寒・腎を滋し, 渇を止め, 痰を消し, 虫を殺し, 肺炎を泄らし, 肌膚を潤おす.
薬効 滋養, 強壮, 鎮咳, 止渇作用があり, 主に咽を潤し咳や痰を除く.
説明 滋養作用があり, 痰や咳などに用いる.

冬瓜子(冬瓜仁) とうがし togashi／dongguaren	微寒
分類 排膿薬 **帰経** 肺, 大腸, 小腸, 膀胱.	

薬能 甘辛温・血を補い血を和ませる. 経を調え止痛する, 燥を潤し腸をなめらかにする.
薬効 利尿, 緩下, 排膿作用があり, 腹部の炎症に用いる.
説明 消炎排膿作用があり, 炎症や痰などに用いる.

付録 5　医療用漢方製剤に用いる 124 生薬解説　**459**

当帰　とうき　toki／danggui　　温
分類 補血薬　**帰経** 肝, 心, 脾.
薬能 甘温・血を補い, 燥を潤し, 内寒を散じ, 諸癰瘍をつかさどる. 滋潤通和の薬.
薬効 鎮静, 鎮痛作用があり, 血液の循環を促し身体を温め, 血液が原因と思われる諸症状を改善する.
説明 血行障害による冷えや痛み, 炎症, 貧血などに用いる.

党参　とうじん　tojin／dangshen　　平
分類 補気強壮薬(補気薬)　**帰経** 脾, 肺.
薬能 甘平・脾を健やかにし, 血を養い, 津を生ず.
薬効 消化吸収・新陳代謝を高め, 血液を補い, 痰を除き, 咳を鎮める働きがある.
説明 健胃強壮作用があり, 食欲不振や疲労などに用いる.

桃仁　とうにん　tonin／taoren　　平
分類 活血駆瘀血薬　**帰経** 心, 肝, 大腸.
薬能 苦平・血を破り, 燥を潤し, 肝気を緩め, 大腸を通ず.
薬効 消炎作用があり, 駆瘀血薬として血液が原因とされる種々の疼痛性炎症疾患に用いる.
説明 血行障害による痛みや炎症などに用いる.

杜仲　とちゅう　tochu／duzhong　　温
分類 補気強壮薬(補気薬)　**帰経** 肝, 腎.
薬能 甘辛温・肝腎を補い, 腰脚痛を治す.
薬効 強壮, 鎮痛鎮静作用があり, 血圧を下げ筋骨を丈夫にする働きがあり, 主に慢性の関節疾患に用いる.
説明 強壮作用があり, 足腰の痛みやしびれ, 高血圧などに用いる.

唐独活　とうどくかつ　todokkatsu／tangduhuo　　微温
分類 祛風薬　**帰経** 腎, 膀胱.
薬能 苦甘・風を逐い, 湿に勝ち, 関節を利し, 諸痛を和す. 頭旋, 項強を治す.
薬効 冷えによる痛みや痺れ, 頭痛を取り除き, 皮膚疾患にも用いる.
説明 冷えによる筋肉の痛みや頭痛, 皮膚疾患などに用いる.

独活　どくかつ　dokkatsu／duhuo　　微温
分類 祛風薬　**帰経** 腎, 膀胱.
薬能 苦甘・風を逐い, 湿に勝ち, 関節を利し, 諸痛を和す. 頭旋, 項強を治す.
薬効 冷えによる痛みや痺れ, 頭痛を取り除き, 皮膚疾患にも用いる.
説明 冷えによる筋肉の痛みや頭痛, 皮膚疾患などに用いる.

人参　にんじん　ninjin／renshen　　温
分類 補気強壮薬(補気薬)　**帰経** 脾, 肺, 心, 腎.
薬能 甘温微苦・大いに元気を補い, 津液を生じ, 精神を安んじ, 血脈を通じ, 渇を止む.
薬効 健胃, 強壮, 興奮作用があり, 免疫力や新陳代謝を高め, 虚弱による食欲不振, 消化不良, 心痛, 下痢, 慢性疲労などに用いる.
説明 滋養強壮作用があり, 体力や免疫力の低下, 食欲不振などに用いる.

忍冬(忍冬藤)　にんどう　nindo／rendongteng　　寒
分類 清熱薬　**帰経** 肺, 胃.
薬能 辛涼・熱を散じ, 毒を解し, 一切癰瘍を治す.
薬効 利尿, 解熱作用があり, 主に皮膚疾患に用いる.

説明 消炎排膿作用があり，皮膚の炎症などに用いる．

貝母(浙貝母) ばいも baimo／zhebeimu | 寒
分類 鎮咳去痰薬 **帰経** 肺，心．
薬能 苦寒・肺を清め，痰を化し，結を散じ，熱を除く．淡水をめぐらす．
薬効 去痰，排膿作用があり，鎮咳薬として用いる．
説明 排膿作用があり，咳や痰などに用いる．

麦芽 ばくが bakuga／maiya | 温
分類 気薬(行気薬) **帰経** 脾，胃．
薬能 鹹温・胃を開き，気を行らし，一切の米麺食積を化す．
薬効 健胃消化，滋養強壮作用があり，消化機能を高める．
説明 健胃作用があり，消化不良などに用いる．

麦門冬(麦冬) ばくもんどう bakumondo／maidong | 微寒
分類 補津薬(潤燥薬) **帰経** 心，肺，胃．
薬能 甘平・熱を瀉し，燥を潤し，咳を止め，気を下す．その効五味子に似る．
薬効 滋養強壮，鎮咳，去痰，止渇，利尿作用があり，咽や身体を潤す働きがある．
説明 滋養作用があり，咳や口渇などに用いる．

薄荷〔薄荷葉〕 はっか〔はっかよう〕 hakka〔hakkayo〕／bohe | 涼
分類 発汗解表薬 **帰経** 肺，肝．
薬能 辛涼・風熱を消散し，頭目を清め，咽喉病を治す．
薬効 解熱，清涼，健胃，駆風作用があり，発散作用により皮膚の瘙痒や頭痛を取り除き，気分を改善する．
説明 発散作用があり，頭痛やイライラ感，痒みなどに用いる．

半夏 はんげ hange／banxia | 温
分類 鎮咳去痰薬 **帰経** 脾，胃，肺．
薬能 辛平・その効大要四つ．(1)嘔吐，(2)痰飲，(3)腹脹逆満，(4)咽喉腫痛．
薬効 鎮咳，去痰，鎮吐作用があり，胃内の水分停滞が原因と思われる諸症状に用いる．
説明 健胃鎮咳作用があり，悪心嘔吐や胃部不快感，咳や痰などに用いる．

百合 びゃくごう byakugo／baihe | 平
分類 補津薬(潤燥薬) **帰経** 心，肺．
薬能 甘寒・陰を養い肺を潤し，心を清し神を安らかにする．
薬効 鎮咳，去痰，滋養強壮作用がある．
説明 滋養作用があり，咳や痰などに用いる．

白芷 びゃくし byakushi／baizhi | 温
分類 発汗解表薬 **帰経** 胃，大腸，肺．
薬能 辛温・風湿を散じ，頭痛，牙疼，鼻淵，婦人血証を治す．
薬効 鎮静，鎮痛，駆瘀血薬として頭痛や神経痛，または排膿目的で用いる．
説明 排膿作用があり，炎症などに用いる．

白朮 びゃくじゅつ byakujutsu／baizhu | 温
分類 利水・去湿薬 **帰経** 脾，胃．
薬能 甘苦温・風寒湿痺をつかさどる．湿を燥かし，脾を補い，小便を利し，泄瀉を止む．
薬効 利尿，健胃作用があり，気虚による脾胃の機能低下に用いる．
説明 健胃利尿作用があり，消化不良やむくみなどに用いる．

付録 5　医療用漢方製剤に用いる 124 生薬解説　**461**

枇杷葉　びわよう　biwayo／pipaye　　平

分類 清熱薬　**帰経** 肺，胃.

薬能 苦平・肺を清くし，胃を和し，気を下す．火を下し痰を消す.
薬効 清涼，健胃，鎮咳作用がある.
説明 咳や痰などに用いる.

檳榔子（檳榔）　びんろうじ　binroji／binlang　　温

分類 気薬（行気薬）　**帰経** 胃，大腸.

薬能 苦辛温・胸中の滞気を瀉し，水を行らし，脹満を泄し，堅を攻め，虫を殺す.
薬効 収斂，健胃，駆虫作用があり，気の滞りによる痛みや不快な気分を取り除く.
説明 循環障害による痛みやむくみなどに用いる.

茯苓　ぶくりょう　bukuryo／fuling　　平

分類 利水・去湿薬　**帰経** 心，肺，脾，腎.

薬能 甘淡平・脾を益し，湿を除き，心を補い，水を行らし，魂を安んじ，神を養う.
薬効 利尿，止瀉，鎮静作用があり，気と水の平衡が破れて起こる胃部不快感，めまい，不安，浮腫などさまざまな疾患に用いる.
説明 健胃鎮静作用があり，食欲不振や悪心嘔吐，動悸，むくみなどに用いる.

附子〔加工ブシ〕　ぶし〔かこうぶし〕　bushi〔kakobushi〕／fuzi　　大熱

分類 温補薬　**帰経** 心，腎，脾.

薬能 辛熱・陽を回し，経を温め，風寒湿を逐う．補薬を引いて不足の血気を復す.
薬効 鎮痛，去寒作用があり，冷えが原因と思われる麻痺や痛み，悪寒を取り除く.
説明 冷えによる痛みや麻痺，全身機能の低下などに用いる.

防已　ぼうい　boi／fangji　　寒

分類 利水・去湿薬　**帰経** 膀胱，肺.

薬能 辛苦・下焦の湿熱を除き，大小便を利す.
薬効 利尿，鎮痛作用があり，主に高齢者の関節や下肢の浮腫に用いる.
説明 むくみや痛みなどに用いる.

芒硝　ぼうしょう　bosho／mangxiao　　大寒

分類 瀉下薬　**帰経** 胃，大腸.

薬能 鹹寒・燥を潤し，堅を軟らげ，腸胃の実熱を蕩滌す.
薬効 利尿薬，緩下薬として，下腹部の硬結を和らげる目的で用いる.
説明 下腹部の炎症や便秘などに用いる.

防風　ぼうふう　bofu／fangfeng　　温

分類 発汗解表薬，祛風薬　**帰経** 膀胱，肝，脾.

薬能 辛温・表を発し，肺を清め，風湿を去り，頭目滞気を散ず.
薬効 発汗，解熱，鎮痛作用があり，かぜや冷えによる関節部の痛みや皮膚疾患に用いる.
説明 冷えによる痛みや皮膚の炎症などに用いる.

樸樕　ぼくそく　bokusoku／pusu　　（一）

分類 活血駆瘀血薬（駆瘀血薬）　**帰経** （一）

薬能 苦温・虫および漏を除き，赤白痢疾，下血を止む．煎汁をもって悪瘡を洗う.
薬効 血行を促し，痛みや皮膚のかゆみを取り除く.
説明 消炎作用があり，皮膚の炎症や打撲などに用いる.

牡丹皮 ぼたんぴ botampi／mudanpi	微寒
分類 活血駆瘀血薬(駆瘀血薬) **帰経** 心, 肝, 腎.	

薬能 辛寒・血を和し, 癥堅を破り, 瘀血を去る.
薬効 鎮痛, 鎮静, 駆瘀血作用があり, 瘀血による痛みなどに用いる.
説明 血行障害による痛みや麻痺などに用いる.

牡蛎 ぼれい borei／muli	微寒
分類 気薬(降気精神安定薬) **帰経** 肝, 胆, 腎.	

薬能 鹹平・堅を軟らげ, 痰を化し, 脱を収め, 汗を斂め, 水を行らし, 驚を鎮む.
薬効 収斂, 鎮静, 鎮静の目的で胃痛や神経性疾患に用いる.
説明 鎮静作用があり, 動悸や不安感などに用いる.

麻黄 まおう mao／mahuang	温
分類 発汗解表薬 **帰経** 肺, 膀胱.	

薬能 苦温・汗を発し, 風寒を去り, 喘咳を治す. 石膏と併用すれば止汗.
薬効 鎮咳, 発汗, 駆水作用があり, 悪寒発熱による身体の疼痛や関節痛, 感冒, 喘息, 皮膚疾患などに用いる.
説明 悪寒や発熱, 身体の痛み, 咳, 皮膚の炎症などに用いる.

麻子仁(火麻仁) ましにん mashinin／huomaren	平
分類 瀉下薬 **帰経** 脾, 胃, 大腸.	

薬能 甘平・脾を緩め, 燥を潤し, 腸を滑にす.
薬効 粘滑性緩下薬として, 大腸内を潤し排便を促す働きがある. なお, 麻子仁丸の併音表記は mazirenwan.
説明 潤腸作用があり, 便秘などに用いる.

木通 もくつう mokutsu／mutong	寒
分類 気薬(行気薬) **帰経** 心, 小腸, 膀胱.	

薬能 甘平・湿熱を除き, 小便を通し, 関節を利す. 血脈を開き, 寒熱不通の気を利す.
薬効 消炎性利尿薬として, 皮膚や泌尿器疾患に用いる.
説明 消炎利尿作用があり, むくみや炎症などに用いる.

木香 もっこう mokko／muxiang	温
分類 気薬(行気薬) **帰経** 脾, 胃, 大腸, 三焦, 胆.	

薬能 辛苦温・諸気を降し, 肝を疎し, 脾を和し, 鬱を開き, 食を消し, 一切気通を治す.
薬効 芳香性健胃, 整腸作用があり, 気剤として気滞による不安な気分や痛みを取り除く.
説明 循環障害による痛みや消化不良などに用いる.

益母草 やくもそう yakumoso／yimucao	微寒
分類 活血駆瘀血薬(駆瘀血薬) **帰経** 肝, 心包, 膀胱.	

薬能 苦甘辛微温・瘀血を除き, 新血を生じ, 毒を解し, 産難を治す.
薬効 通経, 止血, 強壮薬として生理痛や下腹部痛に用いる.
説明 血行障害による下腹部の痛みなどに用いる.

薏苡仁 よくいにん yokuinin／yiyiren	微寒
分類 利水・去湿薬 **帰経** 脾, 胃, 肺.	

薬能 甘寒・湿を滲し, 水を瀉し, 脾を健にす. 痺閉を開き, 瘀血を排す.
薬効 消炎, 利尿, 鎮痛, 排膿作用があり, 腹部や関節痛, 皮膚症状の改善に用いる.
説明 利尿排膿作用があり, 関節のむくみや痛み, 皮膚疾患などに用いる.

付録 5　医療用漢方製剤に用いる 124 生薬解説　**463**

竜眼肉　りゅうがんにく　ryugan'niku／longyanrou　　**温**
分類 補益強壮薬(補気薬)　**帰経** 心，脾.
薬能 甘温・心を補い，血を養い，脾を益す．思慮労傷を治す．
薬効 滋養強壮，鎮静薬として，不安な気分を取り除く．また地黄による胃部不快感がある場合は地黄の代用として用いる．
説明 滋養作用があり，体力の低下による動悸や不安感，不眠などに用いる．

竜骨　りゅうこつ　ryukotsu／longgu　　**平**
分類 気薬(降気精神安定薬)　**帰経** 心，肝，腎.
薬能 甘平・驚きを鎮め，滑洩を止め，精を濇り，腸を固め，癇を治す．
薬効 収斂，鎮静の目的でストレスによるイライラや不安症状に用いる．
説明 鎮静作用があり，動悸や不安感などに用いる．

竜胆　りゅうたん　ryutan／longdan　　**大寒**
分類 清熱薬　**帰経** 肝，胆.
薬能 苦寒・肝火を瀉し，下焦の湿気を除く．
薬効 苦味健胃作用があり，また泌尿器の炎症や関節痛にも用いる．
説明 消炎作用があり，下腹部や皮膚の炎症などに用いる．

良姜(高良姜)　りょうきょう　ryokyo／gaoliangjiang　　**熱**
分類 温補薬　**帰経** 脾，胃.
薬能 辛熱・胃を暖め，寒を散じ，胃脘冷痛を治す．
薬効 芳香性健胃薬として冷えによる腹部の痛みや消化不良に用いる．
説明 冷えによる腹部の痛みや消化不良などに用いる．

連翹　れんぎょう　rengyo／lianqiao　　**微寒**
分類 清熱薬　**帰経** 肺，心，小腸.
薬能 苦微寒・諸経の血凝気聚を散じ，湿熱を瀉し，腫を消し，膿を排す．
薬効 消炎，利尿，排膿作用があり，主に皮膚疾患に用いる．
説明 消炎排膿作用があり，皮膚や咽の炎症などに用いる．

蓮肉(蓮子)　れんにく　ren'niku／lianzi　　**平**
分類 補益強壮薬(補気薬)　**帰経** 脾，腎，心.
薬能 甘温・精気を固め，腸胃を厚くし，脾泄白濁を治す．
薬効 滋養強壮作用があり，虚弱による下痢症状や排尿異常を改善する．
説明 滋養健胃作用があり，消化不良や下痢，下腹部の炎症などに用いる．

和羌活　わきょうかつ　→　**羌活**　きょうかつ　の次項を見よ

（小林義典，佐橋佳郎）

事項索引

凡例
- 用語の配列は五十音順.
- **太字**の数字は主要説明頁を示す.
- [表]は鑑別処方の表の掲載頁を示す.
- [条]は処方の出典条文の掲載頁を示す.
- 下線は付章 1〜5 の頁を示す.

■ 和文

あ

瘂科　253
阿膠　447
悪性腫瘍による，高齢者
　　　　　　　315[表]
握手　44
浅田宗伯　290, **358**
アトピー性皮膚炎　210
―― , 小児　254, 256[表]
―― の体質改善
　　　　　　　214[表]
―― の対症療法
　　　　　　　211[表]
甘手　31, 239
アルカロイド含有製剤
　　　　　　　342
アルコールによる頭痛
　　　　　　　154
アレルギー(生薬，食品)
　　　　　　　338, 341
アレルギー性鼻炎
　　　　　　　222, 224[表]
安胎薬　52, 308

い

育児疲れ　309
医師の分類　107
萎縮性腟炎　305
医心方　357
痛み　42
―― の語源　195
―― の性質　190[表]

一次性頭痛　148
胃中不和　40
一貫堂医学　257
胃内振水音　29
遺尿　35
異病同治　3
以法治之　3
胃もたれ　100
イライラ　37
―― , 産後の　309
威霊仙　447
咽喉不利　39
咽中炙臠　39, 100
茵蔯(陳)蒿　447
インフルエンザ
　　　　　　　57, 58[表]
―― の遷延期・回復期
　　　　　　　59[表]
―― の中期　59[表]
陰陽　**4**, 5[表]

う

茴香　447
鬱　177
鬱々微煩　74
うつ病　173[表], 176[表]
烏薬　448

え

易驚症　250[表]
エキス剤　17
―― の上手な併用方法
　　　　　　　52

延胡索　448

お

黄耆　133, 448
黄芩　45, 51, 448
―― を含む主な処方　47
嘔吐　40
黄柏　448
桜皮　448
往来寒熱　33
黄連　448
黄連含有処方　16
大塚の臍痛点　29
岡部素道　346
悪寒　33[条], 68
奥田謙蔵　3
瘀血　11, 84, 273
―― の圧痛点　28
―― の痛み　42
尾台榕堂　231
瘀点・瘀斑　20
悪熱　33
悪風　33[条]
遠志　162, 448

か

外陰部瘙痒症　306
外傷　331
貝原益軒　114
回盲部の圧痛　28
艾葉　449
蛙腹　238
鶴膝風　122

事項索引　**465**

加工附子（ブシ）　461
—— の副作用　340
何首烏　449
ガスがよく出る　40
かぜ症候群　54
——, 在宅　332
——, 小児の
　　　254, 259［表］
—— の初期　55［表］
—— の遷延期・回復期
　　　56［表］
—— の中期　56［表］
肩関節痛　188
肩こり　42
—— の経穴　348
—— を伴う頭痛　152
脚気　195
葛根　449
滑石　449
—— の医薬品との相互作
　用　342
過敏性腸症候群　93
下腹部の愁訴
　　　102, 104［表］
花粉症　224
髪が抜けやすい　41
辛手　31
カルテ調査　320
栝楼根　449
栝楼仁　449
がん　328, 331
—— 治療における漢方の
　役割　321
—— の臨床経過と精神的
　負担　328
肝気鬱結　169, 176
乾姜　133, 446, 449
寒厥　42, 134
丸剤　17, 91
乾地黄　454
乾生姜　455
眼精疲労　232

関節痛　188
——, 肩・膝　188
——, 急性　191, 192［表］
—— の生活指導　195
関節リウマチ　122
甘草　49, 449
—— 含有製剤　342
—— の副作用　75, 339
—— を1日量2.5g以上
　含有する処方　339
寒熱　223
—— の分類　223［表］
——, 慢性副鼻腔炎の
　　　230
疳の虫　249, 250［表］
感冒　54
——, 高齢者　54
——, 在宅　332
——, 小児　54
—— に対する主な処方と
　病位　57
—— による頭痛　154
漢方処方の構造表記法
　　　334
漢方製剤の記載を含む診療
　ガイドライン　355
漢方治療エビデンスレポー
　ト　187
漢方　2
—— の診察法　19
—— の適応　362
漢方薬　14
—— と医薬品との相互作
　用　341
—— と食品アレルギー
　　　341
—— の使用上の諸注意
　　　45, 55
—— の副作用　338
冠攣縮狭心症　86
緩和ケア　326, 327［表］

き

気圧変動による頭痛　150
偽アルドステロン症　339
喜按　97
気うつ　11
——, 産後の　310
気管支炎　64, 65［表］
気管支拡張症　64
気管支喘息　60
——, 小児の
　　　254, 258［表］
——, 寛解期　63
——, 急性発作時　62［表］
気逆　11
気虚　11
桔梗　450
菊花　181, 450
気血水の病態症状
　　　296［表］
枳殻　450
枳実　450
喜唾　40, 101
気滞　11, 39
橘窓書影　358
橘皮　450
気の異常　11［表］
機能性ディスペプシア
　　　98, 101
気分変調症　177［表］
喜忘　36
久寒　207
急性関節痛　191, 192［表］
急性期のめまい　218［表］
急性期の腰痛
　　　198, 199［表］
羌活　450
胸脇苦満　27
狭心症　84, 85［表］, 86［表］
胸痛　84
杏仁　451
強皮症　123
胸満煩驚　74

虚汗　37
虚実　4, 5[表]
虚弱体質　243, 246[表]
去杖湯　199
虚証　4, 5[表]
　—— の下痢　96[表]
虚熱のほてり　136[表]
虚煩　34
起立性調節障害　260
　——, 思春期の　260
　—— の鑑別　262[表]
季肋部の不快　36
金匱要略　276, 357
金元の四大家　317, 357
緊張型頭痛　149[表], **152**

く

駆瘀血剤　**16**, 118
苦参　451
唇が乾く　39
首のこり　42
君・臣・佐使　14

け

荊芥　451
桂枝　**50**, 133
　—— 含有処方　16
桂皮　451
　—— 含有処方　342
　—— の副作用　340
痙病　42
経絡治療　346
外科手術の合併症
　　　　　323, 324[表]
外台秘要方　357
厥　42, 134
厥陰病　7[条]
結核　66
血管炎症候群　129
血虚　11
　—— の基本方剤　145
月経関連頭痛　150

月経困難症
　　　264, 265[表], 266[表]
月経時のその他の症状
　　　　　　　270[表]
月経前症候群
　　　　　278, 280[表]
月経前不快気分障害　278
月経不順　**273**, 275[表]
結熱　33
血の異常　11[表]
解毒証体質　257
下痢　94
　—— の代表的処方群　97

こ

膠飴　451
紅花　451
口渇　39
　——, 小児の　261
口乾　39
抗がん剤の副作用
　　　　　322, 323[表]
紅耆　455
口苦　40
高血圧　73, 74[表]
　—— 傾向の頭痛　152
　—— を併発する糖尿病
　　　　　　　113[表]
黄帝内経　357
更年期障害
　　　293, 300〜302[表]
　—— による動悸　80[表]
合病　8
香附子　451
粳米　452
合方　52
厚朴　452
攻補兼施　321
高齢者　317
　—— の感冒　54
　—— の動悸　81[表]
　—— の疲労
　　　　　313, 315[表]

—— のめまい　219
牛膝　452
呉茱萸　133, 452
五性　14
後世（方）派　357
五臓　8
　—— の病態症状
　　　　　　　297[表]
　—— の分類と症状
　　　　　9[表][条]
　—— を調節する主な処方
　　　　　　　10[表]
誤治　18
骨折　331
古方派　357
牛蒡子　452
胡麻　452
胡麻油　452
五味　14
五味子　452

さ

柴胡　**51**, 453
　—— 含有処方　16
柴胡剤の薬剤性肝障害
　　　　　　　338
細辛　453
催生湯　307
在宅医療　330, 331[表]
在宅服薬指導　333
細茶　453
サルコペニア　219
三因方　10
三禁湯　118
産後に頻用する処方
　　　　　　　309[表]
産後の薬物治療　307
散剤　17
山楂子　453
山梔子　45, 51, 453
　—— の副作用　340
　—— を含む主な処方　47
山茱萸　453

事項索引　**467**

山椒　133, 453
酸棗仁　168[条], 454
三品分類　14
山薬　454

し

滋陰剤　16
シェーグレン症候群　125
地黄　48, 71, 420, 454
── の副作用　75, 340
── を含む主な処方　47
自家中毒症　261
自汗　37
四逆　99
子宮下垂　305
子宮収縮　308
子宮内膜症　269[表]
子宮復古不全　309
地骨皮　454
自己免疫疾患
　　　　　118, 128[表]
紫根　328, 454
歯痕　150
脂質異常症　116, 117[表]
思春期の起立性障害　260
滋潤剤　16
四診　19
持続性抑うつ障害
　　　　　177[表], 178
膩苔　21
七情　10, 176
七情合和　15
実証　4, 5[表]
── の下痢　95[表]
蒺藜子　454
耳鳴　39
しもやけ　41
灸甘草　450
芍薬　454
── 含有処方　16, 342
積冷結気　132
瀉下剤　16
瀉剤　6

車前子　455
周期性 ACTH-ADH 放出
　症候群　261
周期性嘔吐　260, 261
重篤副作用疾患別対応マ
　ニュアル　338
十薬の副作用　340
熟地黄　420, 454
宿食　299
縮砂　455
手足汗　37
手足厥寒　43
手足厥冷　43
朮　133
醇酒厚味　229
証　2
少陰病　7[条]
消渇　110[条]
傷寒論　68, 357
── にみる「感染」　67
生姜　446, 455
消穀善飢　34
傷津　13
上盛下虚　63
将息　67
升提効果　286
升提作用　304, 306
小児　234
── の感冒　54
── の漢方診療　234
── の「証」を考慮しな
　くてもよく効く処方
　　　　　241[表]
── の腎炎　261
── の頭痛
　　　　　155, 156[表]
── の投与量　155
── の便秘　92[表]
上熱下寒　134
小麦　455
少腹急結　33
小腹拘急　28
小腹不仁　28

上腹部の愁訴　98, 100[表]
情報検索のポイント　342
升麻　455
── の増量　306
生薬　2, 14
── と医薬品の相互作用
　　　　　342
── と食品　336
── とドーピング　337
── による副作用　340
── のアレルギー　341
少陽病　7[条]
梅瘡　330
食薬区分　336
食欲　33
食欲不振, 高齢者の
　　　　　315[表]
食欲不振, 小児の
　　　　　254, 255[表]
処方名ローマ字表記法
　　　　　334
自律神経機能の乱れ　83
自律神経失調症の動悸
　　　　　79[表]
耳漏　39
辛夷　455
心因性の動悸　79[表]
心因性発熱　249, 251
津液不足　12
腎炎, 小児の　261
心下悸　27
心下急　107
心下痞鞕　27
晋耆　455
神麴　456
参耆剤　50
鍼灸　344
腎虚　316
神経症　182
神経症性障害
　　　　　182, 184[表]
神経痛（頭痛）
　　　　　154, 156[表]

心身一如　176, 186, 313
心臓神経症の動悸　79［表］
身熱　33
神農本草経　14, 357

す

水鬱　178
水気病　141
水湿　97
随証治之　3
随証治療　3
　―― の醍醐味　326
水滞　12
水毒　12
水の異常　12［表］
睡眠維持困難
　　　　166, 167, 170［表］
頭汗　37
頭項強痛　68
頭重　38
頭痛　38, 148
　――, 一次性　148
　――, 気圧変動による
　　　　　　　　　150
　――, 緊張型
　　　　149［表］, 152
　――, 小児の
　　　　155, 156［表］
　――, 二次性
　　　　153, 156［表］
　――, 妊娠中の　308
頭冒　38
頭揺　38

せ

臍下悸　27
臍下不仁　28
臍上悸　27
生殖補助医療　284
精神疾患による頭痛　154
精神的ストレスを有する糖
　尿病　113［表］
正中芯　29

成長障害　260, 261
臍痛　29
臍動悸　27
清熱　68
清熱剤　16
臍傍の圧痛　28
性欲の減退・抑制　41
咳　39
咳喘息　60
脊柱管狭窄症　202
脊椎圧迫骨折患者の便秘
　　　　　　　　　208
石膏　50, 456
　―― 含有処方　16
　―― と医薬品の相互作用
　　　　　　　　　342
　―― の副作用　340
泄瀉　35, 238
切診　22
舌診　19
舌苔　20
疝　103
疝気症候群　207
川芎　50, 456
先急後緩　7
千金方　357
前胡　456
川骨　456
全身性エリテマトーデス
　　　　　　　　　118
蝉退　456
蠕動不穏　26
センナの副作用　340
先表後裏　7

そ

臓器発育曲線　236
双極性障害　179, 180［表］
燥屎　88
蒼朮　456
蔵（臓）躁　281, 363
早朝覚醒　166, 171
臓毒証体質　229

桑白皮　456
腠理　68
蘇木　457
素問　357
蘇葉　457

た

太陰証　7［条］
大うつ病性障害　174
大黄　48, 457
　―― 含有処方　16, 342
　―― の副作用　340
　―― を含む主な処方　47
大黄剤　87
胎児に影響を与える西洋薬
　　　　　　　　　307
大棗　457
太陽病　7［条］, 68
唾液　40
沢瀉　457
立ちくらみ　39
脱汗　68
多発性筋炎　127
打撲　331
痰飲　141
痰飲病　66
丹参　457
男性不妊症　289［表］
タンニン含有製剤　342
タンポポ　310

ち

竹筎　457
チック　238, 249, 251［表］
治病　360
知母　457
中間証　4
中和解毒剤　16
丁子　458
釣藤鈎　162, 458
潮熱　33
腸閉塞　104
直中の少陰病　57

事項索引　**469**

猪苓　458
陳皮　162, 458

つ

疲れやすい　36
津田玄仙　317
爪　41

て

てんかん　249, 251
天南星　458
天麻　458
天門冬　458

と

湯液療法　17
冬瓜子　458
盗汗　37
当帰　50, 133, 459
　―― 含有処方　16
動悸　79
党参　459
透析による頭痛　154
唐独活　459
糖尿病　109
　―― の消渇　110
　―― への漢方の効果　114
糖尿病神経障害　112[表]
桃仁　459
同病異治　3
動脈硬化症を併発する糖尿病　113[表]
毒　32
独活　459
杜仲　459
ドライアイ　231

な

内傷発熱　317
七気の証知　364[条]
難聴　39

に

苦手　32
二次性頭痛　153, 156[表]
乳汁分泌不全　310
乳腺炎　310
乳糖アレルギー　341
入眠困難　166, 168[表]
尿不利　35
尿路結石, 妊娠中の　308
二余三不足　235
人参　50, 459
　―― 含有処方　16
妊娠悪阻　308
妊娠中によく使用する処方　308[表]
妊娠中の薬物治療　307
認知症　159
　――, BPSD　161[表]
　――, 在宅　332
　―― と生薬　162
忍冬　459
妊婦に対する処方　51

ね

寝汗　37
猫背　237
熱感　33
熱厥　43, 134
ネフローゼ症候群, 小児の　261
捻挫　331

の

脳血管障害による頭痛　154
野菊花　181
のどのつかえ　39
のぼせ　39

は

肺MAC症　70
肺痿　66

肺炎　66
梅核気　39
貝母　460
肺癰　66
麦芽　460
白内障　231
麦門冬　460
薄荷　460
薄荷葉　460
発汗　37
発汗剤　16
華岡青洲　357
パニック障害　79, 182
　――, 小児の　262
原南陽　290
半夏　460
半表半裏　6

ひ

冷え　42, 132
　――, 月経困難　266[表]
　――, 小児の　239
　―― によって増悪する頭痛　150
　―― の部位と処方例　135[表]
　―― をとる生薬と処方　133[表]
非結核性抗酸菌症　70, 71[表]
膝関節痛　188, 195
　―― の経穴　349
微似汗　68
ヒステリー　281
ひね生姜　455
皮膚　41
　―― の痒み　41
皮膚筋炎　127
肥満　106, 107[表], 108[表]
百合　460
白芷　460
白朮　460

白虎歴節風　194
表　6
標治　7
標治法（鍼灸）　346
疲労，高齢者の
　　　　　313, 315［表］
枇杷葉　461
貧血　144, 146［表］
　──，産後の　309
頻尿　305
檳榔子　461

ふ

腹証奇覧翼　25
腹診　25
　── の図　29
腹直筋攣急　27
腹痛　40, 102
副鼻腔炎　227, 228［表］
　── による頭痛　154
腹満　26, 40
復脈湯　82
腹鳴　40
茯苓　461
腹力　26
賦形剤アレルギー　341
附子　48, 133, 461
　── 含有処方　16, 342
浮腫　137, 261
　── の随伴症状
　　　　　　　138［表］
浮小麦　455
婦人科三大処方　81, 267
　── が無効なとき，副作
　　用が出たときの対応
　　　　　　　268［表］
　── の構成生薬・腹証・
　　使用目標　267［表］
婦人科処方の鑑別　288
婦人特有の病証　276［条］
婦人良方　277
不正出血，妊娠中の　308
不整脈　76, 77［表］

不通則痛　203
勿誤薬室方函口訣
　　　　　　357, 358
不定愁訴，シェーグレン症
　　候群　126
不登校　260, 262
不妊症　283, 287［表］
　──，胃腸障害のある場合
　　　　　　　285［表］
　──，ストレスのある場合
　　　　　　　288［表］
　── の分類　291
不妊治療中の身体的ストレ
　　ス　290［表］
不眠　34, 165, 166［表］
プラセボ薬　242
フレイル　194, 219
聞診　21
　──，小児の　238

へ

閉経後によくある訴え
　　　　　　　305［表］
閉経後のトラブル　304
ベーチェット病　126
変形性膝関節症　193
変形性膝関節症の経穴
　　　　　　　349
片頭痛　148, 149［表］
便秘　87, 90～92［表］
　──，小児の　92
　──，脊椎圧迫骨折患者の
　　　　　　　208
　── の代表的処方群　97

ほ

防已　461
放射線治療の合併症
　　　　　　　325［表］
芒硝　461
　── の医薬品との相互作
　　用　342
　── の副作用　340

方証相対　4
望診　19
　──，小児の　237
防風　461
樸樕　461
補剤　6, 16
補而後瀉　7
母児同服　309
牡丹皮　462
　── 含有処方　342
ホットフラッシュ
　　　　　　　299［表］
発熱　33
ほてり　43
　── の部位と処方例
　　　　　　　136［表］
母乳に移行する西洋薬
　　　　　　　309
牡蛎　462
　── と医薬品の相互作用
　　　　　　　342
本治　7
本治法（鍼灸）　346
奔豚気　79

ま

麻黄　45, 223, 462
　── 含有処方
　　　　　　16, 341, 342
　── の副作用　340
　── を含む主な処方　47
麻子仁　462
曲直瀬道三　357
慢性関節痛　191, 193［表］
慢性期のめまい　220［表］
慢性期の腰痛　200
慢性硬膜下血腫　140
慢性消耗性疾患，高齢者
　　　　　　　315［表］
慢性閉塞性肺疾患　62
万病回春　274

事項索引　**471**

み

未病　78, 322［条］
脈診　23

む

無汗　37
むくみ　137
―― , 妊娠中の　308

め

瞑眩　18
目の周りのクマ　39
めまい　**39, 215**
―― , 急性期　218［表］
―― , 高齢者の　219
―― , 慢性期　220［表］
メモの証　366

も

木通　<u>462</u>
木香　<u>462</u>
物忘れ　36
問診　22
―― , 小児の　238

や

夜驚症　250［表］
薬情　15
薬物乱用頭痛　153
益母草　<u>462</u>

夜尿症　**249**, 252［表］

よ

陽虚水泛　297
陽証　4, 5［表］
養生　360
養生訓　114
腰椎圧迫骨折　201
腰椎疾患　197
腰椎すべり症　200
腰椎椎間板ヘルニア　200
腰椎分離症　200
腰痛　197
―― , 急性期
　　　　　198, 199［表］
―― の経穴　347
―― , 慢性期
　　　　　204～206［表］
腰部脊柱管狭窄症　201
陽明病　7［条］
薏苡仁　<u>462</u>
抑うつ, 高齢者の
　　　　　315［表］
吉益東洞　4, 357
夜泣き　250［表］

り

裏　6
裏急後重　36
痢疾　35, 238
利水剤　16

李東垣　317
竜眼肉　<u>463</u>
竜骨　<u>463</u>
―― と医薬品の相互作用
　　　　　342
竜胆　<u>463</u>
良姜　<u>463</u>
料　91, 439
緑内障　233
臨床研究法　320
倫理審査　272

る

類聚方広義　231, 357
ループス腎炎　118

れ

霊枢　357
歴節風　189
連翹　<u>463</u>
蓮肉　<u>463</u>

ろ

老人性鼻炎　226
六病位　6

わ

和羌活　<u>451</u>
和久田叔虎　25
和剤　6, 16
和田東郭　178

■ 欧文

BPSD (behavioral and psychological symptoms of dementia) 159

CONSORT (consolidated standards of reporting trials) 209
COPD **62**, 64[表], 82
CRC (clinical research coordinator) 334

dry cough 65

EBM 353

GERD 169

ICD-11 357

NERD (non-erosive reflux disease) 99
NTM **70**, 71[表]

old man's drip 226

PMDD (premenstrual dysphoric disorder) 278
PMS (premenstrual syndrome) 278

―― の診断基準 (ACOG) 279[表]
productive cough 65

RA (rheumatoid arthritis) 122

S 状結腸部の圧痛 28
Scammon の臓器発育曲線 236
SLE (systemic lupus erythematosus) 118
STORK (standards of reporting kampo products) 312

処方索引

凡例
- 用語の配列は五十音順.
- **太字**の数字は主要説明頁を示す.
- ［表］は鑑別処方の表の掲載頁を示す.
- ［条］は処方の出典条文の掲載頁を示す.
- 下線は付録 1〜5 の頁を示す.

あ

安栄湯　399, 417⇒女神散
安中散　372, 408, 421

い

痿証方　439
胃風湯　439
胃苓湯　372, 408, 421
茵蔯蒿湯　373, 408, 421
茵蔯五苓散　373, 408, 421

う

烏頭桂枝湯　439
烏頭湯　439
烏梅丸　439
温経湯　166, 270［条］, 373, 408, 421
温清飲　212, 257, 373, 408, 421
温胆湯　439

え

越婢加朮湯　192, 374, 408, 422
越婢加半夏湯　66［条］, 439
越婢湯　440

お

黄耆桂枝五物湯　440
黄耆建中湯　374, 409, 422
黄芩湯　374, 409, 422
黄連阿膠湯　422

黄連解毒湯　166, 374, 409, 422
黄連湯　375, 409, 422
乙字湯　375, 409, 422

か

解急蜀椒湯　440
葛根加朮附湯　375, 409, 422
葛根湯　42［条］, 375, 409, 422
葛根湯加辛夷川芎　375, 409, 422
葛根湯加川芎辛夷　375, 409, 422
括楼桂枝湯　440
加味温胆湯　423
加味帰脾湯　166, 376, 409, 423
加味四物湯　440
加味逍遙散　306, 376, 409, 423
　—— と女神散の鑑別　281
栝楼薤白白酒湯　440
栝楼薤白半夏湯　86, 440
乾姜附子湯　42［条］, 440
甘草乾姜湯　440
甘草瀉心湯　423
甘草湯　376, 409, 423
甘草附子湯　440
甘草麻黄湯　440
寛中湯　440

き

桔梗石膏　377, 409, 423
桔梗湯　66［条］, 377, 410, 423
枳実薤白桂枝湯　440
耆芍桂枝苦酒湯　440
帰脾湯　166, 177, 377, 410, 423
芎帰膠艾湯　288［条］, 377, 410, 423
芎帰調血飲　292, 377, 410, 423
玉屏風散　424

く

九味柴胡湯　440
九味清脾湯　441
九味半夏湯　109, 441
九味檳榔湯　378, 410, 424

け

荊芥連翹湯　257, 378, 410, 424
桂姜棗草黄辛附湯　225, 441
桂枝加黄耆湯　378, 410, 424
桂枝加葛根湯　378, 410, 424
桂枝加桂湯　441

桂枝加厚朴杏仁湯
　　　　379, 410, 424
桂枝加芍薬大黄湯
　　　　379, 410, 424
桂枝加芍薬湯
　　　　379, 410, 424
桂枝加朮附湯
　　　194, 379, 411, 424
桂枝加竜骨牡蛎湯
　　　　379, 411, 424
桂枝加苓朮附湯
　　　　380, 411, 424
桂枝甘草湯　441
桂枝去桂加茯苓白朮湯
　　　　　　　　441
桂枝去芍薬湯　441
桂枝芍薬知母湯
　　　　381, 411, 425
桂枝湯　380, 411, 425
　── の服薬指示　67
桂枝二越婢一湯　57, 441
桂枝二麻黄一湯　57, 441
桂枝人参湯　380, 411, 425
桂枝茯苓丸　270[条], 288
　[条], 306, 380, 411, 425
桂枝茯苓丸加薏苡仁
　　　　380, 411, 425
桂枝附子湯　36[条], 441
桂枝麻黄各半湯
　　　57, 381, 411, 425
桂芍知母湯　381, 411, 425
啓脾湯　381, 411, 425
桂麻各半湯
　　　57, 381, 411, 425

こ

甲字湯　290, 425
香砂六君子湯　34, 425
香蘇散　381, 411, 425
厚朴生姜半夏甘草人参湯
　　　　　　　　441
杞菊地黄丸　426
五虎湯　381, 411, 426

五積散　382, 411, 426
牛車腎気丸　382, 412, 426
　── の糖尿病性神経障害
　　によるしびれに対する効
　　果　115
　── の作用機序　115
呉茱萸湯
　　　354, 382, 412, 426
五淋散　382, 412, 426
五苓散
　　261[条], 383, 412, 426
　── と猪苓湯の鑑別
　　　　　　261[表]

さ

犀角地黄湯　441
柴葛解肌湯　56[条], 426
柴陥湯　383, 412, 426
柴胡加竜骨牡蛎湯
　　36[条], 383, 412, 426
柴胡桂枝乾姜湯
　　166, 383, 412, 427
柴胡桂枝湯
　　250[条], 384, 412, 427
柴胡清肝湯
　　257, 384, 412, 427
柴胡疎肝湯　52, 105, 427
柴朴湯　384, 412, 427
柴苓湯　221, 384, 412, 427
三黄瀉心湯　385, 412, 427
酸棗仁湯
　　166, 168, 385, 413, 427
三物黄芩湯　385, 413, 427
三和散　441

し

滋陰降火湯　385, 413, 427
滋陰至宝湯　386, 413, 428
紫雲膏　325, 331, 386, 413
四逆散
　　172[条], 386, 413, 428
四逆湯　36[条], 266, 441
四君子湯　386, 413, 428

紫根牡蛎湯　328[条], 428
梔子豉湯　442
梔子柏皮湯　387, 413, 428
滋腎通耳湯　428
七物降下湯
　　163, 387, 413, 428
十棗湯　442
四物湯　145, 387, 413, 428
炙甘草湯
　　82[条], 387, 413, 428
芍薬甘草湯
　　358, 388, 413, 428
芍薬甘草附子湯
　　　388, 413, 428
十全大補湯
　　194, 388, 414, 429
十味剉散　442
十味敗毒湯　388, 414, 429
潤腸湯　388, 414, 429
生姜瀉心湯　442
小建中湯
　　246, 389, 414, 429
小柴胡湯加桔梗石膏
　　　　414, 429
小柴胡湯
　　42[条], 389, 414, 429
　── の医薬品との相互作
　　用　341
小柴胡湯加桔梗石膏　389
小承気湯　442
小青竜湯　389, 414, 429
　──と麻黄附子細辛湯の
　　鑑別　258[表]
小青竜湯加石膏　58, 442
小続命湯　442
小半夏加茯苓湯
　　　390, 414, 429
小半夏湯　442
消風散　390, 414, 429
升麻葛根湯　390, 414, 429
生脈散　430
舒筋立安散　442
四苓湯　390, 414, 430

処方索引 **475**

辛夷散　229, 442
辛夷清肺湯　390, 414, 430
参蘇飲　391, 414, 430
神秘湯　391, 415, 430
真武湯
　　　36［条］, 391, 415, 430
参苓白朮散　430

せ

清湿化痰湯
　　　43［条］, 52, 430
清上蠲痛湯　157, 430
清上防風湯　391, 415, 430
清暑益気湯　392, 415, 431
清心蓮子飲　392, 415, 431
清中安蛔湯　442
清熱解鬱湯　101, 442
清熱補気湯　442
清熱補血湯　443
清肺湯　392, 415, 431
赤丸料　443
折衝飲　431
洗肝明目湯　431
選奇湯　233, 443
川芎茶調散　392, 415, 431
千金内托散　229, 431
旋覆花代赭石湯　443

そ

続命湯　431
疎経活血湯　393, 415, 431
蘇子降気湯　431

た

大黄甘草湯　393, 415, 431
大黄䗪虫丸　443
大黄牡丹皮湯
　　　393, 415, 432
大陥胸湯　443
大建中湯
　　　359, 393, 415, 432
大柴胡湯
　　　166, 287, 394, 415, 432

―― の高脂血症に対する
　効果　116
大柴胡湯去大黄
　　　394, 415, 432
大七気湯　364
大承気湯　394, 416, 432
大青竜湯　37［条］, 58, 443
太乙膏　330
大防風湯　394, 416, 432
沢瀉湯　432
断痢湯　443

ち

竹筎温胆湯　395, 416, 432
竹葉石膏湯　432
治打撲一方　395, 416, 433
治頭瘡一方　395, 416, 433
調胃承気湯　395, 416, 433
釣藤散　396, 416, 433
腸癰湯　396, 416, 433
猪苓湯　396, 416, 433
―― と五苓散の鑑別
　　　261［表］
猪苓湯合四物湯
　　　396, 416, 433

つ

通導散　397, 416, 433
通脈四逆湯　443

て

抵当湯（丸散）　266, 443
葶藶大棗瀉肺湯　443
天麻鈎藤飲　443

と

桃核承気湯
　　　288［条］, 397, 416, 433
当帰飲子　397, 416, 433
当帰建中湯　397, 417, 433
当帰散　52［条］, 444
当帰四逆加呉茱萸生姜湯
　　　207, 397, 417, 434

当帰四逆湯　287, 443
当帰芍薬散　270［条］, 287
　［条］, 288［条］, 306, 398,
　417, 434
当帰芍薬散加附子
　　　398, 417, 434
当帰湯　398, 417, 434
当帰拈痛湯　444
当帰六黄湯　444
独活寄生湯　444

に

二朮湯　194, 399, 417, 434
二陳湯　399, 417, 434
女神散　399, 417, 434
―― と加味逍遙散の鑑別
　　　281
人参湯
　　　246, 247, 399, 417, 434
人参養栄湯
　　　164, 400, 417, 434

は

排膿散及湯　400, 417, 434
白通加猪胆汁湯　444
麦門冬飲子　444
麦門冬湯　400, 417, 434
八味（地黄）丸　34［条］,
　186, 244［条］, 289, 400,
　417, 435
半夏厚朴湯　166, 353, 364,
　401, 418, 435
―― の加味方　368
半夏瀉心湯
　　　323, 401, 418, 435
半夏白朮天麻湯
　　　401, 418, 435

ひ

白朮散　52［条］, 444
白虎加人参湯
　　　401, 418, 435
白虎湯　36［条］, 444

ふ

風引湯　444
茯苓飲　402, 418, 435
茯苓飲合半夏厚朴湯
　　　　402, 418, 435
茯苓甘草湯　444
茯苓杏仁甘草湯　444
茯苓四逆湯　327, 444
茯苓沢瀉湯　263[条], 435
茯苓補心湯　444
附子粳米湯　444
附子瀉心湯　445
附子湯　266, 270[条], 445
附子理中湯　402, 418, 435
分心気飲　178, 445

へ

平胃散　402, 418, 435
変製心気飲　178, 445

ほ

防已黄耆湯　402, 418, 436
防已茯苓湯　445
防風通聖散
　110, 229, 403, 418, 436
―― の作用機序　110
補中益気湯
　221, 403, 418, 436
―― の方意と口訣　317

奔豚湯　445

ま

麻黄加朮湯　445
麻黄湯　258, 403, 418, 436
―― の作用機序　60
麻黄附子甘草湯　445
麻黄附子細辛湯
　　　　403, 419, 436
―― と小青竜湯の鑑別
　　　　258[表]
麻杏甘石湯
　258, 403, 419, 436
麻杏薏甘湯　404, 419, 436
麻子仁丸　404, 419, 436
蔓荊子散料　445

み

味麦益気湯　445
味麦地黄丸　436

め

明朗飲　445

も

木防已湯　404, 419, 436
木香流気飲　445

よ

薏苡仁湯　404, 419, 437

薏苡附子敗醤散　445
抑肝散　166, 405, 419, 437
抑肝散加陳皮半夏
　　　　166, 405, 419, 437

り

理中丸　399, 417⇒人参湯
六君子湯　247, 286, 359,
　405, 419, 437
立効散　405, 419, 437
竜骨湯　75, 177, 446
竜胆瀉肝湯　406, 419, 437
苓甘姜味辛夏仁湯
　　　　247, 406, 420, 437
苓姜朮甘湯
　270[条], 406, 420, 437
苓桂甘棗湯　437
苓桂朮甘湯
　263, 407, 420, 437
苓桂味甘湯　43[条], 446

れ

連珠飲　232, 437

ろ

六鬱湯　178, 446
六味(地黄)丸
　　　　407, 420, 438

漢方関連年表

中国		年		日本
甲骨文字 金文	殷	BC11 世紀頃	縄文 ・弥生	
	周			
		BC770		
	春秋	BC453〜403		
馬王堆医書	戦国			
	秦	BC221〜206		
『黄帝内経』『神農本草経』の原書成立	前漢			
	新	8〜23		
張仲景『傷寒論』『金匱要略』の原書成立	後漢			
	三国	220〜280		
王叔和『脈経』 皇甫謐『鍼灸甲乙経』	晋	(420〜439)	古墳	562 百済の智聡が医薬書をもたらす
	南北朝	(581〜589)		
610 巣元方『諸病源候論』	隋	618		630 遣唐使が始まり医書が多数渡来する
650 年代孫思邈『千金方』 752 王燾『外台秘要方』	唐	710〜794	奈良	701 大宝律令による医療制度が行われる
				808 医書『大同類聚方』編纂
	五代十国	907〜960		918 深根輔仁『本草和名』現存最古の薬物書
992 『太平聖恵方』 1107 『和剤局方』	(北)宋	(1115〜27)	平安	984 丹波康頼『医心方』現存最古の医書
				1081 丹波雅忠『医略抄』
金元四大家(劉完素・張従正・李杲・朱震亨)が活躍	南宋・金	1185		1184 蓮基『長生療養方』
1341 滑寿『十四経発揮』		(1271〜79)	鎌倉	1194 丹波長基『四花患門灸法』
1549 江瓘『名医類案』	元			1303 梶原性全『頓医抄』, のち